AE-Manual der Endoprothetik

Wolfgang Rüther · Beat R. Simmen
(Hrsg.)

AE-Manual der Endoprothetik

Ellenbogen

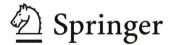

Herausgeber
Prof. Dr. Wolfgang Rüther
Klinik und Poliklinik für Orthopädie
Universitätsklinikum Hamburg Eppendorf
Martinistr. 52,
20246 Hamburg,
Deutschland
ruether@uke.uni-hamburg.de

Beat R. Simmen
Schulthess Klinik
Lengghalde 2
8008 Zürich
Schweiz

Endoclinic, Klinik Hirslanden
Witellikerstrasse 40
8032 Zürich
Schweiz

Projektkoordinator
Prof. Dr. Ulrich Holz
Don Carlosstraße 23
70563 Stuttgart
Deutschland
u_holz@t-online.de

ISBN 978-3-642-34671-2   ISBN 978-3-642-34672-9 (eBook)
DOI 10.1007/978-3-642-34672-9
Springer Heidelberg Dordrecht London New York

Die Deutsche Nationalbibliothek verzeichnet diese Publikation in der Deutschen Nationalbibliografie; detaillierte bibliografische Daten sind im Internet über http://dnb.d-nb.de abrufbar.

© Arbeitsgemeinschaft Endoprothetik 2013
Dieses Werk ist urheberrechtlich geschützt. Die dadurch begründeten Rechte, insbesondere die der Übersetzung, des Nachdrucks, des Vortrags, der Entnahme von Abbildungen und Tabellen, der Funksendung, der Mikroverfilmung oder der Vervielfältigung auf anderen Wegen und der Speicherung in Datenverarbeitungsanlagen, bleiben, auch bei nur auszugsweiser Verwertung, vorbehalten. Eine Vervielfältigung dieses Werkes oder von Teilen dieses Werkes ist auch im Einzelfall nur in den Grenzen der gesetzlichen Bestimmungen des Urheberrechtsgesetzes der Bundesrepublik Deutschland vom 9. September 1965 in der jeweils geltenden Fassung zulässig. Sie ist grundsätzlich vergütungspflichtig. Zuwiderhandlungen unterliegen den Strafbestimmungen des Urheberrechtsgesetzes.
Die Wiedergabe von Gebrauchsnamen, Handelsnamen, Warenbezeichnungen usw. in diesem Werk berechtigt auch ohne besondere Kennzeichnung nicht zu der Annahme, dass solche Namen im Sinne der Warenzeichen- und Markenschutz-Gesetzgebung als frei zu betrachten wären und daher von jedermann benutzt werden dürften.

Einbandentwurf: deblik, Berlin
Zeichnungen: Reinhold Henkel, Heidelberg

Gedruckt auf säurefreiem Papier

Springer ist Teil der Fachverlagsgruppe Springer Science+Business Media (www.springer.com)

Geleitwort

Der endoprothetische Ersatz von Gelenken, insbesondere großer Gelenke, gilt heute zu Recht als eine der erfolgreichsten operativen Prozeduren des gesamten chirurgischen Fachgebiets. Dies gilt nicht nur für kurz- und mittelfristige Heilungsaussichten, sondern auch für mehr als 15-jährige Langzeitperspektiven unter dem Aspekt der gewonnenen Lebensqualität. Gesundheitsökonomen haben errechnet, dass die durch einen Gelenkersatz gewonnenen Jahre an Lebensqualität, verglichen mit anderen medizinischen Prozeduren besonders kostengünstig sind. Die Zahl der allein in der Bundesrepublik Deutschland jährlich implantierten Hüft- und Kniegelenksendoprothesen zeigt, dass die Behandlung von Verschleißerkrankungen und Verletzungen der Gelenke einen beträchtlichen volkswirtschaftlichen Faktor darstellt, dessen Bedeutung angesichts der demographischen Entwicklung weltweit ohne jeden Zweifel rasch zunehmen wird. Folgerichtig ist für viele Krankenhäuser inzwischen die Gelenk-Endoprothetik von herausragendem bis überlebensentscheidendem ökonomischem Gewicht. Die große Zahl von Anbietern wundert also nicht. Ebenso wenig wundern die Ergebnisse der kurz-, mittel- und langfristigen Ergebnisforschung, die zeigen, dass trotz der national und international enormen Erfahrung auf dem Gebiet der Gelenkendoprothetik eine Menge kleiner und großer Fehler mit kleinen und großen Konsequenzen gemacht werden können. Der auch von Patienten immer wieder geäußerten Einschätzung, bei Gelenkersatzoperationen handele es sich um „Routineeingriffe", muss energisch widersprochen werden. Jeder dieser häufig durchgeführten Eingriffe hat seinen individuellen Aspekt, muss auf das Sorgfältigste vorgeplant und ebenso sorgfältig – in Kenntnis und unter potentieller Beherrschung sämtlicher denkbarer Komplikationen – durchgeführt werden. Kein Eingriff ohne gründliche Schulung, keine Verwendung von Implantaten ohne vorheriges Training. Selbstüberschätzung ist auch hier die Saat für viele Fehlschläge. Der endoprothetische Gelenkersatz duldet auch keine kleinen Fehler, auch sie können große Folgen für die Langzeitprognose haben. Präzision ist gefragt, der Patient erwartet zu Recht ein perfektes Ergebnis.

Dies ist das Umfeld, in welchem nach mehr als 10 Jahren gegenseitigem Erfahrungsaustausch aus den Reihen der Arbeitsgemeinschaft für Endoprothetik die Idee eines AE-Manuals geboren wurde. Inspiriert durch das erfolgreiche Konzept des AOManuals haben sich aus dem Kreise der AE-Mitglieder Editoren und Autoren mit großem Enthusiasmus an die Arbeit gemacht, ein oder besser das Standardlehrbuch zu erstellen, welches auf alle Fragen aus dem Gebiet der Gelenkendoprothetik und dessen Umfeld erschöpfend auf aktuellem Stand Auskunft gibt, ohne die Praxisnähe zu verlieren und durch Theorielastigkeit für Operateure in Aus- und Weiterbildung „unlesbar" zu werden. Nach ihrem Leitbild sieht die AE ihre Hauptaufgabe in der kontinuierlichen Gestaltung einer umfassenden Fort- und Weiterbildung für Ärzte und OP-Personal, der Nachwuchsförderung, der klinischen Forschung, der Patienteninformation und dem internationalen Austausch. Als neutrale und unabhängige Vereinigung sieht sich die Arbeitsgemeinschaft für Endoprothetik geradezu prädestiniert, ein solches Standardwerk herauszugeben. Dass dies ein großes, ein schwieriges Werk werden würde, war allen klar. Umso mehr freuen wir uns, dass es nun tatsächlich Stück für Stück vollendet werden konnte. Zu danken ist dies der Energie und der Expertise aller aktiv Beteiligten, die ihren speziellen Erfahrungsschatz hier weitergeben. Das vorliegende Manual und die regelmäßigen Kurse und Kongresse der Arbeitsgemeinschaft Endoprothetik sind Teil eines sich stets aktualisierenden Gesamtkonzepts. AE-Manual und AE-Kurse ergänzen sich gegenseitig.

Die Herausgabe eines solchen mehrbändigen Buchprojektes bedarf einer ganz besonderen Koordinationsleistung. Der AE stand in Professor Dr. Ulrich Holz ein Koordinator zur Verfügung, der mit Erfahrung, Weitblick und energischer Tatkraft für Fortgang und Abschluss des Projektes Sorge trug. Ihm sei an dieser Stelle besonders gedankt. Ebenso sei Klaus Hug als dem ursprünglichen Projektinitiator Dank gesagt. Ohne seinen Impuls wäre das AE-Manual nicht aus den Startblöcken gekommen. Viele geduldige und ungeduldige Autoren können nun aufatmen, nach langen Mühen dürfen sie jetzt ihr Werk in der Hand halten. Wesentlichen Anteil daran hatten die verantwortlichen Mitarbeiter des Springer Verlages, denen an dieser Stelle für ihre freundliche und sehr gute Zusammenarbeit gedankt sei.

Unseren Lesern wünschen wir im Namen der AE eine Informationsquelle, die ihren Bedürfnissen entspricht. Eine große Gruppe von Experten hat sich bemüht, dieses Ziel zu erreichen.

Prof. Dr. Volker Ewerbeck
Past Präsident der AE
Prof. Dr. Klaus-Peter Günther, Präsident

Vorwort der Bandherausgeber

Der Kunstgelenkersatz des Ellenbogens wurde als Aschenputtel der Arthroplastik bezeichnet – zu Recht, wenn Häufigkeit, Langzeitergebnisse, Komplikationen und die Schwierigkeiten bei Revisionen mit der Arthoplastik von Hüftgelenken, Kniegelenken oder Schultergelenken verglichen wurden. Die Alloplastik des Ellenbogens hat in den letzten 20 Jahren rasante Fortschritte gemacht, selbst in den letzten 5 Jahren sind spürbare Verbesserungen festzustellen. Aber nach wie gehört diese Alloplastik nicht zu den Routineoperationen, sie gehört in die Hand des Spezialisten, die Lernkurve ist lang, die Indikationen eher selten.

Bevor der Kunstgelenkersatz durch die Arbeiten von Charnley revolutioniert wurde, bestand die Arthoplastik im Wesentlichen aus Gelenkresektion und Interposition von autologem oder synthetischem Material, um eine Form von funktioneller Gelenkoberfläche zu schaffen. Die Resektionsinterpositionsarthroplastik ergab keine brauchbaren Ergebnisse für Knie oder Hüfte, für das Ellenbogengelenk erzielte sie aber durchaus akzeptable Resultate – und wurde schließlich doch von der Endoprothetik überflügelt. Die Problematik bestand in dem inversen Verhältnis zwischen Stabilität und Mobilität.

Die ersten Ergebnisse der Ellenbogenarthroplastik wurden von Dee 1972 veröffentlicht. Mit später folgenden Implantaten war ihr die straff geführte Scharniermechanik gemein, die ähnlich den ersten Knieprothesenmodellen zu raschen Lockerungen und kaum mehr rekonstruierbaren Knochendefekten führten. Erst Ende der 1970er und Anfang der 1980er Jahre wurden einerseits halbverblockte Prothesen und andererseits Oberflächenersatzprothesen verwendet. Von den Oberflächenprothesen, die am Knie- und Schultergelenk große Erfolge gezeigt haben, hat sich am Ellenbogen bisher kein Prothesenmodell eindeutig durchsetzen können.

Unter den Indikationen zur Ellenbogenarthroplastik nimmt die rheumatoide Arthritis eine Sonderstellung ein. Hier wurden die ersten Erfahrungen gesammelt und die größten – und erfolgreichsten – Serien veröffentlicht. Erst später wurde die Ellenbogenarthroplastik auch bei der posttraumatischen Arthrose verwendet. Die Abgrenzung Osteosynthese/Arthroplastik bei frischen Frakturen liegt noch in einer Zone der individuellen Erfahrung und erinnert in dieser Hinsicht an das Schultergelenk.

Die Langzeitergebnisse sind indikationsabhängig. Die besten Ergebnisse werden bei der rheumatoiden Arthritis erzielt. Die Resultate bei der (posttraumatischen) Arthrose hinken diesen signifikant nach. Aseptische Lockerung und Abrieb sind die Hauptprobleme.

Gründe für Versagen der Ellenbogenprothesen liegen in der Indikation, in der Anatomie und der Biomechanik des Ellenbogengelenks. Die funktionellen Kompensationsmöglichkeiten, die technischen Probleme bei der Operation und die äußerst anspruchsvollen Rückzugsoptionen beim Prothesenversagen sind die Hauptgründe dafür, dass die Ellenbogenarthroplastik in der Hand von Spezialisten liegen mag, die sich mit dem Thema intensiv auseinandergesetzt haben.

Auf die speziellen Probleme der Indikationsstellung, Operationstechnik, alternative Verfahren, frühe und späte Komplikationen, deren Behandlung sowie Rückzugsmöglichkeiten wird in diesem Band eingegangen. Mittel- und längerfristige Ergebnisse werden diskutiert. Auf die beschränkten Reserven des Ellbogenknochenlagers wird speziell eingegangen, und die Klippen und Tücken der Operationstechnik werden dargelegt. Die langjährige Erfahrung nationaler und internationaler Autoren hat Eingang gefunden und mag sowohl dem weniger Erfahrenen als auch dem Experten eine Hilfe im klinischen Alltag bieten und Möglichkeiten ebenso wie Grenzen der alloplastischen Rekonstruktion aufzeigen.

Der besondere Dank der Herausgeber gilt der AE, die dieser speziellen Form der Endoprothetik ein prominentes Forum geboten hat. Unser herzlicher Dank gilt allen Autoren, die Zeit und Mühe aufgewendet haben, auch wenn sie ihnen nicht durch Publikationspunkte vergolten wird. Herrn Professor Ulrich Holz gilt unser Dank für seine unermüdliche Ermunterung – ohne sie wäre dieser Band in der AE-Buchreihe nicht erschienen.

Hamburg   Wolfgang Rüther
Zürich   Beat R. Simmen

Inhalt

1 Geschichte und Entwicklung der Endoprothetik des Ellenbogengelenks 1
Roger Scholz und Wolfgang Rüther

    1.1 Einführung 1
    1.2 Frühe Arthroplastiken des Ellenbogengelenks 1
    1.3 Frühe Hemialloarthroplastiken 2
    1.4 Erste Totalendoprothesen 2
    1.5 Entwicklung ungekoppelter und teilverblockter Endoprothesen 2
    1.6 Entwicklungen neuerer Zeit 4
    Literatur 6

2 Funktionelle Anatomie und Biomechanik des Ellenbogens 7
Sebastian Seitz und Wolfgang Rüther

    2.1 Einleitung 7
    2.2 Knöcherne Strukturen 7
    2.3 Gelenkkapsel 10
    2.4 Bänder 10
    2.5 Muskulatur 11
    2.6 Gefäße und Nerven 14
    2.7 Biomechanik und Kinematik 15
    Literatur 18

3 Technische Konzepte und differenzierte Verwendungsoptionen 21
Bernd Fink

    3.1 Allgemeines 21
    3.2 Ellenbogenendoprothesen 21
    3.3 Radiusköpfchenprothesen 30
    Literatur 32

4 Operationsvorbereitung 35
Frank Gohlke, Robert Hudek und Uli Löbmann

    4.1 Präoperative Diagnostik 35
    4.2 Operationsplanung 36
    4.3 Operationsvorbereitung 41
    Literatur 44

5	**Operationstechnik**	47
	Gunnar Jensen, Christoph Katthagen, Helmut Lill, Andreas Niemeier, Wolfgang Rüther, Roger Scholz, Beat R. Simmen, Heiner Thabe und Christine Voigt	
	5.1 Zugänge	47
	5.2 Non-constrained-Ellenbogenendoprothesen	60
	5.3 Semi-constrained-Ellenbogenarthroplastik – Typ GSB-III oder Coonrad-Morrey-Ellenbogenprothesen	69
	5.4 Gekoppelte („constrained") Ellenbogengelenksprothese	81
	5.5 Radiuskopfersatz	89
	Literatur	99
6	**Besondere Operationsindikationen**	103
	Martina Henniger, Michael John, Alexander P. Krueger, Angela Lehr, Christoph H. Lohmann, H. Wolfram Neumann, Stefan Rehart, Wolfgang Rüther, Alexandra Sachs, Alexander Schöniger und Michael Thomas	
	6.1 Rheumatoide Arthritis und andere entzündliche Synovialkrankheiten	103
	6.2 Ellenbogenprothese bei Trauma und Traumafolgen	109
	6.3 Ellenbogenendoprothetik bei Tumoren	140
	6.4 Ellenbogenarthroplastik bei juveniler idiopathischer (rheumatoider) Arthritis	143
	Literatur	152
7	**Gelenkerhaltende und nichtendoprothetische Operationen**	159
	Stefan Rehart, Wolfgang Rüther, Peter Schleifer, Klaus Schmidt und Sebastian Seitz	
	7.1 Arthroskopie	159
	7.2 Alternative und konkurrierende Maßnahmen – Synovektomie und Spätsynovektomie bei rheumatoider Arthritis	161
	7.3 Resezierende Arthroplastiken	164
	7.4 Arthrodese	169
	Literatur	173
8	**Nachbehandlung und Rehabilitation**	175
	Jürgen Heisel, S. Klüber, Stefan Rehart und Peter Schleifer	
	8.1 Frühe Nachbehandlung	175
	8.2 Rehabilitation	179
	Literatur	189
9	**Komplikationen und Management**	191
	Rouin Amirfeyz, Matthias P. Flury, Fabrizio Moro, Hans-Kaspar Schwyzer, Beat R. Simmen, Christoph Spormann und David Stanley	
	9.1 Infektionen nach Ellenbogenarthroplastik – Behandlungsstrategie und Prognose	191
	9.2 Periprothetische Frakturen nach Ellenbogenarthroplastik	197
	9.3 Aseptische Lockerung und Revision nach Ellenbogenarthroplastik	204
	9.4 Revisionsarthroplastik des Ellenbogengelenks bei Knochendefekten	209
	Literatur	213

10 Begleitende Messungen zur Qualitätssicherung bei Ellenbogenprothetik 217
Felix Angst, Jörg Goldhahn und Miriam Marks

    10.1 Einleitung 217
    10.2 Messkonzept – subjektive Parameter 218
    10.3 Objektive Parameter 222
    10.4 Schlussfolgerungen 223
    Literatur 225

11 Langzeitergebnisse mit spezifischen Implantaten – Unverblockte und halbverblockte Ellenbogenprothesen 229
Felix Angst, Susann Drerup, Jörg Goldhahn, Christoph Kolling, M. Schoeni, Beat R. Simmen und Ian Trail

    11.1 Oberflächengelenkersatz am Ellenbogen (Souter-Strathclyde-Prothese) 229
    11.2 Langzeitergebnisse von halbverblockten Ellenbogenarthroplastiken anhand der GSB-III-Ellenbogenprothese 234
    Literatur 240

12 Distale humerale Hemiarthroplastik 241
J. S. Hughes

    12.1 Einleitung 241
    12.2 Indikationen 241
    12.3 Implantate 243
    12.4 Präoperative Abklärung and operative Planung 243
    12.5 Operationstechnik 244
    12.6 Nichtakute Pathologien 246
    12.7 Rehabilitation 246
    12.8 Outcome 246
    12.9 Komplikationen 247
    12.10 Schlussfolgerung 248
    Literatur 248

13 Radiuskopfprothese 251
Gunnar Jensen, Christoph Katthagen, Helmut Lill und Christine Voigt

    Literatur 253

14 Ausblick: Biomechanik des Ellenbogenkunstgelenks 255
Dan Chen, Mark Figgie, Robert Hotchkiss, Darrick Lo und Timothy Wright

    14.1 Einleitung 255
    14.2 Alte und derzeit verwendete Ellenbogenprothesen 256
    14.3 Untersuchung nach Prothesenausbau (Retrieval) und Finite-Elemente-Analyse – Verständnis des Implantatversagens .. 260
    14.4 Verbesserungsmöglichkeiten der Ellenbogenarthroplastik 267
    Literatur 268

Sachverzeichnis 271

Autorenverzeichnis

Rouin Amirfeyz Upper Limb Unit, Northern General Hospital, Sheffield, England
E-Mail: Claire.Faulkner@sth.nhs.uk

Felix Angst Rehaclinic Zurzach, Bad Zurzach, Schweiz
E-Mail: fangst@vtxmail.ch

Dan Chen Department of Biomechanics, Hospital for Special Surgery, 535 East 70th Street, New York, NY 10021, USA

Susann Drerup Schulthess Klinik, Lengghalde 2, 8008 Zürich, Schweiz
E-Mail: susann.drerup@kws.ch

Mark Figgie Department of Biomechanics, Hospital for Special Surgery, 535 East 70th Street, New York, NY 10021, USA

Bernd Fink Klinik für Endoprothetik, Allgemeine und Rheumaorthopädie, Orthopädische Klinik Markgröningen, Kurt-Lindemann-Weg 10, 71706 Markgröningen, Deutschland
E-Mail: b.fink@okm.de

Matthias P. Flury Schulthess Klinik, Lengghalde 2, 8008 Zürich, Schweiz
E-Mail: matthias.flury@kws.ch

Frank Gohlke Klinik für Schulterchirurgie + Klinik für Anästhesie & Intensivmedizin (im Rhön-Klinikum), Salzburger Leite 1, 97616 Bad Neustadt/Saale, Deutschland
E-Mail: frank.gohlke@uni-wuerzburg.de

Jörg Goldhahn Schulthess Klinik, Lengghalde 2, 8008, Zürich, Schweiz
E-Mail: jgoldhahn@ethz.ch

Jürgen Heisel Orthopädische Abteilung, m&i-Fachkliniken Hohenurach, Immanuel Kant Str. 33, 72574 Bad Urach, Deutschland
E-Mail: juergen.heisel@fachkliniken-hohenurach.de

Martina Henniger Klinik für Orthopädie und Unfallchirurgie, AGAPLESION Markus-Krankenhaus, Akademisches Lehrkrankenhaus, Wilhelm-Epstein-Str. 2, 60431 Frankfurt am Main, Deutschland
E-Mail: Martina.Henniger@fdk.info

Robert Hotchkiss Department of Biomechanics, Hospital for Special Surgery, 535 East 70th Street, New York, NY 10021, USA

Robert Hudek Klinik für Schulterchirurgie + Klinik für Anästhesie & Intensivmedizin (im Rhön-Klinikum), Salzburger Leite 1, 97616 Bad Neustadt/Saale, Deutschland
E-Mail: robert@hudek.de

J. S. Hughes Sydney Shoulder and Elbow Associates, The Gallery, 445 Victora Avenue, Chatswood, Sydney, NSW 2067, Australia
E-Mail: jshughes@sydneyortho.com.au

Gunnar Jensen Klinik und Poliklinik für Orthopädie, Universitätsklinikum Hamburg-Eppendorf, Martinistr. 52, 20246 Hamburg, Deutschland
E-Mail: Gunnar.Jensen@ddh-gruppe.de

Michael John Klinik für Orthopädie, Zentrum für Unfallchirurgie und Orthopädie, Klinikum Magdeburg gGmbH, Birkenallee 34, 39130 Magdeburg, Deutschland
E-Mail: michael.john@klinikum-magdeburg.de

Christoph Katthagen Diakoniekrankenhaus Friederikenstift gGmbH, Humboldtstr. 5, 30169 Hannover, Deutschland
E-Mail: Christoph.Katthagen@ddh-gruppe.de

S. Klüber Klinik für Orthopädie und Unfallchirurgie, AGAPLESION Markus-Krankenhaus, Akademisches Lehrkrankenhaus Wilhelm-Epstein-Str. 2, 60431, Frankfurt am Main, Deutschland

Christoph Kolling Schulthess Klinik, Lengghalde 2, 8008 Zürich, Schweiz
E-Mail: christoph.spormann@kws.ch

Alexander P. Krueger Orthopädische Universitätsklinik Magdeburg, Otto-von-Guericke-Universität, Leipziger Str. 44, 39120 Magdeburg, Deutschland
E-Mail: christoph.lohmann@med.ovgu.de

Angela Lehr Klinik für Orthopädie und Unfallchirurgie, AGAPLESION Markus-Krankenhaus, Akademisches Lehrkrankenhaus, Wilhelm-Epstein-Str. 2, 60431 Frankfurt am Main, Deutschland
E-Mail: Angela.Lehr@fdk.info

Helmut Lill Klinik für Unfall- und Wiederherstellungschirurgie, Diakoniekrankenhaus Friederikenstift gGmbH, Humboldtstr. 5, 30169 Hannover, Deutschland
E-Mail: Helmut.Lill@ddh-gruppe.de

Darrick Lo Department of Biomechanics, Hospital for Special Surgery, 535 East 70th Street, New York, NY 10021, USA

Uli Löbmann Klinik für Schulterchirurgie + Klinik für Anästhesie & Intensivmedizin (im Rhön-Klinikum), Salzburger Leite 1, 97616 Bad Neustadt/Saale, Deutschland
E-Mail: uli.loebmann@herzchirurgie.de

Christoph H. Lohmann Orthopädische Universitätsklinik Magdeburg, Otto-von-Guericke-Universität, Leipziger Str. 44, 39120 Magdeburg, Deutschland

Miriam Marks Schulthess Klinik, Lengghalde 2, 8008, Zürich, Schweiz
E-Mail: miriam.marks@kws.ch

Autorenverzeichnis

Fabrizio Moro Schulthess Klinik, Lengghalde 2, 8008 Zürich, Schweiz
E-Mail: fabrizio.moro@kws.ch

H. Wolfram Neumann Orthopädische Universitätsklinik der Medizinischen Fakultät, Otto-von-Guericke-Universität Magdeburg, Leipziger Str. 44, 30120 Magdeburg, Deutschland
E-Mail: wolfram.neumann@medizin.uni-magdeburg.de

Andreas Niemeier Klinik und Poliklinik für Orthopädie, Universitätsklinikum Hamburg-Eppendorf, Martinistr. 52, 20246 Hamburg, Deutschland
E-Mail: niemeier@uke.uni-hamburg.de

Stefan Rehart Klinik für Orthopädie und Unfallchirurgie, AGAPLESION Markus-Krankenhaus, Akademisches Lehrkrankenhaus, Wilhelm-Epstein-Str. 2, 60431 Frankfurt am Main, Deutschland
E-Mail: Rehart@fdk.info

Wolfgang Rüther Klinik und Poliklinik für Orthopädie, Universitätsklinikum Hamburg Eppendorf, Martinistr.52, 20246 Hamburg, Deutschland
E-Mail: ruether@uke.uni-hamburg.de

Alexandra Sachs Klinik für Orthopädie und Unfallchirurgie, AGAPLESION Markus-Krankenhaus, Akademisches Lehrkrankenhaus, Wilhelm-Epstein-Str. 2, 60431 Frankfurt am Main, Deutschland
E-Mail: Alexandra.Sachs@fdk.info

Peter Schleifer Klinik für Orthopädie und Unfallchirurgie, AGAPLESION Markus-Krankenhaus, Akademisches Lehrkrankenhaus, Wilhelm-Epstein-Str. 2, 60431 Frankfurt am Main, Deutschland
E-Mail: Peter.Schleifer@fdk.info

Klaus Schmidt Chefarzt Orthopädie und Rheumaorthopädie, Katholisches Krankenhaus Dortmund-West, 44379, Dortmund, Zollernstr. 40, Deutschland
E-Mail: k.schmidt@krankenhaus-kirchlinde.de

M. Schoeni Schulthess Klinik, Lengghalde 2, 8008 Zürich, Schweiz

Roger Scholz Orthopädische Klinik und Poliklinik, Universitätsklinikum Leipzig AöR, Liebigstr. 20, 04103 Leipzig, Deutschland
E-Mail: roger.scholz@medizin.uni-leipzig.de

Alexander Schöniger Klinik für Orthopädie und Unfallchirurgie, AGAPLESION Markus-Krankenhaus, Akademisches Lehrkrankenhaus, Wilhelm-Epstein-Str. 2, 60431 Frankfurt am Main, Deutschland
E-Mail: Alexander.Schoeniger@fdk.info

Hans-Kaspar Schwyzer Schulthess Klinik, Lengghalde 2, 8008 Zürich, Schweiz
E-Mail: claudine.meier@kws.ch

Sebastian Seitz Klinik und Poliklinik für Orthopädie, Universitätsklinikum Hamburg-Eppendorf, Martinistr. 52, 20246 Hamburg, Deutschland
E-Mail: s.seitz@klinikumbb.de

Beat R. Simmen Schulthess Klinik, Lengghalde 2, 8008 Zürich, Schweiz
E-Mail: beat.simmen@simmenzh.ch; seit 2013: Endoclinic, Klinik Hirslanden, Witellikerstrasse 40, 8032 Zürich. E-mail: beat.simmen@endoclinic.ch

Christoph Spormann Schulthess Klinik, Lengghalde 2, 8008 Zürich, Schweiz
E-Mail: christoph.spormann@kws.ch

David Stanley Upper Limb Unit, Northern General Hospital, Sheffield, England

Heiner Thabe Orthopädische Abteilung, Diakonie-Anstalten, Ringstr. 58–60, 55543 Bad Kreuznach, Deutschland
E-Mail: h.thabe@t-online.de

Michael Thomas MBBS, FRCS, Wexham Park Hospital, Wexham Street, SL2 4HL, Slough, England
E-Mail: mikethomas@ukdoctor.com

Ian Trail Centre for Hand and Upper Limb Surgery, Wrightington Hospital Hall Lane, Appley Bridge Wigan, Lancashire WN6 9EP, England, UK
E-Mail: ian.trail@wwl.nhs.uk

Christine Voigt Diakoniekrankenhaus Friederikenstift gGmbH, Humboldtstr. 5, 30169 Hannover, Deutschland
E-Mail: christine.voigt@ddh-gruppe.de

Timothy Wright Department of Biomechanics, Hospital for Special Surgery, 535 East 70th Street, New York, NY 10021, USA
E-Mail: wrightt@hss.edu

Kurzbiographien der Herausgeber

Prof. Dr. med. Wolfgang Rüther

Geboren am 27.09.1951 in Menden/Sauerland (D).

1970–1976 Studium an den Universitäten Mainz und Bonn mit Examen in den Fächern Medizin und Psychologie, Promotion an der Universität Bonn 1976.

1976–1984 Weiterbildung im Gebiet Orthopädie in Gießen und Bad Godesberg, ab 1980 an der Orthopädischen Universitätsklinik Bonn. 1985–1987 Oberarzt an der Orthopädischen Universitätsklinik Bonn.

1987 Habilitation und Venia legendi für das Gebiet Orthopädie am Universitätsklinikum Bonn.

1988–1990 Weiterbildung Orthopädische Rheumatologie an der Rheumaklinik Bad Bramstedt.

1984 Facharzt für Orthopädie, 1990 Anerkennung Orthopädische Rheumatologie, 2006 Facharzt für Orthopädie und Unfallchirurgie.

1991–1996 Professor für Orthopädische Rheumatologie, Leitender Oberarzt und Stellvertreter des Klinikdirektors an der Orthopädischen Klinik der Universität Düsseldorf.

Seit 1996 Ordinarius für Orthopädie an der Universität Hamburg und Direktor der Klinik und Poliklinik für Orthopädie des Universitätsklinikums Hamburg-Eppendorf. Seit 1997 gleichzeitig Direktor der Klinik für Orthopädie und Orthopädische Rheumatologie am Klinikum Bad Bramstedt.

Klinische und wissenschaftliche Schwerpunkte: orthopädische Rheumatologie, rekonstruktive Chirurgie der Gelenke insbesondere Endoprothetik, Osteologie und Arthrologie.

Vorstandsmitglied der Deutschen Gesellschaft für Orthopädie und Orthopädische Chirurgie von 2002–2012, Vorstandsmitglied der Deutschen Gesellschaft für Rheumatologie DGRh 2004–2012, Präsident der DGRh 2009–2010, Vizepräsident der DGRh 2007–2008 und 2011–2012. Präsident der Deutschen Gesellschaft für Orthopädische Rheumatologie (DGORh/ARO) 2004–2010.

Mitglied nationaler und internationaler Fachgesellschaften wie der SICOT, der European Rheumatoid Arthritis Surgical Society ERASS, der European Hip Society, der Deutschen Vereinigung für Schulter- und Ellbogenchirurgie DVSE, der Arbeitsgemeinschaft Endoprothetik (AE) und der Deutschen Gesellschaft für Osteologie.

Priv.-Doz. Dr. med. Beat R. Simmen

Geboren am 09.06.1946 in Solothurn (CH).

1966–1973 Medizinstudium in Bern, Promotion an der Universität Bern 1976.

1973–1981 Weiterbildung in Chirurgie im Krankenhaus Davos und an den Universitätskliniken Basel. Orthopädische und Handchirurgische Weiterbildung 1981–1984 an der Universitätsklinik Basel, im Berufsgenossenschaftlichen Unfallkrankenhaus Hamburg-Bergedorf und in der Schulthess Klinik in Zürich. 1985–1989 Oberarzt für Orthopädische und Handchirurgie an den Universitätskliniken Basel.

1981 Spezialarzt FMH für Allgemeine Chirurgie, 1984 für Orthopädische Chirurgie und 1989 für Handchirurgie.

Seit 1989 Leitender und Chefarzt an der Schulthess Klinik Zürich, 1996–2000 Ärztlicher Direktor und von 2003–2009 Vorsitz des Ärztlichen Beirates der Schulthess Klinik Zürich.

1999 Erlangung der Venia legendi an der Otto-von-Guericke-Universität Magdeburg, Lehraufträge für Anatomie an der Universität Zürich 1995–2002, für Rheumachirurgie an der Rheumatologischen Universitätsklinik Zürich seit 1995 und Konsiliarvertrag für komplexe kongenitale Fehlbildungen an der Hand am Universitätskinderspital Zürich seit 2005.

Klinische und Forschungsschwerpunkte in rekonstruktiver Chirurgie der Oberen Extremität mit Arthroplastik der großen und kleinen Gelenke von Schulter, Ellbogen und Hand mit eigenen Gelenkentwicklungen, Rheumachirurgie, kongenitalen Fehlbildungen der Hand und Qualitätsmanagement.

Vorstandsmitglied der Schweizerischen Gesellschaft für Handchirurgie (SGH) von 1991–2003, Präsident 1997–1999. Vorstandsmitglied der Schweizerischen Gesellschaft für Orthopädie und Traumatologie (SGOT) 1994–2000. Mitglied der Deutschen Gesellschaft für Orthopädie und Unfallchirurgie, Mitglied des ständigen Beirats der ARO 1995–2004. Mitglied der Deutschen Vereinigung für Schulter- und Ellbogenchirurgie (DVSE).

Mitglied des Exekutivrates der European Rheumatoid Arthritis Surgical Society (ERASS) 1993–1999, Präsident 2004–2006. National Delegate für die Schweiz in der European Society for Surgery of the Shoulder and Elbow (SECEC) 1993–2000. Gründungsmitglied (2006) und Mitglied des Exekutivrates der International Society of Orthopaedic Centers (ISOC). Mitgliedschaft in weiteren internationalen Fachgesellschaften wie SICOT, EORS und IFSSH (Arthritis Committee).

1994 Ehrenmitgliedschaft der Spanischen Gesellschaft für Schulter- und Ellbogenchirurgie. Seit 1995 Corresponding Member der Japanischen Gesellschaft für Handchirurgie.

1993 Hakan-Brattsröm-Lecture und Medaille in Orebro, Schweden. 2010 Narakas-Lecture der Schweizerischen Gesellschaft für Handchirurgie.

Geschichte und Entwicklung der Endoprothetik des Ellenbogengelenks

Roger Scholz und Wolfgang Rüther

1.1 Einführung

Die Anfänge der Endoprothetik reichen bis in das 19. Jahrhundert zurück, erfolgreiche Kunstgelenkimplantationen in größerem Umfang sind allerdings erst in den 1960er Jahren zu verzeichnen (Plitz 2009). Diese sind zunächst erst einmal in der Hüftgelenksendoprothetik entstanden und mit zwei entscheidenden Entwicklungen verbunden. Einmal ist dies die Einführung des Polymethylmethacrylats durch John Charnley zur sicheren Fixation und zum anderen die Verwendung von Polyethylen als Werkstoff für die Gleitpaarung (Plitz 2009). Insbesondere aus diesen Gründen ist die Historie der Ellenbogenalloarthroplastik eng mit der Entwicklung der Endoprothetik im Allgemeinen verknüpft. Sie weist aber, wie im Folgenden darzustellen sein wird, durchaus auch eine Reihe von Besonderheiten auf. Diese sind insbesondere der sehr komplexen Anatomie und der damit verbundenen komplizierten Biomechanik geschuldet (Bernardino 2010). Des Weiteren muss in diesem Kontext bedacht werden, dass Alloarthroplastiken am Ellenbogengelenk deutlich seltener erforderlich sind, als dies an den statisch belasteten Gelenken der unteren Extremitäten der Fall ist (Wülker 2001). Aus dem niedrigeren Bedarf einerseits und der zwangsläufig geringeren Erfahrung andererseits resultiert eine eher verzögerte Entwicklung von Implantaten und Implantationstechniken.

1.2 Frühe Arthroplastiken des Ellenbogengelenks

Die frühe Geschichte der Ellenbogenarthroplastiken beginnt mit dem Franzosen Ollier 1885 und wird von Coonrad als der erste von vier ineinander übergehenden Zeiträumen in der historischen Entwicklung angesehen (Coonrad 1982). Nach seiner Einteilung dauert diese Etappe bis etwa in das Jahr 1947 und steht ganz im Zeichen der Resektions-Interpositions-Arthroplastiken (Coonrad 1982). Dabei kamen, von unterschiedlichen Inauguratoren geprägt, eine Vielzahl von biologischen (Periost, Faszie, Muskellappen u. a.), aber auch schon künstlichen Materialien (Celluloid, Linoleum, Goldfolie etc.) als Interponate zur Anwendung (Bernardino 2010; Coonrad 1982). Heute ist die Resektions-Interpositions-Arthroplastik durch die Fortschritte der Endoprothetik deutlich in den Hintergrund gedrängt. Sie wird aber noch als Rückzugsmöglichkeit nach gescheiterter endoprothetischer Versorgung in Erwägung zu ziehen sein und kann in seltenen Fällen für junge aktive Patienten mit schwerer posttraumatischer Arthrose (Kälicke et al. 2010) oder auch in besonderen Fällen einer rheumatischen Destruktion beim sehr jungen Patienten als primäres Verfahren in Betracht gezogen werden (Bernardino 2010; Kita 1977). Die Abb. 1.1. zeigt röntgenologisch eine derartige Versorgung.

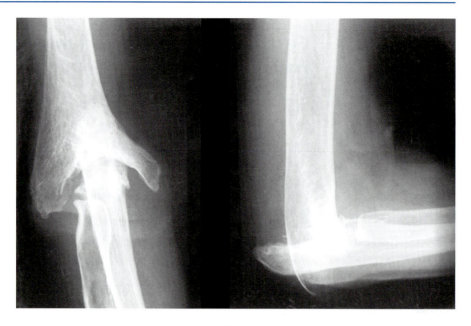

Abb. 1.1 Resektions-Interpositions-Arthroplastik des Ellbogengelenks nach mehrjährigem Verlauf (resorptiver Verlaufstyp)

1.3 Frühe Hemialloarthroplastiken

Ungeachtet mancher positiver Berichte (Kita 1977) resultierten häufig unbefriedigende Ergebnisse aus dieser Versorgungsart. Im Vordergrund stehen dabei Instabilitäten mit bedeutsamen Funktionsverlusten. In einer zweiten Entwicklungsetappe ungefähr ab Ende der 1940er Jahre bis weit in die 1960er Jahre hinein wurden zunächst Hemialloarthroplastiken (siehe beispielhaft Abb. 1.2), in der Regel als Ersatz für den distalen Humerus, eingesetzt (Coonrad 1982; Gschwend 2002). So sind Einzelberichte über die Verwendung von Hemiprothesen für den distalen Humerus (Abb. 1.2) aus Acryl (1947 und 1954) von dem aus dem Jahr 1965 stammenden Bericht über einen intramedullär verankerten metallischen Ersatz des distalen Humerus (Barr und Eaton sowie Street und Stevens) gefolgt (Coonrad 1982; Rüther und Fink 2005). In diesen Kontext reihen sich schließlich für einen anderen Gelenkbereich besonders im Falle posttraumatischer Zerstörung auch erste Berichte über die Verwendung von Radiuskopfprothesen ein (Coonrad 1982). Für den letztgenannten Gelenkabschnitt standen später auch die von Swanson entwickelten Silikon-Spacer zur Verfügung.

1.4 Erste Totalendoprothesen

Den Hemiprothesen folgen schließlich in den 1950er und besonders den 1960er Jahren erste starr gekoppelte, streng einachsige Kunstgelenke aus Metall mit einer metallischen Gleitpaarung. Diese frühen Versuche eines einfachen mechanischen Ersatzes scheitern ausnahmslos. Die Geschichte wirklich erfolgreicher Kunstgelenkimplantationen am Ellenbogengelenk beginnt dann erst Ende der 1960er Jahre und steht in unmittelbarem Zusammenhang mit der Einführung des Knochenzements und den damit einhergehenden Erfolgen der Endoprothetik ganz allgemein und insbesondere am Hüftgelenk (Bernardino 2010). Ein typischer Vertreter dieser Entwicklungsetappe der zementierten starr gekoppelten Metall-Metall-Endoprothesen ist die von Dee inaugurierte Endoprothese (Dee 1972; Coonrad 1982; Figgie 1996). Aber auch die damit erzielten Erfolge sind nur von kurzer Dauer, da die ungenügenden biomechanischen Eigenschaften der initial verwendeten Bauart des einachsigen Scharniergelenks an diesem speziellen und kompliziert aufgebauten Gelenk zwischen zwei langen Hebelarmen zu einer erheblichen Krafteinleitung auf die Verankerung führen und somit sehr hohe Lockerungsraten schon nach 2–3 Jahren resultierten (Coonrad 1982; Ewald 1975; Figgie 1996; Rüther und Fink 2005). Als ein weiterer Grund des Scheiterns wird die metallische Gleitpaarung angesehen (Gschwend et al. 1988).

1.5 Entwicklung ungekoppelter und teilverblockter Endoprothesen

In der sich anschließenden 4. Entwicklungsphase nach Coonrad, beginnend in den frühen 1970er Jahren, hält nun das Polyethylen als Gleitpartner Einzug in die

1 Geschichte und Entwicklung der Endoprothetik des Ellenbogengelenks

Tab. 1.1 Auswahl einzelner Endoprothesentypen mit Differenzierung nach dem Kopplungsgrad

Unconstrained	Semi-constrained	Constrained
Kudo	Discovery	Dee-TEP
Capitello-condylar	Coonrad-Morrey	St. Georg
Souter-Strathclyde	Latitude	Coonrad I
iBP (Instrumented Bone Preserving)	Huene BiAxial Elbow	GSB I und GSB II
	Mark II	Stanmore
ERS (Elbow-Resurfacing-System)	Norway Elbow System	McKee
		Shiers
ICLH-Prothese	Solar-Ellenbogen	
	GSB III	
	Coonrad II und III	
	Endo-Modell	
	iBP-Revision	
	Solar-Ellenbogen	

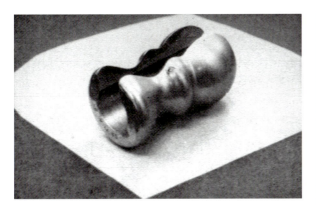

Abb. 1.2 Street Hemiprothese. (Aus Wadsworth 1982)

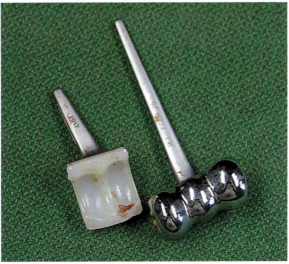

Abb. 1.3 Explantat einer ungekoppelten Ellenbogengelenkendoprothese (Capitello-condylar Total Elbow™, Fa. DePuy)

Ellenbogenendoprothetik. Parallel dazu entwickeln sich fortan zwei größere Typenklassen von Ellenbogenendoprothesen (Loehr et al. 2003; Rydholm 2002). Den biomechanischen Erfordernissen eines nicht nur streng einachsigen Gelenks folgend werden einerseits teilverblockte Semi-constrained-Varianten (sog. „sloppy hinges") entwickelt. Sie bieten eine ausreichende Stabilität auch im Falle erheblicher Gelenkdestruktionen bei gleichzeitiger Respektierung eines gewissen Bewegungsspielraums in anderen Ebenen (Varus-Valgus-Laxität und/oder in der Rotationsebene; Figgie 1996). Andererseits werden erstmals verschiedene ungekoppelte („unconstrained") Endoprothesen entwickelt und in relativ großer Zahl auch in den klinischen Einsatz überführt. Tabelle 1.1 listet einzelne Modelle unter Berücksichtigung ihres Kopplungsgrades beispielhaft auf.

Ungekoppelte Systeme waren relativ weit verbreitet und werden zum Teil auch heute noch verwendet.

Sie unterscheiden sich untereinander nochmals anhand ihrer Kongruenz. Ein typisches Beispiel für eine ungekoppelte Endoprothese aus dieser Zeit wird in Abb. 1.3 dargestellt. Derartige Systeme sind auf eine noch weitgehend intakte weichteilige Gelenkführung (suffizienter Kapsel-Band-Apparat) angewiesen und daher vorzugsweise zum Ersatz bei ausschließlich auf die Gelenkflächen lokalisierter Destruktion indiziert (Goldberg et al. 1988; Loehr et al. 2003).

Demgegenüber sind die „sloppy hinges" auch bei ausgeprägteren knöchernen Substanzverlusten und insuffizienter Weichteilführung einsetzbar (Goldberg et al. 1988; Loehr et al. 2003). Einige dieser Endoprothesentypen spiegeln die Entwicklung von der starr gekoppelten Endoprothese über eine Sloppy-hinge-Variante bis zur biomechanisch weiter optimierten Endoprothese (z. B. durch Anbringen sog. Flansches an die Humeruskomponente) ebenfalls als halbgekoppeltes Implantat in einem System wider. Dazu zählt beispielsweise die Coonrad-Endoprothese von der I. bis zur III. Generation:

- Coonrad I (1971): starr gekoppelt
- Coonrad II (1978): Varus-Valgus-Laxizität (8°) und axiale Rotation (8°)
- Coonrad III (1981): Coonrad II + anteriorer Flansch am distalen Humerus

Auch mit diesen Endoprothesen blieb summarisch gesehen die Gesamtbeurteilung des alloarthroplastischen Gelenkersatzes vergleichsweise zu anderen Gelenken recht pessimistisch. Einerseits sind dafür eine Reihe mechanischer Komplikationen wie die aseptische Lockerung in beiden oben genannten Gruppen sowie die nicht selten auftretenden Dislokationen der ungekoppelten Endoprothesen verantwortlich. Andererseits finden sich recht hohe Infektionsraten (schlechte Weichteildeckung) und auch eine relativ große Anzahl neurologischer Komplikationen. In der Summe erscheint das Behandlungsverfahren nicht unerheblich komplikationsbehaftet und bis in die heutige Zeit mit einer eher pessimistischen Langzeitprognose bedacht (Bernardino 2010).

1.6 Entwicklungen neuerer Zeit

Bis heute haben sich die beiden großen Systemgruppen („sloppy hinges" und „unconstrained") nebeneinander gehalten, wenngleich darauf hingewiesen werden muss, dass einzelne Modelle (und hier besonders einige Unconstrained-Prothesen) nicht weiter entwickelt wurden und somit aus der klinischen Anwendung genommen sind. Die Abb. 1.4 zeigt eine typische ungekoppelte Endoprothese, die heute in zementfreier und zementierter Version zur Anwendung kommen kann. Es handelt sich hierbei um ein ungekoppeltes, nichtkongruentes System.

Die aktuell etwas häufiger verwendeten Sloppy-hinges-Designs bieten einen zusätzlichen Bewegungsspielraum als Varus-Valgus-Laxität und/oder als Laxität in der Rotation. Typische Vertreter sind in den Abb. 1.5 und 1.6 aufgeführt.

Zögerlicher als in der Hüft- und Kniegelenksendoprothetik hat die Modularität in die Ellenbogengelenkendoprothetik Einzug gehalten. Selbst moderne Endoprothesen lassen z. T. nicht die Kombination unterschiedlicher Größen oder den isolierten Austausch des Polyethylen-Inlays zu. Nur wenige Implantate (z. B. die Latitude-Endoprothese™, Fa. Tornier) bieten die Möglichkeit, erst intraoperativ die definitive Entscheidung über den Kopplungsgrad zu treffen. Zudem

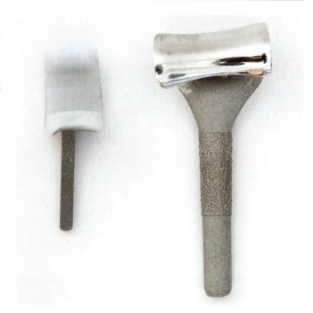

Abb. 1.4 Implantatbeispiel einer Unconstrained-Endoprothese für das Ellenbogengelenk (Typ iBP™, Fa. Biomet)

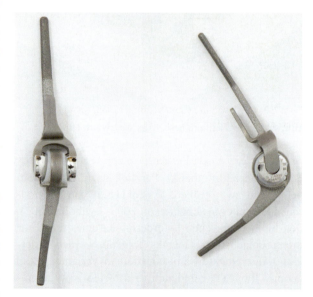

Abb. 1.5 Beispiel für eine Sloppy-hinged-Endoprothese (Typ Discovery™, Fa. Biomet)

1 Geschichte und Entwicklung der Endoprothetik des Ellenbogengelenks

Abb. 1.6 Radiologisches Bild einer GSB-III-TEP™ (Fa. Zimmer)

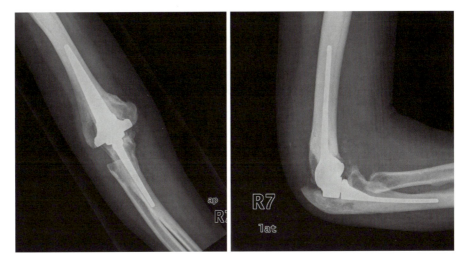

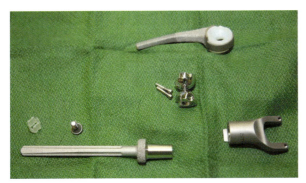

Abb. 1.7 Beispiel einer modularen Endoprothese für Knochenersatz am distalen Humerus (Mosaik-System™, Fa. Biomet)

ist bei diesem Endoprothesentyp auch die optionale Verwendung eines Radiuskopfersatzes möglich.

In unmittelbarem Zusammenhang damit ist ein wichtiger Schritt in der modernen Implantattechnologie darin zu sehen, dass insbesondere für die Revisionschirurgie neue modulare Systeme mit der Option des partiellen oder auch totalen Humerusersatzes (Abb. 1.7) entwickelt wurden. Sie erhöhen die intraoperative Flexibilität erheblich und können sowohl in Revisionssituationen als auch primär in der Tumorchirurgie Anwendung finden.

Die wichtigsten Entwicklungsschritte in der Ellenbogengelenkendoprothetik zeigt Tab. 1.2.

Tab. 1.2 Exemplarische Darstellung wichtiger Entwicklungsschritte in der Ellenbogengelenkendoprothetik

Jahr	Entwicklung	Erstbeschreiber
1885	Erstbeschreibung der klassischen Arthroplastik	Ollier
1947	Hemiarthroplastik des distalen Humerus (Acrylprothese)	Mellen und Phalen
1951	Radiuskopfprothese (Vitallium)	Carr
1952	Hemiprothese zum Ersatz des distalen Humerus	Venable
1965	Hemiprothese zum Ersatz des distalen Humerus (Metall)	Barr und Eaton
1968	Silikonimplantat für den Radiuskopf	Swanson
1971	Coonrad-I-Prothese	Coonrad
1972	Kudo-Endoprothese	Kudo
1974	St.-Georg-Prothese	Engelbrecht
1975	Capitello-condylar	Ewald
1977	Strathclyde-Prothese	Souter
1978	GSB-III-Prothese	Gschwend, Scheier, Bähler
1979	Coonrad-Morrey-Prothese	Coonrad und Morrey
1982	Norway-Elbow-System	Risung, Pahle, Teigland
1998	Biaxial Elbow	Huene
1999	iBP-Endoprothese	Pooley
2000	iBP-Revsion-Endoprothese	Pooley
2001	Latitude	O'Driscoll, Yamaguchi, King

Literatur

Bernardino S (2010) Total elbow arthroplasty: history, current concepts, and future. Clin Rheumatol 29:1217–1221

Coonrad RW (1982) History of total elbow arthroplasty. In: Inglis AE (Hrsg) Symposium on total joint replacement of the upper extremity. C V Mosby, S 75–90

Dee R (1972) Total replacement arthroplasty of the elbow for rheumatoid arthritis. J Bone Joint Surg 54-B:88–95

Ewald FC (1975) Total elbow replacement. Orthop Clin North Am 6:685–696

Figgie MP (1996) Anatomy, biomechanics, and kinematics of total elbow replacement. In: Rüther W (Hrsg) The elbow. Endoprosthetic replacement and non-endoprosthetic procedures. Springer, Berlin, S 20–34

Goldberg VM, Figgie HE, Inglis AE, Figgie MP (1988) Current concepts review – total elbow arthroplasty. J Bone Joint Surg 70-A:778–783

Gschwend N (2002) Present state-of-the-art in elbow arthroplasty. Acta Orthop Belg 68:100–116

Gschwend N, Loehr J, Ivosevic-Radovanovic D (1988) Die Ellenbogen-Arthroplastik. Orthopäde 17:366–373

Kälicke T, Weber O, Backhaus M, Muhr G, Citak M (2010) Salvage Procedures am Ellenbogen – Alternativen zur Ellenbogenendoprothetik. Unfallchirurg 113:990–995

Kita M (1977) Arthroplasty oft the elbow using J-K-Membrane. Acta Orthop Scand 48:450–455

Kunz C, Hagena F-W (2002) Endoprothesenatlas Schulter und Ellenbogen. Thieme, Stuttgart, S 96–125

Loehr JF, Gschwend N, Simmen BR, Katzer A (2003) Endoprothetik des Ellenbogens. Orthopäde 32:717–722

Plitz, W (2009) Materialien und Implantate. In: Krukemeyer MG, Möllenhoff G (Hrsg) Endoprothetik. de Gruyter, Berlin, S 1–13

Rüther W, Fink B (2005) Endoprothesen. In: ARO (Hrsg) Rheumaorthopädie. Steinkopff, Darmstadt, S 280–288

Rydholm U (2002) Arthroplasty of the elbow. Acta Orthop Scand 73:247–250

Tillmann K, Rüther W, Fink B (2000). Elbow: excision arthroplasty. Surg Tech Orthop Traumatol 55–260-B-10:1–5

Wadsworth TG (1982) The elbow. Churchill-Livingstone, Philadelphia

Wülker N (2001) 100 Jahre Schulter- und Ellenbogenchirurgie. Orthopäde 30:789–797

2

Funktionelle Anatomie und Biomechanik des Ellenbogens

Sebastian Seitz und Wolfgang Rüther

2.1 Einleitung

Der Ellenbogen ist das gelenkige Verbindungsglied zwischen Ober- und Unterarm. Es zeichnet sich dadurch aus, dass es im Gegensatz zu anderen Gelenken drei Knochen miteinander verbindet und sich folglich aus drei Einzelgelenken, dem Humeroulnar-, dem Humeroradial- und dem proximalen Radioulnargelenk, zusammensetzt. Die regelrechte Funktion der oberen Extremität ist maßgeblich von einem funktionierenden Ellenbogengelenk abhängig und ermöglicht in Kombination mit dem Schultergelenk einen hohen Bewegungsumfang. Darüber hinaus nimmt es wichtige lasttragende Funktionen war. Eine intakte Mobilität und Stabilität des Ellenbogengelenkes stellt daher die Voraussetzung nicht nur für alltägliche Bewegungsabläufe dar (Kapandji 1984). Der Funktionsverlust führt wie bei keinem anderen Gelenk unweigerlich zu einer massiven Einschränkung der individuellen Unabhängigkeit (Thomsen et al. 2001). Aufgrund der Komplexität des Gelenks sind genaue anatomische und biomechanische Kenntnisse Voraussetzung für ein besseres Verständnis der auftretenden Pathologien und der entsprechenden konservativen und operativen Behandlungskonzepte wie Gelenkrekonstruktionen bzw. endoprothetischem Gelenkersatz.

S. Seitz (✉) · W. Rüther
Klinik und Poliklinik für Orthopädie, Universitätsklinikum Hamburg-Eppendorf, Martinistr. 52, 20246 Hamburg, Deutschland
E-Mail: s.seitz@klinikumbb.de

W. Rüther
Klinik und Poliklinik für Orthopädie,
Universitätsklinikum Hamburg Eppendorf,
Martinistr.52, 20246 Hamburg, Deutschland
E-Mail: ruether@uke.uni-hamburg.de

2.2 Knöcherne Strukturen

2.2.1 Distaler Humerus

Der distale Anteil des Humerus besteht aus zwei Kondylen, der Trochlea humeri und dem Capitulum humeri, die die Gelenkfläche für die Ulna bzw. den Radius bilden. Die mehr zentral als medial gelegene Trochlea hat eine hyperbolische, sanduhrförmige Oberfläche, die mit der halbmondförmigen Incisura trochlearis der Ulna artikuliert und über einen Bogen von 300° mit hyalinem Knorpel überzogen ist. Das Kapitulum ist eher kugelig geformt und anterior mit einer ca. 2 mm dicken Knorpelschicht überzogen, so dass posterior das Anbringen von Osteosynthesematerial möglich ist (Abb. 2.1; Morrey 2000a). Das Caput humeri ist in der Sagittalebene um 30° nach ventral (distaler lateraler Humeruswinkel) gekippt (Abb. 2.2a) in der Transversalebene um ca. 5° einwärts rotiert (Abb. 2.2b) und in der Frontalebene 6° valgisch (humeroulnare Gelenkachse) geneigt (Abb. 2.2c; Keats et al. 1966; Schiebler et al. 1995).

Proximal geht aus der Crista supercondylaris medialis unter Verbreiterung des Schaftendes der prominente Epicondylus medialis hervor, der als Ansatz der ulnaren Kollateralbänder sowie der Flexor- und Pronatorenmuskulatur dient. An seiner Unterseite verläuft der N. ulnaris im Sulcus nervi ulnaris. Lateralseitig aus der Crista supracondylaris lateralis hervorgehend setzen die lateralen Kollateralbänder und die Supinator-Extensoren-Muskelgruppe am Epicondylus lateralis an. Die prominente Crista supracondylaris lateralis ist dorsalseitig Ansatz des M. brachioradialis sowie des M. extensor carpi radialis und dorsalseitig des M. triceps und dient als wichtige Landmarke für alle lateralen Zugänge. Ventralseitig nimmt medial die Fossa

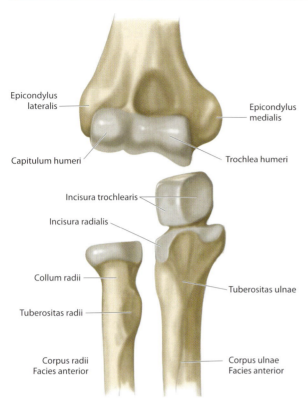

Abb. 2.1 Ellenbogengelenk von ventral: knöcherne Landmarken und Gelenkfläche

coronoidea den Processus coronoideus und lateral die Fossa radialis das Radiusköpfchen während der Beugung auf. In Streckung birgt posterior die Fossa olecrani die Spitze des Olekranons der Ulna. Sowohl die anteriore als auch die posteriore Fossae müssen zur ungestörten Beweglichkeit frei von Fremdmaterial sein.

2.2.2 Proximaler Radius

Der proximale Radius besteht aus der walzenförmigen Verbreiterung, dem Caput radii, das mit seiner seichten, mittleren Vertiefung mit dem Capitulum humeri artikuliert und mit der Circumferentia articularis in der Incisura radialis der proximalen Ulna rotiert (Abb. 2.1). Das anterolaterale Drittel der Circumferentia articularis ist nicht mit hyalinem Knorpel bedeckt und ist daher bei fehlender subchondraler Lamelle vermehrt frakturgefährdet (Thomas 1929). Distal schließt sich das Collum radii an, das zu der Längsachse des Radiusschaftes einen Winkel von 15° bildet (Abb. 2.3; Evans 1945). Die Tuberositas radii markiert das distale Ende des Collum radii, an das die Sehne des M. biceps brachii ansetzt und das bei Ruptur über einen dorsalen

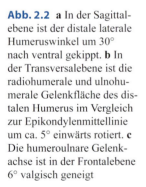
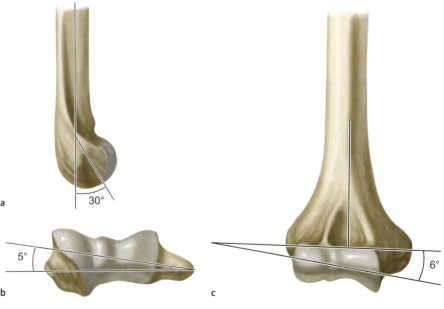

Abb. 2.2 a In der Sagittalebene ist der distale laterale Humeruswinkel um 30° nach ventral gekippt. b In der Transversalebene ist die radiohumerale und ulnohumerale Gelenkfläche des distalen Humerus im Vergleich zur Epikondylenmittellinie um ca. 5° einwärts rotiert. c Die humeroulnare Gelenkachse ist in der Frontalebene 6° valgisch geneigt

Abb. 2.3 Der Radiushals bildet mit der Radiuslängsachse einen Winkel von ca. 15°

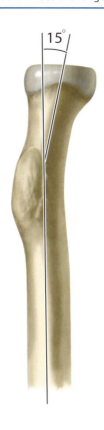

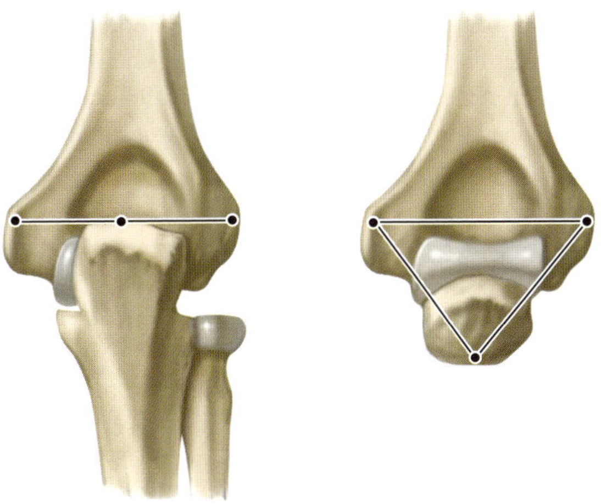

Abb. 2.5 Bei gestrecktem Ellenbogen liegt das Olekranon und die beiden Epikondylen auf einer geraden Linie liegen. In rechtwinkelig gebeugtem Ellenbogen bilden die knöchernen Bezugspunkte ein inverses gleichseitiges Dreieck (Hueter-Dreieck)

Zugang in maximaler Pronation refixiert werden kann (Klonz et al. 2003).

2.2.3 Proximale Ulna

Die proximale Ulna bildet die Hauptgelenkfläche des Ellenbogens und ist für dessen Primärstabilität im Wesentlichen verantwortlich (Morrey 2000a). Proximal artikuliert die Ulna mit dem distalen Humerus, indem die Incisura trochlearis das Kapitulum wie eine Zange mit einem elliptischen Bogen von ca. 190° umfasst (Abb. 2.1; Sorbie et al. 1986). In der Transversalebene ist die Incisura trochlearis zur Ulnaschaftachse um 30° nach posterior (proximaler Ulnawinkel) geöffnet (Abb. 2.4), korrespondierend zu dem lateralen distalen Humeruswinkel (Keats et al. 1966). Ventral ist die sog. Ulnazange durch den Processus coronoideus und dorsal durch das Olekranon begrenzt, das als Ansatz für den M. triceps brachii dient. Während bei gestrecktem Ellenbogen das Olekranon und beide Epikondylen auf einer geraden Linie liegen, bilden sie bei rechtwinkelig gebeugtem Ellenbogen ein inverses gleichschenkeliges Dreieck (Abb. 2.5). Bei dislozierten Frakturen oder Luxationen kommt es zu einer Aufhebung dieser Anordnung (Anson und Mc Vay 1971). Lateral an den Processus coronoideus schließt sich die Incisura radialis als Gelenkfläche für die Zirkumferenz des Radiusköpfchens an. In Verlängerung

Abb. 2.4 In der Transversalebene ist die Incisura trochlearis zur Ulnaschaftachse um 30° nach posterior geöffnet (proximaler Ulnawinkel) geöffnet

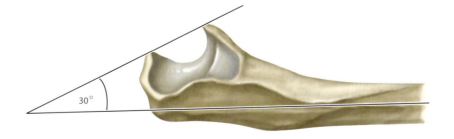

der Incisura radialis liegt die Crista supinatoris, die Ursprung des gleichnamigen Muskels und Ansatz der lateralen Anteile des ulnaren Kollateralbandes ist und damit das Humeroulnargelenk vor Varusstress schützt (Morrey und An 1985).

2.3 Gelenkkapsel

Ventral inseriert die Kapsel oberhalb der Fossa coronoidea und Fossa radialis und distal am vorderen Rand des Processus coronoideus sowie am Lig. anulare radii. Unterhalb des Ligaments weitet sich die Kapsel auf und bildet den Recessus sacciformis. Dorsal geht die Gelenkkapsel von der Fossa olecrani aus und setzt distal am Rand der Incisura trochlearis und am Radiushals an. In 80° Beugung hat die Gelenkkapsel die größte Kapazität mit einem Volumen von 25–30 ml (Johansson 1962; O'Driscoll et al. 1990). Dies erklärt auch die klinische Beobachtung, dass der steife Ellenbogen vor allem zwischen 80 und 90° Beugung fixiert ist. Die relativ weite Gelenkkapsel erlaubt zwar einerseits ausgiebige Drehbewegungen des Radius, andererseits wird sie bei Beugung ventralseitig bzw. bei Streckung dorsalseitig gestaucht. Eine Einklemmung der Gelenkkapsel wird durch einstrahlende, sich kontrahierende Muskelfaserzüge verhindert (Davies und Laird 1948). Die Gelenkkapsel wird von Ästen aller das Gelenk kreuzenden Nerven sensibel innerviert.

2.4 Bänder

2.4.1 Ligamentum collaterale mediale

Das ulnare Kollateralband setzt sich aus einer ventralen Haupt- sowie einer dorsalen und einer schwach ausgeprägten quer verlaufenden Komponente zusammen. Das Band entspringt am Unterrand des Epicondylus medialis des Humerus und verbreitert sich fächerförmig nach distal, bevor es am Proc. coronoideus in die Ulna einstrahlt. Das transversale Band, auch Cooper-Ligament genannt, hat seinen Ansatz und Ursprung am medialen Rand der Ulna. Es ist damit nicht gelenkübergreifend und übt keine wesentliche gelenkstabilisierende Funktion aus (Abb. 2.6a). Das Ellenbogengelenk wird in maximaler Beugung oder Valgusstress durch das ventrale und posteriore Band,

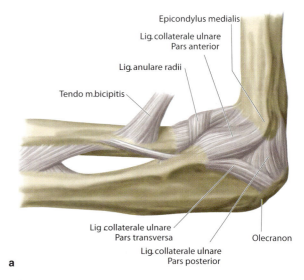

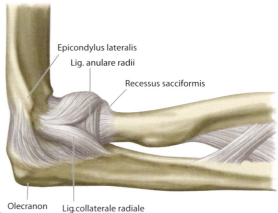

Abb. 2.6 **a** Das Lig. collaterale mediale ist ein Komplex aus 3 Bändern, das von einem ventralen, einem dorsalen und quer verlaufenden Bd. (Cooper-Ligament) gebildet wird. Der ventrale und dorsale Band entspringt am Unterrand des Epicondylus medialis des Humerus und setzt am Proc. coronoideus an. Das transversale Band ist nicht gelenkübergreifend und hat seinen Ansatz und Ursprung am medialen Rand der Ulna. **b** Das Lig. collaterale laterale setzt sich aus dem radialen Seitenband, dem Lig. anulare sowie dem lateralen ulnaren Seitenband zusammen. Das radiale Seitenband entspringt am Epicondylus lateralis und strahlt in das Lig. anulare ein. Das Lig. anulare radii zieht von der Incisura trochlearis ringförmig um die Circumferentia articularis des Radiusköpfchens. Das laterale ulnare Seitenband entspringt am Epicondylus radialis und zieht dorsal des radialen Kollateralbandes zur Ulna

in Streckung nur durch die ventralen Anteile stabilisiert. Der ventrale Anteil ist der Hauptstabilisator gegen Valgusstress und trägt zu über 50 % zur Valgusstabilität bei (Ball et al. 2002). Darüber hinaus verursacht die unterschiedliche Anordnung der Faserzüge einen moderaten Zug des Bandes und führt dadurch zu einer kompressiven Kraft im Gelenksystem (Thomsen et al. 2001). Bei einer Insuffizienz des ulnaren Kollateralbandes können supinatorische Übungen stabilisierend wirken, während Valgusbewegungen vermieden werden sollten. Der hintere Anteil des ulnaren Kollateralbandes bildet den Boden des Kubitaltunnels, in dem der N. ulnaris verläuft.

2.4.2 Ligamentum collaterale laterale

Das laterale Kollateralband setzt sich aus dem radialen Seitenband, dem Lig. anulare sowie dem lateralen ulnaren Seiteband zusammen. Das radiale Seitenband entspringt am Epicondylus lateralis und strahlt in das Lig. anulare radii ein, so dass Drehbewegungen des Radius ungehindert durchgeführt werden können. Das Lig. anulare radii zieht ventral von der Incisura trochlearis ringförmig um die Circumferentia articularis des Radiusköpfchens und setzt dorsal der Incisura trochlearis wieder an. Dadurch wird das Radiusköpfchen in der Incisura radialis der Ulna stabilisiert. Da das Radiusköpfchen nicht kreisrund ist, konnte nachgewiesen werden, dass die ventralen Anteile in Supination und die dorsalen Anteile in Pronation gespannt sind (Spinner und Kaplan 1970). Das laterale ulnare Seitenband entspringt am Epicondylus radialis in enger Beziehung zum M. supinator, M. anconeus und dem gemeinsamen Ansatz der Extensoren, von wo aus es dorsal des radialen Kollateralbandes zur Ulna zieht und dort nach Verbindung mit Fasern des Lig. anulare radii breitbasig inseriert (Abb. 2.6b). Das radiale Kollateralband stabilisiert das Ellenbogengelenk gegenüber Varusstress und Rotation und sollte bei Radiusköpfchenresektionen erhalten bleiben, um einer weiteren Varusinstabilität entgegenzuwirken (An et al. 1991). Bei einer Insuffizienz führt die pronatorische Positionierung des Unterarms zur einer Stabilisierung des Gelenkes.

2.5 Muskulatur

Die auf den Ellenbogen wirkende Muskulatur lässt sich in eine Flexoren- und Extensoren- sowie Supinations-/Pronationsgruppe einteilen. Die Flexorengruppe wird im Wesentlichen von der ventralen Oberarmmuskulatur und von der radialen Muskelgruppe des Unterarms gebildet, die vom N. musculocutaneus bzw. N. radialis innerviert werden. Die Extension des Ellenbogens erfolgt hauptsächlich über die dorsale Oberarmmuskulatur, die vom N. radialis innerviert wird. Supination und Pronation können sowohl von der Gruppe der Flexoren als auch der Extensoren an Ober- und Unterarm erfolgen. Voraussetzung für die Umwendebewegung ist die Kreuzung der Pro- und Supinationsachse (Linie zwischen Caput radii und Caput ulnae) des entsprechenden Muskels. Die pronatroisch wirkende Muskelgruppe wird vom N. medianus innerviert, die Supinatoren vom N. radialis (Abb. 2.7).

2.5.1 Flexorengruppe

Musculus biceps brachii

Dieser zweiköpfige Oberarmmuskel verläuft ventralseitig und entspringt mit seinem Caput longum am Tuberculum supraglenoidale und mit seinem Caput breve am Proc. coracoideus. Im proximalen Oberarmdrittel vereinigen sich beide Köpfe, setzen gemeinsam an der Tuberositas radii an und strahlen mit der Aponeurosis bicipitalis in die Unterarmfaszie ein. Der M. biceps brachii ist der Hauptbeuger im Ellenbogengelenk und, da die Sehne bei Pronation um den Radius gewickelt wird, ein ebenso starker Supinator des Unterarms (Basmajian und Latif 1957).

Musculus brachialis

Der M. brachialis kommt unter dem M. biceps brachii zu liegen, entspringt breitflächig am distalen Humerus und der beiden Septa intermuscularia und setzt an der Tuberositas ulnae an. Einige Muskelfasern strahlen in die ventrale Gelenkkapsel ein und verhindern bei Beugung ein Einklemmen der Kapsel. Aufgrund seiner hohen Querschnittsfläche im Bereich des Ellenbogens ist er vermehrt anfällig für Verletzungen und periartikuläre Ossifikationen bei Ellenbogenluxationen. Der eingelenkige Muskel ist aufgrund seines kurzen Hebelarms der effektivste Beuger.

Musculus brachioradialis

Der M. brachioradialis hat seinen Ursprung an der Margo lateralis des Humerus, verläuft seitlich des Radius nach distal und setzt am Proc. styloideus radii

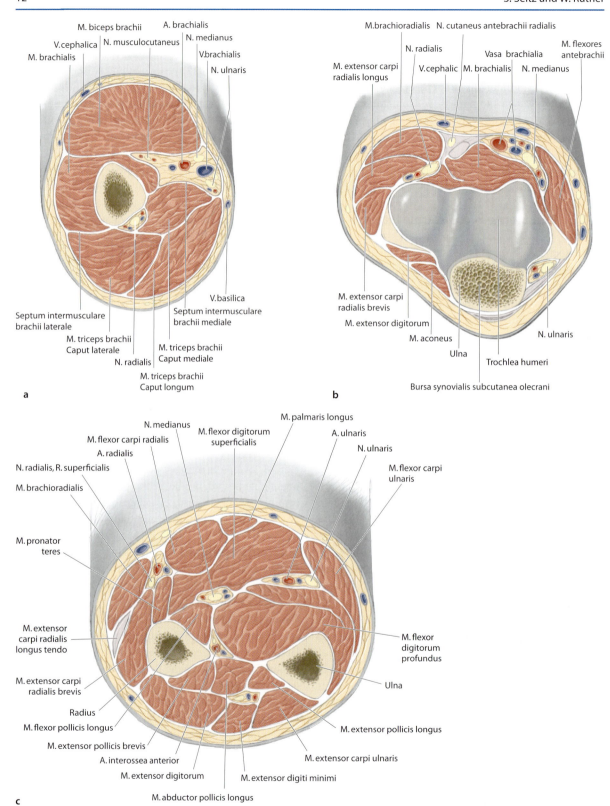

Abb. 2.7 Axialer anatomischer Schnitt proximal (**a**), auf Höhe (**b**) und distal (**c**) des Ellenbogens

an. Die Sehne separiert an ihrem Ursprung das Caput laterale des M. biceps brachii vom M. brachialis. Der M. brachioradialis ist aufgrund seines langen Hebelarms ein haltender Beuger im Ellenbogen, wobei die größte Beugekraft in Supination erreicht wird. Des Weiteren vermag er aus der Supinationsstellung des gebeugten Arms zu pronieren.

Musculus extensor carpi radialis longus

Der M. extensor carpi radialis longus gehört im Gegensatz zum M. biceps brachii und M. brachialis ebenso wie der M. brachioradialis der radialen Muskelgruppe des Unterarms an. Er entspringt an der Crista supracondylaris lateralis am Übergang zum Epikondylus und inseriert dorsal an der Basis des Os metacarpale II. Als zweigelenkiger Muskel streckt er typischerweise im Handgelenk und beugt darüber hinaus im Ellenbogengelenk. Zudem kann er, da er die Pro- und Supinationsachse kreuzt, den Unterarm aus extremer Supination pronieren. Ätiologisch ist der Ursprung der Sehne des M. extensor carpi radialis longus et brevis am Epicondylus lateralis mit der Pathologie des Tennisellenbogens eng verknüpft (Wilhelm 1989).

2.5.2 Extensorengruppe

Musculus triceps brachii

Der dreiköpfige M. triceps brachii verläuft dorsalseitig am Oberarm und bestimmt aufgrund seiner Muskelmasse das Oberflächenrelief. Er entspringt mit seinem Caput longum am Tuberculum infraglenoidale und an der Margo lateralis der Skapula sowie mit seinem Caput laterale und mediale an der dorsalen Fläche des Humerus proximal und lateral bzw. distal sowie medial vom Sulcus nervi radialis. Das Caput longum zieht zwischen M. teres minor und major nach distal, wobei es letztgenanntem als Hypomochlion nutzt und dadurch seinen Hebelarm verbessern kann. Die Ursprünge des Caput laterale und mediale sind durch den Sulcus nervi radialis getrennt. Eine Schädigung des Nervens im mittleren Oberarmdrittel beeinträchtigt daher meist die Funktion der weiter proximal innervierten Caput longum und laterale nicht. Alle drei Köpfe setzen mit einer gemeinsamen Sehne am Olekranon an (Bryan und Morrey 1982). Medialseitig spalten sich Muskelfasern ab, die ihrerseits in die dorsale Kapsel strahlen und in Extension eine Einklemmung der Kapsel verhindern (Schiebler et al. 1995). Der M. triceps brachii ist der einzige Strecker im Ellenbogengelenk.

Musculus anconeus

Der M. anconeus geht aus der lateralen Fortsetzung des Caput mediale hervor. Er entspringt am Epicondylus lateralis humeri und breitet sich fächerförmig auf der Streckseite des Ellenbogens nach distal aus. Die primäre Funktion des Muskels ist die Gelenkstabilisation (Basmajian und Griffin 1972). Nachdem er die lateralen Anteile des Lig. anulare radii und das Radiusköpfchen bedeckt, dient er darüber hinaus als Landmarke für laterale und posterolaterale Zugänge zum Ellenbogen. Des Weiteren kann er für rekonstruktive Verfahren verwendet werden.

2.5.3 Pronatoren- und Supinatorengruppe

Musculus pronator teres

Der M. pronator teres besteht gewöhnlich aus zwei Köpfen, wobei das Caput humerale am Epicondylus mediale und das schwächere Caput ulnare am Proc. coronoideus entspringt. Zwischen den beiden Köpfen verläuft der N. medianus, der bei Kompression zum Pronator-teres-Syndrom führen kann. Der Muskel zieht über die Längsachse des Unterarms und setzt am mittleren Drittel des Radius an der Facies lateralis an. Gemeinsam mit dem M. pronator quadratus, der distal auf der Facies anterior Radius mit Ulna verbindet, ist der M. pronator teres typischerweise ein starker Pronator des Unterarms, während seine Beugefähigkeit eher schwach ausgeprägt ist (An et al. 1981).

Musculus flexor carpi radialis

Der M. flexor carpi radialis hat seinen Ursprung ebenfalls am Epicondylus medialis und verläuft, nachdem er die Pro- und Supinationsachse überquert hat, unter dem Retinaculum flexorum im Karpaltunnel, um dann am Os metacarpale II anzusetzen. Seine Hauptfunktion ist zwar die Beugung im Handgelenk, er unterstützt jedoch zudem die Pronationsbewegung des Unterarms.

Musculus supinator

Neben dem M. biceps brachii wird die Supination durch den M. supinator ermöglicht. Er ist den tiefen Schichten der Extensoren am Unterarm zuzuordnen

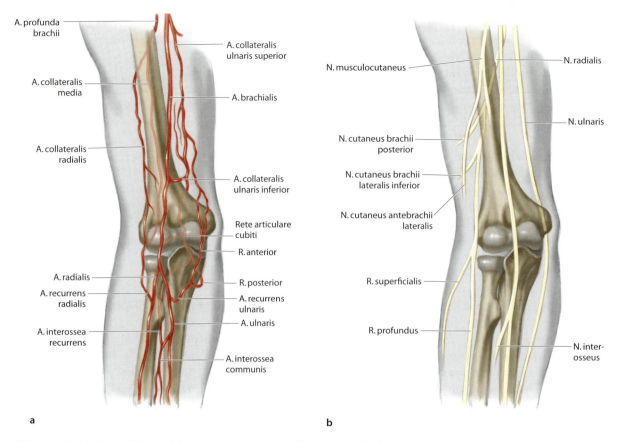

Abb. 2.8 Gefäße (**a**) und Nerven (**b**), der oberen Extremität, die durch das Ellenbogengelenk ziehen

und durch einen nahezu fehlenden sehnigen Anteil charakterisiert. Der M. supinator entspringt breitbasig proximal und distal des Ellenbogens am Epicondylus lateralis, dem Lig. collaterale radiale, dem Lig. anulare radii und an der Crista musculi supinatoris. Der flache Muskelbauch zieht von dorsal um den Radius und setzt proximal ventral und lateral am Radius an. Im Bereich der Frohse-Arkade, zwischen oberflächlichem und tiefen Kopf des M. supinator, tritt der R. profundus des N. radialis aus und kann dort komprimiert werden (Spinner und Kaplan 1970). Der M. supinator wird bei Pronation um den Radius gewickelt, so dass er bei Kontraktion zu einer Supinationsbewegung führt. Er ist zwar schwächer als der M. biceps brachii, jedoch ist seine Funktion nicht von der Beugestellung des Ellenbogens abhängig (Hollinshead 1969).

2.6 Gefäße und Nerven

Im Bereich des Ellenbogens teilt sich das Gefäß-Nerven-Bündel des Oberarms in die 5 Stränge des Unterarms auf. Aus der A. brachialis gehen unter der Aponeurosis musculi bicipitalis die A. ulnaris und die A. radialis hervor. Während die A. radialis über den M. pronator verläuft und unter dem M. brachioradialis nach distal gelangt, zieht die A. ulnaris unter dem M. pronator teres in die ulnare Gefäßnervenstraße und gelangt unter dem M. flexor carpi ulnaris nach distal. Der Ellenbogen wird über rückläufig aufsteigende Äste der A. radialis und A. ulnaris (A. recurrens radialis et ulnaris) versorgt, die untereinander und mit Kollateralarterien der A. brachialis im Rete articulare cubiti anastomosieren (Abb. 2.8a).

Der N. musculocutaneus (aus C5 und C7) durchbohrt den M. coracobrachialis und innerviert alle Flexoren des Oberarms. Ein Ausfall des Nervens führt jedoch nicht unweigerlich zur Beugeunfähig-

2 Funktionelle Anatomie und Biomechanik des Ellenbogens

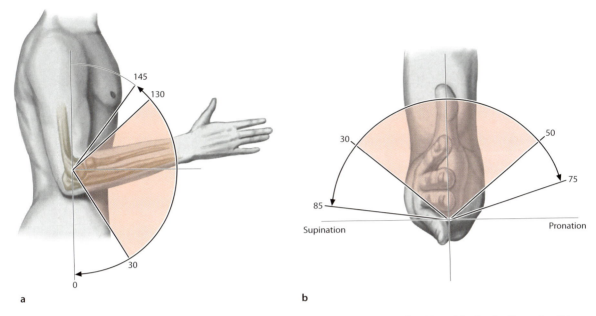

Abb. 2.9 Physiologisches Bewegungsausmaß des Ellenbogengelenks in Extension/Flexion (**a**) und Supination/Pronation (**b**)

keit im Ellenbogen, da der M. brachialis zum Teil vom N. radialis versorgt wird und einige Unterarmmuskeln im Ellenbogen beugen können. Der Endast des N. musculocutaneus ist der N. cutaneus antebrachii lateralis, der zwischen M. biceps brachii und M. brachialis lateralseitig nach distal verläuft. Dieser sensible Nerv sollte ebenso wie der direkt aus dem Armplexus entspringende N. cutaneus antebrachii medialis bei chirurgischen Zugängen zum Ellenbogen geschont werden.

Der N. medianus (aus C6–Th1) liegt zunächst medial der A. brachialis und gelangt zwischen Caput humerale und Caput ulnare in die mittlere Gefäßnervenstraße unterhalb des M. flexor digitorum superficialis.

Der N. radialis (aus C5–Th1) umschlingt den Humerus dorsal im mittleren Drittel und zieht zwischen Caput mediale und laterale des M. triceps brachii nach distal. Er gelangt zwischen M. brachioradialis und M. brachialis in die Ellenbeuge und spaltet sich vor dem Radiusköpfchen in einen oberflächlichen Ramus superficialis und einen tiefen Ramus profundus.

Der N. ulnaris (aus C8 und Th1) verläuft medialseitig am Oberarm dorsal des Septum intermusculare brachii zum Sulcus nervi ulnaris an der Unterseite des Epicondylus medialis. Er gelangt zwischen Caput humerale und Caput ulnare des M. flexor carpi ulnaris zur Beugeseite des Unterarms und verläuft mit der A. ulnaris in der ulnaren Gefäßnervenstraße nach distal. Bei einer Transposition des Nervens nach ventral sollte der motorische Ast des M. flexor carpi ulnaris identifiziert werden, der bereits auf Höhe des Ellenbogens abgehen kann (Abb. 2.8b; Rohen und Lütjen-Drecoll 2001).

2.7 Biomechanik und Kinematik

Das Ellenbogengelenk setzt sich aus den drei Teilgelenken Humeroulnar-, Humeroradial- und Radioulnargelenk zusammen. Die Bewegung erfolgt dabei im Wesentlichen in zwei Ebenen, wobei die Extension/Flexion im Humeroulnargelenk und die Supination/Pronation vor allem im Humeroradial- und proximalen Radioulnargelenk stattfindet (Abb. 2.9).

2.7.1 Beugung und Streckung

Funktionell bildet das knöchern eng geführte Humeroulnargelenk ein uniaxiales Scharniergelenk, obwohl biomechanische Untersuchungen zeigen konnten, dass die Scharnierbewegungen keiner festen zentralen Drehachse folgen. Auch wenn für die Biomechanik

Abb. 2.10 In der lateralen Projektion liegt das Rotationszentrum auf einer Linie, die durch die ventrale Kortikalis des distalen Humerus und das nach 30° ventral verkippte Capitulum humeri verläuft

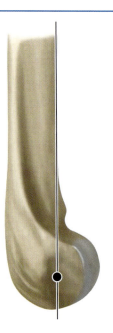

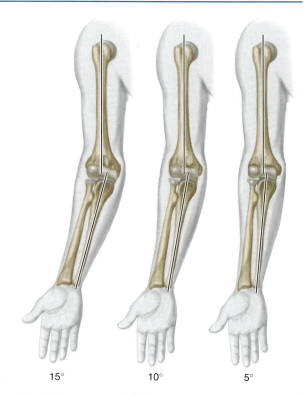

Abb. 2.11 Tragewinkel: Winkel zwischen der Humerus- und Ulnalängsachse bei extendiertem Arm. Physiologischer Bereich zwischen 5° und 15°

des Ellenbogens eher von untergeordneter Bedeutung, wandert die humeroulnare Gelenkachse mit zunehmender Beugestellung bis zu 4° nach ventral. Die Rotationsachse verläuft dabei durch das Zentrum eines Bogens, der von Kapitulum und Incisura humeri gebildet wird (Ishizuki 1979; Morrey und Chao 1976). Bei Ellenbogenverletzungen bzw. endoprothetischer Versorgung ist die Rekonstruktion des Rotationszentrums essentiell für ein gutes klinisches Ergebnis und kann durch folgende Landmarke identifiziert werden. In der Sagittalebene liegt die Achse ventral der Mittellinie des Humerus auf einer Linie, die durch die ventrale Kortikalis des distalen Humerus verläuft (Abb. 2.10; O'Driscoll et al. 1992a). Alle ventral dieser Linie liegenden Muskeln führen bei Kontraktion zu einer Beugung, alle dorsal der Linie verlaufenden Muskeln strecken im Ellenbogen.

Eine weitere wichtige Rolle für eine regelrechte Funktionsfähigkeit des Ellenbogens in Flexion und Extension spielt der Tragewinkel (engl.: „carrying angle"). Er ist der Winkel zwischen der Humerus- und Ulnalängsachse bei extendiertem Arm und beträgt in der Regel zwischen 5° und 15°, abhängig vom Flexionsgrad (Abb. 2.11). Es konnte gezeigt werden, dass der Tragewinkel um 10–15° größer am dominanten Arm sein kann, und dass er sich beim Tragen von schweren Lasten vergrößert. Eine Zu- oder Abnahme des Tragewinkels über das physiologische Maß hinaus geht mit einer zunehmenden Instabilität einher (Paraskevas et al. 2004).

Das normale Bewegungsausmaß reicht von 0° Flexion bzw. leichter Überstreckbarkeit bis zu 150° Flexion, wobei für den alltäglichen Gebrauch ein Bewegungsausmaß zwischen 30° und 130° Flexion ausreichend ist (100°-Regel nach Morrey 2000b). Physiologisch wird das passive Bewegungsausmaß durch den knöchernen Kontakt des Radiusköpfchens in der Fossa radialis, den Proc. coronoideus in der Fossa coronoideus sowie die Gelenkkapsel und den M. triceps brachii limitiert (Johansson 1962; Martin 1958).

2.7.2 Supination und Pronation

Während das proximale Radioulnargelenk als ein Kreis-/Schraubgelenk bezeichnet werden kann, ist das Humeroradialgelenk funktionell ein auf zwei Freiheitsgrade eingeschränktes Kugelgelenk (Thomsen et al. 2001). Aufgrund des seitlichen Bandapparates fehlt jedoch die Beugung als ein weiterer Freiheitsgrad. Bei der Pronation/Supination rotiert vor allem der Radius um die Längsachse des Unterarms, die proximal durch das Radiusköpfchen und distal durch das Caput ulnae verläuft (Guttierez 1964). Dabei kommt es bei zunehmender Pronation im Sinne einer Schraubachse zu einer Proximalisierung des Radius (Morrey et al. 1988). Des Weiteren konnten biomechanische Studien belegen, dass die Ulna während der Umwendebewegung eine nicht unerhebliche laterale Abduktion von 6–8° im Humeroulnargelenk durchführt, deren klinische Bedeutung jedoch noch nicht abschließend geklärt ist (Koebke 1998; Weinberg et al. 2001). Eine Deformität des Radius oder der Ulna von weniger als 10° scheint keine Auswirkung auf die Umwendebewegungen zu haben (Sarmiento et al. 1992). Aus der Neutral-Null-Stellung ist im Unterarm eine Pronation bzw. Supination von jeweils 80–90° möglich. Dabei wird der nötige funktionelle, alltäglich gebräuchliche Bewegungsumfang von ca. 100° ebenfalls um einiges übertroffen.

2.7.3 Stabilität

Das Ellenbogengelenk ist nicht nur das am meisten kongruierende Gelenk, sondern aufgrund der knöchernen Führung auch eines der stabilsten. Der Kapsel-Band-Apparat und die periartikuläre Muskulatur sind weitere Stabilisatoren bei Extrembewegungen.

Aus biomechanischer Sicht ist vor allem der ventrale Anteil des medialen Kollateralbandes in Beugung mit über 50 % der wichtigste Stabilisator bei Valgusstress (Morrey 2000b). Dabei konnte gezeigt werden, dass es bei alleiniger Ruptur des Bandes zu einer vermehrten symptomatischen medialen Aufklappbarkeit kommt (Morrey et al. 1991). Weitere, ebenso wichtige Stabilisatoren sind das Humeroulnargelenk und das Radiusköpfchen, wobei das Gelenk sowohl in Extension als auch Flexion vor allem über die proximale Incisura trochlearis stabilisiert wird (Rohlmann et al. 1986). In Extension wird die Stabilität gegen Valgusstress in gleichen Anteilen von der ventralen Gelenkkapsel inklusive der periartikulären Muskulatur, der artikulierenden Gelenkfläche sowie des medialen Bandapparates übernommen (Morrey und An 1983). Lange Zeit wurde die Bedeutung des Radiusköpfchens bei Valgusstress überschätzt. Bei intaktem medialen Kapsel-Band-Apparat führt eine Radiusköpfchenresektion oder -fraktur zu keiner weiteren Instabilität. Umgekehrt führt eine Radiusköpfchenresektion erst zu

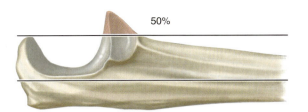

Abb. 2.12 In der Sagittalebene verläuft eine Linie durch die Spitze des Olekranons parallel zur Ulnaschaftachse durch die Mitte des Proc. coronoieus. Dadurch kann eine kritische Verletzung des Proc. coronoideus von mehr als 50 % abgeschätzt werden

einer symptomatischen Valgusinstabilität, wenn weitere Stabilisatoren wie das mediale Kollateralband und der Proc. coronoideus verletzt sind (Rohlmann et al. 1986). In diesem Fall sollte zur Aufrechterhaltung der Stabilität eine Radiusköpfchenprothese implantiert bzw. eine stabile Rekonstruktion des medialen Kollateralbandes bzw. des Proc. coronoideus durchgeführt werden.

Bei Varusstress erfolgt die Stabilisation in Flexion im Wesentlichen über den Proc. coronoideus des Humeroulnargelenks. Bei Frakturen bzw. Resektionen des Proc. coronoideus kommt es daher zu einer deutlichen Instabilität, die bei zusätzlichem Fehlen des Radiusköpfchens verstärkt wird. Biomechanische Studien konnten zeigen, dass bereits eine Resektion des Proc. coronoideus um 25 % zu einer Subluxation des Ellenbogens in 70° Beugung führt (Morrey 1998). Zur Abschätzung eines kritischen Verlusts des Proc. coronoideus von mehr als 50 % kann in der Sagittalebene eine Linie herangezogen werden, die von der Spitze des Olekranons parallel zur Ulnaschaftachse durch die Mitte des Proc. coronoideus verläuft (Abb. 2.12; Morrey 1998). In Extension sind das Humeroulnargelenk mit über 50 % und die Kapsel mit 30 % am Widerstand gegen Varusstress beteiligt und damit die wichtigsten Stabilisatoren. Die Bedeutung des lateralen Kollateralbandes bei Varusstress ist nicht abschließend geklärt. Verschiedene Studien konnten dem Lig. anulare radii unabhängig des Radiusköpfchens und dem lateralen ulnaren Seitenband eine stabilisierende Wirkung bei Rotation und Varusstress nachweisen (Olsen et al. 1996; Sojbjerg et al. 1987). Darüber hinaus konnten O'Driscoll et al. (1992b) zeigen, dass vor allem das laterale ulnare Seitenband eine wichtige Rolle bei der posterolateralen Stabilität zu spielen scheint. Bei Distraktion in Extension ist die vordere Gelenkkapsel mit 70 % am Widerstand beteiligt. In Flexion wird diese Funktion überwiegend von dem medialen Kollateralband übernommen (Morrey 2000b).

2.7.4 Einwirkende Kräfte

Das Ellenbogengelenk wird schon bei der Verrichtung einfacher Arbeiten nicht unerheblich belastet. Bereits bei der Beugung ohne Widerstand wirkt das 1- bis 2fache Gewicht des Unterarms als Lagekraft auf das Ellenbogengelenk (Putz et al. 2003). Bei axialer Kompression, wie sie beispielsweise bei Liegestützen auftreten, können Kräfte bis zu 600 N/cm² auf den Ellenbogen wirken (Lou et al. 2001). Dabei wirkt die Kraft vor allem in der Sagittalebene anterior und posterior, während sie in mediolateraler Richtung mit daraus resultierendem Valgus-/Varusstress vernachlässigbar gering sind. Das spiegelt sich auch in der Verteilung der subchondralen Mineralisation wieder (Eckstein et al. 1995a, b).

In Beugung wird die Kraft gleichmäßig auf das Humeroulnar- und Humeroradialgelenk verteilt. Dagegen erfolgt die Krafteinleitung in Streckung zu 60 % über den Radius und nur zu 40 % über die Ulna. Das ist auch der Grund, warum es bei einem Sturz auf das gestreckte Handgelenk vor allem zu einer Fraktur des Radiusköpfchens kommt (Halls und Travill 1964; Walker 1977). In weiteren biomechanischen Studien an Kadavern konnte nachgewiesen werden, dass die Krafteinleitung auch entscheidend von der Valgus-/Varusstellung des Ellenbogens abhängig ist. Während in Valgusstellung nur noch 12 % der axialen Kraft über die proximale Ulna übertragen wird, sind dies in Varusstellung 93 % (Hotchkiss et al. 1989; Markolf et al. 1998).

Auch die Rotationsposition des Unterarms spielt bei der Kraftverteilung eine wichtige Rolle. Bei gebeugtem Ellenbogen führt die Pronation gegen Widerstand zu Drehkräften auf das mediale Kollateralband und das Radiusköpfchen, die 9/10 des Körpergewichts entsprechen können (Morrey et al. 1988). Dagegen übt die Supination gegen Widerstand keine wesentliche Kraft auf den Ellenbogen aus.

Literatur

An KN, Hui FC, Morrey B, Linscheid RL, Chao EY (1981) Muscle across the elbow joint: a biomechanical analysis. J Biomech 14:659

An KN, Browne AO, Korinek S, Tanaka S, Morrey BF (1991) Three-dimensional kinematics of glenohumeral elevation. J Orthop Res 9:143–149

Anson BJ, Mc Vay CB (1971) Surgical anatomy. W.B. Saunders, Philadelphia

Ball CM, Galatz LM, Yamaguchi K (2002) Elbow instability: treatment strategies and emerging concepts. Instr Course Lect 51:53–61

Basmajian JV, Griffin WR Jr (1972) Function of anconeus muscle. An electromyographic study. J Bone Joint Surg Am 54:1712–1714

Basmajian JV, Latif A (1957) Integrated actions and functions of the chief flexors of the elbow: a detailed electromyographic analysis. J Bone Joint Surg Am 39-A:1106–1118

Bryan RS, Morrey BF (1982) Extensive posterior exposure of the elbow. A triceps-sparing approach. Clin Orthop Relat Res 166:188–192

Davies F, Laird M (1948) The supinator muscle and the deep radial, posterior interosseous, nerve. Anat Rec 101:243–250

Eckstein F, Lohe F, Hillebrand S, Bergmann M, Schulte E, Milz S, Putz R (1995a) Morphomechanics of the humero-ulnar joint: I. Joint space width and contact areas as a function of load and flexion angle. Anat Rec 243:318–326

Eckstein F, Merz B, Muller-Gerbl M, Holzknecht N, Pleier M, Putz R (1995b) Morphomechanics of the humero-ulnar joint: II. Concave incongruity determines the distribution of load and subchondral mineralisation. Anat Rec 243:327–335

Evans EM (1945) Rotational deformity in the treatment of fractures of both bones of the forearm. J Bone Joint Surg 27:373

Guttierez LF (1964) A contribution to the study of the limiting factors of elbow flexion. Acta Anat 56:146–164

Halls AA, Travill A (1964) Transmission of pressures across the elbow joint. Anat Rec 150:243–247

Hollinshead WH (1969) The back and limbs. In: Hollinshead WH (Hrsg) Anatomy for Surgeons. Harper & Row, New York, S 379

Hotchkiss RN, An KN, Sowa DT, Basta S, Weiland AJ (1989) An anatomic and mechanical study of the interosseous membrane of the forearm: pathomechanics of proximal migration of the radius. J Hand Surg Am 14:256–261

Ishizuki M (1979) Functional anatomy of the elbow joint and three-dimensional quantitative motion analysis of the elbow joint. J Jpn Orthop Assoc 53:989–993

Johansson O (1962) Capsular and ligament injuries of the elbow joint. A clinical and arthrographic study. Acta Chir Scand Suppl 287:1–159

Kapandji IA (1984) Funktionelle Anatomie der Gelenke. Enke, Stuttgart

Keats TE, Teeslink R, Diamond AE, Williams JH (1966) Normal axial relationships of the major joints. Radiology 87:904–907

Klonz A, Loitz D, Reilmann H (2003) Proximale und distale Bizepssehnenruptur. Unfallchirurg 106:755–763

Koebke J (1998) Funktionelle Anatomie und Biomechanik des Ellenbogengelenkes. In: Stahl C, Koebke J et al (Hrsg) Klinische Arthrologie. Ecomed, Landsberg, S 11

Lou S, Lin CJ, Chou PH, Chou YL, Su FC (2001) Elbow load during pushup at various forearm rotations. Clin Biomech (Bristol) 16:408–414

Markolf KL, Lamey D, Yang S, Meals R, Hotchkiss R (1998) Radioulnar load-sharing in the forearm. A study in cadavera. J Bone Joint Surg Am 80:879–888

Martin BF (1958) The annular ligament of the superior radial ulnar joint. J Anat 52:473

Morrey BF (1998) Complex instability of the elbow. Instr Course Lect 47:157–164

Morrey BF (2000a) Anatomy of the elbow joint. In: Morrey B (Hrsg) The elbow and its disorders. W.B. Saunders, Philadelphia, S 13–42

Morrey BF (2000b) Biomechanics of the elbow. In: Morrey B (Hrsg) The elbow and its disorders. W.B. Saunders, Philadelphia, S 43–60

Morrey BF, An KN (1983) Articular and ligamentous contributions to the stability of the elbow joint. Am J Sports Med 11:315–319

Morrey BF, An KN (1985) Functional anatomy of the elbow ligaments. Clin Orthop 201:84

Morrey BF, Chao EY (1976) Passive motion of the elbow joint. J Bone Joint Surg Am 58:501–508

Morrey BF, An KN, Stormont TJ (1988) Force transmission through the radial head. J Bone Joint Surg Am 70:250–256

Morrey BF, Tanaka S, An KN (1991) Valgus stability of the elbow. A definition of primary and secondary constraints. Clin Orthop Relat Res 265:187–195

O'Driscoll SW, Morrey BF, An KN (1990) Intraarticular pressure and capacity of the elbow. Arthroscopy 6:100–103

O'Driscoll SW, Horii E, Morrey B, Carmichael SW (1992a) Anatomy of the ulnar part of the lateral collateral ligament of the elbow. Clin Anat 5:296–303

O'Driscoll SW, Morrey BF, Korinek S, An KN (1992b) Elbow subluxation and dislocation. A spectrum of instability. Clin Orthop Relat Res 280:186–197

Olsen BS, Vaesel MT, Sojbjerg JO, Helmig P, Sneppen O (1996) Lateral collateral ligament of the elbow joint: anatomy and kinematics. J Shoulder Elbow Surg 5:103–112

Paraskevas G, Papadopoulos A, Papaziogas B, Spanidou S, Argiriadou H, Gigis J (2004) Study of the carrying angle of the human elbow joint in full extension: a morphometric analysis. Surg Radiol Anat 26:19–23

Putz R, Milz S, Maier M, Boszczyk A (2003) Functional morphology of the elbow joint. Orthopäde 32:684–690

Rohen JW, Lütjen-Drecoll E (2001) Funktionelle Anatomie des Menschen. Schattauer, Stuttgart

Rohlmann A, Basli K, Bergmann G (1986) Analysis of the tension of the elbow joint before and after resection of the radius head. Biomed Tech (Berl) 31:230–239

Sarmiento A, Ebramzadeh E, Brys D, Tarr R (1992) Angular deformities and forearm function. J Orthop Res 10:121–133

Schiebler TH, Schmidt W, Zilles K (1995) Anatomie. Springer, Berlin

Sojbjerg JO, Ovesen J, Gundorf CE (1987) The stability of the elbow following excision of the radial head and transection of the annular ligament. An experimental study. Arch Orthop Trauma Surg 106:248–250

Sorbie C, Shiba R, Siu D, Saunders G, Wevers H (1986) The development of a surface arthroplasty for the elbow. Clin Orthop Relat Res 208:100–103

Spinner M, Kaplan EB (1970) The quadrate ligament of the elbow: its relationship to the stability of the proximal radioulnar joint. Acta Orthop Scand 41:632

Thomas TT (1929) A contribution to the mechanism of fractures and dislocations in the elbow region. Ann Surg 89:108–121

Thomsen M, Loew M, Nägerl H (2001) Kinematik und Biomechanik des Ellenbogengelenks. Orthopäde 30:582–586

Walker PS (1977) Human joints and their artificial replacements. Charles C. Thomas, Springfield, IL

Weinberg AM, Pietsch IT, Krefft M, Pape HC van, Griensven M, Helm MB, Reilmann H, Tscherne H (2001) Pronation and supination of the forearm. With special reference to the humero-ulnar articulation. Unfallchirurg 104:404–409

Wilhelm A (1989) Therapieresistente Epicondylitis humeri radialis und Denervationsoperation. Operat Ortho Trauma 1:25–34

Technische Konzepte und differenzierte Verwendungsoptionen

3

Bernd Fink

3.1 Allgemeines

Prinzipiell sind bei den Endoprothesen des Ellenbogengelenks diejenigen, die den endoprothetischen Ersatz des Humeroulnargelenks einschließen, von den Radiusköpfchenprothesen zu unterscheiden. Während Letztgenannte meist bei unrekonstruierbaren Mehrfragmentfrakturen des Radiusköpfchens verwendet werden, stellen die Indikationen für die Ellenbogenendoprothesen ausgeprägte Destruktionen des Humeroulnargelenks (meist fortgeschrittene Stadien IV–V nach Larsen bei rheumatoider Arthritis) dar (Gschwend 1991; Loehr et al. 2003; Larsen et al. 1977; Doornberg et al. 2007; Grewal et al. 2006; Bain et al. 2005; Skalski et al. 2004; Holmenschlager et al. 2002; Pomianowski et al. 2001). Hierbei sind die Gründe für den endoprothetischen Ersatz des Ellenbogengelenks vor allem therapieresistente Schmerzen mit entsprechenden Funktionsstörungen, Ankylosen oder Instabilitäten (Dryer et al. 1981; Kudo et al. 1980; Davis et al. 1982).

3.2 Ellenbogenendoprothesen

Die erste Totalendoprothese wurde von Dee unter Verwendung von Knochenzement implantiert (Dee et al. 1973). In Anlehnung an diese Prothese folgten verschiedene gekoppelte Scharniergelenksprothesen wie die Prichard-Walker-Prothese, die GSB-I-Prothese, die Mayo-I-Prothese, die Coonrad-Prothese oder die Inglis-Prothese. Mit dieser ersten Generation an Totalendoprothesen konnte eine gute Schmerzverbesserung erzielt werden und das Bewegungsausmaß war mit einem Streckdefizit von durchschnittlich 20° und einer Beugung von 110–120° recht zufriedenstellend. Allerdings waren die Lockerungsraten und Komplikationsraten hoch, so dass nach kurzer Zeit zwischen 22 und 41 % der Prothesen einer Revision bedurften. So waren nach drei Jahren durchschnittlich 27 % der Prothesenkomponenten gelockert, wobei dies meistens die humerale Komponente betraf (Dee 1973; Garrett et al. 1977; Gschwend 1980; Morrey et al. 1981a, b, 1982).

In der Folgezeit kam es zu Design-Änderungen, unter denen vor allem flügelartige Anbauten an der humeralen Komponente (sog. „flanges") und das Konzept der nicht ganz starren konstruktiven Verbindung zwischen humeraler und ulnarer Komponente (sog. „sloppy hinges") zu nennen sind. Die flügelartigen Anbauten, z. B. beim Endomodell (s. Abb. 3.1), der GSB-Prothese (s. Abb. 3.2) oder der Coonrad-Morrey Prothese (s. Abb. 3.3), sollen die dorsal gerichteten Kräfte, die bei der aktiven Beugung auftreten und die dorsokraniale Wanderung eines distalen Humeruskörpers erklären, kompensieren. Bei der Coonrad-Moorey-Prothese ist dieser Flügelanbau („flange") ventral. Bei der GSB-Prothese (s. Abb. 3.2), bei dem Endomodell (s. Abb. 3.1) und bei vielen ungekoppelten Prothesen wie der Kudo-Prothese (s. Abb. 3.8) oder IBP-Prothese (s. Abb. 3.9) sind diese flügelartigen Erweiterungen an den lateralen und medialen humeralen Gelenkflächenenden platziert, so dass hierdurch auch rotatorisch wirkende Kräfte aufgefangen werden können.

Bezüglich konstruktiver Designmerkmale der verschiedenen Endoprothesen soll auch beim Ellenbogengelenk eine möglichst anatomiegerechte Rekons-

---

B. Fink (✉)
Klinik für Endoprothetik, Allgemeine und Rheumaorthopädie,
Orthopädische Klinik Markgröningen, Kurt-Lindemann-
Weg 10, 71706 Markgröningen, Deutschland
E-Mail: b.fink@okm.de

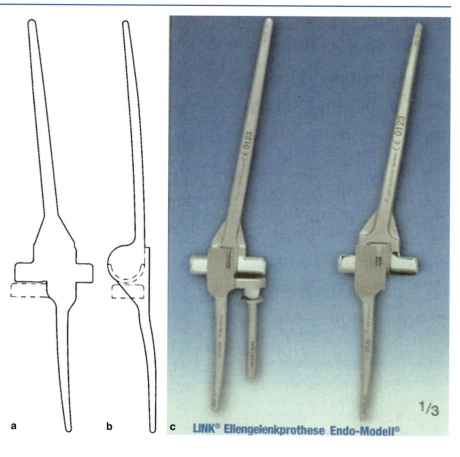

Abb. 3.1 Endomodell

truktion erzielt werden, die eine möglichst normale biomechanische Belastung der prothetischen Komponenten bedingt. Hierdurch kann die Kraftübertragung auf die Komponenten-Knochen-Fixation minimiert werden, was sich auf die Standzeit der Prothese positiv auswirkt. Eigene anatomische Studien konnten jedoch zeigen, dass nahezu alle Prothesen in vieler Hinsicht konstruktionsbedingt von der normalen Anatomie abweichen (Fink et al. 2008). Die Frage, ob der Ellenbogen um eine einzige Achse extendiert und flexiert, wurde in mehreren kinematischen Studien bereits diskutiert. Eine Theorie vermutet einen uniaxialen Weg der Bewegung mit einer Achse durch das Zentrum der Krümmung des Sulcus trochlearis und des Kapitulums (London et al. 1981; Youm et al. 1979). Andere Autoren vermuten Rotationen um wechselnde Achsen (Morrey und Chao 1976; Ishizuki 1979; Ewald 1975). Sorbie und Mitarbeiter zeigten 1986 zwei ulnare Gelenkflächen, die des Olekranons und des Koronoids, mit nicht übereinstimmenden Krümmungszentren (Sorbie et al. 1986). Diese nichtkonzentrischen Facetten der Ulna und ihre Neigung wurden für die geringfügig laxe Führung („sloppiness") von Humerus und Ulna verantwortlich gemacht. Zudem lieferten sie eine Erklärung für die gegensätzlichen Vermutungen uni- oder polyaxialer Bewegungen (Sorbie et al. 1986). Wevers und Mitarbeiter beschrieben 1985 eine sog. „centroidale" Achse (C-Line), die um ungefähr 2,5° von der transepikondylären Linie abweicht (Wevers et al. 1985).

Die Klassifikationen der totalen Endoprothesen des Ellenbogens sind meist ungenau und beinhaltet deskriptive Begriffe wie z. B. „Oberflächenersatz", was eigentlich nahezu jedes Prothesendesign einschließt. Häufig versuchen Autoren, die verschiedenen Formen der Gelenke nach dem Grad des Bewegungswiderstands oder des „Gekoppeltseins" zu klassifizieren. Die Begriffe „constrained" oder „fully constrained", „semi-constrained" und sogar „unconstrained" und „non-constrained" werden benutzt, um diese Eigenschaft zu beschreiben. Diese Beschreibungen jedoch werden unstet benutzt und bleiben ohne klare Defi-

3 Technische Konzepte und differenzierte Verwendungsoptionen

Abb. 3.2 GSB-III-Prothese

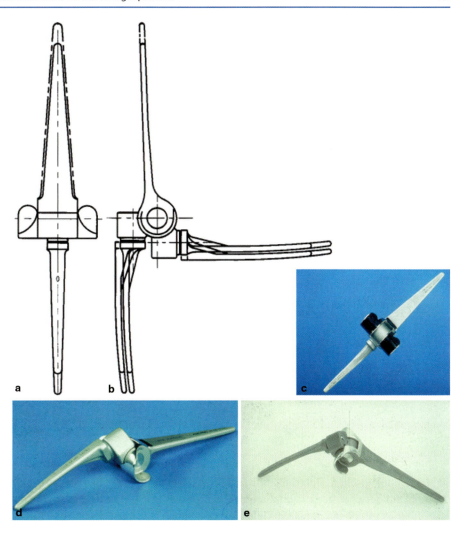

nition. Die Bedeutung von „constrained" oder „fully constrained" ist klar und meint ein einachsiges Prinzip mit Bewegungseinschränkung auf eine einzelne Ebene. Der Begriff „semi-constrained" hingegen ist ohne Definition. So auch „unconstrained" und „nonconstrained". Werden diese Begriffe benutzt, drängt sich die Vorstellung von artikulierenden Oberflächen auf, die in keiner Ebene Widerstand entgegensetzen und somit eigentlich als disloziert beschrieben werden müssen (Schmitges 2006).

Nachfolgend soll daher versucht werden, die verschiedenen auf dem Markt gängigen Ellenbogenendoprothesen systematisch zu unterteilen und zu klassifizieren (Tab. 3.1).

3.2.1 Einteilung anhand der Anzahl der Prothesenkomponenten

Zum einen kann anhand der Anzahl der Implantatkomponenten zwischen Zwei- und Dreikomponentenprothesen unterschieden werden. Das erste Designkonzept wird von den allermeisten auf dem Markt vorkommenden Prothesen verfolgt. Hier werden die humerale und die ulnare Gelenkfläche ersetzt, die radiale Gelenkfläche wird hierbei lediglich reseziert. Dies bedingt ein mediales Offset der ulnaren Komponente von der anatomischen Achse des Humerus und aufgrund der hieraus sich ergebenden Exzentrizität der Flexoren ein valgisches Drehmoment auf die humeroulnare Kontaktfläche. Diese unphysiologische Belastung wirkt sich auf die Komponenten-Knochen-Fixation aus. Die Dreikomponentenprothesen begegnen die-

Abb. 3.3 Coonrad-Morrey-Prothese

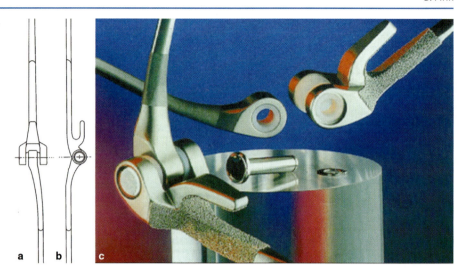

Tab. 3.1 Unterscheidungskriterien der verschiedenen Ellenbogenendoprothesen

Kriterium	Ellenbogenendoprothesen			
Komponentenzahl	Zweikomponentenprothesen		Dreikompontenprothesen	
Kopplungsgrad	Ungekoppelt		Gekoppelt	
	Kongruent	Nichtkongruent	Kongruent (Scharnier)	Nichtkongruent (teilgekoppelt)
Fixationsart	Zementiert		Zementlos	
	Humeral	Ulnar	Humeral	Ulnar

ser unphysiologischen Belastung mit einer zusätzlichen physiologischen radiokapitellaren Gelenkfläche, also einer zusätzlichen radialen Gelenkkomponente. Der Nachteil dieses Konstruktionsprinzips besteht in der zunehmenden Komplexität des Prothesensystems, in dem nicht mehr zwei, sondern jetzt drei Prothesenkomponenten exakt aufeinander abgestimmt implantiert werden müssen. Für ein einwandfreies Funktionieren dieser Prothesentypen bedarf es einer exakten Ausrichtung und Komponentenlänge aller drei Prothesenkomponenten in allen drei Ebenen, was die Implantationstechnik deutlich erschwert. Als Vertreter dieses Prothesendesigns seien die ungekoppelte ERS-Prothese (DePuy, Johnson & Johnson, Warsaw, IL) und die gekoppelte Endoprothese (Waldemar Link, Norderstedt, Deutschland; Abb. 3.1) genannt. Manche Prothesen wie die zuletzt genannte oder die Latitude-Prothese (Tornier, Montebonnot, Frankreich; s. Abb. 3.7) erlauben sowohl die Verwendung von zwei Komponenten als auch die zusätzliche Implantation eines Radiuskopfersatzes.

3.2.2 Einteilung anhand des Kopplungsgrads der Prothesenkomponenten

Eine Unterteilung der gängigen Ellenbogenprothesen entsprechend ihres Kopplungsgrads der ulnaren und humeralen Komponente bzw. des Stabilitätsgrads lassen die beiden Gruppen „gekoppelt (linked)" und „ungekoppelt (unlinked)" entstehen (Pooley 2000). Der Begriff der „gekoppelten (linked)" Prothesen beinhaltet zum einen das gekoppelte („constrained") Scharnierprinzip mit reiner Metalloberfläche und die modernen gekoppelten Systeme mit Metall/Polyethylen-Oberflächen und zum anderen teilgekoppelte Prothesen, die Bewegungen außerhalb der Scharnierebene erlauben und als „semi-constrained" oder „sloppy hinges" beschrieben werden. Der Begriff der „ungekoppelten (unlinked)" Prothesen meint, dass hier die einzelnen Prothesenkomponenten nicht durch eine starre Achse verbunden sind.

3 Technische Konzepte und differenzierte Verwendungsoptionen

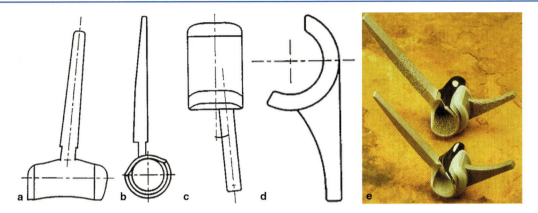

Abb. 3.4 Kudo-Prothese

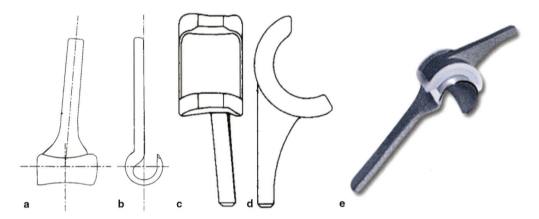

Abb. 3.5 IBP-Prothese

In Abhängigkeit der artikulierenden Oberflächen kann jede Gruppe wieder in kongruente und nichtkongruente Prothesentypen unterteilt werden. Ein „gekoppeltes kongruentes (linked congruous)" Design meint somit das eigentliche einachsige Scharniergelenk (z. B. Endo-Modell, Firma Link, Hamburg, Deutschland; s. Abb. 3.1), ein „gekoppeltes nichtkongruentes (linked non-congruous)" Design beschreibt ein sog. „sloppy hinge" (z. B. GSBIII oder Coonrad-Morrey, Zimmer GmbH, Winterthur, Schweiz; Abb. 3.2 und 3.3), das aufgrund seiner zusätzlichen beschränkten Rotations- und Valgus-Varus-Bewegungsmöglichkeit auch „teilgekoppelt" genannt wird. „Ungekoppelt kongruent (unlinked congruous)" beschreibt nach dieser Definition alle zurzeit auf dem Markt befindlichen ungekoppelten Modelle, die einen gleichen Radius der humeralen und ulnaren Gelenkfläche aufweisen.

Die Kudo- und IBP-Prothese (Firma Biomet, Warsaw, IL, USA; Abb. 3.4 und 3.5), die wie der menschliche Ellenbogen einen physiologisch größeren Radius der ulnaren Gelenkfläche haben als der der humeralen Gelenkfläche, werden somit in die Gruppe der „ungekoppelten nichtkongruenten (unlinked non-congruous)" Prothesen zusammengefasst (Pooley 2000). Es gibt Prothesenmodelle wie die Acclaim-Prothese (De Puy, Johnson & Johnson, Warsaw, IL, USA), die den Umbau von einer ungekoppelten (hier ungekoppelt kongruent) Form auf eine gekoppelte Komponentenkombination (hier gekoppelt nichtkongruent) erlaubt (Bassi et al. 2007).

Die Entscheidung für einen zu verwendenden Prothesentyp (gekoppelt, teilgekoppelt oder ungekoppelt) wird neben individuellen Einschätzungen des Operateurs von dem Schweregrad des Knochenverlusts und vor allem der ligamentären Stabilität des Gelenks geleitet. Generell werden mit beiden Prothesentypen zufriedenstellende Ergebnisse hinsichtlich Schmerzverbesserung und Bewegungsausmaß in 90–95 % der Fälle erreicht. Der Vorteil der teilgekoppelten Prothesen liegt in der größeren Gelenkstabilität, der Nachteil für einige Prothesentypen in der häufig größeren Knochenresektion und bei einigen Prothesenmodellen in der möglichen Gefahr einer Entkoppelung der Prothesenkomponenten. Die teilgekoppelten Prothesen scheinen geringgradig mehr Extension des Gelenks als die ungekoppelte zu erreichen, was an dem dorsalen Design der ulnaren Komponente und der postoperativen Ruhigstellung der ungekoppelten Prothesen zur Vermeidung einer Instabilitätsentwicklung liegen mag. Bei den ungekoppelten Prothesen treten postoperativ häufiger als bei den teilgekoppelten Modellen Subluxationen oder sogar Dislokationen der Komponenten auf (Gschwend et al. 1996).

3.2.3 Einteilung anhand der Fixationsart der Prothesenkomponenten

Bei der Fixation der Prothesenkomponenten sind sowohl für die humerale als auch für die ulnare Komponenten zementierte und zementlose Varianten auf dem Markt, wobei für manche Prothesen beides angeboten wird. Die Komponenten der gekoppelten Prothesen werden alle zementiert. Bei den ungekoppelten Prothesen existieren beide Fixationsmethoden vor allem für die humerale Komponente. So werden die humeralen Komponenten z. B. der Kudo-Prothese oder der IBP-Prothese mit guten Ergebnissen zementlos fixiert (Pooley 2000; Verstreken et al. 1998; Thillemann et al. 2006; Tanaka et al. 2006; Dos Remedios et al. 2005; Willems et al. 2004; Chantelot et al. 2002; s. Abb. 3.4 und 3.5). Bei der ulnaren Komponente zeichnet sich jedoch zunehmend ein Trend zur zementierten Fixation auf, da die zementlosen Fixationen höhere Lockerungsraten zeigten (Brinkman et al. 2007; van der Heide et al. 2007).

Nachfolgend sollen Vertreter der am häufigsten verwendeten Designkonzepte, nämlich der gekoppelten nichtkongruenten, der ungekoppelt kongruenten und der ungekoppelt nichtkongruenten Prothesen detaillierter besprochen werden.

3.2.4 Gekoppelte nichtkongruente Prothesen (teilgekoppelte, Semi-constrained-Prothesen, „sloppy hinges")

Aufgrund der relativ hohen Lockerungsraten sind starr gekoppelte Ellenbogenprothesen weitgehend von den teilgekoppelten (semi-constrained) Prothesen verdrängt worden. Diese verzichten zwar nicht auf eine konstruktive Verbindung der humeralen und ulnaren Komponente, lassen aber eine Bewegung in der Varus-Valgus-Richtung von 4–10° und der Rotationsrichtung um wenige Winkelgrade zu (Gschwend und Loehr 1980; Morrey und Adams 1992). In einer Kinematikanalyse der Ulna während der Pro- und Supination an Kadavern konnten Kasten et al. (2004) zeigen, dass die Ulna eine maximale axiale Rotation von 3,2° durchführt, die von der Prothesenkonstruktion erlaubt werden muss, um hohe Stressbelastungen auf die Prothesen-Knochen-Fixation zu vermeiden. Das konstruktive sog. Sloppy-hinge-Konzept der teilgekoppelten Prothese führt somit zu einer Reduzierung der Scherkräfte an der Knochen-Zement- bzw. Knochen-Prothesengrenze, was sich dann entlastend auf den Knochen-Zement-Prothesen-Verbund auswirkt, wenn die funktionelle Laxität des Gelenks geringer ist als die konstruktive Laxität der Prothese, d. h. wenn sich Muskeln und Ligamente an der Stabilisierung der Verbindung beteiligen. Unter dieser Bedingung wirken „sloppy hinges" als teilgekoppelte Prothesen (O`Driscoll et al 1992). Wenn die Weichteillaxität die konstruktive Laxität der Prothese aber überschreitet, wirken sie wie gekoppelte Prothesen. Fehlimplantationen können das Konzept der „sloppy hinges" an die Grenze der Leistungsfähigkeit führen; die konstruktive Prothesenlaxität wird dann voll ausgenutzt und die einwirkende Kraft uneingeschränkt auf den Prothesen-Knochen-Verbund übertragen. Ein generelles Problem der „sloppy hinges" ist der kleinflächige Kupplungskontakt, der zumindest theoretisch zu einem Polyethylenabriebproblem führen kann.

Zu diesen modernen teilgekoppelten (semi-constrained) Endoprothesen gehören u. a. die Coorad-Morrey-Prothese (Morrey et al. 1981a, b, 1982, 1992, 1993; Gill 1998, 2000; s. Abb. 3.3), die GSB-III-Prothese (Gschwend et al. 1981, 1988, 1999; Cesar et al. 2007; Canovas et al. 1999; s. Abb. 3.2), die Trispherical-Prothese (Inglis et al. 1980), die Norway-Prothese (Risung

3 Technische Konzepte und differenzierte Verwendungsoptionen

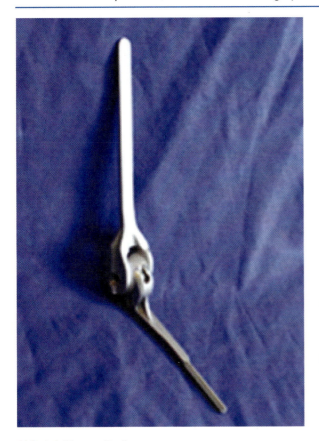

Abb. 3.6 Norway-Prothese

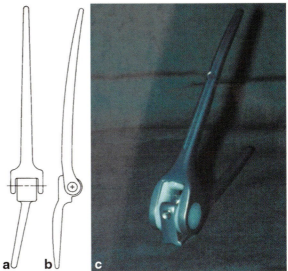

Abb. 3.7 Pritchard-Prothese

Abb. 3.8 Discovery-Prothese

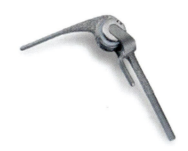

1997; Abb. 3.6), die Pritchard-Prothese (Pritchard 1981; Abb. 3.7), die Discovery-Prothese (Hastings et al. 2003; Abb. 3.8) und die Arizona-Prosthesis (Volz 1979). Hierbei sind die GSB-III-Prothese (s. Abb. 3.2), die Coonrad-Morrey-Prothese (s. Abb. 3.3) und die Norway-Prothese (s. Abb. 3.6), die am meisten verwendeten. Den ersten beiden Prothesen ist ein Steckkopplungsmechanismus zwischen der ulnaren und humeralen Komponente gemeinsam sowie vordere bzw. seitliche Flanges an der humeralen Komponente. Die Norway-Prothese besitzt einen Schnappmechanismus zwischen der humeralen und ulnaren Komponente, die humerale Komponente weist keine Flanges auf.

Die GSB-III-Prothese (s. Abb. 3.2) stellt ein Semiconstrained-Modell dar, deren Humerusteil mit großflächiger Abstützung auf den Kondylen über einen Scharnierkasten lose mit dem Ulna-Markraumstift verbunden ist („sloppy hinge"). Die lose ovale Steckverbindung zwischen Ulna und Humerus weist ein Rotationsspiel von etwa 5° auf und erlaubt eine Varus-valgus-Bewegung von 4°. Die humerale Komponente weist 3 Größen, die ulnare 4 Größen auf, wobei die humeralen und ulnaren Komponenten untereinander kompatibel sind. Beide Komponenten werden einzementiert. Im Revisionsfall sind Verlängerungen des ulnaren Stiels möglich.

Die Coonrad-Morrey-Prothese (s. Abb. 3.3) ist ein „sloppy-hinge". Sowohl die humerale als auch die ulnare Komponente werden zementfixiert. Die humerale Komponente weist einen ventralen Flange auf, unter den bei der Implantation ein Knochenblock zur zementlosen Fixation des Flanges geschoben wird. Dieses Prinzip wurde von anderen modernen teilgekoppelten Prothesen, wie der Discovery-Prothese (s. Abb. 3.8) oder der Latitude-Prothese (Abb. 3.9)

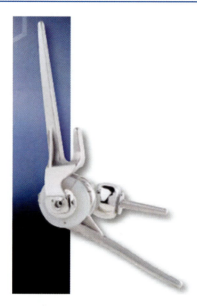

Abb. 3.9 Latitude-Prothese

übernommen. Die humerale Komponente der Coonrad-Morrey-Prothese wird in drei Größen angeboten mit jeweils drei Stiellängen, die ulnare Komponente seitenspezifisch in zwei Größen mit zwei Schaftlängen. Seit 2001 sind alle humeralen und ulnaren Komponenten untereinander frei kombinierbar. Die Coonrad-Morrey-Prothese erlaubt eine Valgus-varus-Beweglichkeit und eine Rotation von jeweils 7° (Shi et al. 2007; Hildebrand et al. 2000; Schneeberger et al. 1997).

Die Norway-Prothese (Implantcast, Buxtehude, Deutschland; s. Abb. 3.6) ist ein „sloppy hinge", bei dem zwei zementierte humerale Komponenten mit vier ulnaren zementierten Komponenten frei kombiniert werden können. Die große humerale Komponente wird mit zwei zusätzlichen Stielverlängerungen angeboten (Risung 1997; King et al. 1993).

Die Pritchard-Prothese (s. Abb. 3.7) ist ebenfalls eine Semi-constrained-Prothese. Beide Komponenten werden mit Zement medullär verankert. Es werden zwei Größen angeboten.

3.2.5 Ungekoppelte Prothesen

Den gekoppelten und teilgekoppelten Prothesen stehen ungekoppelte Prothesen gegenüber, die für ihre Führung und damit die Stabilität des Gelenks auf die Kollateralligamente angewiesen sind. Diese ungekoppelten Prothesen verzichten auf eine konstruktive Verbindung zwischen humeraler und ulnarer Prothesenkomponente; sie weisen aber dennoch in unterschiedlichem Ausmaß eine gewisse mechanische Führung auf, indem die Gelenkoberflächen mehr oder weniger stark geformt sind. Zu diesen Prothesen zählen z. B. die Kudo-Prothese (Kudo et al. 1980, 1990, 1994, 1995, 1999; s. Abb. 3.4), die IPB-Prothese (Pooley 2000; s. Abb. 3.5), die Souter-Prothese (Souter 1973, 1989; van der Lugt et al. 2004, 2005, 2006; Malone et al. 2004; Ikävalko et al. 2002; Shah et al. 2000; Abb. 3.10), die Capitellocondylar-Prothese (Ewald et al. 1980; Ovesen et al. 2005; Abb. 3.11), die Roper-Tuke-Prothese (Allieu et al. 1998; Yanni et al. 2000), die London-Prothese (London 1985), die Sorbie-Prothese, die Prichard-II-Prothese (Pritchard 1981), die Alumina Ceramic Elbow Prosthesis bzw. deren zementlose Variante (JACE Elbow Prosthesis; Inoue et al. 1991) und die NSK-Prothese (Niighata-Senami-Kyocera-Prothese; Hanyu et al. 1991, 1998).

Die ersten Endoprothesen überhaupt waren wie z. B. die Prothese von Barr und Eaton (1965) oder von Street und Stevens (1974) ungekoppelte Hemiarthroplastiken des distalen Humerus. Anfänglich wurden diese Prothesensysteme als Hemiarthroplastiken eingesetzt. 1970 ersetzten Johnson und Schlein erstmalig die ulnare Gelenkfläche mit einer Vitalliumprothese. Später folgte der ulnare Oberflächenersatz von Peterson und James (1971), die wie beim humeralen Oberflächenersatz von Street und Stevens (1974) die möglichst geringe Knochenresektion und den möglichst guten Erhalt der Kollateralligamente erzielen sollte. Später wurden diese reinen Oberflächenersatzprothesen als Totalendoprothesen ohne Stiel implantiert. Durch die nach dorsal und proximal gerichteten Kräfte, die auf das Gelenk bei der Bewegung und damit vor allem auf die humerale Komponente als Scherkräfte einwirken, kam es zu hohen Lockerungsraten der Oberflächenersatzprothesen mit dorsokranialem Ausbruch (Kudo et al. 1990). So waren bei Ljung et al. (1989) bereits 8 von 13 stiellosen Wadsworth-Prothesen durchschnittlich nach 5,7 Jahren gelockert. Derartige Prothesensysteme wurden entweder vom Markt genommen oder nachträglich mit intermedullären Stielverankerungen ergänzt.

Zu den am meisten verwendeten ungekoppelten Prothesen zählen die Kudo-Prothese (s. Abb. 3.4), die IBP-Prothese (s. Abb. 3.5), die Souter-Prothese (s. Abb. 3.10) und die Capitellocondylar-Prothese (s. Abb. 3.11).

3 Technische Konzepte und differenzierte Verwendungsoptionen

Die Kudo-Prothese (Biomet, Warsaw, IL, USA; s. Abb. 3.4) ist eine ungekoppelte, nichtkongruente Prothese, die einen größeren Radius der ulnaren im Vergleich zur humeralen Gelenkfläche aufweist. Beide Komponenten können zementiert als auch zementlos intramedullär fixiert werden. Es werden jeweils zwei Größen angeboten, wobei jeder humeralen eine ulnare Komponente zugeordnet ist. Vom Autor selbst wurde diese Prothese in nahezu 90 % mit guten und exzellenten Ergebnissen implantiert (Kudo et al. 1994). Während mit dieser Prothese eine gute Verbesserung der Flexion sowie der Pro- und Supination erzielt werden kann, wird für die Extension keine Bewegungsverbesserung berichtet (Kudo et al. 1994). Dies mag an dem dorsalen Design der ulnaren Komponente sowie an der leichten Verlängerung der Weichteilstrukturen bei der Implantation zur besseren Weichteilstabilisierung des Gelenks liegen. Bei der Kudo-Prothese vom Typ IV bestand die humerale Komponente aus Titan. Aufgrund von Schaftbrüchen der Humeruskomponente und tribologischen Problemen zwischen Titan und Polyethylen wurde das Design auf eine Chrom-Kobalt-Legierung geändert und die raue Sandstrahlung der Oberfläche nur noch auf die gelenknahe Hälfte des humeralen, verstärkten Schafts beschränkt (Kudo Typ V). Hiermit traten diese Probleme nicht mehr auf (Tanaka et al. 2006).

Eine auf dem Prinzip der Kudo-Prothese basierende Weiterentwicklung stellt die IBP-Prothese (Biomet, Warsaw, IL, USA) dar, die somit ebenfalls zu den ungekoppelt nichtkongruenten Prothesen zählt (Pooley 2000; s. Abb. 3.5). Die humerale Komponente kann nur zementfrei und die ulnare sowohl zementfrei als auch zementiert implantiert werden. Hier werden drei Größen für die ulnare und vier für die humerale angeboten, wobei die Humerusgröße groß und x-groß mit der Ulnagröße groß kombiniert werden kann und ansonsten jede humerale einer ulnaren Komponente zugeordnet ist.

Die Souter-Strathclyde-Prothese (Stryker Howmedica, Allendale, NJ, USA; s. Abb. 3.10) ist eine bereits 1973 entwickelte Prothese und versucht die anatomischen Konturen der Trochlea des Humerus zu imitieren. Sie stellt eine ungekoppelte kongruente Prothese mit gleichen Radien der humeralen und ulnaren Gelenkfläche dar. Die humerale Metallkomponente wird mit seitlichen Flanges in die Epikondylen einzementiert und ist bügelartig dem medullären Ver-

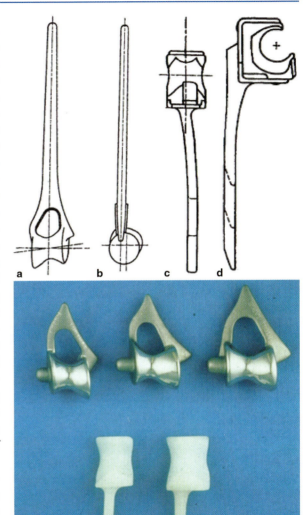

Abb. 3.10 Souter-Strathclyde-Prothese

lauf angepasst. Ventrale bzw. extramedulläre Flanges besitzt die humerale Komponente nicht, eine stielartige Schaftverankerung weist die Revisionsvariante auf. Die ulnare Komponente ist aus Polyethylen und wird ebenfalls intramedullär zementfixiert. Es gibt drei Größen für humerale Komponenten jeweils seitenspezifisch und zwei Größen für die ulnare Komponente auch jeweils seitenspezifisch. Alle humeralen und ulnaren Größen sind untereinander kompatibel. Bereits die ersten Veröffentlichungen über Ergebnisse mit diesen Prothesen nennen die Lockerung der humeralen Komponente als wesentliches Risiko, wobei bei allen Berichten gemeinsam ist, dass die humerale Komponente bei den Lockerungen nach ventral abkippt

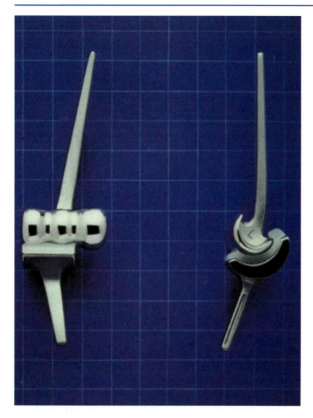

Abb. 3.11 Capitellocondylar-Prothese

(Pöll und Rozing 1991; Chiu et al. 1996; Souter 1989; Sjölden et al. 1995). Hierfür dürften die fehlende ventrale Abstützung und die kurze intramedulläre Fixierung verantwortlich sein. Mittlerweile stehen 7,5 cm lange humerale Komponenten zur Verfügung (anstelle 3,5 cm), die ursprünglich für Revisionen gedacht waren, aber auch für die Primärimplantation geeignet sind. Bei diesem neuen Prothesendesign ist die ulnare Komponente mit Metall unterlegt und es besteht eine Snap-fit-Verbindung zwischen den beiden Prothesenkomponenten (zur Reduktion der Dislokationsgefahr).

Die Capitellocondylar-Ellenbogenprothese (DePuy, Johnson & Johnson, Warsaw, IL, USA; s. Abb. 3.11) wurde in den frühen 1970er Jahren von Ewald (1975; Ewald et al. 1980) entwickelt und stellt ebenfalls eine ungekoppelte kongruente Prothese dar. Die humerale Komponente ist in verschiedenen Valgitätswinkeln vorhanden (5, 10, 15 und 20°). Die humerale Komponente wird nach dem anatomischen Valgitätswinkel und der Spannung auf das mediale Seitenband individuell ausgewählt. So benötigen Patienten mit einer größeren Laxizität des medialen Seitenbands einen größeren Valgitätswinkel der humeralen Komponente, um eine suffiziente Spannung des medialen Seitenbands zu erzielen. Meist werden jedoch die Valgitätswinkel 5 und 10° verwendet (Weiland et al. 1989). Es existieren jeweils humeral und ulnar zwei Größen, die untereinander kompatibel sind. Die Komponenten werden ausschließlich als zementierte Versionen angeboten. Bei den berichteten Ergebnissen zeigt sich auch für diese Prothese eine gute Verbesserung der Flexion, Pro- und Supination, nicht aber der Extension, wofür die gleichen Gründe wie bei der Kudo-Prothese ausschlaggebend sein dürften (Ewald et al. 1980; Davis et al. 1982; Rosenberg und Turner 1984; Weiland et al. 1989). Weiland et al. (1989) konnten nach Verwendung des lateralen Kocher-Zugangs (anstatt des dorsalen Zugangs) die Rate der häufig beschriebenen Ulnarisirritationen von 30 % auf 15 % senken. Beide verwendeten Zugänge ergaben sonst vergleichbare klinische Ergebnisse.

In Japan werden zwei ungekoppelte Prothesen mit einer Gelenkflächenpaarung aus Keramik für die humerale Gelenkfläche und Polyethylen für die ulnare Gelenkfläche verwendet. Dies sind die Alumina Ceramic Elbow Prosthesis (Inoue et al. 1991) und die NSK-Prothese (Niighata-Senami-Kyocera-Prothese; Hanyu et al. 1991, 1998). Humerale Stielverankerungen wurden aufgrund hoher Lockerungsraten in späteren Modellen eingeführt, wobei sie bei beiden Prothesen zunächst aus Sapphir bestanden und in den neuesten Ausführungen aus Titan konstruiert sind (JACE-Prothese und NSK-Prothese; Hanyu et al. 1991; Inoue et al. 1991). Hierbei zeigte eine Gegenüberstellung von jeweils 6 Prothesen mit einem Sapphir- und einem Titanstiel für die NSK-Prothese, dass Röntgensäume bei allen zementlos implantierten Sapphir-Stielen innerhalb eines Jahres postoperativ auftraten, nicht aber bei den zementlosen Titanstiel-Prothesen (Hanyu et al. 1998). Veröffentlichungen über langfristigere Ergebnisse mit diesen neueren Modellen stehen jedoch für beide Prothesen (JACE-Prothese und NSK-Prothese) noch aus.

3.3 Radiusköpfchenprothesen

Radiusköpfchenprothesen werden in der Regel isoliert zum Ersatz von nicht mehr rekonstruierbaren Mehrfragmentfrakturen des Radiusköpfchens angewendet.

3 Technische Konzepte und differenzierte Verwendungsoptionen

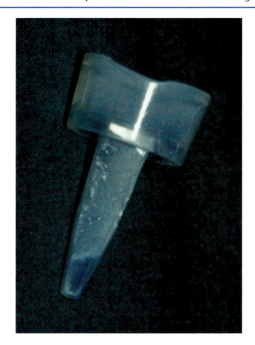

Abb. 3.12 Swanson-Radiusköpfchen-Prothese

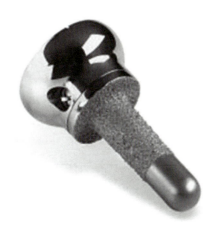

Abb. 3.13 Explor-Radiusköpfchen-Prothese

Abb. 3.14 Judet-Radiusköpfchenprothese

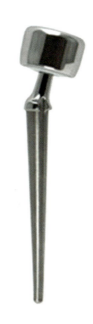

Aber auch fehlgeschlagene Osteosyntheseversuche und Instabilitäten des Ellenbogens nach Resektion des Radiusköpfchens sind Indikationen für eine Radiusköpfchenprothese. Der erste endoprothetische Ersatz des Radiusköpfchens geht bereits auf das Jahr 1941 zurück (Speed 1941). Die ersten Prothesen waren aus Vitallium (Speed 1941) oder Acryl (Cherry 1953). Swanson entwickelte später eine Silikon-Prothese, die zementlos in den proximalen Radius mit einem Stiel eingesetzt wurden (Swanson et al. 1981; Abb. 3.12). Wegen der schlechten mechanischen Widerstandsfähigkeit des Silikons mit den dadurch bedingten großen Abriebproblemen sowie der hohen Lockerungsraten wurden sie zunehmend durch metallische Prothesen ersetzt, die mit ihrem Stiel in der Regel zementiert verankert werden. Es existieren zum einen starre Monoblockprothesen wie die die Wright-Prothese (Wright, USA) oder die Liverpool-Prothese (Biomet, Warsaw, IL, USA) und zum anderen modulare Prothesen wie die Explor-Prothese (Biomet; Warsaw, IL, USA; Abb. 3.13) mit zum Teil beweglichem Gelenkköpfchen wie die Judet-Prothese (Abb. 3.14; Doomberg et al. 2007; Grewal et al. 2006; Bain et al. 2005; Judet et al. 1994, 1996; Skalski et al. 2004; Homenschlager et al. 2002; Pomianowski et al. 2001). Die modulare Explor-Prothese (Biomet, IL, Warswaw) hat eine zementlose Stielverankerung (s. Abb. 3.13). Vor allem durch die beweglichen Kopfanteile der bipolaren Prothesen, wie die Judet-Prothese (Tornier, Montebonnot, Frankreich; s. Abb. 3.14) konnten die Ergebnisse gegenüber den Swanson-Prothesen deutlich verbessert werden (Homenschlager et al. 2002). Die Judet-Prothese stellt daher die am meisten verwendete Prothese dar und verfügt über zwei verschiedene Schäfte unterschiedlicher Dicke und Länge, die mit zwei verschiedenen Kopfdurchmessern des mobilen Radiusköpfchens kombiniert werden können. Sie wird ebenfalls mit ihrem Stiel in den proximalen Radius einzementiert.

Literatur

Allieu Y, Meyer zu Reckendorf G, Daude O (1998) Long-term results of unconstrained Roper-Tuke total elbow arthroplasty in patients with rheumatoid arthritis. J Shoulder Elbow Surg 7:560–564

Bain GI, Ashwood N, Baird R, Unni R (2005) Management of mason type-III radial head fractures with a titanium prosthesis, ligament repair, and early mobilization. Surgical technique. J Bone Joint Surg Am 87(Suppl 1):136–147

Barr JS, Eaton RG (1965) Elbow reconstruction with a new prosthesis to replace the distal end of the humerus: a case report. J Bone Joint Surg 47A:1408–1413

Bassi RS, Simmons D, Ali F, Nuttall D, Birch A, Trail IA, Stanley UK (2007) Early results of the Acclaim elbow replacement. J Bone Joint Surg Br 89:486–489

Brinkman JM, de Vos MJ, Eygendaal D (2007) Failure mechanisms in uncemented Kudo type 5 elbow prosthesis in patients with rheumatoid arthritis: 7 of 49 ulnar components revised because of loosening after 2–10 years. Acta Orthop 78:263–270

Canovas F, Ledoux D, Bonnel F (1999) Total elbow arthroplasty in rheumatoid arthritis: 20 GSB III prostheses followed 2–5 years. Acta Orthop Scand 70:564–568

Cesar M, Roussanne Y, Bonnel F, Canovas F (2007) GSB III total elbow replacement in rheumatoid arthritis. J Bone Joint Surg Br 89:330–334

Chantelot C, Feugas C Ala Eddine T, Migaud H, Gueguen G, Fontaine C (2002) Kudo non-constrained elbow prosthesis for inflammatory and hemophilic joint disease: analysis in 30 cases. Rev Chir Orthop Reparative Appar Mot 88:398–405

Cherry JC (1953) Use of acrylic prosthesis in the treatment of fracture of the head of the radius. J Bone Joint Surg Br 35:70

Chiu KY, Luk KDK, Pan WK (1996) Souter-Strathclyde elbow replacement for severe rheumatoid arthritis. J Orthop Rheum 9:194–201

Davis RF, Weiland AJ, Hungerford DS, Moore JR, Volenec-Dowling S (1982) Nonconstrained total elbow arthroplasty. Clin Orthop Relat Res 71:156–160

Dee R (1973) Total replacement of the elbow joint. Orthop Clin North Am 4:415–433

Doornberg JN, Parisien R, van Duijn PJ, Ring D (2007) Radial head arthroplasty with a modular metal spacer to treat acute traumatic elbow instability. J Bone Joint Surg 89-A:1075–1080

Dos Remedios C, Chantelot C, Giraud F, Migaud H, Fontaine C (2005) Results with Kudo elbow prostheses in non-traumatic indications: a study of 36 cases. Acta Orthop Belg 71:273–288

Dryer RF, Buckwalter JA, Sprague BL (1981) Hinged total elbow replacement. Orthopedics 4:63–68

Ewald FC (1975) Total elbow replacement. Orthop Clin North Am 6:685–696

Ewald FC, Scheinberg RD, Poss R, Thomas WH, Scott RD, Sledge CB (1980) Capitellocondylar total elbow arthroplasty: two- to five-year follow-up in rheumatoid arthritis. J Bone Joint Surg 62-A:1259–1263

Fink B, Schmidtges J, Davidoff M, Rüther W (2008) Wie anatomisch sind die gängigen Ellenbogen-Endoprothesen? Akt Rheumatol 33:351–362

Garrett JC, Ewald FC, Thomas WH, Sledge CB (1977) Loosening associated with the G.S.B. hinge total elbow replacement in patients with rheumatoid arthritis. Clin Orthop Relat Res 127:170–174

Gill DRJ, Morrey BF (1988) The Coonrad-Morrey total elbow arthroplasty in patients with rheumatoid arthritis: 10–15 year follow-up study. J Bone Joint Surg 80-A:1327–1335

Gill DR, Morrey BF, Adams RA (2000) Total elbow arthroplasty in patients with rheumatoid arthritis. In: Morrey BF (Hrsg) The elbow and its disorders, 3. Aufl. W.B. Saunders, Philadelphia, S 631–639

Grewal R, MacDermid JC, Faber KJ, Drosdowech DS, King GJ (2006) Comminuted radial head fractures treated with a modular metallic radial head arthroplasty. Study of outcomes. J Bone Joint Surg 88-A:2192–2200

Gschwend N (1980) Operations in the region of the elbow joint. In: Gschwend N (Hrsg) Surgical treatment of rheumatoid arthritis. W.B. Saunders, Philadelphia, S 45

Gschwend N (1981) Our operative approach to the elbow joint. Arch Orthop Trauma Surg 98:143–146

Gschwend N (1991) The case for a linked elbow prosthesis. Rheumatology 15:98–112

Gschwend N, Loehr J, Ivosevic-Radovanovic D, Scherler H (1988) Semiconstrained elbow prostheses with special reference to the GSB III prosthesis. Clin Orthop 232:104–111

Gschwend N, Simmen BR, Matejovsky Z (1996) Late complications in elbow arthroplasty. J Shoulder Elbow Surg 5:86–91

Gschwend N, Loehr J (1980) Elbow arthroplasty. Orthopäde 9:158–168

Gschwend N, Scheier NH, Baehler AR (1999) Long-term results of the GSB III elbow arthroplasty. J Bone Joint Surg Br 81:1005–1012

Hanyu T, Tajima T, Murasawa A, Saito H, Takahashi C (1991) Total replacement of rheumatoid elbow with hingeless ceramic prosthesis with or without stem. In: Hämäläinen M, Hagena F-W (Hrsg) Rheumatoid arthritis surgery of the elbow, vol 15, Rheumatology. Karger, Basel, S 88–97

Hanyu T, Murai T, Ishikawa H, Murasawa A (1998) NSK total elbow arthroplasty: a sapphiric stem versus titanium stem. ARO-JRSR-Meeting, Zürich

Hastings H 2nd, Theng CS (2003) Total elbow replacement for distal humerus fractures and traumatic deformity: results and complications of semiconstrained implants and design rationale for the Discovery Elbow System. Am J Orthop 32(Suppl):20–28

Hildebrand KA, Patterson SD, Regan WD, MacDermid JC, King GJ (2000) Functional outcome of semiconstrained total elbow arthroplasty. J Bone Joint Surg 82-A:1379–1386

Holmenschlager F, Halm JP, Winckler S (2002) Fresh fractures of the radial head: results with the Judet prosthesis. Rev Chir Orthop Reparative Appar Mot 88:387–397

Ikävalko M, Lehto MU, Repo A, Kautianinen H, Hämäläinen M (2002) The Souter-Strathclyde elbow arthroplasty. A clinical and radiological study of 525 consecutive cases. J Bone Joint Surg Br 84:77–82

Inglis AE, Pellicci PM (1980) Total elbow replacement. J Bone Joint Surg 62A:1252–1258

Inoue H, Yokoyama Y, Tanabe G (1991) Alumina Ceramic Elbow Prosthesis. In: Hämäläinen M, Hagena F-W (Hrsg) Rheumatoid arthritis surgery of the elbow, vol 15, Rheumatology. Karger, Basel, S 78–87

Ishizuki M (1979) Functional anatomy of the elbow joint and three-dimensional quantitative motion analysis of the elbow joint. Nippon Seikeigeka Gakkai Zasshi 53:989–996

Judet T, Massub P, Bayeh PJ (1994) Radial head prosthesis with floating cup in recent and old injuries of the elbow. Preliminary results. Rev Chir Orthop Reparative Appar Mot 80:123–130

Judet T, Garreau de Loubresse C, Piriou P, Charnley G (1996) A floating prothesis for radial-head fractures. J Bone Joint Surg Br 78:244–249

Kasten P, Krefft M, Hesselbach J, Weinberg AM (2004) Kinematics of the ulna during pronation and supination in a cadaver study: implications for elbow arthroplasty. Clin Biomech 19:31–35

King GJ, Itoi E, Risung F, Niebur GL, Morrey BF, An KN (1993) Kinematic and stability of the Norway elbow. A cadaveric study. Acta Orthop Scand 64:657–663

Kudo H (1995) Cementless or hybrid total elbow arthroplasty – a study of interim clinical results and specific complications. In: Rüther W (Hrsg) The elbow. Springer, Berlin, S 128–134

Kudo H, Kunio L (1990) Total elbow arthroplasty with a nonconstrained surface replacement prosthesis in patinets who have rheumatoid arthritis: a long-term follow-up study. J Bone Joint Surg 72-A:355–362

Kudo H, Iwano K, Watanabe S (1980) Total replacement of the rheumatoid elbow with a hingeless prosthesis. J Bone Joint Surg 62-A:277–285

Kudo H, Iwano K, Nishino J (1994) Cementless or hybrid total elbow arthroplasty with titanium-alloy implants: a study of interim clinical results and specific complications. J Arthroplasty 9:269–278

Kudo K, Iwano K, Nishino J (1999) Total elbow arthroplasty with use of a nonconstrained humeral component inserted without cement in patients who have rheumatoid arthritis. J Bone Joint Surg 81-A:1268–1280

Larsen A, Dahle K, Eek M (1977) Radiographic evaluation of rheumatoid arthritis and related conditions by standard reference films. Acta Radiol Diagn 18:481–491

London JT (1981) Kinematics of the elbow. J Bone Joint Surg 63:529–535

London JT (1985) Endoprosthetic replacement of the elbow. In: Morrey BF (Hrsg) The elbow and its disorders. W.B. Saunders, Philadelphia

Ljung P, Lidgren L, Rydholm U (1989) Failure of the Wadsworth elbow: nineteen cases of rheumatoid arthritis followed for 5 years. Acta Orthop Scand 60:254–257

Loehr JF, Gschwend N, Simmen BR, Katzer A (2003) Endoprosthetic surgery of the elbow. Orthopäde 32:717–722

Malone AA, Taylor AJ, Fyfe IS (2004) Successful outcome of the Souter-Strathclyde elbow arthroplasty. J Shoulder Elbow Surg 13:548–554

Morrey BF, Chao EY (1976) Passive motion of the elbow joint. J Bone Joint Surg 58-A:501–508

Morrey BF, Askew LJ, An KN, Chao EY (1981a) A biomechanical study of normal functional elbow motion. J Bone Joint Surg 63-A:872–877

Morrey BF, Bryan RS, Dobyns JH, Linscheid RL (1981b) Total elbow arthroplasty: a five-year experience at the Mayo clinic. J Bone Joint Surg 63-A:1050–1063

Morrey BF, Adams RA (1992) Semiconstrained total elbow arthoplasty for rheumatoid arthritis. J Bone Joint Surg 74-A:479–490

Morrey BF, Adams RA (1993) Semiconstraint elbow replacement arthroplasty: rationale, technique and results. In: Morrey BF (Hrsg) The elbow and its disorders. W.B. Saunders, Philadelphia, S 648–652

Morrey BF, Bryan RS (1982) Complications of the elbow arthroplasty. Clin Orthop 170:204–212

O`Driscoll SW, An KN, Korinek SL, Morrey BF (1992) Kinematics of semi-constrained total elbow arthroplasty. J Bone Joint Surg 74-B:297–299

Ovesen J, Olsen BS, Johannsen HV, Sojbjerg JO (2005) Capitellocondylar total elbow replacement in late-stage rheumatoid arthritis. J Shoulder Elbow Surg 14:414–420

Peterson LFA, James JA (1971) Surgery of the rheumatoid elbow. Orthop Clin North Am 2:667–675

Pomianowski S, Morrey BF, Neale PG, Park MH, O'Driscoll SW, An KN (2001) Contribution of monoblock and bipolar radial head prostheses to valgus stability of the elbow. J Bone Joint Surg 83-A:1829–1834

Pöll RG, Rozing PM (1991) Use of the Souter-Strathclyde total elbow prosthesis in patients who have rheumatoid arthritis. J Bone Joint Surg 73-A:1227–1233

Pooley J (2000) Elbow arthroplasty, a guide for orthopaedic surgeons using the IBP elbow system. Biomet 12

Pritchard RW (1981) Long-term follow-up study: semiconstrained elbow. Orthopedics 4:151–155

Risung F (1997) The Norway elbow replacement: design, technique and results after nine years. J Bone Joint Surg 79-B:394–402

Rosenberg GM, Turner RH (1984) Nonconstrained total elbow arthroplasty. Clin Orthop 187:154–160

Schmitges J (2006) Anatomische Studie an menschlichen Ellenbogengelenken zur Weiterentwicklung einer Ellenbogengelenksprothese. Inauguraldissertation, Hamburg

Schneeberger AG, Adams R, Morrey BF (1997) Semiconstrained total elbow replacement of the treatment of post-traumatic osteoarthritis. J Bone Joint Surg 79-A:1211–1222

Shah BM, Trail IA, Nutall D, Stanley JK (2000) The effect of epidemiologic and intraoperative factors on survival of the standard Souter-Strathclyde total elbow arthroplasty. J Arthroplasty 15:994–998

Shi LL, Zurakowski D, Jones DG, Koris MJ, Thornhill TS (2007) Semiconstrained primary and revision total elbow arthroplasty with use of the Coonrad-Morrey prosthesis. J Bone Joint Surg 89-A:1467–1475

Sjöden GO, Lundberg A, Blomgren GA (1995) Late results of the Souter-Strathclyde total elbow prosthesis in rheumatoid arthritis: 6/19 implants loose after 5 years. Acta Orthop Scand 66:391–394

Skalski K, Swieszkowski W, Pomianowski S, Kedzior K, Kowalik S (2004) Radial head prosthesis with a mobile head. J Shoulder Elbow Surg 13:78–85

Sorbie C, Shiba R, Siu D, Saunders G, Wevers H (1986) The development of a surface arthroplasty for the elbow. Clin Orthop Relat Res 208:100–103

Souter WA (1973) Arthroplasty of the elbow: with particular reference to metallic hinge arthroplasty in rheumatoid patients. Orthop Clin North Am 4:395–413

Souter WA (1989) Surgery for rheumatoid arthritis: 1. Upper limp, surgery of the elbow. Curr Orthop 3:9–13

Speed K (1941) Ferrule caps for the head of the radius. Surg Gynecol Obstet 73:845–852

Street DM, Stevens PS (1974) A humeral replacement prosthesis for the elbow: Results in ten elbows. J Bone Joint Surg 56-A:1147–1158

Swanson AB, Jaeger SH, LaRochelle D (1981) Comminuted fractures of the radial head: the role of silicone-implant replacement arthroplasty. J Bone Joint Surg 63-A:1039–1049

Tanaka N, Sakahashi H, Ishii S, Kudo H (2006) Comparison of two types of ulnar component in type-5 Kudo total elbow arthroplasty in patients with rheumatoid arthritis: a long-term follow-up. J Bone Joint Surg 88-B:341–344

Thillemann TM, Olsen BS, Johannsen HV, Sojbjerg JO (2006) Long-term results with the Kudo type 3 total elbow arthroplasty. J Shoulder Elbow Surg 15:495–499

Van der Heide JH, de Vos MJ, Brinkman JM, Eygendaal D, von den Hoogen FH, de Waal Malefijt MC (2007) Survivorship of the KUDO total elbow prosthesis – comparative study of cemented and uncemented ulnar components: 89 cases followed for an average of 6 years. Acta Orthop 78:258–262

Van der Lugt JC, Geskus RB, Rozing PM (2004) Primary Souter-Strathclyde total elbow prosthesis in rheumatoid arthritis. J Bone Joint Surg 86-A:465–473

Van der Lugt JC, Geskus RB, Rozing PM (2005) Primary Souter-Strathclyde total elbow prosthesis in rheumatoid arthritis. Surgical technique. J Bone Joint Surg 87-A(Suppl 1):76–77

Van der Lugt JC, Rozing PM (2006) Outcome of revision surgery for failed primary Souter-Strathclyde total elbow prosthesis. J Shoulder Elbow Surg 15:208–214

Verstreken F, De Smet L, Westhovens R, Fabry G (1998) Results of the Kudo elbow prosthesis in patients with rheumatoid arthritis: a preliminary report. Clin Rheumatol 17:325–328

Volz RG (1979) Development and clinical analysis of a new semiconstrained total elbow prosthesis. In: Ingis AE (Hrsg) Upper extremity joint replacement symposium on total elbow joint replacement of the upper extremity. Mosby, St. Louis, S 1982

Weiland AJ, Weiss A-P, Wills RP, Moore JR (1989) Capitello-condylar total elbow replacement. A long-term follow-up study. J Bone Joint Surg 71-A:217–222

Wevers HW, Siu DW, Broekhoven LH, Sorbie C (1985) Resurfacing elbow prosthesis: shape and sizing of the humeral component. J Biomed Eng 73:41–46

Willems K, De Smet L (2004) The Kudo elbow arthroplasty in patients with rheumatoid arthritis. J Shoulder Elbow Surg 13:542–547

Yanni ON, Fearn CB, Gallannaugh SC, Joshi R (2000) The Roper-Tuke total elbow arthroplasty. 4- to 10-year results of an unconstrained prosthesis. J Bone Joint Surg 82-B:705–710

Youm Y, Dryer RF, Thambyrajah K, Flatt AE, Sprague BL (1979) Biomechanical analyses of forearm pronation-supination and elbow flexion-extension. J Biomech 12:245–255

Operationsvorbereitung

Frank Gohlke, Robert Hudek und Uli Löbmann

Grundsätzlich hat sich die Etablierung fester Standards in der präoperativen Diagnostik, Aufklärung, Vorbereitung und Planung in jeder Klinik unter Beteiligung aller Berufsgruppen mit Erstellung einer Verfahrensanweisung sowohl für die Pflege als auch den ärztlichen Bereich bewährt.

Die erforderlichen Schritte können damit als „Behandlungspfade" schriftlich (ggf. auch unter Verwendung grafischer Elemente wie Organigrammen) und für alle Beteiligten nachvollziehbar im Detail festgelegt werden. Die Einbettung in die jeweiligen Qualitätsstandards jeder Institution verbessert die Transparenz und steigert die Behandlungssicherheit. Allerdings bedürfen diese Dokumente einer generellen Akzeptanz und regelmäßigen Überarbeitung und Kontrolle, wobei sie gleichzeitig z. B. im Rahmen eines „Intranets" verfügbar gemacht werden.

4.1 Präoperative Diagnostik

4.1.1 Klinische Untersuchung und Anamnese

Neben dem Bewegungsumfang in Flexion, Extension und der Umwendebewegung sind der Status der Muskulatur sowie die Funktion der peripheren Nerven von Unterarm und Hand zu dokumentieren. Hautveränderungen, Lymphödeme oder Residuen einer vorangegangenen Bestrahlung können die Indikationsstellung beeinflussen. Der Verlauf von Narben oder Pigmentierungen gibt Hinweise für vorausgegangene Eingriffe (z. B. N. ulnaris-Verlagerung, Arthrolysen, Osteosynthesen). Ein arteriovenöser Shunt bei Patienten mit Niereninsuffizienz kann möglicherweise eine relative oder gar absolute Kontraindikation für operative Maßnahmen darstellen. Bei älteren, voroperierten und chronisch Erkrankten sowie Patienten mit rheumatoider Arthritis bestehen möglicherweise Einschränkungen hinsichtlich der Lagerung. Im Fokus stehen die Funktion des N. ulnaris und N. radialis, des M. triceps und eventuelle Gelenkkontrakturen. Es müssen gleichzeitig der Bewegungsumfang benachbarter Gelenke, wie Schulter und Hand – und hier insbesondere die Umwendebewegungen-, geprüft werden. Diese könnte z. B. im Zusammenhang mit einer ehemaligen Komplexverletzung wie der Essex-Lopresti-Läsion beeinträchtigt sein.

Funktionelle Evaluation

Die Neutral-Null-Methode dient als Standard zur Beurteilung der Gelenkfunktion (Cave 1965). Grundsätzlich sollte jedoch sowohl die passive als auch die aktive Funktion gemessen werden. Da der N. ulnaris intraoperativ besonders gefährdet ist, sollte bei unklaren Befunden präoperativ eine neurophysiologische Untersuchung gefordert werden. Bei Bewegungsumfängen ist besonders auf alltagsrelevante Mindestumfänge wie beispielsweise das Führen der Hand zum Mund zu achten.

Gelenkverletzung

Obwohl die primäre Osteosynthese als Goldstandard bei Ellbogenfrakturen etabliert ist, kann bei älteren

F. Gohlke (✉) · R. Hudek · U. Löbmann
Klinik für Schulterchirurgie + Klinik für Anästhesie & Intensivmedizin (im Rhön-Klinikum), Salzburger Leite 1, 97616 Bad Neustadt/Saale, Deutschland
E-Mail: frank.gohlke@uni-wuerzburg.de

R. Hudek
E-Mail: robert@hudek.de

U. Löbmann
E-Mail: uli.loebmann@herzchirurgie.de

Patienten die primäre Endoprothese eine Alternative darstellen (Cobb und Morrey 1997). Bei Radiuskopftrümmerfraktur mit begleitender Bandverletzung und Processus-coronoideus-Fraktur (z. B. Essex-Lopresti) kann eine Radiuskopfprothese indiziert sein. Vor der Implantation einer Frakturendoprothese sind besondere Rahmenbedingungen zu berücksichtigen: ein Patientenalter über 75 Jahre, eine schwere Arthrose oder Destruktion bei rheumatoider Arthritis, eine verkürzte Lebenserwartung oder eine ausgeprägte Osteoporose.

Posttraumatische Arthrose und rheumatoide Arthritis

Bei erheblichen Deformitäten und Ossifikationen ist die Durchführung eines CT mit 3D-Rekonstruktion zu empfehlen.

Bei der rheumatoiden Arthritis können auch extraskelettale Manifestationen, wie Vaskulitiden, kardiale Erkrankungen, Lungenerkrankungen oder eine Anämie, die Indikationsstellung und Operabilität beeinflussen (Murphy 2002). Bei ausgeprägter Destruktion der Gelenkkörper kann eine Instabilität die Auswahl des Implantats beeinflussen (O'Driscoll 1993). So sind bei fortgeschrittenem Befund mit schwerwiegenden Knochendefekten, statischer Dezentrierung oder klinisch eindeutiger Instabilität die gekoppelten Implantate zu bevorzugen (Allieu 1998). Bei stabilen Verhältnissen und guter Knochensubstanz ist die Verwendung einer ungekoppelten Prothese durchaus möglich. Langzeitergebnisse zeigen bei Rheumatikern für beide Prothesentypen überzeugende Resultate (Kudo et al. 1999; van der Lugt et al. 2004; Willems und De Smet 2004).

4.1.2 Bildgebende Diagnostik

Röntgenaufnahmen in mindestens zwei Ebenen (anteroposteriore und seitliche Projektion) stellen die Basis dar, wobei auf eine ausreichende Länge (bei Revisionen unter Einschluss der benachbarten Gelenke) geachtet werden muss. Bei der rheumatoiden Arthritis und posttraumatischen Zuständen ist insbesondere auf das Ausmaß der Destruktion, schwerwiegende Defekte der Gelenkkörper, Verlust der Kollateralbandansätze und Osteophyten in der Nähe des N. ulnaris zu achten. Die Mayo-Klassifikation bietet zur radiologischen Beschreibung einer rheumatoiden Arthritis eine nützliche Einteilung (Morrey und Adams 1992).

Breite und Ausdehnung der Markräume der vergleichsweise kleinen Schaftdurchmesser von Ulna und Radius zur Planung der benötigten Komponenten sollten präoperativ bekannt sein. Dies gilt insbesondere bei der Revisionschirurgie zur präoperativen Messung der benötigten Schaftlänge (Abb. 4.1). Häufig ist der Informationsgehalt konventioneller Röntgenaufnahmen nicht ausreichend. Das CT kann Aufschluss über Korrekturmöglichkeiten bei Deformität und Anomalie liefern. Die dreidimensionale Rekonstruktion aus CT-Daten kann auch komplexe Verletzungen darstellen und bietet dem Operateur wertvolle Hinweise für die präoperative Planung in besonderen Fällen, z. B. für evtl. notwendige Korrekturosteotomien oder die Planung eines Sonderimplantats. Damit bietet sich die Möglichkeit zur reproduzierbaren Vermessung von distalem Humerus und proximaler Ulna (Brownhill et al. 2007). Für die Anfertigung von Sonderimplantaten oder eine Auswahl geeigneter Schaftlängen, insbesondere im Fall der Revision, sind Aufnahmen mit Abbildung eines Maßstabs in der Ebene der Diaphysen oder wenigstens eines metallischen Hüftkopfes (vorher bekannter Dimension, z. B. 28 oder 32 mm) hilfreich. Die benachbarten Gelenke (Schulter oder Hand) müssen evtl. ebenfalls mit abgebildet sein.

Das MRT bietet gegenüber dem Röntgen oder CT den Vorteil der fehlenden Strahlenbelastung, wobei jedoch der Knochen weniger exakt dargestellt werden kann. Insbesondere wenn Weichteilveränderungen (Tumoren, synoviale Zysten, fettige Atrophie wichtiger Muskelgruppen) von besonderer Bedeutung sind, ist dieses Verfahren zu fordern. Bei starker Beugekontraktur und Rotationsfehlstellungen bereitet jedoch die räumliche Orientierung Schwierigkeiten, sofern die Schnittebenen nicht exakt auf den Verlauf der Humerus- und/oder der Ulnaschaftachse eingestellt werden.

4.2 Operationsplanung

4.2.1 Indikationen und Implantatauswahl

Die Ergebnisse und Komplikationen in der Ellbogenprothetik zeigen eine erhebliche Varianz in Abhän-

4 Operationsvorbereitung

Abb. 4.1 Präoperative Messung der benötigten Schaftlänge bei massiv ausgelockerter Ellbogenprothese mit periprothetischer Fraktur, bereits 1 Jahr nach Implantation alio loco (*oben*). Nach Prothesenausbau erfolgte die Implantation eines antibiotikabeladenen, artikulierenden Zementspacers (*links unten*) zur Sanierung eines Low-grade-Infekts. Drei Monate danach wurde dieser entfernt und eine Langschaft-Revisionsprothese implantiert (*rechts unten*). Anhand der Messung kann überprüft werden, ob die Länge der Revisionsschäfte ausreicht, um eine Verankerungsstrecke von mindestens 5 cm in den intakten Diaphysen zu erzielen

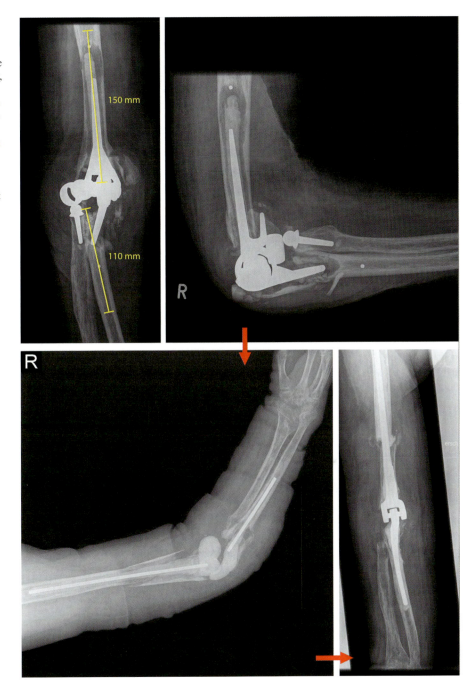

gigkeit von Indikation, Vorerkrankungen, Alter, den funktionellen Ansprüchen und der chirurgischen Erfahrung des Operateurs (Kelly et al. 2001; Little et al. 2005; Sanchez-Sotelo und Morrey 2011). Folgende Hauptdiagnosen müssen bei der Auswahl des Implantats berücksichtigt werden:

1. chronisch entzündliche Gelenkerkrankungen (rheumatoide Arthritis),
2. posttraumatische Arthrose,
3. komplexe distale Humerusfrakturen bei älteren Patienten,
4. Pseudarthrosen nach distalen Humerusfrakturen,
5. Ellbogensteife/Ankylose,

6. posttraumatische Zustände mit variablen Knochendefekten,
7. primäre Arthrose in hohem Lebensalter,
8. hämophile Arthropathien,
9. Rekonstruktion nach Tumorresektion.

Kontraindikationen
Chronische Infekte, ausgedehnte Defekte oder Lähmung der Muskulatur (insbesondere des Trizeps, z. B. nach mehrfachen Revisionen) und die fehlende Compliance des Patienten stellen relative Kontraindikationen dar.

Die fortgeschrittene Demenz erfordert evtl. besondere Vorkehrungen in der Nachbehandlung, z. B. eine spezielle Orthese, die präoperativ anzufertigen ist.

Revisionen
Leider bieten nur wenige Hersteller überlange Revisionsschäfte in verschiedener Dicke an, so dass insbesondere dann, wenn eine der Komponenten belassen werden kann, auf Sonderanfertigungen zurückgegriffen werden muss. Eine Dislokation oder der Verschleiß der Achse erfordert die rechtzeitige Anforderung des OP-Berichts und Überprüfung der Daten des Prothesentyps, um die richtige Größe und den Hersteller zu ermitteln.

Verwendung von Schablonen
Durch die zunehmende Verbreitung digitalisierter Röntgentechnik und Speicherung der Daten stehen normale Röntgenaufnahmen, auf denen unter Berücksichtigung des individuellen Vergrößerungsfaktors (s. Aufnahmetechnik mit Maßstab) eine Planung der Implantatgröße möglich ist, nur noch selten zur Verfügung.

Anhand der von den Herstellern herausgegebenen klassischen Schablonen lässt sich somit in der herkömmlichen Weise die Implantatgröße nur mit Ausdrucken in identischer Vergrößerung oder aber anhand elektronisch verfügbarer Schablonen (nicht von allen Herstellern verfügbar) bestimmen (Abb. 4.2).

Von den Herstellern lassen sich jedoch auch die Länge und der Durchmesser der Implantate erfragen, so dass mit kalibrierter Messtechnik die korrespondierende Größe des Markraums meist vorher bestimmt werden kann.

Insbesondere bei der rheumatoiden Arthritis finden sich oftmals auch bei sehr kleinen Individuen sehr weite Markräume bei gleichzeitig „papierdünner" Kortikalis.

Bei posttraumatischer Destruktion bei jüngeren Patienten mit engen Markräumen und dicker Kortikalis kann dagegen die Verwendung anatomiegerechter Komponenten mit S-förmig gekrümmten Schäften (z. B. Coonrad-Morrey, Latitude) Probleme bereiten. Die präoperative Planung gibt für den Operator wertvolle Hinweise darauf, ob evtl. eine distale Osteotomie erforderlich ist.

Zementiertechnik
Wegen den oft sehr engen Markräumen der Knochen an der oberen Extremität sind besondere Vorkehrungen erforderlich, wenn keine zementfreie Verankerung angestrebt wird. Am besten eignet sich dafür unserer Erfahrung nach die Verwendung von dünnflüssigem, vorkomprimiertem PMMA-Kunststoff mit Refobacin-Beimischung, der in Vakuummischtechnik zubereitet wird und über eine manuell betätigte Spritzpistole eingebracht wird. Der Ausguss der Markraumhöhle mit dünnflüssigem Zement optimiert die Verankerung der Komponenten (Faber et al. 1997). Niedervisköser Zement kann jedoch, je nach Lagerung (s. unten), leichter an der Eintrittspforte oder an Defekten der Markhöhle austreten.

Die Verwendung eines möglichst resorbierbaren Zement-Stoppers (für den Revisionsfall!) ist obligat.

4.2.2 Patientenaufklärung

Die Patientenaufklärung sollte mindestens 24 h vor dem geplanten Eingriff durchgeführt werden. Es gilt die Grundsätze einer ruhigen und vertrauensvollen Atmosphäre zu wahren. Die möglichen Komplikationen, über die der Patient im Hinblick auf eine Ellbogenprothese aufgeklärt werden muss, sind insbesondere die frühzeitige Lockerung, das Implantatversagen, die Schädigung des N. ulnaris, der Polyethylenabrieb, eine verminderte Belastbarkeit des Ellbogens, Infektionen, Dislokationen und periprothetische Frakturen. Die Komplikationen müssen in Abhängigkeit vom Ausgangsbefund besprochen werden.

Anspruch und Belastbarkeit
Die chirurgischen Techniken und das Implantatdesign haben sich stetig verbessert. Während in den 1980er

4 Operationsvorbereitung

Abb. 4.2 Planung der Prothesengröße (Modell Latitude, Fa. Tornier) bei einer Rheumapatientin mit fortgeschrittener Gelenkdestruktion anhand von Planungsschablonen. *Links* sind die antero-posteriore und die seitliche präoperative Aufnahme mit aufgelegten Schablonen abgebildet, *rechts* das jeweils korrespondierende postoperative Resultat nach Einbau der ungekoppelten Variante

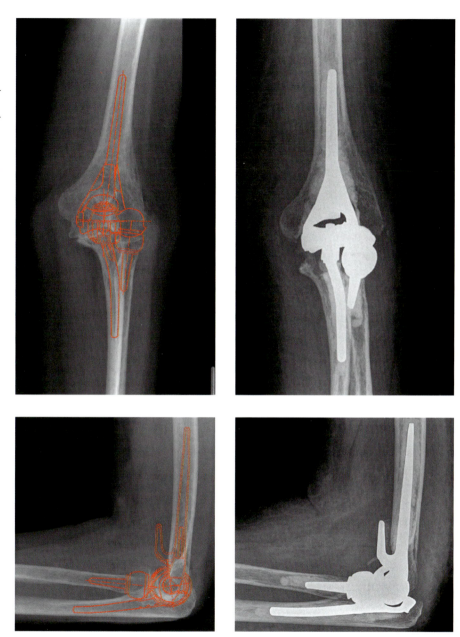

und 1990er Jahren Komplikationsraten bis zu 45 % angegeben wurden (Gschwend et al. 1996; Kelly et al. 2001), zeigen aktuellere Daten günstigere Verläufe. Eine Übersichtsarbeit, die 74 Studien im Zeitraum von 1993–2009 zusammenfasst, beschreibt die allgemeine Komplikationsrate mit 24,3 % (95 % Konfidenzintervall = 20–29 %; Voloshin et al. 2011). Zu den drei hauptsächlichen Komplikationen zählen Lockerung, Instabilität und Infektion, woran sich trotz Abnahme der Häufigkeit nichts verändert hat. Revisionsgründe werden wie folgt beschrieben: aseptische Lockerung (gekoppelte Prothese = 13,7 %; ungekoppelte Prothese = 10,1 %), Dislokation/Subluxation 4,7 %, tiefe Infektionen 3,3 %, intraoperative Frakturen 3,0 %, Materialbruch 2,9 %, N.-ulnaris-Komplikationen 2,9 %, verzögerte Wundheilung 2,5 %, postoperative Frakturen 2,4 %, M.-triceps-Schwäche 2,4 %, Kopplungsbüchsenabrieb 2,3 %, Demontage der Komponenten 2,3 % (Voloshin et al. 2011).

Über diese Probleme muss der Patient aufgeklärt werden. Er muss besonders auf die geringere Belastbarkeit des Ellbogens hingewiesen werden. Je nach Institution und empirischen Erfahrungen des Chirurgen werden repetitive Belastungen über 2 kg Gewicht an der Hand nicht empfohlen. Eine berufliche Tätigkeit, die mit körperlicher Arbeit einhergeht, ist in der Regel nicht mehr sinnvoll möglich.

Implantatversagen

Bei einem Vergleich gekoppelter und ungekoppelter Prothesen konnte kein klinischer Unterschied hinsichtlich der Lockerungsrate beobachtet werden ($5,2\pm4,5\%$ vs. $5,2\pm3,8\%$; Voloshin et al. 2011). Wenn zusätzlich radiologische Kriterien (>1 mm Saumbildung um den Schaft, Dislokation) zur Definition einer Lockerung herangezogen wurden, so zeigten gekoppelte Prothesen eine signifikant ($p<0,05$) größere Lockerungsrate ($13,7\%\pm6,8\%$) als ungekoppelte Prothesen ($10,1\pm4,8\%$; Voloshin et al. 2011). Subluxation und Dislokation treten dagegen bei ungekoppelten Modellen häufiger auf (4,9% vs. 1,4%), doch versagt dort die Kopplungsbüchse in 4,0% der Fälle, woraufhin immer eine Revisionsoperation nötig wird. Insgesamt werden Komplikationen in 25,9% für gekoppelte und 27,2% für ungekoppelte Modelle berichtet, was allerdings keinen signifikanten Unterschied darstellt (Voloshin et al. 2011). Abbildung 4.1 zeigt einen Fall mit erheblich ausgelockerter Prothese bereits 1 Jahr nach der Implantation. Nebenbefundlich lagen bei diesem Patienten eine multiple Sklerose sowie ein myelodyplastisches Syndrom vor.

Zugangsmorbidität

Gerade am Ellbogen sind die Wahl des operativen Zugangs sowie ein achtsames Weichteilmanagement für ein gutes Resultat von entscheidender Bedeutung. Dies gilt vor allem in Bezug auf den N. ulnaris, der während der Exposition und bei Manipulationen in Gefahr ist. Auch die Temperaturentwicklung bei der Zementierung und Druckschäden durch postoperative Hämatome sowie Weichteilschwellungen bergen potentielle Risiken. Insgesamt werden in 2,9% Neuropathien des N. ulnaris beschrieben (Voloshin et al. 2011). Manche Autoren empfehlen daher die standardmäßige Transposition des N. ulnaris während der Exposition. Eine Verringerung der Komplikationsrate konnte dadurch aber nicht beobachtet werden (Voloshin et al. 2011).

Nachteile einer Ulnarisverlagerung sind die Verletzung der neuralen Blutversorgung sowie mechanische Schäden während einer Transposition. Eine postoperative Schwächung des Trizeps stellt eine Komplikation für jeden der posterioren Zugänge dar und wird zwischen 2 und 8% angegeben (Kim et al. 2011). Die Inzidenz einer kompletten postoperativen Ruptur des Muskels liegt unter 2% (Morrey und Adams 1992). Die Hauptfunktionen des Trizeps bestehen sowohl in der Streckung des Ellbogens, der ausschließlich auf dessen Funktion angewiesen ist, als auch im Schutz des nur sehr dünn mit Weichteilen bedeckten Gelenkes. Der ausreichende Erhalt des Streckapparats kann Wundkomplikationen und die Infektionshäufigkeit senken (Pierce und Herndon 1998). Es wurden daher zahlreiche Zugänge unter Berücksichtigung dieser Funktionen beschrieben. Typischerweise wird eine gerade oder gekrümmte dorsale Inzision verwendet. Das weitere Handling des Trizeps unterscheidet sich jedoch wesentlich (Rajeev 2009). Prinzipiell kann der Muskel abgehoben, gespalten oder durch Präparation geschont werden. Das Abheben des Trizeps per Olekranonosteotomie kann eine hohe Komplikationsrate bis zu 30% aufweisen und erfordert eine längere Immobilisation (Bryan und Morrey 1982). Die Teilung des Muskels kommt insbesondere in der Revisionschirurgie zum Einsatz (Athwal und Morrey 2006). Es sollte daher auch auf eine mögliche Ruptur des Trizeps, die in der Regel einen erneuten Eingriff erfordert, aufmerksam gemacht werden. Ein Hinweis darauf, dass der postoperativ erzielte Gewinn an Beweglichkeit im weiteren Verlauf, insbesondere bezüglich eines Streckdefizits, wieder verloren gehen kann, erscheint angebracht.

Infekt

Die Infektionsrate bei Ellbogenprothesen wurde von 1986–1992 mit 9% angegeben und war damit größer als für jeden anderen Gelenkersatz (Gschwend et al. 1996). Dies mag verschiedene Ursachen haben: Am Ellbogen besteht nur ein geringer Weichteilmantel, der nach vorausgegangenen Eingriffen erheblich in Mitleidenschaft gezogen sein kann. Patienten mit fortgeschrittener rheumatischer Erkrankung sind zudem oft mit Immunsuppressiva vorbehandelt. Aktuelle Literaturdaten der Jahre 1993–2009 zeigen jedoch eine Verringerung der Infektionsrate auf $3,3\%\pm2,9\%$ (Voloshin et al. 2011). Die Ursachen mögen in der besseren OP-Technik, der Wahl des operativen Zugangs, einer verkürzten Blutsperrenzeit, konsequenterer postoperativer Immobilisation sowie in der Verwendung antibiotikabeladenen Zements liegen.

4.2.3 Medikamentöse Infektprophylaxe

Untersuchungen zur geeigneten Infektionsprophylaxe bei Ellbogenprothesen sind in der Literatur nicht hinreichend zugänglich. Aufgrund des erhöhten Infektionsrisikos im Vergleich zu Knie- und Hüftendoprothesen gebietet es aber besonderer Vorsicht bei der Wahl des Antibiotikaregimes. Die 4-malige, perioperative systemische Antibiotikagabe in Kombination mit einem antibiotikahaltigen Zement für die Implantatverankerung stellt aus unserer Sicht die Basis dar. Bei Hüftprothesen ergibt eine kombinierte Gabe eine 1,8fache Verbesserung (Engesaeter et al. 2003). Die 4-malige Antibiotikagabe (Cepahlosporine und Penicilline) am Operationstag soll der 1- bis 3-maligen Gabe überlegen sein (Engesaeter et al. 2003). Beide Wirkstoffe werden auch in der Ellbogenendoprothetik als Mittel der 1. Wahl empfohlen. Der zunehmend häufige Nachweis von Infektionen an der oberen Extremität mit Saprophyten (z. B. Corynebakterien und Propioni-Spezies) hat an unserer Klinik dagegen zu einer Umstellung der Prophylaxe auf ein Kombinationspräparat, Sultamicillin (Unacid®), geführt. Da entsprechende Daten zur Infektprophylaxe in der Literatur fehlen, empfehlen wir analog zur Schulterendoprothetik die 4-malige Gabe von Sultamicillin (Unacid®) am OP-Tag und je nach Morbidität und Risikofaktoren, (z. B. Einnahme von Immunsuppressiva, Diabetes mellitus, hohes Patientenalter, Voroperationen oder schlechte Hautverhältnisse), die Fortführung dieser Therapie für insgesamt 2 Wochen. Nach Beendigung der Hospitalisation und bei reizlosen Wundverhältnissen kann zur Entlassung auf die perorale Gabe von 2-mal 375-750 mg Sultamicillin umgestellt werden. Es sollten in jedem Fall engmaschige Wundkontrollen und laborchemische Infektparameter in der Nachbehandlung erhoben werden. Intraoperativ sollte eine jodhaltige Inzisionsfolie verwendet werden, die vor dem Hautschnitt über die Extremität geklebt wird. Eine Rasur sollte erst kurz vor Einschleusen in den Operationssaal erfolgen.

4.3 Operationsvorbereitung

4.3.1 Anästhesie

Die anästhesiologische Vorbereitung muss zeitgerecht erfolgen: Die Anlage eines ultraschallgezielten infraklavikulären oder axilliaren Schmerzkatheters erfolgt präoperativ am wachen Patienten und erfordert ca. 30min Zeit. Die Lagerung in Seitenlagerung ist deutlich aufwändiger als bei Eingriffen in Rückenlage. Es sollten daher genügend Helfer zur Lagerung und eine ausreichende Vorbereitungszeit einkalkuliert werden. Patienten mit besonders schweren kardiovaskulären oder pulmonalen Vorerkrankungen sollten bereits bei der Indikationsstellung einem Anästhesisten vorgestellt werden, um Voruntersuchungen oder Befunde rechtzeitig anzufordern.

Bewegungseinschränkungen sind zu dokumentieren, da sie bei der Durchführung der Anästhesie (Intubation) und der Lagerung zu berücksichtigen sind. Besonders bei rheumatischen Erkrankungen ist gehäuft mit Intubationsschwierigkeiten zu rechnen, da oft eine Einschränkung der Kopfreklination (z. B. atlanto-occipitale Instabilität) und der Mundöffnung (rheumatische Kiefergelenksdestruktion) auftritt. Bei Gefährdung der Halswirbelsäule durch den Intubationsvorgang ist auch über alternative Vorgehensweisen wie die primär fiberoptische Wachintubation aufzuklären. Werden neurologische Ausfälle im Versorgungsgebiet einer geplanten peripheren Nervenblockade beschrieben, ist aus forensischen Gründen eine exakte Befunderhebung und Dokumentation, möglichst durch ein neurologisches Konsil, vor der Narkose durchzuführen. Bei Voroperationen sollte anhand des damaligen OP-Berichts die Frage geklärt werden, ob eine Transposition des N. ulnaris durchgeführt wurde. Vor dem Eingriff kann dann am wachen Patienten durch lokale Palpation (Auslösen des Hofmann-Tinel-Zeichens im Verlauf des transponierten Nervens) der erwartete Verlauf überprüft werden. Zusätzlich kann der Verlauf des Nerven per Ultraschall dargestellt werden.

Narkoseverfahren
Bei Ellbogenoperationen können die alleinige Regionalanästhesie, die Allgemeinanästhesie, vor allem aber die Kombination beider Verfahren eingesetzt werden. Es gelten die internationalen Standards der Narkoseführung analog zu allen anderen orthopädischen Eingriffen. Die für die Ellbogenchirurgie notwendige

Lagerung erfordert von allen Beteiligten im OP besondere Aufmerksamkeit, um eine Dislokation des Atemwegs (Tubus/ Larynxmaske) bei Manipulation am Patienten zu vermeiden. Die Sicherung der Atemwege ist unter anderem von der gewählten Patientenlagerung abhängig. Wenn der Kopf des Patienten abgedeckt und der Zugang zum Atemweg für den Anästhesisten problematisch ist, bietet die endotracheale Intubation immer die größtmögliche Patientensicherheit. Kurze Eingriffe (<2h) in Rückenlage sind gegebenenfalls auch in Larynxmaskennarkose möglich. Dabei ist in jedem Fall auf eine adäquate Lagerung der Halswirbelsäule zu achten. Liegen die Augen des Patienten im Aktionsfeld des Chirurgen unter den Tüchern, müssen diese mit Augengel und Uhrglasverbänden vor unbeabsichtigter Verletzung geschützt werden.

Infraklavikuläre Blockade des Plexus brachialis (VIP)

Die Schmerzen nach operativen Eingriffen am Ellbogen können eine erhebliche Intensität annehmen. Die alleinige Gabe von Opioiden und nichtsteroidalen Antiphlogistika sind daher meist nicht ausreichend und nebenwirkungsreich. „State of the art" ist hier die Regionalanästhesie – neuerdings ultraschallgezielt – an verschiedenen Stellen des Plexus brachialis, die eine komplette Schmerzausschaltung und den weitgehenden Verzicht auf Opiate ermöglicht. Weitere Vorteile liegen in der Möglichkeit einer frühzeitigen und schmerzfreien Mobilisation. Die gezielte Blockade von afferenten Nervenfasern kann in der Ellbogenchirurgie zu einer kompletten Schmerzfreiheit führen und den völligen Verzicht von Opiaten ermöglichen.. Neben axillärem und supraklavikulärem Zugang zum Plexus brachialis hat sich in der Ellenbogenchirurgie die „vertikale infraklavikuläre Plexusanästhesie" (VIP) bewährt (Kilka et al. 1995).

Unter Zuhilfenahme hochauflösender Ultraschallgeräte können die verschiedenen Blockaden schneller, schonender und vor allem sicherer durchgeführt werden (Marhofer et al. 2005), weshalb diese Technik in unserer Einrichtung ausschließlich zu Einsatz kommt. Alle Verfahren haben spezifische Vor- und Nachteile: Der infraklavikuläre Zugang ermöglicht die Blockade aller Faszikel auf anatomisch engem Raum. Hierdurch erklärt sich seine profunde und ausgedehnte Blockadeausbreitung an der gesamten oberen Extremität distal des Schultergelenks. Durch Abduktion des Armes um 90° können ideale Schall- und somit Blockadebedingungen geschaffen werden (Abb. 4.3). Weiterhin kann

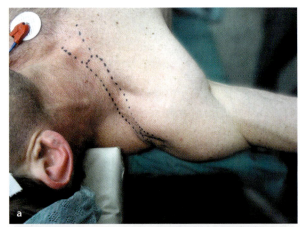
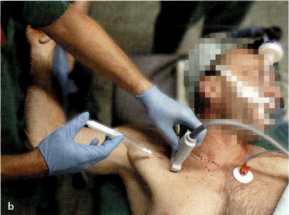

Abb. 4.3 Lokalisation der Punktionsstelle bei infraklavikulärer Armplexusblockade. Der Arm wird abduziert und außenrotiert. Dadurch entstehen gute Schallbedingungen und das Risiko einer akzidentellen Pleurapunktion wird verringert. Der Verlauf der Klavikula ist am Patienten markiert (**a**). Die flankierende Verwendung eines hochauflösenden Ultraschallgeräts zur Kontrolle der Punktion ist an unserer Klinik obligat (**b**). Die Punktion und Kathetereinlage erfolgt unter sterilen Bedingungen (nicht abgebildet)

auf diese Weise sehr weit lateral punktiert und somit das Pneumothoraxrisiko durch akzidentielle Pleurapunktion minimiert werden. Als innere Landmarke dient hier die A. subclavia, um die sich die Plexusfaszikel gruppieren. Die supraklavikuläre Blockade weist eine ähnlich gute analgetische Ausbreitung auf, wird aber aufgrund der unmittelbaren Nähe zur Pleura und der beengten Schallbedingungen, gerade im Hinblick auf Katheteranlagen, zurückhaltend eingesetzt. Axilläre Armplexusblockaden sind ebenfalls sehr gut möglich und bieten die höchste Patientensicherheit, da große Gefäße und die Pleura weit entfernt sind. Der Plexus brachialis teilt sich jedoch in der Axilla bereits in die terminalen Nerven, die vor allem bei Kathe-

4 Operationsvorbereitung

tertechniken nicht immer zu gleichen Teilen vom Lokalanästhetikum erreicht werden. So kann die analgetische Wirkung der axillären Armplexusblockade bei weiter proximal gelegenem chirurgischem Zugang versagen, da die Ausbreitung der Blockade oftmals nicht das gleiche Ausmaß aufweist wie bei den beiden erstgenannten Techniken.

Medikamente
Für die Durchführung der Plexusblockade empfiehlt sich die Kombination mittellang und lang wirksamer Lokalanästhetika (LA), da so die Dosis und das Nebenwirkungsspektrum reduziert werden können. Für eine „Single-shot"-Blockade werden in aller Regel 20–50 ml LA injiziert. Eine intravasale Applikation ist strengstens zu vermeiden. Da auf Normalstation häufig kein Vitalparametermonitoring zum Einsatz kommt, sollte möglichst auf Substanzen mit günstigem Risikoprofil (Ropivacain) zugegriffen werden. Die Maximaldosierungen der einzelnen Substanzen sind in jedem Fall zu respektieren.

Bei der Verwendung von patientenkontrollierten Schmerzpumpen („patient-controlled analgesia", PCA) müssen Basalrate, Bolusgröße und Sperrintervall standardisiert festgelegt werden. Die Vorhaltung eines Akutschmerzdienstes mit regelmäßigen Schmerzvisiten ist für Katheterverfahren unabdingbar.

Die Dauer des Maximalschmerzes ist individuell sehr unterschiedlich, erstreckt sich aber bei einem Großteil der Patienten erfahrungsgemäß auf 2–5 Tage, so dass sich für diese Zeit die Schmerztherapie via Schmerzkatheter empfiehlt. Flankierend hat sich die Gabe von NSAR etabliert. Neben der guten analgetischen Wirkung werden diese auch zur Prävention heterotoper Ossifikationen empfohlen (Berg und Ciullo 1995). Zur Messung des Schmerzverlaufs hat sich die visuelle Analogskala (VAS) etabliert. Sie ist ausreichend validiert und als verlässliches und sensitives Instrument zur Erfassung des postoperativen Schmerzes einsetzbar (Gallagher et al. 2001). Die Anwendung ist einfach und es zeigt sich eine hohe Korrelation zwischen der Schmerzeinschätzung des Patienten und des Therapeuten (Salo et al. 2003). Leitlinien zur postoperativen Schmerztherapie empfehlen den Beginn einer Therapie bei einem VAS-Wert von 3 (0 = kein Schmerz, 10 = der am stärksten vorstellbare Schmerz).

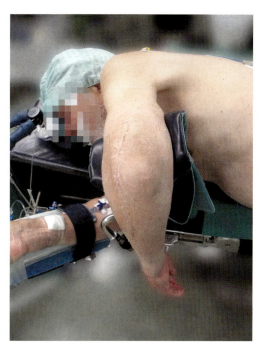

Abb. 4.4 Seitenlage des Patienten mit Auslagerung des Arms in 90° Flexion auf einem Armhalter mit zusätzlich unterlegter Gelmatte. Es ist unbedingt eine sorgfältige und ausreichende Polsterung vorzunehmen, um Druckschäden zu vermeiden

4.3.2 Operative Lagerung und Zugang

Zugang
Der Zugang zum Ellbogengelenk erfolgt in der Regel von dorsal, um die großen, ventral gelegenen neurovaskulären Strukturen zu umgehen. Von dorsal gelingt eine gute Exposition des distalen Humerus sowohl für Osteosynthesen nach Frakturen als auch für die Implantation von Endoprothesen. Die zwei wesentlichen Gefahren beim Zugang zum Gelenk sind die Verletzung des N. ulnaris und eine Schwächung des M. triceps.

Lagerung
Der Patient wird je nach operativem Zugang in Rücken- oder in Seitenlage gelagert. Die Seitenlage wird an unserer Klink bevorzugt eingesetzt. Der Oberarm wird auf einer Armstütze gelagert, der Unterarm hängt dabei am 90° flektierten Ellbogen (Abb. 4.4). Es ist auf eine sorgfältige Polsterung, idealerweise mit Gelkissen, des Oberarms und der Axilla zu achten. Hüfte und Thorax müssen ebenfalls gut abgestützt und

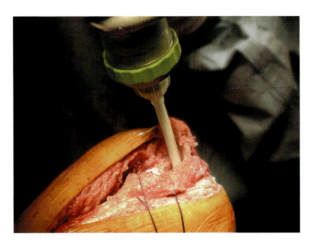

Abb. 4.5 Zementierung der Schäfte mit Flüssigzement aus der Pistole nach Vakuumanmischung. Wegen der engen Markräume ist eine dünne Pistolenkanüle notwendig, die eine niedrige Zementviskosität verlangt. In Seitenlage und bei günstiger Positionierung des Ellbogens fließt der Zement in die Markraumhöhle und füllt diese optimal aus. Es besteht bei Kortikalisdefekten jedoch die Gefahr des Zementaustritts aus dem Markraum in die Weichteile

gepolstert werden um Druckschäden zu vermeiden. Eine sterile Blutsperre wird empfohlen, da diese bei Erweiterung des Zugangs nach proximal intraoperativ versetzt werden kann. Zudem lässt sich das Tourniquet intraoperativ leichter auf korrekten Sitz prüfen und ggf. verstellen. Die Seitenlagerung bietet einen hervorragenden Zugang zum Gelenk. Die korrekte Ausrichtung des Gelenks wird durch die Schwerkraft unterstützt, da der flektierte Unterarm automatisch in die gewünschte Position fällt. Diese anatomische Positionierung unterstützt den Operateur bei der Erfassung der korrekten Weichteilspannung. Die Applikation des flüssigen Zements wird in Seitenlage begünstigt, da die Schäfte von Humerus und Ulna leicht derart positioniert werden können, dass der Zement nicht aus der Markraumhöhle heraus fließt (Abb. 4.5). Die Seitenlagerung bietet insbesondere bei Revisionen nach fehlgeschlagener Frakturbehandlung und destruierten Epikondylen Vorteile bei der Orientierung des humeralen Schafts und damit Schutz vor groben Rotationsfehlern.

Bei Verwendung eines lateralen Zugangs nach Kocher, eines posterolateralen oder medialen Zugangs wird der Patient in Rückenlage mit dem Ellbogen auf einem Armtisch gelagert. Alternativ kann bei lateralen und posterolateralen Zugängen der Arm auf der Brust des Patienten in Flexion abgelegt werden (Celli 2008).

Wir bevorzugen zur weiteren Abdeckung unter dem Aspekt einer Senkung des Infektionsrisikos die Verwendung von Einmal-Sets mit Klebestreifen und eine Jod-imprägnierte Inzisions-Folie, auch wenn dieses Vorgehen weniger kostengünstig ist als die Abdeckung mittels wiederverwendbarer OP-Tücher.

Literatur

Allieu Y, Meyer zu Reckendorf G et al (1998) Long-term results of unconstrained Roper-Tuke total elbow arthroplasty in patients with rheumatoid arthritis. J Shoulder Elbow Surg 7:560–564

Athwal GS, Morrey BF (2006) Revision total elbow arthroplasty for prosthetic fractures. J Bone Joint Surg Am 88:2017–2026

Berg EE, Ciullo JV (1995) Heterotopic ossification after acromioplasty and distal clavicle resection. J Shoulder Elbow Surg 4:188–193

Brownhill JR, King GJ et al (2007) Morphologic analysis of the distal humerus with special interest in elbow implant sizing and alignment. J Shoulder Elbow Surg 16 (Suppl 3):126–132

Bryan RS, Morrey BF (1982) Extensive posterior exposure of the elbow. A triceps-sparing approach. Clin Orthop Relat Res 166:188–192

Cave EF (1965) Sir Robert Jones lecture. Twins (extra) ordinary: the knee and the elbow. Bull Hosp Joint Dis 26:127–140

Celli AC, Celli L, Morrey BF (2008) Treatment of elbow lesions. Springer, Berlin, S 39–59

Cobb TK, Morrey BF (1997) Total elbow arthroplasty as primary treatment for distal humeral fractures in elderly patients. J Bone Joint Surg Am 79:826–832

Engesaeter LB, Lie SA et al (2003) Antibiotic prophylaxis in total hip arthroplasty: effects of antibiotic prophylaxis systemically and in bone cement on the revision rate of 22,170 primary hip replacements followed 0–14 years in the Norwegian Arthroplasty Register. Acta Orthop Scand 74:644–651

Faber KJ, Cordy ME et al (1997) Advanced cement technique improves fixation in elbow arthroplasty. Clin Orthop Relat Res 334:150–156

Gallagher EJ, Liebman M et al (2001) Prospective validation of clinically important changes in pain severity measured on a visual analog scale. Ann Emerg Med 38:633–638

Gschwend N, Simmen BR et al (1996) Late complications in elbow arthroplasty. J Shoulder Elbow Surg 5:86–96

Kelly EW, Morrey BF et al (2001) Complications of elbow arthroscopy. J Bone Joint Surg Am 83:25–34

Kilka HG, Geiger P et al (1995) Infraclavicular vertical brachial plexus blockade. A new method for anesthesia of the upper extremity. An anatomical and clinical study. Anaesthesist 44:339–344

Kim JM, Mudgal CS et al (2011) Complications of total elbow arthroplasty. J Am Acad Orthop Surg 19:328–339

Kudo H, Iwano K et al (1999) Total elbow arthroplasty with use of a nonconstrained humeral component inserted without cement in patients who have rheumatoid arthritis. J Bone Joint Surg Am 81:1268–1280

Little CP, Graham AJ et al (2005) Total elbow arthroplasty: a systematic review of the literature in the English language until the end of 2003. J Bone Joint Surg Br 87:437–444

Marhofer P, Greher M et al (2005) Ultrasound guidance in regional anaesthesia. Br J Anaesth 94:7–17

Morrey BF, Adams RA (1992) Semiconstrained arthroplasty for the treatment of rheumatoid arthritis of the elbow. J Bone Joint Surg Am 74:479–490

Murphy MS (2002) Management of inflammatory arthritis around the elbow. Hand Clin 18:161–168

O'Driscoll SW (1993) Elbow arthritis: treatment options. J Am Acad Orthop Surg 1:106–116

Pierce TD, Herndon JH (1998) The triceps preserving approach to total elbow arthroplasty. Clin Orthop Relat Res 354:144–152

Rajeev P (2009) A posterior approach to the elbow joint based on the blood supply to the triceps muscle. Eur J Orthop Surg Traumatol 19:467–472

Salo D, Eget D et al (2003) Can patients accurately read a visual analog pain scale? Am J Emerg Med 21:515–519

Sanchez-Sotelo J, Morrey BF (2011) Total elbow arthroplasty. J Am Acad Orthop Surg 19:121–125

van der Lugt JC, Geskus RB et al (2004) Primary Souter-Strathclyde total elbow prosthesis in rheumatoid arthritis. J Bone Joint Surg Am 86:465–473

Voloshin I, Schippert DW et al (2011) Complications of total elbow replacement: a systematic review. J Shoulder Elbow Surg 20:158–168

Willems K, De Smet L (2004) The Kudo total elbow arthroplasty in patients with rheumatoid arthritis. J Shoulder Elbow Surg 13:542–547

Operationstechnik

Gunnar Jensen, Christoph Katthagen, Helmut Lill, Andreas Niemeier, Wolfgang Rüther, Roger Scholz, Beat R. Simmen, Heiner Thabe und Christine Voigt

5.1 Zugänge

A. Niemeier, W. Rüther

5.1.1 Vorbemerkung

Die Wahl eines operativen Zugangsweges zum Ellenbogengelenk ist abhängig von der spezifischen Indikation und den Therapiezielen im Einzelfall. Operative Standardzugänge von lateral, medial, anterior und posterior wurden eingehend beschrieben, ebenso wie zahlreiche Modifikationen und Erweiterungen dieser Standardzugänge.

Während sich über anteriore, laterale und mediale Zugangswege jeweils nur Anteile des Ellenbogengelenks erreichen lassen, hat man über posteriore Hautinzisionen am Ellenbogengelenk die Möglichkeit, fast jede tiefe Struktur des Ellenbogengelenks für fast jede Indikation, und damit auch insbesondere für ausgedehnte Eingriffe wie den endoprothetischen Gelenkersatz, zu erreichen.

Zur Implantation von Ellenbogengelenksendoprothesen, ob als nichtgekoppelter Oberflächenersatz oder als gekoppelte Prothese, haben sich posteriore, posteromediale und posterolaterale Zugangswege bewährt und durchgesetzt. Der posterolaterale Zugang kann als Erweiterung des eigentlich lateralen Zugangsweges angesehen werden, der primär – in der nicht erweiterten Variante – geeignet ist, das Radiusköpfchen, den lateralen Bandapparat und die Kapsel freizulegen.

Zwei anatomische Strukturen sind für alle posterioren Zugangswege zum Ellenbogen von grundlegender Bedeutung und bergen bei diesen Zugängen bei nicht sachgerechter Berücksichtigung ein großes Komplikationspotential: M. triceps und N. ulnaris. Der N. ulnaris sollte ausnahmslos aufgesucht und ggf. freigelegt sowie angeschlungen werden, damit er während der gesamten Operation bewusst geschont werden kann. Die Inzision der Trizepsaponeurose und die Ablösung der Trizepssehne am Olekranon bergen die Gefahr der postoperativen Trizepsinzuffizienz infolge Verlängerung oder Kontinuitätsverlust des Extensionsmechanismus. Diese Gefahr hat zur Entwicklung verschiedener posteriorer Zugangsdetails geführt, die den Umgang mit der Trizepssehne variieren. Sie weisen nicht unerhebliche Unterschiede bezüglich der Übersicht über die dorsalen Gelenkstrukturen und der Manipulationsoptionen zur Prothesenimplantation auf. Man sollte die Unterschiede im Detail kennen. Es ist dem Operateur überlassen, die Vor- und Nachteile der Varianten für den Einzelfall abzuwägen. Die gängigen Varianten beinhalten:

- Durchtrennung des Streckapparates in Höhe der Trizepsaponeurose,
- Längsinzision der Trizepssehne (Campbell),
- Längsinzision der Trizepssehne und Ablösung der medialen und lateralen Trizepsinsertion vom Olekranon im Verbund mit Knochenschuppen (Gschwend),
- Ablösung des Streckapparats am Olekranon und Mobilisierung des Trizeps in voller Kontinuität des Streckapparats (Bryan-Morrey). Man unterscheidet die Präparation von medial nach lateral oder von lateral nach medial.

Es sind weitere Varianten zur Trizepsmobilisierung beschrieben worden, z. B. bilateral paratrizipital unter Schonung des Ansatzes am Olekranon (Alonso-Llames 1972), eine Kombination von Trizepslängsinzision und Mobilisierung der Olekranoninsertion unter Erhalt des Weichgewebeverbundes des medialen Viertels und der lateralen Dreiviertel (Shahane und Stanley 1999), mit Erhalt der Unterarmfaszie über der Ulnakante (Joshi et al. 1999) oder trizepserhaltende Mobilisierung unter Belassen des Ansatzes am Olekranon (Pierce und Herndon 1998; Prokopis und Weiland 2008) und andere mehr.

Die verschiedenen Möglichkeiten der Trizepsmobilisierung kommen dabei sowohl bei posterioren, posteromedialen und posterolateralen Zugängen zur Anwendung. Posteriore Zugänge mit Olekranonosteotomie, wie sie z. B. zur Frakturversorgung hilfreich sein können, sind für die Endoprothetik nicht empfohlen, da zur Prothesenverankerung eine intakte proximale Ulna sehr vorteilhaft ist.

Es werden im Folgenden die für die Endoprothetik des Ellenbogens gebräuchlichen Zugangswege mit ausgesuchten Modifikationen beschrieben:

- *Posterior:* mit Inzision der Trizepssehne
  - longitudinale Spaltung nach Campbell,
  - V-förmige Inzision nach Van Gorder,
  - Modifikation mit Knochenschuppen vom Olekranon nach Gschwend.
- *Posteromedial:* durch Trizepsmobilisierung im vollständigen Verbund
  - Mayo-Zugang nach Bryan und Morrey,
  - Modifikation mit Osteo-Anconeus-Flap nach Wolfe und Ranawat.
- *Posterolateral:* durch Trizepsmobilisierung im vollständigen Verbund
  - als erweiterter Kocher-Zugang modifiziert nach dem Mayo-Prinzip von Bryan und Morrey.

Detaillierte Beschreibungen und weitere Variationen mit ihren spezifischen Indikationen sowie Vor- und Nachteilen finden sich in der Literatur, z. B. bei Morrey (1994) und Cheung und Steinmann (2009).

5.1.2 Posteriorer Zugang zum Ellenbogengelenk mit Inzision der Trizepssehne

Indikationen

Indikationen sind die Implantation von Ellenbogenprothesen. Der Zugang ist auch geeignet für die Osteosynthese distaler Humerusfrakturen (auch in Kombination mit der hier nicht dargestellten Olekranonosteotomie), Olekranonfrakturen, Trizepssehnenrupturen, offene Reposition von Ellenbogenluxationen, Gelenkinfektionen, Synovialektomien, ulnohumerale Arthroplastiken u. a. m..

Hautschnitt

Die posterioren Zugänge zum Ellenbogen lassen sich im Prinzip über einen universalen zentral longitudinal verlaufenden Hautschnitt entwickeln. Nach Bedarf können von diesem Schnitt aus problemlos Hautlappen nach medial oder lateral um das Gelenk herum gebildet werden. Für den posterioren Zugang eignet sich die Seiten- und Bauchlage, nur mit Einschränkungen auch die Rückenlage. Der Ellenbogen muss über den gesamten natürlichen Bewegungsumfang frei zugänglich sein.

Die *anatomischen Landmarken* sind der Epicondylus medialis, der Epicondylus lateralis, die Olekranonspitze und der N. ulnaris, der in der Regel dorsal des Epicondylus medialis im tastbaren Kubitaltunnel verläuft.

5 Operationstechnik

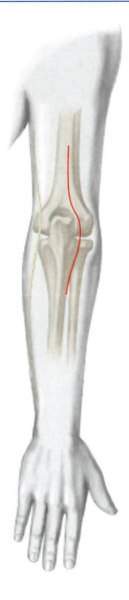

Abb. 5.1 Hautinzision zum posterioren Zugang. Die Inzision verläuft von 5–10 cm proximal des Olekranons dorsal in der Mittellinie leicht geschwungen knapp lateral der Olekranonspitze bis etwa 5–10 cm nach distal zum lateralen Rand der dorsalen Ulnakante. Der Schnitt kann auch medial um das Olekranon geführt werden. Alternativ kann der Schnitt als gerade Längsinzison knapp lateral oder medial des Olekranons gelegt werden. Bei medialer Schnittführung ist die subkutane Lage des N. ulnaris zu beachten

Die Hautinzision beginnt etwa 5–10 cm proximal des Olekranons dorsal in der Mittellinie, und verläuft leicht geschwungen knapp lateral der Olekranonspitze weitere 5–10 cm nach distal zum lateralen Rand der subkutan palpablen dorsalen Ulnakante (Abb. 5.1). Der Schnitt kann auch medial um das Olekranon geführt werden, abhängig von der vorgesehenen Mobilisation der Trizepssehne. Der zentrale Schnitt über die Olekranonspitze sollte wegen Wundheilungsstörungen durch mechanische Belastung und störender Narbenbildung vermieden werden. Alternativ kann der Schnitt als gerade, nicht geschwungene Längsinzision knapp lateral oder medial des Olekranons gelegt werden. Bei medialer Schnittführung ist die subkutane Lage des N. ulnaris zu beachten. Aufgrund des periartikulären Verlaufs der Hautnerven ist bei der Längsinzision das Risiko für Parästhesien oder Neurinome geringer als bei lateral oder medial ausladenden Hautinzisionen (Dowdy et al. 1995). Nach Möglichkeit sollte die Schnittführung einer evtl. Voroperation nachvollzogen oder in den neuen Zugang einbezogen werden, denn durch das schmächtige Subkutangewebe ist die Gefahr von Hautnekrosen durch schmale Hautbrücken in dieser Region besonders groß.

Die Subkutis bleibt an den medialen und lateralen Hautlappen haften, die damit so dick wie möglich gehalten werden. Proximal stellt sich die Trizepsfaszie und -aponeurose und distal das Ulnaperiost und die Unterarmfaszie dar.

Ein potentieller Nachteil der langen posterioren Inzision ist die Ausbildung epifaszialer Hämatome oder Serome. Wunddrainagen, gleichmäßig komprimierende Verbände (voluminöser Watteverband) und konsequente postoperative Hochlagerung der Extremität helfen, diese Komplikationen zu vermeiden.

Darstellung des Nervus ulnaris

Der N. ulnaris lässt sich am besten am medialen Trizepsrand identifizieren. Eine schlanke Klemme wird zur scharfen Spaltung der Faszie und des fibrösen Dachs des Sulcus nervus ulnaris von proximal nach distal in den Sulcus eingeführt, um den Nerven bis zum Abgang des ersten motorischen Astes (zum M. flexor carpi ulnaris) zu exponieren. Die Begleitgefäße sind dabei zu schonen, sofern keine Transposition nach ventral geplant ist. Zur sicheren Protektion schlingt man den Nerven mit einem Gummizügel lose an (Abb. 5.2a, b).

In der Regel kann der N. ulnaris am Ende der Operation in seinem anatomischen Bett belassen werden, wenn eine fibröse Trennschicht zwischen Nerv und Gelenkkavum erhalten und eine mechanische Kompromittierung des Nerven bei der Prothesenbewegung sicher vermieden werden kann. Nur bei einer bereits präoperativ bestehenden Defizitsymptomatik (sensibel oder motorisch) ist der Nerv von vornherein zu transponieren. Der neurologische Status ist deshalb präoperativ unbedingt im Detail zu erheben. Einige Autoren empfehlen bei der Endoprothesenimplantation die routinemäßige Nerventransposition in eine subkutane Tasche ventral des Epicondylus medialis (s. unten und Kap. 6).

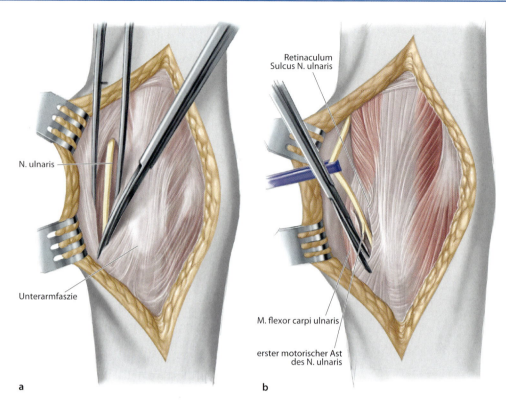

Abb. 5.2 Darstellung des Nervus ulnaris. Nach Spaltung der Unterarmfaszie lässt sich der N. ulnaris am sichersten proximal am medialen Trizepsrand identifizieren (**a**). Eine schlanke Klemme wird zur scharfen Spaltung der Faszie und des fibrösen Dachs des Sulcus nervus ulnaris von proximal nach distal in den Sulkus eingeführt, um den Nerven bis zum Abgang des ersten motorischen Astes zum M. flexor carpi ulnaris zu exponieren. Zur sicheren Protektion während der weiteren Operation schlingt man den Nerven mit einem Gummizügel lose an (**b**)

Präparation der Trizepssehne

Zur Eröffnung des Gelenks durch Spaltung des Trizeps bestehen verschiedene Optionen.

Längsspaltung der Trizepssehne (Campbell 1932)

Der M. triceps, die Trizepsaponeurose und -sehne werden bis etwa 10–12 cm proximal der Olekranonspitze freigelegt und bis 4–5 cm der proximalen Ulnafaszie verfolgt. Es folgt die median zentrierte Längsspaltung der Trizepssehne von proximal nach distal, beginnend in der Mitte der Sehne etwa 10 cm proximal der Olekranonspitze. Die im proximalen Bereich der Aponeurose anhaftende Muskulatur wird longitudinal gespreizt und der distale Humerus subperiostal freigelegt. Stumpfe Hohmannhebel jeweils proximal der Epikondylen retrahieren die Weichteilgewebe (Abb. 5.3a). Die median zentrierte Längsspaltung wird über das Olekranon hinweg fortgesetzt. Musculus anconeus auf der lateralen und M. flexor carpi ulnaris auf der medialen Seite werden subperiostal von der Ulna abgelöst, jeweils im Verbund mit der Unterarmfaszie und den Ausläufern der Trizepsinsertion. Die Gelenkkapsel wird in der gleichen Schnittführung oder T-förmig eröffnet (Abb. 5.3b).

Wundverschluss Die Muskel- und Sehnenschicht wird mit nichtresorbierbarem Nahtmaterial Seit-zu-Seit verschlossen. Situationsabhängig kann eine transossäre Sicherungsnaht am Olekranon sinnvoll sein.

Vorteile Der posteriore Zugang mit Längsspaltung der Trizepssehne bietet eine gute Übersicht zur TEP-Implantation. Die Gefäß- und Nervenversorgung der Trizepssehne werden bei medianer Längsspaltung nicht beeinträchtigt.

Nachteile Die Inzision der Trizepssehne per se kann als Nachteil angesehen werden. Insbesondere ist bei

5 Operationstechnik

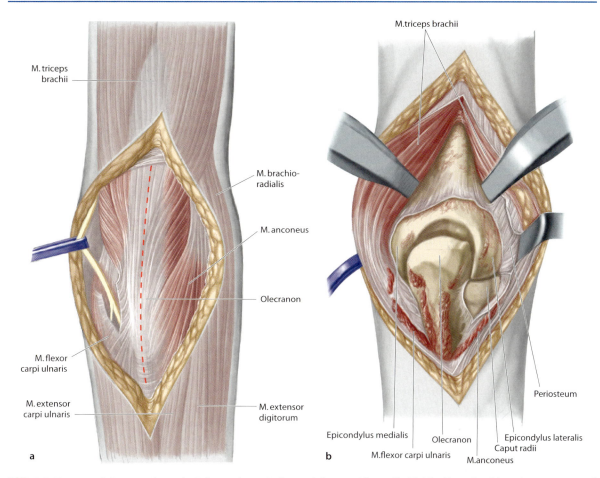

Abb. 5.3 Zugang mit Längsspaltung der Trizepssehne. Median zentrierte Längsspaltung der Trizepssehne von proximal nach distal (**a**). Im proximalen Bereich wird die Trizepsmuskulatur longitudinal gespreizt und der distale Humerus subperiostal freigelegt. Stumpfe Hohmann-Hebel jeweils proximal der Epikondylen retrahieren die Weichteilgewebe. Musculus anconeus auf der lateralen und M. flexor carpi ulnaris auf der medialen Seite werden subperiostal von der Ulna abgelöst. Die Gelenkkapsel wird in der gleichen Schnittführung oder T-förmig eröffnet (**b**)

Fortsetzung der Längsspaltung über das Olekranon mit subperiostaler Ablösung der Trizepsinsertion vom Olekranon der an dieser Stelle sehr dünne Weichteilverbund oft in seiner Kontinuität gefährdet. Darüber hinaus erlaubt für den Fall präoperativ bestehender Ellenbogengelenkskontrakturen die gerade Längsinzision keine Längenadaptation der Sehne.

Trizepsinzision mit Knochenschuppen vom Olekranon (Geschwend 1985)

Gschwend und Kollegen haben eine Modifikation der Trizepslängsspaltung mit medianer Schnittführung auf das Olekranon und Ablösung medialer und lateraler Knochenschuppen vom Olekranon mit der Trizepsinsertion im Verbund beschrieben (Abb. 5.4a). Die Autoren haben diesen Zugang unter der Vorstellung entwickelt, durch den Knochen-Knochen-Kontakt eine bessere, stabilere Einheilung des Extensionsmechanismus als bei allein weichteiliger Trizepsinzision und Refixation erzielen zu können. Ein weiterer Vorteil ist, dass der ohnehin vulnerable Weichteilverbund im Bereich der Insertion am Olekranon nicht vom Knochen abgelöst werden muss und die Kontinuität des Ansatzes dadurch weniger gefährdet ist. Beim Wundverschluss ist hier in jedem Falle eine stabile transossäre Refixation der Knochenschuppen erforderlich (Abb. 5.4b).

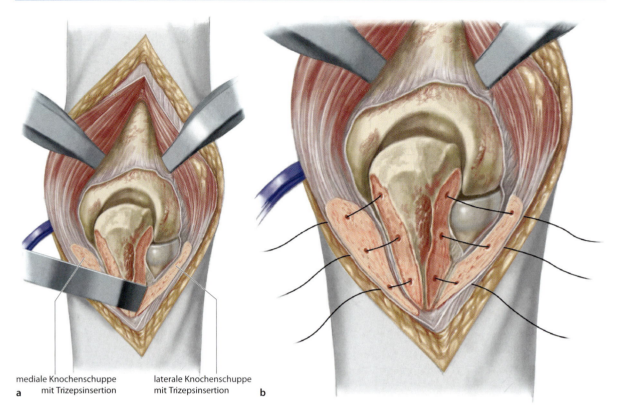

a mediale Knochenschuppe mit Trizepsinsertion   laterale Knochenschuppe mit Trizepsinsertion   b

Abb. 5.4 Trizepsinzision mit Knochenschuppen vom Olekranon. Modifikation der Trizepslängsspaltung mit Ablösung medialer und lateraler Knochenschuppen vom Olekranon im Verbund mit den Muskelansätzen nach Gschwend (**a**). Es ist zur Rekonstruktion eine stabile transossäre Refixation der Knochenschuppen erforderlich (**b**)

V-förmige Inzision der Trizepssehne (Van Gorder 1940)

Darstellung des M. triceps, der Trizepssehne und von etwa 4–5 cm der proximalen Ulna. Es erfolgt eine umgekehrt V-förmige Inzision der Trizepssehne mit Basis am Olekranon und Spitze etwa 8–10 cm proximal des Olekranons. Die Spitze kann dabei trapezoid abgeflacht werden, da eine spitzwinkelige Inzision der Sehne oft zu fransigen Schnitträndern führt. Die Basis des V-Lappens überragt die Olekranonbreite nach ulnar und medial, sie umfasst die volle Breite des Trizeps am Übergang in die Unterarmfaszie (Abb. 5.5a).

Der V-förmige Lappen wird von proximal nach distal von der Muskulatur abgelöst, die darunter ventral liegende Muskulatur wird longitudinal gespalten. In Höhe des Olekranons wird der Sehnenlappen nach distal umgeschlagen und ggf. an der Unterarmfaszie temporär per Naht fixiert. Die Insertion der Sehne bleibt unberührt, die dorsale Olekranonfläche befreit man von der Bursa, um die Resektion der Olekranonspitze vorzubereiten (Abb. 5.5b). In Flexion wird jetzt die angespannte dorsale Gelenkkapsel sichtbar und kann H-förmig inzidiert werden (Abb. 5.5c).

Abb. 5.5 Zugang mit V-förmiger Inzision der Trizepssehne. **a** Umgekehrt V-förmige Inzision der Trizepssehne mit Basis am Olekranon und V-Spitze etwa 8–10 cm proximal des Olekranons mit Basis des V-Lappens über die gesamte Olekranonbreite nach ulnar und medial. **b** Nach Ablösung des V-förmigen Lappens wird von proximal nach distal und longitudinal die Spaltung der darunter liegenden Trizepsmuskulatur durchgeführt. Die Insertion der Sehne bleibt unberührt, die Olekranonspitze von Bursa befreit. **c** In Flexion wird die angespannte dorsale Gelenkkapsel sichtbar und kann H-förmig inzidiert werden. **d** Subperiostale Exposition des distalen Humerus bis etwa 5 cm proximal der Fossa olecrani nach medial und lateral mittels Hohmann-Hebeln, die proximal der Epikondylen positioniert werden. Die Kollateralbänder bleiben zunächst erhalten, können aber im weiteren Verlauf der Operation subperiostal am Epikondylus abgesetzt werden, falls erforderlich. Absetzen des M. anconeus knapp lateral der posterioren Ulnakante und Präparation mit Gelenkkapsel nach radial, so dass das Radiusköpfchen mit dem Lig. anulare zur Darstellung kommt

5 Operationstechnik

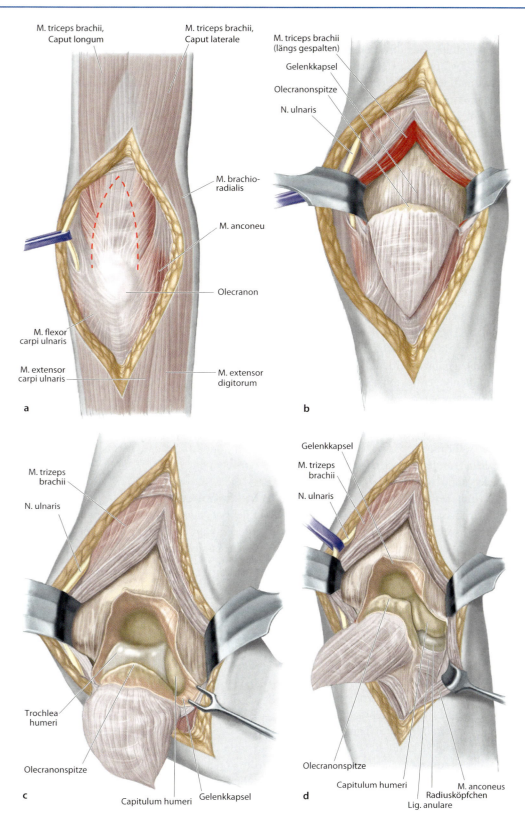

Zur Erweiterung nach proximal erfolgt eine mediane Längsspaltung des Muskelbauchs und die subperiostale Exposition des distalen Humerus bis etwa 5 cm proximal der Fossa olecrani (entsprechend etwa 10 cm proximal der Olekranonspitze) nach medial und lateral. Der distale Humerus lässt sich jetzt mittels Hohmann-Hebeln exponieren, die proximal der Epikondylen positioniert werden. Nach distal wird der M. anconeus knapp lateral der posterioren Ulnakante abgesetzt und mit der Kapsel nach radial abpräpariert, so dass das Radiusköpfchen mit dem Lig. anulare zur Darstellung kommt (Abb. 5.5d).

Wundverschluss Es ist wichtig, eine stabile Refixation des M.-anconeus-Kapsel-Lappens an der proximalen Ulna zu erzielen.

Vorteile Dieser Zugang bietet eine gute Übersicht zur TEP-Implantation. Der V-förmige Trizepslappen kann bei Bedarf durch eine V-Y-Plastik zur Verlängerung des Streckapparats genutzt werden. Hierzu erfolgt der Verschluss in Ellenbogenflexion, Seit-zu-Seit-Adaptation der proximalen Sehnenanteile und distalisiertes Einnähen des V-Lappens.

Nachteile Die V-förmige Inzision der Trizepssehne führt im Vergleich zur geraden Längsinzision zu einer relativen Denervation und Minderdurchblutung des Sehnenlappens mit der Gefahr einer Sehnennekrose und eines Sehnenabrisses.

Dieser Zugangsweg erfordert in der Nachbehandlung einen Verzicht auf aktive Ellenbogenextension gegen Widerstand sowie auf forcierte endgradige Flexion für etwa 6 Wochen postoperativ.

Nach Trizepsablösung über eine der obigen Varianten und Kapseleröffnung liegt das Gelenk von dorsal einsehbar vor dem Operateur.

Weitere Schritte zur Vorbereitung der Prothesenimplantation
- Resektion der proximalen Olekranonspitze (proximal des Ansatzes der Trizepssehne), um eine achsgerechte Präparation des Ulnamarkraums von proximal nach distal zu ermöglichen,
- Resektion des Radiusköpfchens unter Schonung der N.-radialis-Äste durch Haken,
- Resektion von Osteophyten,
- Synovialektomie,
- Arthrolyse,
- Resektion der Spitze des Processus coronoideus.

Fallstricke und Gefahren
- Der Hautschnitt sollte nicht zentral über der Olekranonspitze verlaufen.
- Bei Verlauf des Hautschnitts medial der Olekranonspitze: cave N. ulnaris.
- Der N. ulnaris ist bei allen posterioren Zugängen gefährdet. Er sollte immer dargestellt und während der gesamten Operationsdauer bewusst geschont werden.
- Die Inzision und Rekonstruktion der Trizepssehne kann zu einer Muskelinsuffizienz im Sinne eines Kraftverlusts in der aktiven Extension führen.

5.1.3 Posteromedialer Zugang zum Ellenbogengelenk

Der posteromediale Zugang ist 1982 von Bryan und Morrey als trizepsschonende Zugangsmöglichkeit ohne Inzision der Sehne beschrieben worden. Das Prinzip des Kontinuitätserhalts des Streckapparats wird in der Literatur synonym als „Bryan-Morrey-" oder „Mayo-Zugang" bezeichnet und findet auch beim modifizierten erweiterten lateralen Zugang Anwendung.

Indikationen
Ellenbogenendoprothetik, aber auch zur Osteosynthese von Frakturen der medialen Säule, Release von Ankylosen, Luxationen, Synovialektomien, Infektionen.

Hautschnitt
Der gut 15 cm lange Hautschnitt liegt leicht asymmetrisch nach proximal zentriert. Er beginnt etwa 8 cm proximal der Olekranonspitze im Bereich des medialen Trizepsrandes und verläuft knapp medial des Olekranons bis etwa 7 cm distal der Olekranonspitze (Abb. 5.6).

Präparation
Die Identifikation und Präparation des N. ulnaris wurde oben beschrieben (s. auch Abb. 5.2). Es folgt die vorsichtige Mobilisierung des N. ulnaris aus dem Sulcus heraus unter Lösung eventueller Adhärenzen, wie sie z. B. bei der rheumatoiden Arthritis häufig vorkommen. Der Nerv wird angeschlungen und bei

5 Operationstechnik

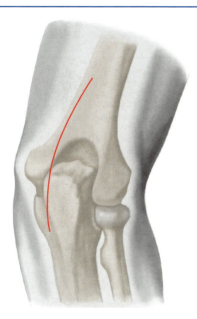

Abb. 5.6 Hautschnitt zum posteromedialen Zugang zum Ellenbogen. Gut 15 cm langer Hautschnitt leicht asymmetrisch nach proximal zentriert, vom medialen Trizepsrand proximal knapp medial des Olekranons bis etwa 7 cm distal der Olekranonspitze verlaufend

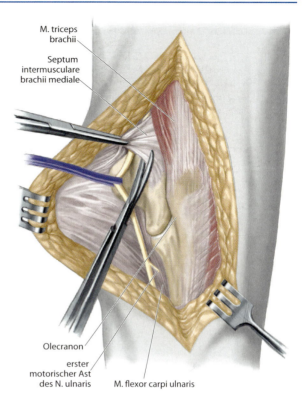

Abb. 5.7 Ventralverlagerung des N. ulnaris. Identifikation und Präparation sowie vorsichtige Mobilisierung des N. ulnaris aus dem Sulcus heraus. Bei diesem Zugang regelhafte Transposition nach ventral des Epicondylus medialis in eine subkutane Tasche. Das Septum intermusculare brachii mediale wird dazu resiziert

diesem Zugang regelhaft nach ventral des Epicondylus medialis in eine subkutane Tasche verlagert sowie durch Fixierung der Subkutanschicht mit resorbierbarem Nahtmaterial am medialen Epidkondylus daran gehindert, zurück in den Sulcus zu luxieren. Das Septum intermusculare mediale wird dazu reseziert (Abb. 5.7).

Der M. triceps wird von medial her vom posterioren Aspekt des gesamten distalen Humerus sowie der posterioren Gelenkkapsel abgelöst. Es folgt das scharfe knochennahe Ablösen der Trizepsinsertion (Sharpey-Fasern) vom medialen Rand der proximalen Ulna mit subperiostaler Mobilisierung des gesamten Extensorenmechanismus einschließlich der Unterarmfaszie und des Ulnaperiosts von medial nach lateral im weichteiligen Verbund. Dazu wird die lateralen Ulnakante aufgesucht und der M. anconeus unmittelbar am Knochen scharf abgesetzt (Abb. 5.8). Der Übergang der Trizepsinsertion in das Ulnaperiost und die Unterarmfaszie stellt hierbei eine vulnerable Schwachstelle dar, die bewusst wahrgenommen werden sollte, um an dieser Stelle keine Diskontinuität des Extensorenmechanismus zu riskieren. In voller Ellenbogenflexion wird ein Release der lateralen Kapsel durchgeführt und beide Kollateralbänder werden am humeralen Ansatz

unter bewusster Schonung des N. ulnaris subperiostal abgesetzt (Abb. 5.9 und 5.10). Die Notwendigkeit zur Refixation beim Wundverschluss ergibt sich aus dem zu implantierenden Prothesentyp. Der intakte Streckapparat kann vollständig über den Epicondylus lateralis nach lateral verlagert werden. Es ergibt sich ein freier Blick von hinten auf das Gelenk. Zur vollständigen Exposition des Gelenks wird die Olekranonspitze proximal der Trizepsinsertion mittels Rongeur oder oszillierender Säge abgesetzt.

Wundverschluss Je nach Anforderung des Falls kann eine transossäre Refixation der Seitenbänder indiziert sein. Für Ellenbogengelenksendoprothesen mit einem mechanischen Kopplungsmechanismus ist eine Refixation der Kollateralbänder nicht zwingend erforderlich aus unserer Sicht jedoch eindeutig empfohlen. In jedem Fall muss aber eine sehr sorgfältige transossäre Refixation der Trizepssehne am Olekranon vorgenommen

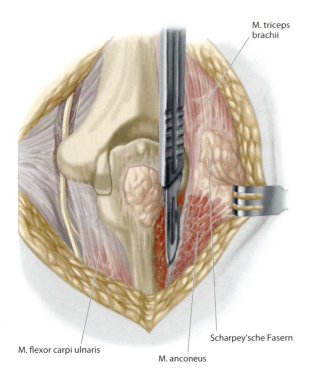

Abb. 5.8 Scharfes Ablösen der Trizepsinsertion vom Olekranon von medial nach lateral. Ablösung des M. triceps von medial her, vom posterioren Aspekt des distalen Humerus sowie der posterioren Gelenkkapsel mit knochennaher Ablösung der Trizepsinsertion (Sharpey-Fasern) von der proximalen Ulna mit subperiostaler Mobilisierung des gesamten Extensorenmechanismus einschließlich der Unterarmfaszie und des Ulnaperiosts im weichteiligen Verbund inkl. des M. anconeus

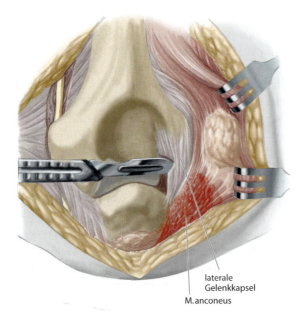

Abb. 5.9 Release der lateralen Gelenkkapsel. In voller Ellenbogenflexion wird ein Release der lateralen Kapsel durchgeführt

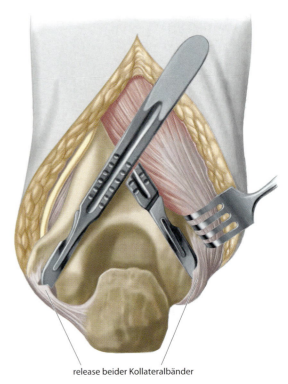

Abb. 5.10 Absetzen der Kollateralbänder. Beide Kollateralbänder werden am humeralen Ansatz unter sorgfältiger Schonung des N. ulnaris subperiostal abgesetzt

werden. Nach Bryan und Morrey erfolgt dies durch zwei kreuzweise verlaufende Bohrlöcher durch die proximale Ulna und ein transverses Bohrloch, das knapp distal der beiden proximalen Eintrittsstellen liegt. Die Trizepssehne wird bei 90° Ellenbogenflexion in ihre anatomische Position gebracht und mit einer gerade Nadel durch diese Bohrlöcher mit nichtresorbierbaren 5er Durchzugsnähten sicher refixiert (Abb. 5.11a–d). Die Fadenenden mit Knoten sollen dabei nicht auf, sondern neben der Ulnakante zu liegen kommen, um Weichteilirritationen zu vermeiden.

Vorteile Erhalt der Kontinuität des Weichteilmantels im Streckapparat. Der Mayo-Zugang ruft im Vergleich zu Zugängen mit Inzision der Trizepssehne weniger Trizepsinsuffizienzen hervor und resultiert in 20 % mehr Extensionskraft (Morrey et al. 1988).

Nachteile Dieser Zugangsweg bedingt die Notwendigkeit zur transossären Refixation der Trizepsinsertion am Olekranon und erfordert in der Nachbehandlung einen Verzicht auf aktive Ellenbogenextension gegen Widerstand für etwa 6 Wochen postoperativ.

5 Operationstechnik

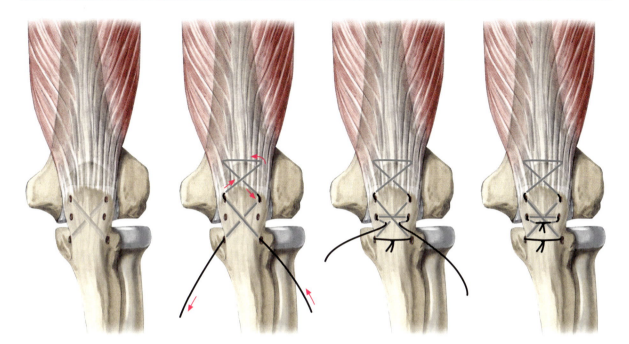

Abb. 5.11 Transossäre Refixation der Trizepssehne am Olekranon. Refixation nach Bryan und Morrey durch zwei kreuzweise verlaufende Bohrlöcher durch die proximale Ulna und ein transverses Bohrloch, das knapp distal der beiden proximalen Eintrittstellen liegt. Die Trizepssehne wird bei 90° Ellenbogenflexion in ihre anatomische Position gebracht und mit einer geraden Nadel durch diese Bohrlöcher mit nichtresorbierbaren 5er Durchzugsnähten sicher refixiert

Modifikation mit Osteo-Anconeus-Flap

Wolfe und Ranawat haben 1990 eine Modifikation des posteromedialen Bryan-Morrey-Zugangs beschrieben, der durch die Ablösung einer Knochenschuppe vom Olekranon zusammen mit dem Weichteilmantel (Osteo-anconeus-Flap) gekennzeichnet ist, um über Knochen-Knochen-Kontakt eine stabilere Einheilung zu erzielen als es über Sehnen-Knochen-Kontakt am Olekranon möglich ist. Die wesentlichen Unterschiede zum Bryan-Morrey-Zugang sind dabei:
- Der Hautschnitt verläuft lateral der Olekranonspitze.
- Der N. ulnaris wird lediglich identifiziert und protegiert, aber nicht transponiert.
- Es erfolgt eine L-förmige Inzision und Trizepssehnenablösung mit einer dünnen Knochenscheibe vom Olekranon zusammen mit dem M. anconeus und im Verbund mit der Unterarmfaszie von proximal medial nach lateral distal. Das mediale Kollateralband wird an der Ulna abgesetzt, das laterale Kollateralband am Humerus.
- Der Osteo-anconeus-Flap wird durch nichtresorbierbare transossäre Einzelknopfnähte refixiert.

Fallstricke und Gefahren

Medialseitig ist der Weichteilverbund von Trizepsinsertion, M. flexor carpi ulnaris und Unterarmfasie vulnerabler als lateral (im Verbund mit M. anconeus). Bei Abpräparation vom Olekranon muss medialseitig auf den Erhalt der Kontinuität des Weichteilverbunds besonders geachtet werden.

5.1.4 Erweiterter posterolateraler Kocher-Zugang mit Modifikation nach Bryan-Morrey

Der laterale Zugang zum Ellenbogengelenk nach Kocher ist weit verbreitet und findet für kleinere Eingriffe wie die Radiusköpfchenresektion Anwendung. Rekonstruktionen des radialen Kollateralbandes, partielle Synovialektomien und Releases der ventralen und posterioren Kapsel lassen sich über diesen Zugang mit geringfügiger Erweiterung erzielen. Zur Implantation von Oberflächenersatzprothesen ist im Gegensatz dazu eine ausgedehnte Erweiterung erforderlich, die die Mobilisierung des weichteiligen Streckapparats über das Olekranon von lateral nach medial sowie das

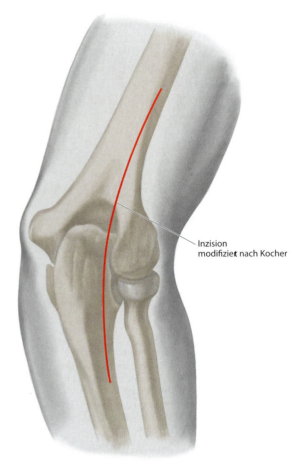

Abb. 5.12 Hautschnitt zum erweiterten posterolateralen Zugang. Gerade Hautinzision von einem Punkt etwa 8 cm proximal der Olekranonspitze, leicht asymmetrisch nach lateral dezentriert bis distal knapp lateral der subkutan palpablen Ulnakante über eine Länge von etwa 15 cm

Absetzen des radialen Kollateralbands mit beinhaltet, um eine ausreichende Exposition der Gelenkoberflächen zu erzielen (Morrey 1994).

Indikationen

Implantation nichtgekoppelter Oberflächenersatzendoprothesen, aber auch Osteosynthese komplexer Frakturen des distalen Humerus und Release von Ankylosen.

Hautschnitt

Die Hautinzision verläuft gerade, von einem Punkt etwa 8 cm proximal der Olekranonspitze leicht asymmetrisch nach lateral dezentriert. Bei einer Gesamtlänge von gut 15 cm endet sie distal knapp lateral der subkutan palpablen Ulnakante (Abb. 5.12).

Präparation

Nach Freilegung der Trizepsaponeurose und -sehne wird der N. ulnaris identifiziert und präpariert wie oben beschrieben. Der Nerv verbleibt in seinem anatomischen Bett mit intakter Blutversorgung und wird zur Sicherung angeschlungen (Abb. 5.13a). Bei diesem Zugang hat die Schonung des N. ulnaris vor Kompressionsschäden besondere Bedeutung. Der Nerv muss dargestellt und angeschlungen werden, da man sonst bei dem später folgenden Luxationsmanöver unter Ausübung von Varusstress riskiert, den N. ulnaris über den Hebel am medialen Kondylus einzuquetschen. Die Faszie wird proximal durch Eingehen im Intervall zwischen dem lateralen Rand des M. triceps (dorsal) und M. brachioradialis sowie M. extensor carpi radialis longus (ventral) eröffnet. Distal wird die Faszieninzision mit Eröffnung des Kocher-Intervalls zwischen M. extensor carpi ulnaris (ventral) und M. anconeus (dorsal) fortgeführt (Abb. 5.13b). Der M. triceps wird

Abb. 5.13 a Faszieninzision im Kocher-Intervall. Eröffnung der Faszie proximal im Intervall zwischen dem lateralen Rand des M. triceps (dorsal) und M. brachioradialis sowie des M. extensor carpi radialis longus (ventral). Distal Faszieninzision mit Eröffnung des Kocher-Intervalls zwischen M. extensor carpi ulnaris (ventral) und M. anconeus (dorsal). **b** Darstellung des Gelenks von lateral. Knochennahes Absetzen der M.-anconeus-Sehne am Olekranon und stumpfe Abpräparation von der Gelenkkapsel nach dorsomedial. Der laterale Humerus und die Gelenkkapsel mit dem lateralen Kollateralband kommen zur Darstellung. **c** Kapselinzision und Release als Vorbereitung zur Luxation. Kapselinzision in Längsrichtung bis auf den Radiushals, das Radiusköpfchen kann jetzt reseziert werden. Zur Luxation des Ellenbogengelenks ist es erforderlich, den Zugang zu erweitern: proximal durch subperiostales Abschieben des M. triceps von lateral nach posteromedial und distal durch Ablösung des radialen Kollateralbands im Verbund mit dem Ansatz des M. exterior digitorum communis vom Epicondylus lateralis. Zusätzlich Ablösung des Weichteilmantels aus M. triceps, M. anconeus und Unterarmfaszie, die im Verbund zur Mobilisierung nach medial scharf vom Olekranon abgesetzt werden. **d** Luxation in Varus, Flexion und Supination. Durch kombinierten Varusstress, Flexion und Supination kann der Ellenbogen luxiert, nach medial aufgeklappt (cave N. ulnaris) und die Gelenkoberflächen ausreichend zur Implantation einer Oberflächenersatzprothese exponiert werden

5 Operationstechnik

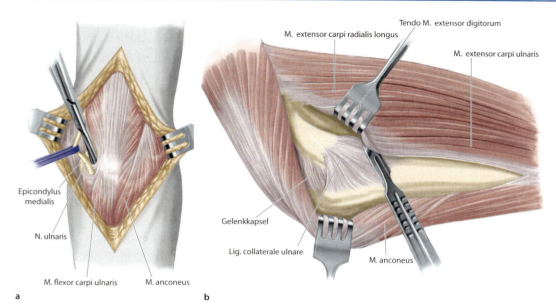

a
- Epicondylus medialis
- N. ulnaris
- M. flexor carpi ulnaris
- M. anconeus

b
- M. extensor carpi radialis longus
- Tendo M. extensor digitorum
- M. extensor carpi ulnaris
- Gelenkkapsel
- Lig. collaterale ulnare
- M. anconeus

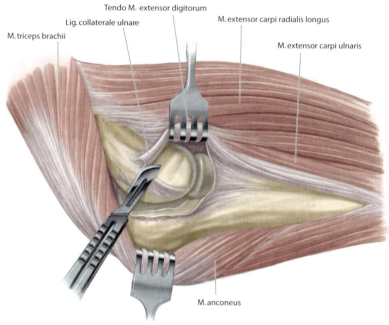

c
- M. triceps brachii
- Lig. collaterale ulnare
- Tendo M. extensor digitorum
- M. extensor carpi radialis longus
- M. extensor carpi ulnaris
- M. anconeus

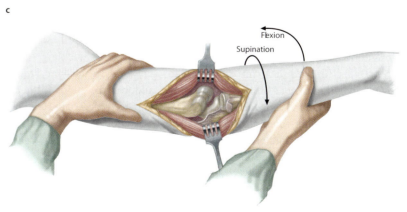

d
- Flexion
- Supination

knochennah von lateral nach medial vom Humerus abgehoben. Weiter distal wird die M.-anconeus-Sehne scharf knochennah am Epicondylus lateralis abgesetzt und von der Gelenkkapsel stumpf nach dorsolateral abpräpariert. Durch Entwicklung dieser Intervalle kommen der laterale Humerus und die Gelenkkapsel mit dem lateralen Kollateralband zur Darstellung (Abb. 5.13c).

Die Kapselinzision erfolgt in Längsrichtung bis auf den Radiushals unter Durchtrennung des Lig. anulare, das bei Wundverschluss sorgfältig wieder vernäht wird. Das Radiusköpfchen kann jetzt reseziert werden (Abb. 5.13d). Um die Luxation des Ellenbogengelenks zu ermöglichen, ist es erforderlich, zunächst durch subperiostales Abschieben des M. triceps von lateral nach posteromedial den Zugang proximal zu erweitern. Über eine Strecke von 6–7 cm nach proximal ist dies möglich, ohne den N. radialis zu gefährden. Weiter distal wird das radiale Kollateralband im Verbund mit dem Ansatz der M. extensor communis vom Epicondylus lateralis scharf abgelöst und nach ventromedial bis zum Ansatz des M. brachioradialis scharf abpräpariert (Abb. 5.13d). Der letzte Schritt des Weichteil-Release vor der Luxation besteht in der knochennahen Ablösung des Weichteilmantels aus M. triceps, M. anconeus und Unterarmfaszie, die jetzt im Verbund scharf vom Olekranon abgesetzt werden. Es ist meistens nicht notwendig, die Trizepsinsertion vollständig abzulösen. Oft reicht es aus, etwa die Hälfte von lateral nach medial abzupräparieren, um eine Luxation zu ermöglichen. Durch kombinierten Varusstress, Flexion und Supination kann der Ellenbogen jetzt luxiert, nach medial aufgeklappt (cave N. ulnaris) und die Gelenkoberflächen ausreichend zur Implantation einer Oberflächenersatzprothese exponiert werden (Abb. 5.13e).

Wundverschluss Der Weichteilverschluss ist wichtig, um die laterale Stabilität des Gelenks nach diesem Zugang zu gewährleisten. Es erfolgt der Kapselverschluss und die transossäre Refixation des radialen Seitenbands am Epikondylus im Verbund mit dem Ursprung des M. extensor communis (Abb. 5.13f). Mit resorbierbaren Nähten wird der M. anconeus an der Kapsel refixiert und das Kocher-Intervall sorgfältig verschlossen. Zur Trizepsrefixation gelten die gleichen Prinzipien wie beim posteromedialen Zugang beschrieben (s. Abschn. 5.1.2), sofern die Insertion komplett vom Olekranon abgelöst wurde.

Vorteile Der mediale Kapsel-Band-Apparat und der Streckapparat bleiben bei diesem Zugang intakt. Daher ist dieser Zugang für die Implantation von bandgeführten nicht gekoppelten Oberflächenersatzendoprothesen geeignet.

Nachteile Der laterale Kapsel-Band Apparat wird vom Epikondylus abgelöst und muss sicher rekonstruiert werden, um die Gelenkstabilität nicht zu kompromittieren.

Fallstricke und Gefahren

Es handelt sich um einen technisch anspruchsvollen Zugang. Die wesentlichen Komplikationen sind die N.-ulnaris-Läsion im Rahmen des Luxationsmanövers und postoperative laterale Instabilität. Durch Freilegung des N. ulnaris bis zum ersten motorischen Ast, Anschlingen des Nerven bei der Luxation sowie regelmäßige Reposition des Ellenbogens während der Prozedur lassen sich dauerhafte N.-ulnaris-Läsionen weitestgehend vermeiden. Bei sorgfältiger Weichteilrekonstruktion insbesondere der Kapsel und des radialen Kollateralbandes, kommen postoperative Instabilitäten nur selten vor.

5.2 Non-constrained-Ellenbogenendoprothesen

R. Scholz

5.2.1 Einführung

Bereits seit den frühen 1970er Jahren sind ungekoppelte, sog. „Non-constrained"-Endoprothesen für das Ellenbogengelenk im klinischen Einsatz. Die am häufigsten verwendeten derartigen Endoprothesentypen sind die Capitello-Condylar–Endoprothese, die Souter-Strathclyde-Endoprothese und die Kudo-Prothese inkl. deren Weiterentwicklung (Fevang et al. 2009; Ikävalko et al. 2010; Kudo und Iwano 1990; Kudo et al. 1999; Landor et al. 2006; Little et al. 2005a; Mansat 2001; Rahme 2002; Rozing 2000; Skyttä et al. 2008). Aber auch andere Modelle (z. B. die ICLH-Prothese, die Elbow-Resurfacing-System-Prothese etc.) kamen zum Einsatz. Das gemeinsame spezifische Kennzeichen dieser Endoprothesenart ist das Fehlen einer direkten mechanischen Kopplung zwischen den Gelenkpartnern.

Durch das dem natürlichen Gelenkmechanismus näherkommende ungekoppelte Zusammenspiel der artikulierenden Kunstgelenkanteile erhofft man sich eine biomechanisch günstigere Situation hinsichtlich der geringeren Krafteinleitung in das Implantat-Knochen-Lager und somit konsekutiv eine längere Standzeit der Endoprothesen (Potter et al. 2003; Schmidt et al. 2007; Skyttä et al. 2008). Pooley (2000) weist darauf hin, dass innerhalb der ungekoppelten Endoprothesen noch zwischen kongruenten und nichtkongruenten Systemen unterschieden werden muss.

Den Non-constrained-Prothesen stehen die halbgekoppelten (gewisse Laxität der Verbindung, sog. „sloppy hinges") und die heute nur noch ausnahmsweise verwendeten starr gekoppelten (Scharniergelenke) Endoprothesen gegenüber. Insbesondere die letztgenannten einachsigen Systeme hatten der ungünstigen biomechanischen Verhältnisse wegen in der Vergangenheit zu schon sehr frühzeitigen Auslockerungen mit relativ großen Knochendefekten geführt (Bernardino 2010; Skyttä et al. 2008).

5.2.2 Indikationsstellung und Operationsplanung

Im Allgemeinen muss bereits präoperativ entschieden werden, welchen Stabilitätsgrad der Implantatkopplung man im konkreten Fall benötigen wird. Nur sehr wenige neue Modelle (z. B. die Latitude™-Endoprothese) ermöglichen es, diese Entscheidung erst intraoperativ zu treffen, da im System eine optionale Kopplungsmöglichkeit vorgehalten wird. Das genannte Endoprothesensystem bietet zudem noch die Möglichkeit des additiven endoprothetischen Radiusskopfersatzes.

Generell gilt als wichtigste Voraussetzung für den Einsatz eines ungekoppelten Endoprothesendesigns die ausreichende kapsuloligamentäre Stabilität des zu operierenden Ellenbogengelenkes (Fink et al. 2002; Kleinlugtenbelt et al. 2010; Landor et al. 2006; Loehr et al. 2003; Samijo et al. 2003; Schmidt et al. 2007; van der Lugt et al. 2004). Auch Loehr et al. (2003) weisen ganz explizit auf diese Voraussetzung hin und fügen hinzu, dass zudem auch die Gelenkepiphysen nur im Bereich der knorpeligen Gleitflächen entsprechende Defekte aufweisen dürfen. Größere knöcherne Defekte bedürfen dagegen der Verwendung einer Sloppy-hinge-Variante. Wie groß der knöcherne Defekt im konkreten Fall dann tatsächlich sein darf, wird nicht nur unterschiedlich beurteilt, sondern auch zumeist wenig konkret angegeben. Die individuelle Schwankungsbreite scheint hierbei relativ hoch.

Nach eigenen Erfahrungen spielt neben dem klinischen und radiologischen Befund vor allem noch die Indikationsgruppe bei dieser Entscheidung eine wichtige Rolle. So konnte übereinstimmend mit anderen Autoren festgestellt werden, dass bei einer rheumatischen Destruktion die Indikation zum ungekoppelten Ellenbogengelenksersatz eher etwas großzügiger gestellt werden kann, als etwa im Falle zugrunde liegender posttraumatischer Veränderungen (Kleinlugtenbelt et al. 2010; Loehr et al. 2003; Redfern et al. 2001). Dabei spielen sicher nicht nur rein anatomische Gegebenheiten, sondern vor allem auch die Erwartungen des Patienten eine ausschlaggebende Rolle. Dennoch muss gerade auch für die rheumatischen Destruktionen festgehalten werden, dass das Vorliegen mutilierender Veränderungen einen ungekoppelten endoprothetischen Ersatz am Ellenbogengelenk ausschließt. Abbildung 5.14a zeigt einen für die Versorgung mit einem Non-constrained-System günstigen Ausgangsbefund bei rheumatischer Destruktion der Gelenkflächen (stabile Sekundärarthrose mit deutlicher Bewegungseinschränkung nach vorausgegangener Synovialektomie und Radiuskopfresektion viele Jahre zuvor). In Abb. 5.14b ist dann das Frühergebnis nach Implantation einer Kudo-Endoprothese in der seitlichen Bildverstärkeraufnahme als Beweglichkeitsuntersuchung (jeweils maximale Extension und Flexion) mit Erreichen des funktionellen Bogens nach Morrey dargestellt.

Demgegenüber sind höhergradige Defektsituationen, wie sie in Abb. 5.15, hier im Falle einer fortgeschrittenen hämophilen Arthropathie zu verzeichnen sind, als klare Kontraindikation für eine Non-constrained-Endoprothese anzusehen. Bei derartig ausgeprägter Destruktion (Arthritis mutilans) ist nicht nur die Verankerung der zu dieser Gruppe gehörenden Implantate im Knochen erschwert bzw. kaum möglich, sondern es liegt zusätzlich eine so hochgradige ligamentäre Insuffizienz vor, dass die postoperative Implantatinstabilität sehr wahrscheinlich wird. Bestehen präoperativ Unsicherheiten bezüglich des voraussichtlich erforderlichen Kopplungsgrades sollten beide Systemvarianten oder aber ein Endoprothesensystem, das eine intraoperative Entscheidung möglich macht, vorgehalten werden.

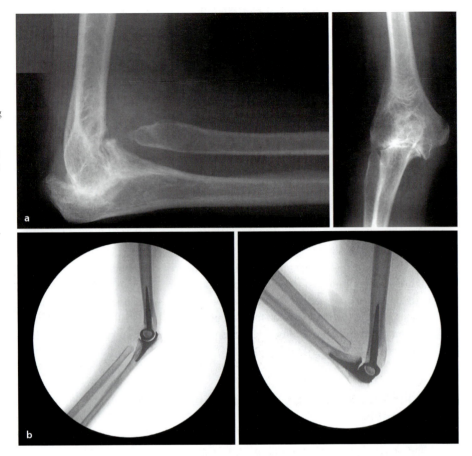

Abb. 5.14 **a** Röntgenbefund einer stabilen Sekundärarthrose bei rheumatischer Gelenkdestruktion im Röntgenstadium IV nach Larsen-Dale-Eek (präoperativer Ausgangszustand vor endoprothetischer Versorgung bei Jahre zuvor erfolgter Synovialektomie und Radiuskopfresektion). **b** Früh postoperatives radiologisches Ergebnis nach Implantation einer Kudo-Ellenbogenendoprothese als Beweglichkeitsuntersuchung (jeweils maximale Extension und Flexion im seitlichen BV-Bild; der funktionelle Bogen nach Morrey wird erreicht)

Wie in der Endoprothetik allgemein üblich, erfolgt präoperativ eine Planung auch im Sinne der Größenbestimmung der Komponenten anhand von Röntgenschablonen. Beachtet werden muss dabei unbedingt die herstellerseitige Vorgabe der Kompatibilitäten, die im Unterschied zu den Sloppy-hinges-Implantaten nicht selten lediglich die Kombination identischer Größen für Humerus und Ulna ermöglichen. Dies ist als gewisser Nachteil einiger Non-constrained-Systeme anzusehen.

5.2.3 Operationsvorbereitung

Die Operation selbst führen wir in einer Oberarmblutsperre und in Allgemeinanästhesie durch. Ob zusätzlich bereits zur Narkoseeinleitung die Anlage eines Plexuskatheters erfolgen soll, wird unterschiedlich beurteilt. Einerseits lässt sich so, bei allgemein-klinisch kritischer Situation, die Narkose günstiger und die postoperative Schmerztherapie effizienter gestalten. Andererseits erfolgt unmittelbar postoperativ im Falle der Implantation einer ungekoppelten Endoprothese zumindest für die ersten postoperativen Tage die Retention der operierten Extremität in einer Schiene (z. B. Cast-Longuette). Da wir zumeist die Übungsbehandlung erst ab dem 4.–6. postoperativen Tag beginnen, ist es unserer Erfahrung nach vorteilhafter, erst zu diesem Zeitpunkt eine periphere Leitungsanästhesie zur Erleichterung der krankengymnastischen Übungsbehandlung einzusetzen.

Für die Lagerung empfiehlt sich die Seitlagerung mit Auslagerung des zu operierenden Arms über eine Armrolle (Abb. 5.16). Neben der stabilen Lagerung des Rumpfes am Tischrand ist vor allem auf die Lagerung des gegenseitigen Arms („vorgezogene" Schulter, im Ellenbogen gebeugt und am gesamten Ober- und Unterarm gut gepolstert) zu achten. Außerdem muss der Kopf sicher gelagert werden und während der Operation von Zeit zu Zeit dessen stabile Lage vom

5 Operationstechnik

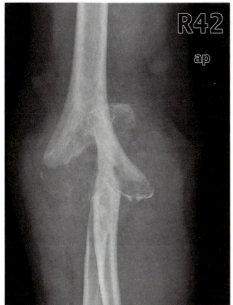

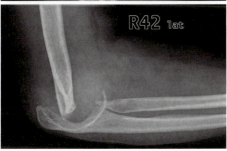

Abb. 5.15 Mutilierende Veränderungen mit hochgradiger knöcherner Defektsituation und multidirektionaler Instabilität bei einem Patienten mit hämophiler Arthropathie als Kontraindikation für die Implantation einer Non-constrained-Endoprothese

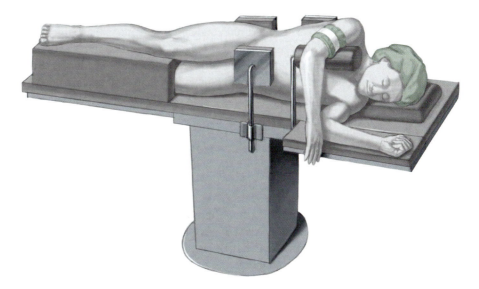

Abb. 5.16 Schematische Darstellung der Seitlagerung zur Implantation einer Ellenbogenendoprothese

Anästhesisten überprüft werden. Eine Alternative ist in der Bauchlage unter Verwendung eines Armtisches zu sehen. Diese beinhaltet den Vorzug einer problemloseren Lagerung des sowohl gegenseitigen Arms als auch des Kopfes, birgt aber anästhesiologische Nachteile insbesondere für ältere und kardiopulmonal vorbelastete Patienten in sich. Die Möglichkeit der intraoperativen Bildverstärkerkontrolle sollte bedacht werden. Sie macht sich in der Praxis unserer Erfahrung nach aber nur selten erforderlich. Bezüglich der Abdeckung sei darauf hingewiesen, dass die sterile Abdeckung an der Hand und dem distalen Unterarm mittels einer Stockinette den Daumen als Orientierungshilfe möglichst separiert lässt.

5.2.4 Operationstechnik

Einer das Olekranon radial umkreisenden dorsalen Hautinzision, die am distalen Oberarm ca. 10 cm oberhalb des Olekranons mittig beginnt und am proximalen Unterarm der Ulnakante folgend endet, sowie der entsprechenden Durchtrennung der Subkutis folgt zunächst die subtile Präparation des N. ulnaris, der angeschlungen und so im weiteren Operationsverlauf sicher geschützt werden kann. Der von uns verwendete weitere Zugang ist von Pooley (2000) ausführlich beschrieben worden. Grundgedanke dessen ist die zum großen Teil flächige muskuläre Insertion des M. triceps am Olekranon (Pooley 2000). Daher wird zunächst die Trizepsaponeurose präpariert und zurückgeschla-

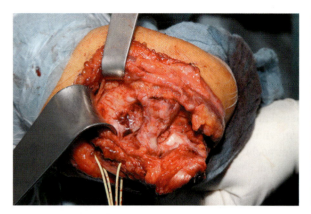 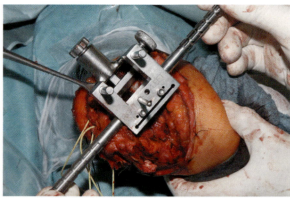

Abb. 5.17 Operationssitus nach Inzision der Kapsel und Synovialektomie, bei luxiertem Gelenk Darstellung der ausgeprägten knorpeligen Gelenkflächendestruktion und der gut erhaltenen knöchernen Substanz

Abb. 5.18 Stabile Fixation der Resektionslehre für den distalen Humerus bei korrekter Achsausrichtung. Besonderer Wert wird auf die subtile Rotationsausrichtung gelegt

gen, so dass schlussendlich die muskuläre Insertion des lateralen Trizepsanteils sichtbar wird. Dieser wird im Faserverlauf vom tiefen intermuskulären Septum getrennt und im Verbund mit dem M. anconeus abgelöst. Der mediale Trizepsanteil wird danach ebenfalls vom tiefen intermuskulären Septum separiert, so dass nun lediglich dieses Septum (zentraler Trizepssehnenanteil) einige Zentimeter oberhalb der Olekranonspitze tenotomiert werden muss (Pooley 2000). Mit der Kapselinzision erfolgt die übersichtliche Darstellung des Gelenks und wenn nötig (besonders bei rheumatisch destruierten Gelenken) die Synovialektomie. Idealerweise ist für den ungekoppelten endoprothetischen Gelenkersatz die Destruktion nur auf die Gelenkflächen begrenzt. Einen entsprechenden Operationssitus mit starker Knorpeldestruktion, aber erhaltener knöcherner Substanz sowohl der Humerusepikondylen als auch der proximalen Ulna zeigt Abb. 5.17. Der Präparation aller Gelenkkompartimente folgt nun die sparsame Resektion des Radiuskopfes und schließlich ein Release der ventralen Kapsel, um der meist vorbestehenden Beugekontraktur Rechnung zu tragen. Nach diesem Operationsschritt sollte die volle Extensionsfähigkeit des Gelenks weitgehend wieder hergestellt sein. Bereits zu diesem Zeitpunkt (noch vor der knöchernen Präparation) ist auch, wenn erforderlich, das Kollateralband-Release vorzunehmen. Die Funktionsprobe zeigt jetzt, ob das Unconstrained-Konzept im konkreten Fall mit hinreichender Sicherheit anwendbar ist. Kann ein entsprechendes Weichteil-Balancing nicht erzielt werden, ist einer Sloppy-hinge- Endoprothese der Vorzug zu geben.

Am so präparierten Gelenk besteht jetzt die Notwendigkeit, die präoperative Größenplanung zu überprüfen. Dabei muss unbedingt bedacht werden, dass Non-constrained-Endoprothesen häufig nur die Verwendung größenidenter Komponenten für Humerus und Ulna zulassen. Im Zweifel wählen wir, so es die Markraum- und die Weichteilverhältnisse zulassen, eher die größere Komponente, um damit eine höhere intrinsische Stabilität zu erzielen.

Für die knöcherne Präparation der von uns verwendeten iBP-Endoprothese™, die nun am Humerus begonnen wird, wird neben dem o. g. Release oft noch eine sparsame Resektion der Olekranonspitze und der häufig vorhandenen Osteophyten am gegenüberliegenden Anteil der Ulnagelenkfläche erforderlich. In den meisten Fällen lässt sich erst danach das Gelenk vollständig luxieren und die spezielle Resektionslehre für den Humerus problemlos platzieren. Um diese Schnittlehre korrekt ausrichten zu können, wird zunächst am proximalen Rand der Fossa olecrani der Humerusmarkraum eröffnet und der Intramedullärraum soweit präpariert, dass eine sichere intramedulläre Stabführung stabil platziert werden kann. Über diese erfolgt die Anbringung der Humerus-Resektionslehre (seitendifferent) unter subtiler Kontrolle insbesondere der Rotation mittels eines speziellen „Fühlers", der flächig auf der dorsalen Humeruskortikalis etwas proximal der Fossa olecrani aufsetzen muss (Abb. 5.18). Der nur geringfügigen dorsalen Resektion folgt die mittels Schlitzlehre stabil geführte ventrale Knochenresektion, die einen etwas größeren Anteil der ventralen Kondylenrolle reseziert. Nach Entfernung

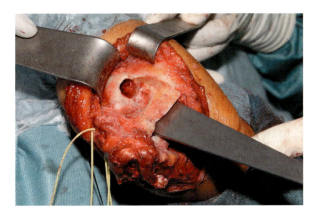

Abb. 5.19 Zustand nach definitiver Präparation des distalen Humerus (sparsame Knochenresektion mit Erhalt der Kondylen)

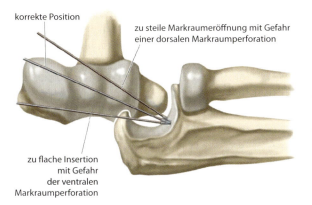

Abb. 5.20 Schematische Darstellung der Problematik der ulnaren Markraumeröffnung in der Sagittalebene (Gefahr der Fehlpositionierung und einer Via falsa)

des Schnittblocks und der knöchernen Resektate kann nun die weitere Markraumpräparation mit größenadaptierten Raspeln zur sicheren Verankerung des Endoprothesenstiels vorgenommen werden. Abschließend wird am Humerus der dorsale Kondylenbereich inkl. des Randbereichs der Fossa olecrani anhand einer größen- und seitenspezifischen Markierungsschablone mit der Kugelfräse so zugerichtet, dass schließlich das humerale Probeimplantat eingesetzt und damit die korrekte Präparation und Passgenauigkeit des Implantats überprüft werden kann.

Einen wesentlichen Vorzug der verwendeten Endoprothese sehen wir in der sehr sparsamen Knochenresektion am distalen Humerus ohne Unterbrechung der Kondylen (Abb. 5.19), so dass schlussendlich die auftretenden Kräfte zu größeren Anteilen über die noch vorhandenen Epiphysenanteile und nur in geringerem Maße über die intramedulläre Stielverankerung aufgefangen werden müssen. Hierin ist unserer Auffassung nach ein wesentlicher Unterschied zu den meisten modernen Sloppy-hinges-Modellen zu sehen, bei denen ganz oft eine interkondyläre Knochenresektion vorgenommen wird. Eine Kondylenfraktur, wie sie bei einzelnen Semi-constrained-Modellen als relevante intraoperative Komplikationsmöglichkeit auftreten kann, ist hier kaum möglich.

Die sich anschließende ulnare Präparation macht für den optimalen Markraumzugang eine geringfügige Resektion der Olelranonspitze erforderlich. Diese ist zur Sicherung einer achsgerechten Markraumeröffnung und der in der Folge streng achsgerechten intramedullären Präparation ausgesprochen wichtig. Die Abb. 5.20 weist schematisch auf die Gefahr der späteren Implantatfehlpositionierung inkl. einer möglichen Via falsa bei unzureichender Beachtung dieses Operationsschrittes hin.

Die Markraumeröffnung selbst kann durchaus erschwert sein, so dass an dieser Stelle in Zweifelsfällen die Bildverstärkerkontrolle zur Überprüfung der achsgerechten Eröffnung (K-Draht-Markierung) erforderlich werden kann. Die nun folgende Markraumpräparation wird mit speziellen größenadaptierten Formraspeln, deren Schaft sich dem Markraum der proximalen Ulna entsprechend anpasst bzw. ihn für die Implantataufnahme zurichtet, vorgenommen, wobei der proximale Teil an der Olekranongelenkfläche gut anliegen soll. Letztere wird mit einer größenadaptierten Spezialfräse für die Aufnahme des Implantats zugerichtet.

Am Ende der knöchernen Präparation steht die Einbringung der Probeendoprothesenteile in entsprechender Größenzuordnung. Die sich anschließende Probereposition und die Funktionsüberprüfung zeigen neben dem zu erreichenden Bewegungsausmaß auch die achsgerechte und vor allem bzgl. der eingestellten Rotation regelrechte Implantatstellung. Hierbei ist auf eine sehr subtile Ausrichtung zu achten, um insbesondere durch Rotationsfehler bedingte Kantenbelastungen an der ulnaren Komponente zu vermeiden. Treten diese auf, führen sie sehr frühzeitig zu einem stark vermehrten Polyethylenabrieb mit asymmetrischer Abnutzung. Ist der sichere Gelenkschluss während des Bewegungszyklus nicht gewährleistet, muss daher

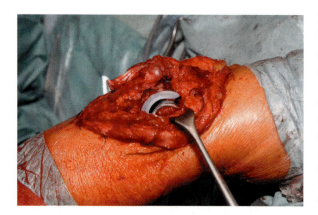

Abb. 5.21 Operationssitus mit regelrechtem Gelenkschluss des definitiven Implantats bei endgradiger Extension des Ellenbogengelenks

unbedingt korrigiert werden, was zu diesem Zeitpunkt praktisch nur noch an der ulnaren Komponente erfolgen kann.

Die Implantation der definitiven Implantatbestandteile nehmen wir mit dem von uns verwendeten Modell am Humerus nahezu regelhaft zementfrei, an der Ulna hingegen überwiegend zementiert vor und achten hierbei wiederum subtil auf die korrekte Ausrichtung (Abb. 5.21). Kleinere Defekte an den Humerusepikondylen können dann gut mit autologer Spongiosa aus dem Radiuskopfresektat aufgefüllt werden. Nach Reposition des Gelenks folgt die Funktionsprobe und ggf. die abschließende (geringfügige) Korrektur des weichteiligen Release. Der Verschluss des streckseitigen Zugangs wird bei korrektem Gelenkschluss durch die stabile Naht des zentralen Zügels der Trizepsaponeurose sowie durch die Naht des radialen und ulnaren Muskelkomplexes inklusive des stabilen Faszienverschlusses realisiert. Nach schichtweisem Wundverschluss wird zu Operationsende die Bildverstärkerkontrolle vorgenommen und anschließend der Arm in ca. 60° Flexionsstellung bei mittlerer Position für die Pronation und Supination in einer Oberarm-Cast-Longuette ruhiggestellt.

5.2.5 Postoperative Nachbehandlung und Rehabilitation

Nach 24 bis maximal 48 h entfernen wir im Rahmen des ersten Verbandswechsels die Redon-Drainage. Ist intraoperativ eine gute Stabilität erreicht worden, beginnen wir ab dem 4. postoperativen Tag mit der geführten krankengymnastischen Übungsbehandlung aus der Schiene heraus und geben ein maximales Bewegungslimit für die Extension und Flexion von 0/0/90° vor. Die Pronation und die Supination werden nicht gesondert beübt. Eine initiale Unterstützung der krankengymnastischen Maßnahmen durch die Anlage eines Plexuskatheters ist sinnvoll und erleichtert die Mobilisation unseres Erachtens erheblich. Einen ungestörten Verlauf vorausgesetzt, entfernen wir am 6. postoperativen Tag die Cast-Longuette und der Arm wird lediglich noch in einer Bandage gelagert. Die Übungsbehandlung kann ab der 2. postoperativen Woche auch aktive Bewegungen einbeziehen, die Flexion über 90° geben wir erst ab der 4. postoperativen Woche (streckseitiger Zugang) frei. Im Idealfall schließt sich nach abgeschlossener Wundheilung und Entfernung des Nahtmaterials eine ambulante oder auch stationäre Rehabilitationsmaßnahme an, die neben der Übungsbehandlung an sich, besonders auch die manuelle Lymphdrainage und ergotherapeutische Aspekte für die Verbesserung der Gebrauchsfähigkeit im Alltag beinhalten sollte. Mit dem vollen aktiven Bewegungsausmaß kann ab der 6. postoperativen Woche gerechnet werden, Übungen gegen Widerstand lassen wir erst ab der 8. Woche vornehmen.

Die Patienten werden angehalten, Tragebelastungen und insbesondere Belastungen des operierten Ellenbogengelenks bei Vorhalte des Arms bzw. das Heben von Lasten mit rechtwinklig gebeugtem Unterarm auf maximal 5 kg zu beschränken.

Postoperative klinische und radiologische Kontrollen führen wir nach 6 und 12 Wochen sowie weiterhin nach 6 und 12 Monaten durch. Auf ein häufig verbleibendes aktives Streckdefizit (ggf. auch eine Beugekontraktur) von ca. 20–30° weisen wir die Patienten bereits präoperativ hin. Erreicht der Patient die annähernd volle Beugefähigkeit von ca. 130° im Sinne des funktionellen Bogens nach Morrey, beeinträchtigt die unvollständige Extension die Aktivitäten des täglichen Lebens (ADL-Fähigkeit) meist nur gering und wird von der Mehrzahl der Patienten (insbesondere von den Rheumatikern) problemlos toleriert. Letztendlich sehen wir in der endgradig defizitären Extension sogar einen gewissen Schutz gegen Instabilitäten.

5.2.6 Frühkomplikationen

Die möglichen intraoperativen Komplikationen unterscheiden sich bei den Non-constrained-Implantaten nur geringfügig von denen, die bei endoprothetischer Versorgung anderer Kopplungsgrade auftreten können. Einen Vorteil der ungekoppelten Implantate sehen wir in der geringeren Knochenresektion humeral (besonders in der nicht notwendigen interkondylären Knochenpräparation) mit der recht sicheren Vermeidung von intraoperativen Epikondylenabbrüchen (außer bei der Souter-Strathclyde-Endoprothese). Auch die im Vergleich eher kürzeren intramedullären Verankerungsstrecken sowohl am Humerus als auch an der Ulna lassen in dieser Implantatgruppe eine geringere Gefahr der Via falsa mit Kortikalispenetrationen erwarten.

Perioperative Infekte sowie temporäre oder persistierende Ulnarispathologien sind in dieser Implantatgruppe hingegen in vergleichbarer Häufigkeit und Ausprägung, wie bei den gekoppelten Implantaten zu erwarten (Redfern et al. 2001; Rozing 2000). Im Falle einer Frühinfektion ist der meist nicht isoliert mögliche Wechsel des Polyethylens als nachteilig anzusehen.

Das Hauptproblem der Non-constrained-Implantate ist in der Instabilität zu sehen. Hierbei spielen einmal die Varus-Valgus-Instabilität, die Subluxationen und die kompletten Luxationen des Gelenks eine entscheidende Rolle. Ist die Instabilitätsproblematik bereits intraoperativ feststellbar, bleibt der Handlungsspielraum implantatseitig dennoch häufig sehr eingeschränkt. Die intraoperative Transformation in eine Semi-constrained-Variante ist bisher nur ausnahmsweise (z. B. bei der Latitude-Endoprothese™) möglich, für zukünftige implantatseitige Entwicklungen aber sicher als sinnvolles Stufenkonzept anzusehen. Häufig verbleiben lediglich Optionen, im Rahmen des Verschlusses des operativen Zugangswegs eine Raffung des Streckapparats vorzunehmen und die postoperative Retentionsdauer in der Cast-Longuette zu verlängern. Tritt die Luxation in der frühen postoperativen Phase ein, wird zunächst durch eine geschlossene Reposition mit anschließender Cast-Retention bzw. einer bewegungslimitierenden Orthese für einige Wochen das Problem zu lösen versucht (Abb. 5.22). Vielfach ist die Problematik dadurch zu beherrschen. Persistierende Subluxationsphänomene hingegen führen meist schon innerhalb der ersten postoperativen

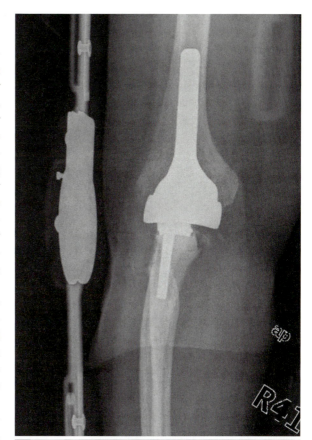

Abb. 5.22 Instabilität mit einmaliger postoperativer Luxation einer iBP-Ellenbogengelenkendoprothese™; einer geschlossenen Reposition in Narkose folgte die 14-tägige Cast-Immobilisation und anschließende erfolgreiche Nachbehandlung mit einer Orthese bis zur 12. postoperativen Woche

Jahre zu höhergradigem Polyethylenverschleiß und damit oft zur Notwendigkeit der offenen Revision mit einem partiellen oder kompletten Implantatwechsel (Abb. 5.23 und 5.24).

Abb. 5.23 Radiologischer Befund einer frühen postoperativen Endoprotheseninstabilität mit Subluxationsphänomen und hoher „Kantenbelastung" (iBP-Endoprothese™ bei posttraumatischer Kubitalarthrose)

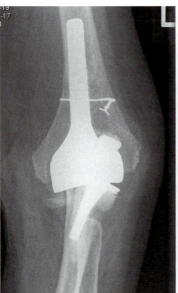
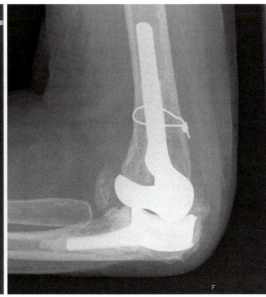

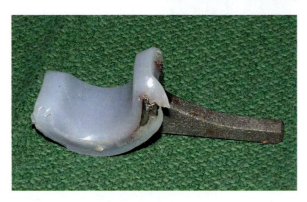

Abb. 5.24 Explantat der Ulnakomponente ca. 1 Jahr postoperativ bei Endoprotheseninstabilität (s. Abb. 5.23) mit deutlichem Polyethylenverschleiß

5.2.7 Ergebnisse

Zunächst darf festgestellt werden, dass in der Literatur weitgehend Einigkeit dahingehend besteht, dass durch die Implantation ungekoppelter Endoprothesen eine suffiziente Schmerzlinderung respektive Schmerzbefreiung erreicht werden kann (Landor et. al 2006, Little et al. 2005b; Mansat 2001; Rahme 2002; Schmidt et al. 2007; Skyttä et al. 2008; van der Lugt et al. 2004). Der Beweglichkeitsgewinn hingegen hält sich oft in engeren Grenzen und wird durchschnittlich mit einer Zunahme der Range of Motion um ca. 20–30° angegeben (Little et al. 2005b; Rahme 2002, Schmidt et al. 2007; van der Lugt et al. 2004). Da aber zumeist der funktionelle Bogen nach Morrey recht gut hergestellt wird, ergeben sich hieraus keine bedeutsamen Problematiken.

Hinsichtlich der Frühergebnisse ist die bereits o. g. Luxationsproblematik der entscheidende Unterschied zu den mehr oder minder stark gekoppelten Implantaten, wobei sich hieraus nicht selten auch Reoperationsnotwendigkeiten schon in der frühen postoperativen Phase ergeben können. Little et al. (2005a) geben in ihrem Literaturreview eine durchschnittliche Luxationsrate von ca. 5% an. Es bleibt bei näherer Betrachtung der Literatur allerdings häufig unklar, ob die Indikationskriterien und besonders die Kontraindikationen zur Implantation von Non-constrained-Implantaten in ausreichendem Maße Berücksichtigung fanden oder nicht. Vielmehr entsteht der Eindruck, dass von den jeweiligen Autoren regelmäßig entweder ungekoppelte oder Sloppy-hinges-Modelle verwendet wurden, worin wir ein großes Problem sehen. In der eigenen praktischen Tätigkeit halten wir stets Implantate beider Varianten vorrätig und treffen anhand unterschiedlicher Kriterien (Alter, Funktionsanspruch, Indikationsgruppe, klinischer Stabilitätsbefund und Röntgenbefund) eine entsprechende Präferenz, die wir nach Abschluss der weichteiligen Präparation intraoperativ ggf. korrigieren.

Im Langzeitverlauf ist die Lockerungsproblematik evident, die sich letztlich kaum von der gekoppelter Systeme (mit Ausnahme der kürzeren intramedullären

Verankerungsstrecken) unterscheidet (Skyttä et al. 2009). Bei notwendigen Wechseloperationen muss häufig mehr als beim Sloppy-hinges-Design auf die eingeschränkte Kombinierbarkeit unterschiedlicher Komponentengrößen von Humerus und Ulna geachtet werden. Ein Vorteil der Non-constrained-Implantate kann darin liegen, dass im Einzelfall der erste Implantatwechsel auch mit den Standardkomponenten der Sloppy-hinges-Systeme zu beherrschen ist.

5.3 Semi-constrained-Ellenbogenarthroplastik – Typ GSB-III oder Coonrad-Morrey-Ellenbogenprothesen

B. R. Simmen

5.3.1 Einleitung

Von den derzeit gebräuchlichen Ellenbogenprothesen werden am häufigsten die sog. gekoppelten („linked") Ellenbogenprothesen verwendet. Im Gegensatz zu den ungekoppelten („non-linked") weisen diese Prothesen einen Verbindungsmechanismus zwischen humeraler und ulnarer Komponente auf. Die modernen „linked" Ellenbogenprothesen sind Weiterentwicklungen der ursprünglich verwendeten rigiden Ellenbogenscharnierprothesen, die sich vor allem wegen der frühen und hohen Lockerungsraten nicht bewährt haben. Die gekoppelten Prothesen sind zwar achsgeführt, lassen jedoch einen Spielraum für Varus-/Valgusbewegungen von 8–10° sowie für axiale Rotation (GSB-III-Ellenbogenprothese) zu. Diese Eigenbeweglichkeit im Gelenkmechanismus der Implantate führte zur Bezeichnung „Semi-constrained"-Ellenbogenprothesen. Die Hauptvertreter dieser Gruppe, die mittlerweile in praktisch unveränderter Form seit über 30 Jahren verwendet werden, sind die GSB-III-Ellenbogenprothese sowie die Coonrad-Morrey-Ellenbogenprothese, die beide von der Firma Zimmer hergestellt und vertrieben werden. In jüngerer Zeit sind weitere Implantate von anderen Herstellern vorgestellt worden (Discovery-Prothese von Biomet usw.), die auf einem analogen Gelenkmechanismus beruhen. Die Gemeinsamkeit dieser drei erwähnten Prothesentypen besteht in der kombinierten intra- und extramedullären Fixation der humeralen Prothesenkomponente. Bei der GSB-III- Ellenbogentotalprothese besteht die extramedulläre Fixation in einer distalen und ventralen Abstützung im Bereich der Epikondylen (Kondylenflanschen). Bei den Humerusprothesenkomponenten der Implantate von Coonrad-Morrey und von Discovery ist die extramedulläre Fixation ventral in der Mediane anstelle von Kondylenflanschen. Der Abstand zwischen intramedullärer und extramedullärer Fixation bei den beiden letztgenannten Ellenbogengelenksprothesen ist unterschiedlich. Zur soliden Implantation der Coonrad-Morrey- Humerusprothesenkomponente ist deshalb die Unterfütterung des ventralen Fixationsflansches mit einem Knochenspan erforderlich. Dies ist bei dem Implantat von Discovery nicht erforderlich.

Es besteht ein wesentlicher zusätzlicher Unterschied des Gelenkmechanismus zwischen der GSB-III-Ellenbogenprothese und den beiden anderen erwähnten Implantaten. Sowohl die Coonrad-Morrey-Ellenbogenprothese wie auch die Discovery-Ellenbogenprothese weisen eine stabile Gelenkachse auf. Eine Entkoppelung dieser Gelenkprothesen ist deshalb nicht möglich. Bei der GSB-III-Ellenbogenprothese werden die beiden Prothesenkomponenten intraoperativ zusammengesteckt. Es bleibt eine axiale Beweglichkeit in Längsrichtung durch den Verkoppelungsmechanismus erhalten. Neben der Varus-/Valgusbeweglichkeit und einer Rotationsfreiheit ergibt dies zusätzlich eine longitudinale Beweglichkeit im Prothesenschloss selbst.

Die biomechanischen Grundlagen für diese „semi-constrained" gelenkige Verbindung konnten experimentell verifiziert werden. Durch die innere Beweglichkeit im Kunstgelenk selbst werden auf den Ellenbogen einwirkende Kräfte zunächst in die periartikulären Weichteile (Seitenbandstrukturen) eingeleitet, bevor sie die Knochen-/Implantatgrenzschichten belasten. Die Verbindung von intramedullärer und extramedullärer Fixation der Humeruskomponente bietet eine zusätzliche Sicherung gegen die aseptische Lockerung im Langzeitverlauf. Die für die GSB-III-Ellenbogenprothese und für die Coonrad-Morrey-Ellenbogenprothese publizierten Überlebenskurven (Kaplan-Meier) bestätigen diese biomechanischen Überlegungen.

Die unterschiedlichen Gelenkmechanismen der drei erwähnten Semi-constrained-Prothesenmodelle führen zu etwas unterschiedlichen Indikationen im klinischen Bereich:

GSB-III-Ellenbogentotalprothese

Mit dieser Semi-constrained-Ellenbogenprothese können grundsätzlich praktisch alle Ellenbogengelenkspathologien arthroplastisch versorgt werden. Voraussetzung ist ein erhaltener Streckapparat und vorhandene Humeruskondylen, da die Prothese an den Kondylen abstützt. Bei Fehlen der Humeruskondylen wird heute in der Regel ein Implantat verwendet, das eine ventrale extramedulläre humerale Abstützung aufweist. Grundsätzlich ist es aber möglich, fehlende Kondylen durch Knochentransplantate aufzubauen und trotzdem eine Ellenbogenprothese mit Kondylenabstützung zu verwenden. Dies kann von Bedeutung sein im Falle einer Wechseloperation, bei der ein Humerusprothesenkomponentenwechsel vorgesehen ist ohne Wechsel der ulnaren Prothesenkomponente.

Voraussetzung für das Funktionieren einer GSB-III-Ellenbogentotalprothese ist ein intakter Streckapparat sowie die Möglichkeit, die Gelenkachse auf anatomischer Höhe in Bezug auf proximal-distal zu rekonstruieren. Bei humeralen Knochendefekten mit Proximalisierung der Gelenkachse oder insuffizientem Streckapparat besteht die Gefahr der Entkoppelung der beiden Prothesenkomponenten.

Coonrad-Morrey-Ellenbogentotalprothese

Die Coonrad-Morrey-Ellenbogenprothese ist grundsätzlich für alle Pathologien verwendbar. Sie ist besonders gut geeignet in Situationen mit erheblichen Knochenverlusten, vor allem im Bereich des distalen Humerus, wie sie vor allem bei Prothesenwechsel häufig vorkommen. Der Gelenkmechanismus ist stabil. Entkoppelungen, wie sie grundsätzlich bei der GSB-III- Ellenbogenprothese möglich sind, kommen nicht vor. Deshalb wurde die Coonrad-Morrey-Prothese auch speziell bei nichtrekonstruierbaren distalen Humerusfrakturen mit fehlenden Epikondylen empfohlen. Die Hauptproblematik der Coonrad-Morrey-Prothese im Langzeitverlauf ist der Polyethylenabrieb, der aufgrund des Gelenkmechanismus deutlich höher ist als bei der GSB-III-Ellenbogenprothese.

Eine zusätzliche Besonderheit der Coonrad-Morrey-Prothese betrifft die Implantationstechnik. Zur Verkoppelung der beiden Prothesenkomponenten ist ein seitlicher Zugang zum Gelenk auf Höhe der Gelenkachse erforderlich. Wenn beide Humerusepikondylen erhalten sind, ist dies nicht möglich. Bei Patienten mit erhaltenen Humerusepikondylen ist deshalb eine Verkoppelung der beiden Prothesenkomponenten *vor* der Implantation mit anschließender gleichzeitiger Einzementierung der beiden Prothesenkomponenten in verkoppeltem Zustand notwendig. Dies erschwert die Implantationstechnik und ist bei der Planung und Indikationsstellung zu beachten.

Discovery-Ellenbogenprothese

Die biomechanischen Grundlagen bei der Entwicklung der Discovery-Ellenbogenprothese sind grundsätzlich gleich wie diejenigen, die der Coonrad-Morrey-Ellenbogenprothese zugrunde liegen. Die Discovery-Prothese kann jedoch intraoperativ auch bei vorhandenen Humerusepikondylen verkoppelt werden. Der etwas unterschiedlich gestaltete Gelenkmechanismus hat das Ziel, den Polyethylenabrieb zu reduzieren.

Die Oberflächenbehandlung der intramedullären Komponentenverankerung ist ebenfalls unterschiedlich. Dies führt zu einem sehr intensiven Verbund zwischen Knochenzement und Prothesenschaft, ein Umstand, der im Fall eines Prothesenwechsels die Entfernung der Prothesenkomponenten erheblich erschweren kann.

Die heute verwendeten Semi-constrained-Ellenbogenprothesen werden zementiert. Bei diesem Prothesentyp haben sich unzementierte Versionen bisher nicht bewährt. Dies gilt jedoch nicht für Oberflächenersatzimplantate.

5.3.2 Operationsplanung

Mit einer sorgfältigen Operationsplanung können intraoperative Probleme vermieden werden. Implantattyp und Implantatgröße können mit den entsprechenden Röntgenschablonen präoperativ ausgewählt werden. Bei kleinwüchsigen Patienten oder besonderen Pathologien wie der juvenilen rheumatoiden Arthritis ist die präoperative Planung besonders wichtig, da die Markräume bei diesen Patienten sehr eng sein und Schwierigkeiten bei der Prothesenimplantation auftreten können. Bei allen Prothesentypen, insbesondere aber bei der GSB-III-Ellenbogenprothese, ist es wesentlich, dass die anatomisch korrekte Gelenkachse mit der Ellenbogenprothese rekonstruiert wird. Eine relevante Verkürzung auf der humeralen Seite (Proximalisierung der Gelenkachse) kann zu einer Instabilität mit späterer Entkoppelung der Prothesenkomponenten führen.

Abb. 5.25 a, b GSB-III-Ellenbogenprothese, wie sie bei Seitenlagerung eingesetzt wird. Der Patient liegt in Linksseitenlage zur Operation des rechten Arms. Der rechte Arm wird frei abgedeckt und auf einem gepolsterten Armbänkchen gelagert

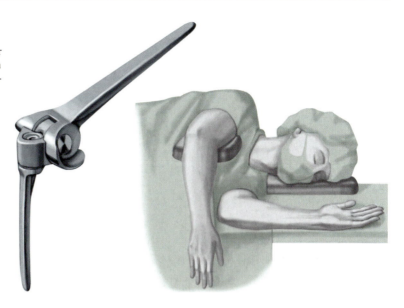

Die Humeruskondylen sind unterschiedlich gestaltet und geformt. Es ist wesentlich, dass die Humerusprothesenkomponente exakt axial eingeführt wird. Dies bedeutet, dass mit dem primären Führungsdraht die Markhöhle an der korrekten Stelle eröffnet wird. Fehler in anteroposteriorer Richtung können zu Perforationen im Schaftbereich, Fehler im lateral-medialen Sinne können zur Schwächung der Kondylenschenkel mit Bruchgefahr führen. Auf der ulnaren Seite kann die Eröffnung des Markkanals vom Olekranon her Schwierigkeiten bereiten. Mit einer guten präoperativen Planung können die anatomischen Landmarken in Relation zum Verlauf des Markkanals vorbestimmt werden.

Lagerung

Von den Autoren und den meisten Anwendern der Semi-constrained-Ellenbogenprothesen wird ein dorsaler Zugang vorgeschlagen und gewählt. Es gibt verschiedene Möglichkeiten, den Patienten dazu optimal zu lagern. Ein dorsaler Ellenbogenzugang ist sowohl in Rückenlage, Seitenlage und Bauchlage möglich. Neben persönlichen Präferenzen sind die technischen Möglichkeiten im Operationssaal sowie anästhesiologische Vorgaben zu berücksichtigen.

Am meisten Bewegungsfreiheit und die größte Übersicht bietet die Seitenlage mit Lagerung des zu operierenden Armes auf einem Armbänkchen (Abb. 5.25a, b). Der Arm wird dazu frei abgedeckt. Ähnlich günstige Voraussetzungen bietet die Bauchlage.

Es ist aber auch möglich, den Patienten in Rücklage zu operieren und den Arm auf dem Thorax des Patienten zu lagern. Vor allem für die Coonrad-Morrey-Prothese wird sehr häufig die Rückenlage verwendet. Wir geben der Seitenlage mit Lagerung des Arms auf einem gepolsterten Armbänkchen den Vorzug.

Wir verwenden zur Ellenbogenarthroplastik eine pneumatische Blutsperre, die steril bei abgedecktem Patienten am Oberarm angelegt und jederzeit entfernt werden kann.

Zugangsweg
Dorsaler Längszugang (nach N. Gschwend)

Der dorsale Längszugang mit Ablösen des Streckapparats vom Olekranon subperiostal mit feinen Knochenschilfern wurde sehr früh von Gschwend vorgeschlagen und hat sich bis heute zur Implantation der GSB-III-Ellenbogenprothese bewährt. Die Bohr- und Schneidelehren des GSB-Ellenbogenprothesensystems lassen aber auch einen trizepssehnenerhaltenden Zugang zu, der im Folgenden ebenfalls erwähnt werden soll.

Durch eine dorsale Längsinzision vom distalen Oberarm auf den proximalen Unterarm in der Mediane, über dem Olekranon leicht nach radial geschwungen, wird die Trizepssehne dargestellt. Haut und Subkutis werden epifaszial nach ulnar bis zur Darstellung des N. ulnaris, nach radial bis zum Epicondylus humeri radialis abgelöst.

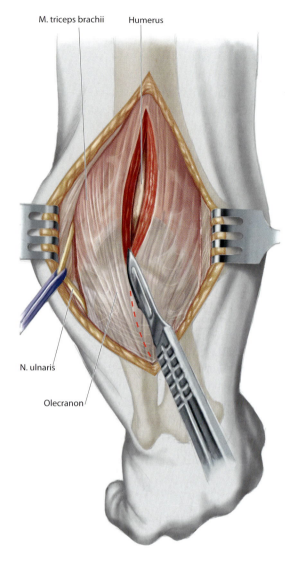

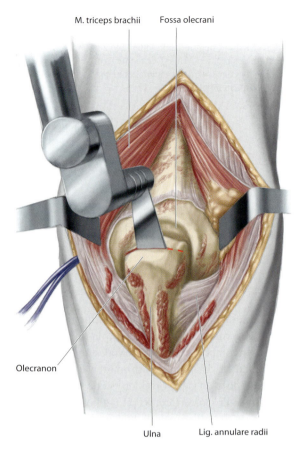

Abb. 5.26 Darstellung der Trizepssehne nach Mobilisation des N. ulnaris bis zu seinem Eintritt in die Unterarmbeugemuskulatur. Trizepssehne und Trizepsmuskulatur werden dorsal längs in der Mediane gespalten bis auf das Olekranon und der Schnitt um 4–5 cm auf das Olekranon erweitert. *1* M. triceps brachii, *2* Olekranon, *3* N. ulnaris, *4* Humerus

Abb. 5.27 Die Trizepssehne wird vom Olekranon bzw. der proximalen Ulna mit einem scharfen Osteotom subperiostal mit feinen Knochenschilfern abgelöst. Die Ablösung erfolgt soweit, dass das Humeroradialgelenk vollständig überblickt werden kann und die Seitenbandstrukturen zugänglich werden. Die Olekranonspitze wird reseziert. Dies erleichtert die Zugänglichkeit zum Ellenbogengelenk. Zur Einführung der Ulnaprothesenkomponente in den Markraum der Ulna ist eine Resektion der Olekranonspitze notwendig. *1* M. triceps brachii, *2* Fossa olecrani, *3* Olekranon, *4* Lig. annulare radii, *5* Ulna

Es hat sich bewährt, den N. ulnaris unter sorgfältiger Schonung der nerveneigenen Blutzirkulation vom distalen Oberarm bis zu seinem Eintritt in die Unterarmmuskulatur freizulegen und zu mobilisieren. Dieser Schritt hat zu einer wesentlichen Reduktion der Komplikationen im Bereiche des N. ulnaris geführt. Bei allen Operationsschritten, vor allem bei der Verwendung von motorgetriebenen Instrumenten, ist auf eine sorgfältige Schonung des N. ulnaris zu achten.

Am Ende der Operation gibt es die Möglichkeit, den N. ulnaris nach ventral zu verlagern. Bei den erwähnten Ellenbogenprothesentypen ist aber im ehemaligen Sulcus-ulnaris-Bereich genügend Platz für den N. ulnaris, so dass eine Vorverlagerung nicht routinemäßig notwendig ist. Die Vorverlagerung kann aber insbesondere bei posttraumatischen Verhältnissen mit Vernarbungen im Operationsgebiet sinnvoll sein.

Der Trizepssehnenspiegel und die Trizepssehne werden dorsal längs in der Mediane gespalten und der distale Humerus dargestellt (Abb. 5.26 und 5.27). Nach distal wird die Trizepssehneninsertion am Olekranon ebenfalls längs über 4–5 mm gespalten und die Trizepssehne mit einem scharfen Osteotom subperiostal mit feinen Knochenschilfern vom Olekranon abgehoben. Diese Technik verhindert ein Zerrreißen der Sehnenfasern und erleichtert die Reinsertion der Trizepssehne am Ende der Operation.

Zugang mit Mobilisierung der Trizepsinsertion nach radial (nach Brian-Morrey)

Beim Zugang nach Brian-Morrey, der als Standardzugang für die Coonrad-Morrey-Ellenbogenprothese empfohlen wird, wird die Trizepssehne vom Sulcus ulnaris her mobilisiert. Dazu wird die Trizepsinsertion subperiostal vom Olekranon abgelöst und in toto nach radial luxiert. Dazu wird vorgängig der N. ulnaris ebenfalls bis zu seinem Eintritt in die Unterarmbeugemuskulatur mobilisiert und angeschlungen. Zur Darstellung des distalen Humerus werden die Seitenbandursprünge an den Humerusepikondylen vollständig abgelöst.

Trizepssehnenerhaltender Zugang

Bei günstigen anatomischen Verhältnissen, wie sie bei der rheumatoiden Arthritis bei nicht voroperierten Patienten meistens vorgefunden werden, ist eine Implantation der Ellenbogentotalprothese auch mit einem trizepssehnenerhaltenden Zugang möglich. Dazu wird die Trizepsmuskulatur analog wie beim Zugang nach Brian-Morrey vom Sulcus ulnaris her vom distalen Humerus abgelöst und das Ellenbogengelenk von ulnar her dargestellt und freigelegt.

Ein zweiter radialer Längsschnitt, entweder unmittelbar radialseits des Olekranons (Trizepssplittinginzision) oder weiter radial an der Trizepsmuskelgrenze, ermöglicht eine Darstellung des Gelenks von radial her. Die Kollateralbandursprünge an den Epikondylen werden subtotal abgelöst (für den Coonrad-Morrey-Ellenbogen wird eine vollständige Seitenbandablösung an den humeralen Epikondylen empfohlen). Dadurch wird Ellenbogen genügend beweglich, so dass durch Lateralisierung des Unterarmes und des Olekranons nach lateral der distale Humerus zur Protheseimplantation zugänglich wird. Dieser Zugang stellt höhere Ansprüche an die Implantationstechnik, da relativ wenig Raum für die Instrumentierung zur Verfügung steht und da wegen der Hebelkräfte bei der Verwendung von Hohmann-Hebeln und beim Zug am Unter-

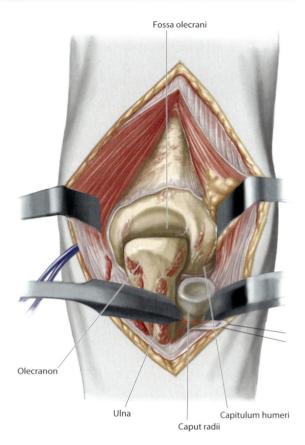

Abb. 5.28 Kapselreste und Synovialgewebe werden vollständig entfernt, das Radiusköpfchen dargestellt, nach dorsal luxiert und subkapital reseziert. *1* Fossa olecrani, *2* Capitulum humeri, *3* Caput radii, *4* Ulna

arm eine erhöhte Frakturgefahr für die Epikondylen und das Olekranon entstehen.

5.3.3 Operationstechnik

Präparation des humeralen Prothesenlagers

Die Olekranonspitze wird mit oszillierender Säge reseziert (s. Abb. 5.27). Gelenkkapsel und verdickte Synovialmembranen werden vollständig entfernt.

Das Humeroradialgelenk wird von dorsal her zugänglich. Das Radiusköpfchen wird von dorsal dargestellt und mit zwei kleinen Hohmann-Hebeln umfahren bzw. nach dorsal luxiert. Das Ligamentum annulare kann geschont werden. Das Radiusköpfchen wird subkapital reseziert und die Resektionsränder werden geglättet (Abb. 5.28).

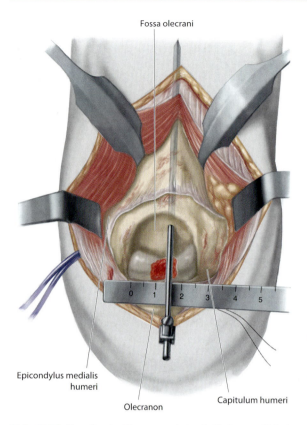

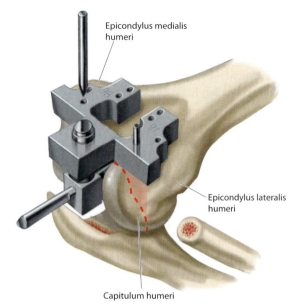

Abb. 5.30 Die Bohr-/Schneidelehre des distalen Humerus wird auf den Bolzen des Führungssteinmannnagels aufgesetzt und mit zwei Kirschner-Drähten distal fixiert. *1* Epicondylus humeri medialis, *2* Humerus, *3* Epicondylus humeri lateralis, *4* Capitulum humeri

Abb. 5.29 Der distale Humerus wird mit Hohmann-Hebeln umfahren, so dass die Längsachse des Oberarms erkennbar wird. Die Eintrittsstelle für den Steinmann-Führungsnagel in der Fossa olecrani wird entsprechend der präoperativen Planung festgelegt und der Führungsnagel in den Markraum eingeführt. *1* Fossa olecrani, *2* Capitulum humeri, *3* Olekranon, *4* Epicondylus medialis humeri

Der distale Humerus wird soweit freigelegt, dass genügend Platz zur Implantation der Humerusprothesenkomponente und zur entsprechenden Instrumentierung zur Verfügung steht. Dazu wird der distale Humerus mit Hohmann-Hebeln umfahren und dargestellt. Das Einbringen dieser Hohmann-Hebel ist auch deshalb wesentlich, da dadurch die Humeruslängsachse erkennbar wird und Achsenfehler mit motorgetriebenen Instrumenten vermieden werden können. Dies ist von besonderer Wichtigkeit bei Wechseloperationen, wenn der Zementmantel eines vorbestehenden Implantats entfernt werden muss. Perforationen im Humerusschaftbereich stellen eine akute Gefahr für den N. radialis dar (Abb. 5.29).

Um die Ulna gegenüber dem distalen Humerus genügend mobilisieren zu können, ist eine zumindest partielle Ablösung der Seitenbandursprünge an den Humeruskondylen erforderlich. Die Implantation der GSB-III-Ellenbogenprothese ist möglich unter Erhaltung der ventralen Anteile der Seitenbandursprünge. Bei korrekter Platzierung der Gelenkachse und korrekter Längsachse des Kunstgelenks bedeuten intakte Seitenbänder höhere Stabilität und eine raschere postoperative Rehabilitation. Eine vollständige Ablösung (kulissenförmig) der Seitenbandursprünge an den Humeruskondylen erleichtert die Implantation der Ellenbogenprothese signifikant. Eine vollständige Ablösung wird von den Autoren der Coonrad-Morrey-Prothese empfohlen und in ihren Workshops auch gelehrt. Der Verlust der Seitenbandstabilität bedeutet kein zusätzliches Stabilitätsrisiko bei den erwähnten Semi-constrained-Ellenbogenprothesen. Es ist zu beachten, dass erhaltene Seitenbänder bei der Darstellung des distalen Humerus zu erhöhten Hebelkräften führen und im Verlaufe der Operation eine Frakturierung der Epikondylen verursachen können. Das Risiko ist am größten bei der Zementierung der Humerusprothesenkomponente.

Die Eintrittsstelle des zentralen Steinmann-Nagels (Führungsnagel für die Humerusprothesenkomponente) wird entsprechend der präoperativen Planung

5 Operationstechnik

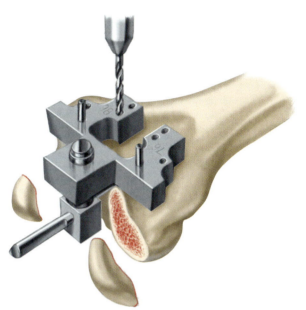

Abb. 5.31 Die Kondylenspitzen werden mit der Schneidelehre und oszillierender Säge reseziert. Zur Vorbereitung zur Resektion des interkondylären Knochenblocks werden die proximalen Begrenzungen mit Bohrlöchern (2,7 mm) markiert. *1* Epicondylus humeri medialis, *2* Epicondylus humeri lateralis, *3* Capitulum humeri

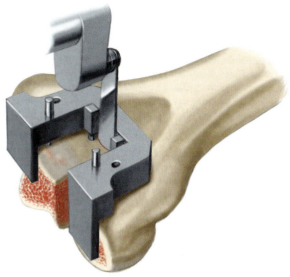

Abb. 5.33 Mit Hilfe der Kastenlehre kann der interkondyläre Humerusblock ausgesägt werden. Dazu ist ein langes schmales Sägeblatt erforderlich. Die Kastenlehre verhindert ein Ansägen der Kondylenschenkel, um deren Frakturierung zu vermeiden. *1* Epicondylus humeri lateralis, *2* Capitulum humeri, *3* Trochlea humeri, *4* Epicondylus humeri medialis

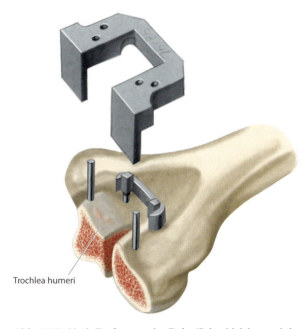

Trochlea humeri

Abb. 5.32 Nach Entfernung der Bohr-/Schneidelehre und des zentralen Führungsdrahts wird mit Hilfe der beiden Kirschner-Drähte die Humerus-Kastenlehre aufgesetzt. *1* Epicondylus humeri lateralis, *2* Capitulum humeri, *3* Trochlea humeri, *4* Epicondylus humeri medialis

gewählt und der Steinmann-Nagel in die Humerusmarkhöhle eingebracht (s. Abb. 5.29).

Die erste Humerusbohr-/Schneidelehre kann nun auf einen am Führungsnagel eingebrachten Bolzen aufgesetzt werden (Abb. 5.30). Dies benötigt in der Regel die Entfernung von Knochengewebe unmittelbar an der Eintrittsstelle des Steinmann-Nagels. Die Schneidelehre wird mit zwei Kirschner-Drähten an den Epikondylen fixiert. Die Kondylenspitzen können exakt mit oszillierender Säge reseziert werden (Abb. 5.31). Die Lage der Humerusprothesenkomponente ist dadurch exakt definiert. Entsprechend der gewählten Prothesengröße werden Bohrlöcher an der proximalen Begrenzung der interkondylären Knochenresektion gebohrt (s. Abb. 5.31).

Nach Entfernung der Bohrlehre werden die proximalen Bohrlöcher mit einer Spange besetzt, die als Halterung für die Kastenlehre dient und ein Ansägen der Kondylenschenkel vermeidet (Abb. 5.32 und 5.33). Mit Hilfe der Kastenlehren lässt sich der interkondyläre Knochenblock mit einem schmalen langen Sägeblatt exakt aussägen. Bei korrekter präoperativer Planung verbleibt genügend Knochengewebe im Schulterbereich der Epikondylen, um eine Frakturierung zu vermeiden.

Abb. 5.34 a, **b** Die intramedulläre Humerusbohrlehre wird in den Humerusschaft eingeführt, bis die Bohrlehre interkondylär aufliegt. Dabei ist zu beachten, dass keine seitlichen Sprengkräfte auf die Kondylen einwirken, um eine Frakturierung der Kondylen im Schulterbereich zu vermeiden. Mit der Humerusbohrlehre können die seitlichen Begrenzungslöcher gebohrt werden. Dies schafft Raum für den Schaft der Humerusprothesenkomponente. Die definitive Erweiterung erfolgt mit Markraumfräsern in aufsteigender Größe. *1* Epicondylus humeri lateralis, *2* Capitulum humeri, *3* Trochlea humeri, *4* Epicondylus humeri medialis

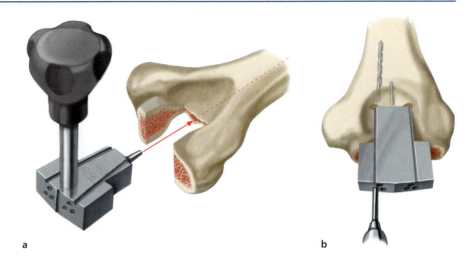

a   b

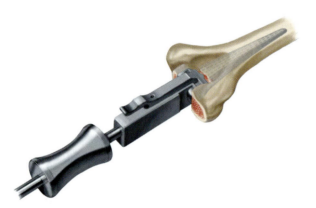

Abb. 5.35 Definitive Erweiterung des Humerusmarkraums mit der Humerusraspel mit Gleithammer. *1* Epicondylus humeri lateralis, *2* Epicondylus humeri medialis

Zur Aufbereitung der Humerusmarkhöhle zur Implantation der Humerusprothesenkomponente wird die Humerusbohrlehre in das Bohrloch des Steinmann-Nagels eingeführt. Die Humerusbohrlehre hat die Dimension des resezierten interkondylären Knochenblocks. Wichtig ist, dass mit der Einführung dieser Humerusbohrlehre keine seitlichen Kräfte auf die Kondylen ausgeübt werden (Abb. 5.34). Mit Hilfe dieser Bohrlehre und zylinderförmigen Markraumfräsern in aufsteigender Größe wird der metaphysäre Knochenkanal für die Aufnahme des Prothesenschafts aufbereitet. Die Humerusraspel kann anschließend mit dem Gleithammer entsprechend der gewählten Prothesengröße eingeschlagen werden (Abb. 5.35 und 5.36)

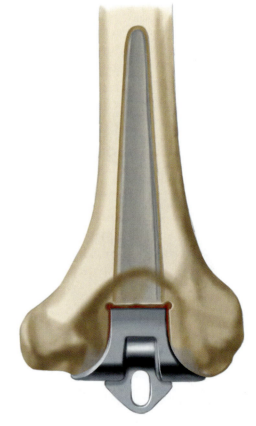

Abb. 5.36 Einsetzen der Humerusprothesenkomponente nach Konturierung der knöchernen Kondylen und Entfernung der Raspel. *1* Epicondylus humeri lateralis, *2* Epicondylus humeri medialis

5 Operationstechnik

Abb. 5.37 Nach Einführen des Führungssteinmann-Nagels in den ulnaren Markraum kann das Olekranon mit einer kanülierten Fräse bis zur notwendigen Größe aufgefräst werden. Vor allem bei sklerosiertem Olekranon empfiehlt sich jedoch, dieses mit einem kleinen Hochfrequenzfräser von Hand vorzubereiten. Dazu können auch die Fräser des Prothesensystems verwendet werden

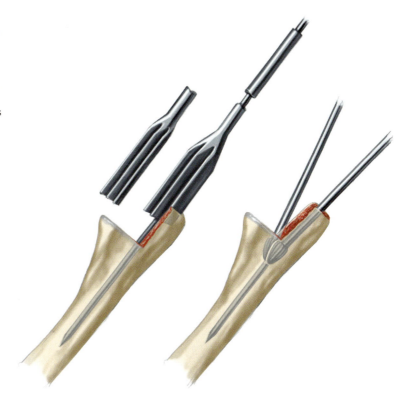

Die proximale Form der Humerusraspel entspricht der kondylären Abstützung der Humerusprothesenkomponente. Die Konturen der knöchernen Kondylenbegrenzungen können nun mit einer oszillierenden Säge beziehungsweise einer Knochenfeile exakt den Dimensionen der Kondylenflanschen der Prothese angepasst werden. Nach Entfernung der Raspel kann die Probeprothese formschlüssig eingesetzt werden (Abb. 5.37).

Präparation des ulnaren Prothesenlagers
Die proximale Ulna ist am einfachsten bei maximal flektiertem Ellenbogengelenk zugänglich. Bei Verwendung eines trizepserhaltenden Zugangs ist die Darstellung der proximalen Ulna erschwert durch die Trizepsinsertion. Dabei sind große Hebelkräfte, die auf die Humeruskondylen einwirken, zu vermeiden. Es ist deshalb sinnvoll, die Ulna bei in situ liegender Humerusprobeprothesenkomponente darzustellen.

Das radiale Kollateralband kann dazu abgelöst werden, das ulnare Kollateralband sollte bei Verwendung einer GSB-III-Ellenbogenprothese partiell erhalten bleiben.

Die Reste der Gelenkflächen der Incisura trochlearis ulnae werden mit einer schmalen oszillierenden Säge reseziert. Es empfiehlt sich, einen kleinen Hochfrequenzfräser zur Eröffnung des ulnaren Markraums zu verwenden. Eine gute präoperative Planung ist dabei hilfreich, um eine Perforation zu vermeiden. Der ulnare Markkanal liegt in der Regel relativ weit dorsal. Eine Perforationsgefahr besteht vor allem ventralseitig. Insbesondere bei posttraumatischen Situationen und bei juveniler ausgebrannter rheumatoider Arthritis kann es ausgesprochen schwierig sein, den Markkanal exakt zu definieren und den primären Führungsnagel in den Humerusmarkraum einzubringen. Auch zur Vertiefung des Olekranons ist die Verwendung eines Hochfrequenzfräsers vorsichtiger und häufig einfacher als die Verwendung der kanülierten Markraumfräse des Originalinstrumentariums (Abb. 5.38).

Das definitive Prothesenlager wird mit einer Raspel mit Handgriff und Gleithammer aufbereitet. Bei Verwendung von links/rechts Ulnaprothesenkomponenten ist es nicht notwendig, die Ulnaraspel vollständig einzuschlagen. Die individuell links/rechts vorgeformte Ulnaprothesenkomponente gleitet meist hindernisfrei

Abb. 5.38 Das Prothesenlager wird mit einer Raspel mit Handgriff und Gleithammer vorbereitet. Bei Verwendung einer linken oder rechten Ulnaprothesenkomponente muss die Raspel nicht vollständig eingeschlagen werden

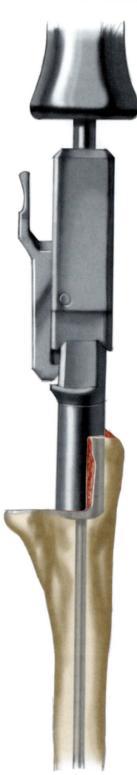

Abb. 5.39 Die ulnare Probeprothese wird mit dem Kunststoffsetzinstrument eingeschlagen. Es kann sowohl eine gerade Ulnaprothesenkomponente wie eine individuelle links-/rechtsseitige Ulnaprothesenkomponente verwendet werden. Die links/rechts Prothesenkomponente gleitet in der Regel mit geringerem Widerstand in den ulnaren Markraum. Der Richtungsstab des Setzinstrumentes soll parallel zur Humerusschaftachse verlaufen, damit die Rotation der Ulnaprothesenkomponente korrekt eingestellt wird

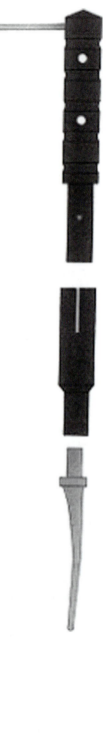

5 Operationstechnik

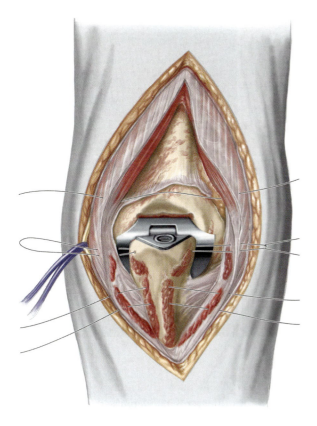

Abb. 5.40 Nach Aushärten des Knochenzements werden die beiden Prothesenkomponenten verkoppelt. Die Reinsertion des Streckapparats am Olekranon erfolgt mit den vor der Zementierung eingelegten nicht resorbierbaren Fäden. Der Streckapparat kann anschließend mit resorbierbarem Nahtmaterial verschlossen werden. Der N. ulnaris kann im Sulcus ulnaris belassen werden oder, bei entsprechender Indikation, auch subkutan vorverlagert werden

in den Ulnamarkraum, wenn der metaphysäre Bereich genügend aufgefräst wurde (Abb. 5.39)

Die ulnare Probeprothese wird mit dem Kunststoffsetzinstrument eingesetzt (Abb. 5.40).

Nach Einsetzen der beiden Probeprothesenkomponenten können diese mit einem Hilfsinstrument miteinander verkoppelt werden. Dies gelingt unter einer gewissen Spannung. Dies ist wünschbar, um eine spätere Entkoppelung der Prothesenkomponente zuverlässig zu vermeiden. Bei einer ungenügenden Kapsulolyse, vor allem auf der ventralen Seite des Ellenbogengelenks, kann die Spannung jedoch relativ hoch sein. Dann ist es schwierig, die beiden Probeprothesenkomponenten wieder zu entkoppeln. Dazu gibt es ein Hilfsinstrument im Originalinstrumentarium. Wenn angenommen werden darf, dass die beiden Prothesenkomponenten korrekt sitzen und dass eine Verkoppelung der beiden Komponenten auch nach Einzementierung mit Sicherheit möglich sein wird, kann auf eine Verkoppelung der Probeprothesenkomponenten verzichtet werden. Vor allem beim trizepserhaltendem Zugang entstehen bei der Verkoppelung und vor allem bei der Entkoppelung Kräfte auf die ossären Strukturen, die eine Fraktur verursachen können.

Sollte es dennoch intraoperativ zu einer Frakturierung des einen oder anderen Epikondylus kommen, ist eine Fixation bzw. Osteosynthese des frakturierten Kondylus vor der Zementierung der Humerusprothesenkomponente unumgänglich, vor allem wenn es sich um den ulnaren Epikondylus handelt. Ein instabiler Epicondylus humeri ulnaris ist eine mögliche Ursache für eine verfrühte Prothesenlockerung. Die Osteosynthese kann entweder mit einer einzelnen Schraube/Zugschraube oder, wenn nicht genügend Platz für eine Schraubenplatzierung vorhanden ist, mit zwei kräftigen Kirschner-Drähten erfolgen, die bis in den Markraum vorgetrieben werden, damit diese bei der Zementierung mitverankert werden und später nicht wandern.

Die Zementierung der beiden Prothesenkomponenten kann gleichzeitig oder sequenziell erfolgen. Das gleichzeitige Zementieren beider Komponenten kann einen Zeitgewinn bedeuteten, da jeweils das Abhärten des Knochenzements abgewartet werden muss. Dennoch empfehlen wir die Zementierung in zwei Schritten, wobei sich die Zementierung zuerst der Humerusprothesenkomponente und anschließend der Ulnaprothesenkomponente bewährt hat. Die Zementierung erfolgt mit einem Markraumstopper (Kunststoff für den Humerusmarkkanal, ein Knochenblock für den ulnaren Markkanal, einem antibiotikahaltigen Knochenzement und unter Entlüftung des Markraums. Die korrekte Achsenstellung der Humerusprothesenkomponente ist durch die Kondylenflanschen gegeben. Darauf ist bei der Vorbereitung des distalen Humerus zu achten. Die ulnare Prothesenkomponente kann mit dem Setzinstrument exakt ausgerichtet werden, um einen Rotationsfehler zu vermeiden (s. Abb. 5.40).

Vor dem Verkoppeln der beiden Prothesenkomponenten ist die Reinsertion des Streckapparats am Olekranon vorzubereiten. Dies erfolgt mit transossär eingeführten nichtresorbierbaren Fäden (Abb. 5.41).

Anschließend erfolgt die Verkoppelung der beiden Prothesenkomponenten mit dem T-förmigen Spezial-

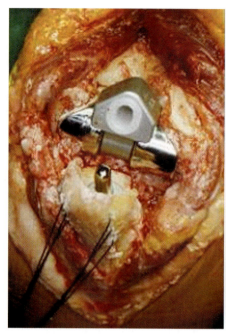 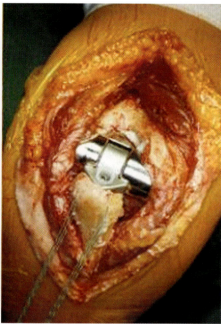

Abb. 5.41 Intraoperative Bilder nach Zementierung der beiden GSB-III-Ellenbogenprothesenkomponenten vor und nach Verkoppelung der Prothese. Die transossäre Reinsertion des Streckapparats wurde vor Zementierung der Ulnaprothesenkomponente am Olekranon vorgelegt

instrument. Das Überwinden einer leichten Spannung ist wünschbar. Wenn die Spannung zu groß sein sollte, ist eine zusätzliche Lösung im palmaren Kapselbereich erforderlich, evtl. eine zusätzliche Ablösung im Bereiche der Seitenbänder. Bei korrekter Implantation der beiden Prothesenkomponenten ist das Ellenbogengelenk anschließend frei beweglich und stabil.

Die Reinsertion des Streckapparats am Olekranon erfolgt mit nichtresorbierbarem Nahtmaterial. Für alle übrigen Nähte bevorzugen wir resorbierbares Nahtmaterial.

Vor dem Wundverschluss wird die Blutsperre geöffnet und eine sorgfältige Blutstillung durchgeführt. Nach Einlage einer Saugdrainage wird die Wunde schichtweise verschlossen und der operierte Arm auf einer Ellenbogenkunststoffschiene in 70–80° Flexion ruhig gestellt.

5.3.4 Gefahren und Risiken

Fraktur des Condylus humeri ulnaris
Der radiale Pfeiler des distalen Humerus steht nach der Resektion des Radiusköpfchens bei axialen Kompressionskräften (Valgusstress) unter relativ geringer Belastung. Dagegen ist der ulnare Pfeiler bei intakten Seitenbändern in Folge erhöhter axialer Zugbelastungen von entscheidender Bedeutung. Intraoperative Frakturen des ulnaren Kondylenmassivs müssen deshalb vor der Zementierung der humeralen Prothesenkomponente osteosynthetisch stabilisiert werden. Der ulnare Pfeiler ist für die Stabilität der Prothese von größerer Bedeutung als der radiale. Eine Instabilität bedeutet einen Risikofaktor für eine vorzeitige Prothesenlockerung.

Desinsertion des Seitenbandapparats
Das Designprinzip der GSB-III-Prothese basiert auf erhaltenen oder wieder eingeheilten Seitenbändern. Dabei ist wiederum vor allem das ulnare Kollateralband von Bedeutung. Darum ist bei der Präparation der humeralen Epikondylen und auch bei der Darstellung der proximalen Ulna darauf zu achten, dass vor allem das ulnare Kollateralband partiell intakt bleibt. Die langfristige Bedeutung der Integrität der Seitenbandstrukturen in Bezug auf die Lockerungsrate ist jedoch in der Literatur nicht dokumentiert. Es darf jedoch angenommen werden, dass intakte oder eingeheilte Kollateralbänder zur Stabilisierung des Ellenbogens beitragen und damit die Prothese mechanisch schützen.

Die Implantationstechnik der Coonrad-Morrey-Ellenbogenprothese verzichtet auf eine Erhaltung der Kollateralbänder und empfiehlt auch keine Reinsertion, wenn diese perioperativ vollständig abgelöst wurden. Aufgrund der Langzeitergebnisse beeinflusst dies die Standfestigkeit der Coonrad-Morrey-Prothese nicht.

Schaftperforationen bei Wechseloperationen
Bei Wechseloperationen, vor allem bei Entfernung des Knochenzements und prekären ossären Verhältnissen, kann es zu Schaftperforationen sowohl im humeralen wie auch im ulnaren Bereich kommen. Gefährlich sind solche Schaftperforationen vor allem mit rotierenden Instrumenten (Bohrer) im Humerusschaftbereich, da der in unmittelbarer Nähe langstreckig neben dem Humerus verlaufende N. radialis dadurch höchst gefährdet ist. Eine genügende Darstellung des distalen Humerus, eine vorsichtige Präparationstechnik und die Verwendung von diesbezüglich ungefährlichen Instrumenten lässt eine solche Läsion zuverlässig vermeiden.

Nervus ulnaris
In der Literatur sind Nervus-ulnaris-Läsionen nach Ellenbogenarthroplastik eine häufig beschriebene Komplikation. Wir empfehlen deshalb unbedingt eine Darstellung und Mobilisierung des N. ulnaris bis zu seinem Eintritt in die Unterarmbeugemuskulatur. Dadurch kann eine iatrogene Nervenläsion zuverlässig vermieden werden. Wesentlich bei der Präparation ist die Schonung der nerveneigenen Blutzirkulation, soweit dies trotz der Mobilisation möglich ist.

Eine Vorverlagerung ist in der Regel nicht erforderlich außer bei voroperierten Ellenbogengelenken oder erheblichen posttraumatischen Veränderungen und Vernarbungen um das Ellenbogengelenk herum.

5.3.5 Nachbehandlung

Die Nachbehandlung richtet sich in erster Linie nach dem gewählten operativen Zugang. Bei dem am häufigsten verwendeten medialen Längszugang mit Ablösung des Streckapparats vom Olekranon schützen wir das Gelenk während der Phase der Wundheilung mit einer Oberarmschiene in 70–80° Beugestellung des Ellenbogengelenks. Bei gesicherter Wundheilung kann der Ellenbogen aus dieser Schiene heraus belastungsfrei mobilisiert werden, wobei wir während den ersten zwei postoperativen Wochen eine Flexion über 90° vermeiden. Bis 6 Wochen postoperativ ist eine Streckung gegen Widerstand sowie eine passive Flexion des Ellenbogengelenks ebenfalls zu vermeiden. Ab der 7. postoperativen Woche kann der operierte Arm frei mobilisiert und aufbauend auch wieder belastet und beansprucht werden, wobei die volle Belastbarkeit erst 3–4 Monate postoperativ wieder erreicht ist.

Bei einem trizepserhaltenen Zugang ist eine raschere Mobilisation und Belastung des Ellenbogengelenks möglich. Eine Ruhigstellung auf einer Oberarmschiene während 2–3 Wochen ab Operation unterstützt die Wundheilung, der Ellenbogen kann aber unmittelbar postoperativ beginnend aus der Schiene heraus frei mobilisiert und auch aufbauend wieder belastet und beansprucht werden. Auch bei trizepssehnenerhaltendem Zugang ist die volle Belastbarkeit des Arms erst drei bis vier Monate postoperativ wieder erreicht.

Kontrovers wird die langfristige Belastbarkeit nach Ellenbogentotalprothesenarthroplastik beurteilt. Bei Rheumatikern mit Befall mehreren Gelenke an oberen und unteren Extremitäten besteht die größte Gefahr nach einer Ellenbogenarthroplastik beim Aufstehen aus einem tiefen Stuhl oder beim sich Setzen in einen solchen Stuhl. Beim Abstützen des Körpergewichts auf die Hände können erhebliche Belastungen auf das Ellenbogengelenk entstehen. In posttraumatischen Situationen ist eine Beschränkung der Belastung des betroffenen Armes sinnvoll. Repetitive Belastungen werden von allen Autoren auf 5 kg beschränkt. Dies schließt Sportarten wie Tennis usw. aus, wenn das Sportgerät mit dem betroffenen Arm gehalten werden soll. Für andere Sportarten, die die oberen Extremitäten nicht in besonderem Maße beanspruchen, haben wir keine Beschränkungen empfohlen.

5.4 Gekoppelte („constrained") Ellenbogengelenksprothese

H. Thabe

Der Ellenbogen ist Bindeglied zwischen Rumpf und Hand, seine Funktionsfähigkeit ist daher von entscheidender Bedeutung. Bewegungsverluste durch Schmerz oder Einsteifungen führen zur Behinderung wichtiger Alltagsfunktionen, wie z. B. Essen, Trinken, Hygiene usw.

War die Indikation zur Ellenbogenprothese in früheren Jahren weitgehend der schweren rheumatoiden Arthritis vorbehalten, so haben die Ergebnisse mit den neuen Prothesendesigns das Indikationsspektrum für die posttraumatische Arthrose, die schwere Arthrose sowie für die Tumorbehandlung erweitert. Zahlenmäßig steht aber weiterhin die Destruktion bei der rheumatoiden Arthritis als Indikationsschwerpunkt im Vordergrund. Die verlässlicheren Knochenverhältnisse bei der Arthrose und bei posttraumatischen Destruktionen bilden zudem gute Voraussetzungen für stabile Verankerungsmöglichkeiten und damit längerfristige Ergebnisse. Diese Vorteile relativieren sich jedoch durch die höheren Aktivitätslevel und Alltagsansprüche der in der Regel jüngeren Patientengruppe.

5.4.1 Indikationen

- Rheumatoide Arthritis, mutilierender Typ
- Primäre und sekundäre Arthrose, instabiler Typ
- Posttraumatische, instabile Zustände nach Trümmerfrakturen
- Primäre und sekundäre Tumoren
- Revisionen

5.4.2 Klinisches Bild

Angaben über die Häufigkeit einer Ellenbogengelenkbeteiligung im Rahmen der rheumatoiden Arthritiden schwanken zwischen 39 und 70 % (Hastings und Theng 2003; Laine und Vainio 1969). Mit nur 2,1–3 % ist der Ellenbogen jedoch nur Ort der Primärmanifestation (Ferlic 1987).

Der Befall im Rahmen der Grunderkrankung erfolgt relativ spät. Nach 11–15 Jahren nach Krankheitsbeginn treten erste Symptome auf (Flemming et al. 1976). Wie an den anderen Gelenken kommt es durch das entzündliche Geschehen vor Ort zur Destruktion an Knochen, Knorpel, Kapsel-Band-Apparat und Sehnengewebe.

Frühe Erkrankungsstadien werden selten diagnostiziert, da Beschwerden anderer Gelenke deutlich im Vordergrund stehen. Schmerz und Bewegungsverlust werden erstaunlich lange toleriert, da Nachbargelenke (Hand- und Schultergelenk) oder der überwiegende Gebrauch der weniger betroffenen Gegenseite dieses Ellenbogenhandicap kompensiert. Selbst stärkere radiologische Veränderungen werden über längere Zeit hinweg als wenig schmerzhaft empfunden. Erst bei Problematiken mit Gefährdung der Selbstversorgung oder der Zwang zur Stockbenutzung wegen Problemen an der unteren Extremität kann die Ellenbogensymptomatik schlagartig in den Vordergrund rücken.

Je nach Erkrankungsverlauf der rheumatoiden Arthritis unterscheiden wir eine stabile, ankylosierende oder eine instabile, zur Mutilation neigende Spontanentwicklung. Zwischen diesen beiden Extremen sind mildere Verlaufsformen je nach Effektivität der medikamentösen Behandlung möglich.

Klinisch imponieren zunächst Schwellung und Schmerz, später kommen der Funktionsverlust mit Instabilität, Ankylosierungstendenz oder Nervenkompressionssymptomatik hinzu.

Die synovialitischen Schwellungen rund um das Radiusköpfchen und in der Fossa olecrani führen zunächst zu einem Verlust der Streckung und zu Einschränkungen der Supination. Lange Zeit werden die Funktionsdefizite von den Nachbargelenken oder der Gegenseite kompensiert. Entscheidend für die Destruktion des Gelenks ist aber die entzündlich bedingte Instabilität durch die Elongation des Bandapparats. Der Verlust ossärer Strukturen, insbesondere auf der radialen Seite, sowie Destruktionen des Kapsel-Band-Apparats und die schmerzbedingte Inaktivierung der Unterarmmuskulatur leisten der Instabilität weiteren Vorschub: Direkter Druck durch die Kapselschwellung bzw. Synovialitis, Exophyten oder Instabilitäten führen in ca. 11 % zu Nervenkompressionssyndrome, wie z. B. eine Irritation des N. ulnaris (Laine und Vainio 1969; Pulkki und Vainio 1962). Darum sollte bei Versorgungen mit Endoprothesen gerade auf die Ulnarisengeproblematik geachtet und im Zweifelsfall eine Neurolyse des N. ulnaris eher großzügig indiziert werden. Die Nervenleitgeschwindigkeitsmessung bzw. die Elektromyographie ist zudem immer dann angezeigt, wenn sich klinisch der Verdacht auf ein Engpasssyndrom des N. ulnaris ergibt.

Usurierungen und zystische Veränderungen können in ausgeprägten Fällen bis hin zu mutilierenden Formen gehen mit völliger Aufhebung der ehemals vorhandenen Gelenkkontinuität (Abb. 5.42). Gravierend für die Verankerung und limitierend für operative Zugangswege sind dabei die Osteolysen der Kondylen und die Ausdünnung der knöchernen Olekrananteile (Abb. 5.42b).

Weiterführende bildgebende Verfahren wie die Computertomographie bzw. die Kernspintomogra-

Abb. 5.42 a Mutilierender Prozess am Ellenbogen bei rheumatoider Arthritis, b zystische Knochendestruktion im Olekranon

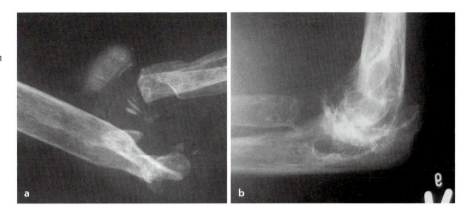

phie geben bei solchen speziellen präoperativen bzw. diagnostischen Fragestellungen entscheidende Hilfsstellung für die präoperative Planung, bei Fragen der Implantatverankerungsmöglichkeiten und die Wahl des Zugangswegs.

Für die Indikationsstellung zur Operation und die Wahl des Operationsverfahrens ist die Kenntnis des Spontanverlaufs von enormer Bedeutung.

Die späten Stadien 4 und 5 sind den rekonstruktiven Versorgungen vorbehalten. Bei stabilen Formen sehen wir die Indikation zur Resektionsinterpositionsarthroplastik in der modifizierten Form von Hass in der Modifikation nach Neumann (Thabe 1997, S. 158). Bei instabilen Gelenken ist die Indikation zur Alloarthroplastik gegeben (Kerschbaumer 1988). Da im Verlauf der rheumatoiden Arthritis mit einer entzündlichen Progredienz zu rechnen ist, bieten sich gekoppelte Prothesentypen an (GSB III, Discovery, Latitude, Coonrad-Morrey). Je starrer und rein scharnierähnlicher Prothesen konstruiert wurden, desto frühzeitiger waren sie mit einer hohen Lockerungsrate belastet (Patil et al. 2009; Shi et al. 2007). Reine „constrained" (starrachsgeführte) Prothesen finden heute keine Verwendung mehr und sind praktisch vom Markt verschwunden oder finden nur noch bei Tumorprothesen Verwendung. So unterscheiden sich die gekoppelten Prothesen vom Typ „sloppy hinge" im Wesentlichen nur durch den Freiheitsgrad der Mobilität in der Achsrichtung und durch die Kopplungsform.

Für die primäre und sekundäre Arthrose ist die Indikation für eine gekoppelte Prothese nur bei instabilen Ellenbogengelenken gegeben. Müssen bei diesen instabilen Gelenken Seitenbandfunktionen oder Kondylendefekte durch die Prothese kompensiert werden, ist mit erhöhten Lockerungsraten zu rechnen, wenn nicht zusätzliche Abstützungen im Prothesendesign der humoralen Komponente (wie beim Coonrad-Morrey-, Discovery- oder Latitudedesign) die Scherkräfte auf die Prothesenverankerung abfangen können. Dabei gewährleisten anatomische Stielkomponenten eine noch erhöhte Sicherheit gegen Scherkräfte auf das Prothesenlager und letztlich auch eine sichere Implantatstechnik.

Eine vergleichbare Situation findet man bei instabilen posttraumatischen, abgeheilten Trümmerfrakturen und auch bei Zuständen nach septischem Befall des Ellenbogengelenks.

Die Implantatwahl bei Revisionseingriffen richtet sich nach dem intraoperativ vorgefundenen Defekttyp. Hier bieten die Sloppy-hinged-Modelle zur Kompensation von knöchernen und bindegewebigen Defekten gegenüber den semi- und Non-constrained-Prothesen deutliche Vorteile, zumal auch die Vorschädigungen durch primär zementierte, nun gelockerte Prothesen im Knochenlager kompensiert werden müssen.

Der septische Befall des Ellenbogengelenks stellt primär schon wegen des dünnen Weichteilmantels besondere Herausforderungen an den Operateur. Eine Implantation einer Ellenbogenprothese kann daher nur bei vollständig abgeheilter Infektion in Betracht gezogen werden.

Endoprothetische Versorgungen bei Tumorerkrankungen können mit Sonderanfertigungen oder sog. Baukastensystemen für den distalen Humerus- oder Ulnaersatz oder als Totalersatz des Humerus und/oder der Ulna gelöst werden. Bei den Teilersatzvaria-

Abb. 5.43 a, b Röntgenbild einer Sonderanfertigung GSB-III Titan-HX beschichtet zur zementfreien Implantation, a. p. und seitlich

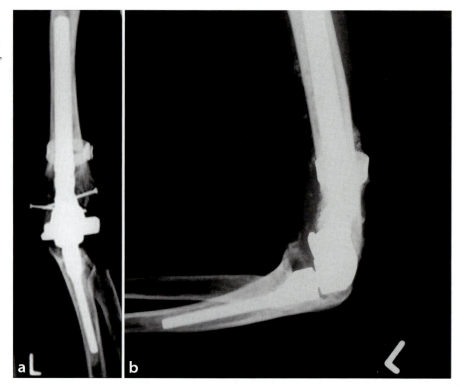

tionen muss die Stielkomponente die komplette Verankerungslast abfangen können und sollte daher mit stabilen Oberflächenkonstruktionen und zusätzlich stabilisierenden Laschen für auftretende Rotationskräfte versehen sein (Abb. 5.43a, b).

5.4.3 Operativer Zugang zur Totalendoprothese am Ellenbogengelenk (gekoppelte Designs)

Beim operativen Zugang unterscheiden wir grundsätzlich zwei Zugänge, mit oder ohne Ablösung der Sehne des Musculus triceps brachii. Der oft genutzte Zugang mit Trizepsablösung wird in den vorherigen Kapiteln ausführlich dargestellt, hier soll näher auf die Variante ohne Trizepsbeteiligung eingegangen werden, der technisch aufwendiger ist, aber eine schnelle Rehabilitation ohne Streckkraftverlust ermöglicht.

Der Hautschnitt wird 5 cm distal des Radiusköpfchens, radial um das Olekranon auf die Mitte der Trizepssehne ziehend durchgeführt (Abb. 5.44a).

Die Eröffnung der Muskelloge erfolgt ventral und dorsal periostal an der lateralen Humeruskante mit periostaler Ablösung des Seitenbandes. Die Trizepsstruktur bleibt in toto erhalten (Abb. 5.44b).

Das Radiusköpfchen wird unter Erhalt des Ringbands reseziert (Abb. 5.44c). Der N. ulnaris wird temporär aus dem Sulkus ausgelöst und angeschlungen. Durch Adduktion im Ellenbogengelenk kann nun ein Aufklappen des Gelenks zur Präparation des Humerus und der Ulna zur Aufnahme der Prothesenpartner erfolgen (Abb. 5.45).

Nach Koppelung des Gelenks wird über ein transossäres Vernähen der radialen Seitenbandanteile eine Stabilisierung wieder erreicht. Bei Seitenbandinsuffizienzen empfiehlt sich eine zusätzliche Stabilisierung mit einem Sehnenstreifen aus dem flächigen Trizepssehnenanteil, der transossär fixiert wird. Ansonsten sind die muskulären Verhältnisse bei Schonung der Trizepsanteile direkt postoperativ belastbar und sofort in axialer Richtung krankengymnastisch therapierbar.

5 Operationstechnik

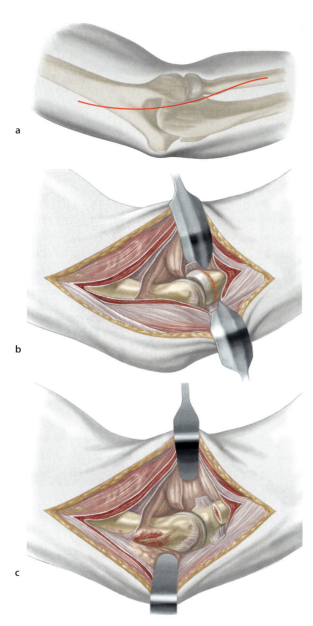

Abb. 5.44 a Schnittführung über den dorsalen Ellenbogen (Thabe 1997). **b** Nach periostalem Ablösen des Seitenbands Darstellen und Entfernen der dorsalen Synovialmembrananteile (Thabe 1997). **c** Resektion des Radiusköpfchens unter Erhalt des Ringbands (Thabe 1997)

5.4.4 Intraoperative Komplikationen

Bei posttraumatischen Arthrosen liegt die Komplikationsrate deutlich höher als bei rheumatoiden Arthritiden, die bis zu 30 % in der Literatur beschrieben sind (Fink et al. 2002).

Die häufigste Komplikation ist die Kondylenfraktur, die durch temporäre Kirschner-Draht-Stabilisierung vermeidbar ist. Olekranonfrakturen müssen intraoperativ osteosynthetisch versorgt werden. Schaftperforationen lassen sich durch längere Implantatstiele überbrücken und stabil versorgen (Abb. 5.46).

Die Perforation der Ulna kann beim Abschliff des Processus coronoideus durch eine Darstellung der weiter distalen liegenden Schaftkrümmung umgangen werden. Dadurch wird ein exaktes Auffräsen des Ulnaschaftbettes gewährleistet.

Unmittelbar postoperativ können Nervus-ulnaris-Irritationen auffällig werden, die je nach elektromyographischem Befund sekundär revidiert werden sollten. Bei kontraktem und auch knochendestruiertem Operationssitus empfiehlt sich eine primäre Nervus-ulnaris-Verlagerung, um die Komplikation der Nervenschädigung zu vermeiden.

Die Insuffizienz der Refixation der Trizepssehne wird erst im Lauf der Rehabilitation manifest, ist oftmals nur geringfügig schmerzhaft, führt aber zu Streckkraftverlusten. Diese Komplikation lässt sich durch den oben beschriebenen Zugang vermeiden.

Für die Versorgung von septischen Komplikationen gelten die gleichen Behandlungskonzepte, wie bei allen Protheseninfektionen. Bei erhaltenem Trizepssehnenansatz sind in diesen Fällen stabilere Rückzugsmöglichkeiten auf Resektionsarthroplastiken möglich. Bei Umwandlung von instabilen Resektionsarthroplastiken in künstlichen Gelenkersatz muss mit reduzierten Standzeiten wegen der vorausgehenden Versorgung gerechnet werden (Fink et al. 2002).

Entscheidend für die Qualität der operativen Versorgung bleibt einen stabile knöcherne Verankerung der Prothesenkomponenten und die möglichst exakte Rekonstruktion des Gelenkdrehpunkts. Gerade diese Rekonstruktion ist bei schweren Mutilationen nicht immer ohne Kompromisse möglich, was unter Umständen auch nur durch einen (intraoperativen) Wechsel auf ein anderes Implantat kompensiert werden kann. Zu weit distal verankerte Ulnakomponenten führen zu Insuffizienzen des Trizepssehnenansatzes, zu weit proximal implantierte Humeruskomponenten zu beachtlichen Kraftverlusten und vorzeitigem Implantatversagen, zu klein dimensionierte Kompo-

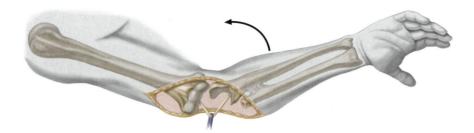

Abb. 5.45 Herauslösen des N. ulnaris, Abwinkeln des Ellenbogens um ca. 90° zur Darstellung der Gelenkflächen, dabei sollte das ulnare Seitenband frei dargestellt, aber nicht komplett abgelöst werden (Thabe 1997)

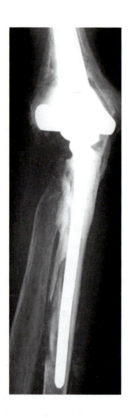

Abb. 5.46 Ulnaschaftperforation mit verlängertem Implantat und Spongiosaanlagerung überbrückt, GSB-III-Implantat

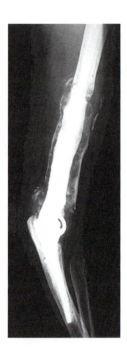

Abb. 5.47 Revision einer Schaftlockerung einer St.-Georg-Endoprothese mit extra langer Humeruskomponente

nenten zu frühzeitigeren Implantatlockerungen oder auch Prothesenbrüchen.

5.4.5 Ergebnisse

Siehe auch Tab. 5.1

Die Probleme der Alloarthroplastik liegen in der Prothesenkopplung bzw. der Implantatverankerung. Die Alloarthroplastik ist je frühzeitiger durch aseptische Lockerungen kompliziert, je starrer die Prothesenkopplung im Design umgesetzt ist (Patil et al. 2009; Abb. 5.47).

Dabei werden beide Komponenten zementiert und über eine Achse gekoppelt. Es entsteht dadurch eine stabile Verbindung zwischen Humerus und Ulna. Alle Pro- und Supinationskräfte werden dadurch direkt über die Prothesenkomponenten auf das Implantatlager übertragen, was bei mittelfristiger Beobachtung in der Literatur zu Lockerungsraten von 40–60 % führte (Scheier 1975). In früheren Jahren verwendeten wir ein derart gekoppeltes Modell (Typ St. Georg) als fast reine Scharnierprothese (Abb. 5.48).

Die Achse war eine gekoppelte reine Metall-Metall-Paarung, lediglich die seitlichen Kontaktflächen der Gelenkpartner waren durch eine dünne Polyethylenschicht armiert, um einen direkten Metallkontakt bei Pro- und Supinationsstress zu verhindern. Eine minimale Varus- und Valguslaxität war aber auch schon bei diesem Modell gegeben, um Rotationskräfte auf die Verankerung abzupuffern. Das ursprüngliche St.-Georg-Modell wurde bei Kondylendefekten

5 Operationstechnik

Tab. 5.1 Ergebnisse nach gekoppelten Ellenbogenprothesen

Prothesenmodell Anzahl	Autor	NU (Zeit) [Jahre]	Revisionen [%]	Diagnose	ROM	Ergebnis Score
St. Georg						
30	Fink et al. (2002)	5,7	sE	c.p.		77,7 Inglis
35	Engelbrecht und Zippel (1975)	1	14	c.p.	105	
GSB III						
16	Fink et al. (2002)	5,7	sE	c.p.		89,6 Inglis
116	Schmidt et al. (2007)	5,1	15	c.p.		
Coonrad-Morrey						
20	Cobb et al. (1997)	3,3	5	Trauma	101	93 MEP
23	Schneeberger et al. (2007)	4	17	Trauma	75	85 MEP
69	Gill und Morrey (1998)	7	21	c.p.	103	86 MEP
46	Schmidt et al. (2007)	4,2	10	c.p.		
55	Prasat (2010)	5	0	c.p.		100 ÜR
37	Shi et al. (2007)	7,2	30	c.p.		84 MEP
Latitude						
11	Burkhardt (2010)	1	–	Trauma		89,2 MEP

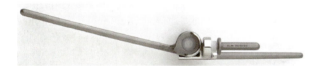

Abb. 5.48 St.-Georg-Ellenbogen mit Radiusköpfchenersatz (Fa. W. Link, Hamburg; Engelbrecht und Zippel 1975)

mit Kondylenabstützschalen, wie bei der GSB III, gefertigt, um eine zusätzliche Sicherung gegen den Rotationsstress zu ermöglichen. Das Semi-constrained-GSB-III-Ellenbogen-System unterscheidet sich nur durch eine zusätzliche Polyethylenlagerungsbuchse in der Verzapfung, die über einen Polyethylenkaltfluss oder die Kompression des Polyethylens eine 5- bis 7°ige Laxität in der humeroulnaren Achse zulässt. Diese Verzapfung ist nicht luxationsgesichert, deswegen kann der Begriff teilgekoppelt (semi-constrained) für dieses Prothesenmodell ebenso genutzt werden wie für eine spätere Variante des Endomodells (Abb. 5.49).

Alle Lagerungsbuchsen waren unterdimensioniert, so dass schon bei Fehlbelastungen über den Polyethylenkaltfluss Lagerschäden auftraten (Abb. 5.50a, b), die sich in einer übermäßigen Achslaxität bis hin zu manifesten Achsschäden selbst bei stärker dimensionierten Buchsen der Coonrad-Morrey-Prothese manifestierten (Lee et al. 2005). Alle anderen heute üblichen gekoppelten Prothesenmodelle [Discovery (Abb. 5.51), Latitude (Abb. 5.52) etc.] sind luxationsgesichert und haben eine zusätzliche ventrale Abstützung für den Fall der unzureichenden Abstützung an den Kondylen (Quenneville et al. 2008), obwohl der Wert der ventralen Abstützung biomechanisch nicht geklärt ist. Die PE-Lager sind ausreichend dimensioniert und ohne Achsstress gelagert.

Die Komponenten können in zementierter Technik fixiert und über eine mechanische Verbindung miteinander gekoppelt werden, die Rotationsbewegungen zulässt. Damit minimieren sich die Kräfte auf das Implantatlager, was sich in reduzierten Lockerungsraten bei mittelfristiger Beobachtung auf 6–10 % dokumentierte (Quenneville et al. 2008; Scheier 1975). Die in der Unfallchirurgie auch häufig implantierte Coonrad-Morrey-Prothese hat keine Kondylenabstützung, verfügt über eine ventrale Abstützung und hat eine deutlich stärker dimensionierte starre Achslagerung, die über die Polyethylenkompression und den Abrieb auf Dauer eine Laxität zulässt, weshalb dieser Prothe-

Abb. 5.49 Unterdimensionierte PE-Buchsen mit langfristigem Lagerschaden **a** Endomodell Fa. W. Link, Hamburg, **b** GSB III der Fa. Zimmer, Warzaw

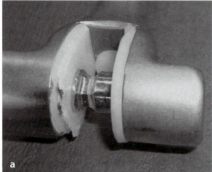
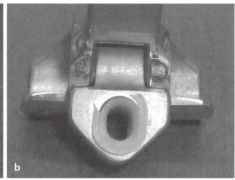

Abb. 5.50 Endomodellvariante der Fa. W. Link, Hamburg, 1995

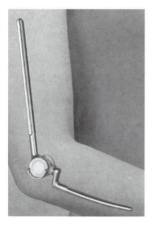

sentyp im angloamerikanischen Schrifttum als „semiconstrained" betrachtet wird (Shawn et al. 1992).

Die zusätzliche Versorgung durch einen Radiusköpfchenersatz erbringt für die Stabilität und die Verankerungssicherheit der Prothesen (Latitude und Endo) keine zusätzlichen Vorteile, kompliziert eher die Rekonstruktion der Biomechanik, wenn der Radiusköpfchenersatz nicht, wie beim Latitudedesign mobil gelagert ist, und sich physiologisch der Extensions- und Flexionsbewegung anpasst. Beim Modell St. Georg erfolgt eine Rotation nur gegen die Ulnakomponente, so dass eine Stabilisierung gegen die Humeruskomponente gar nicht stattfindet (vgl. Abb. 5.48).

Abb. 5.51 Discovery-Ellenbogenprothese Fa. Biomet (Hastings und Theng 2003). **a** Originalimplantat, **b** seitliches Röntgenbild bei rheumatoider Arthritis, **c** a.p.-Bild

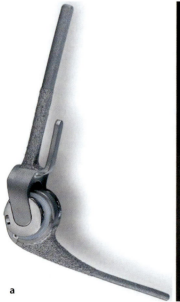
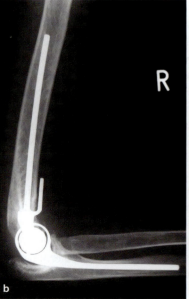
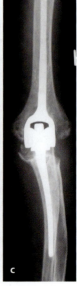

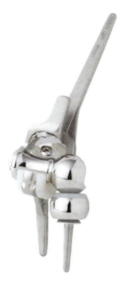

Abb. 5.52 Latitude-Prothese der Fa. Tornier, gekoppelt und ungekoppelt implantierbar auch mit mobil gelagertem Radiusköpfchenersatz. (Burkhart et al. 2010)

5.4.6 Nachbehandlung

Die Qualität der postoperativen sowie poststationären Nachbehandlung entscheidet über den Therapieerfolg. Bei allen genannten Eingriffen ist eine konsequente Hochlagerung des operierten Arms direkt postoperativ zur Vermeidung von distalen Schwellungen erforderlich.

Unmittelbar postoperativ – noch unter Anästhesie – werden drei Kunststoffverbände gefertigt: eine Schiene in 90°-Flexion und Neutralstellung als Ruheschiene sowie ein Schiene jeweils in maximal möglicher Flexion und maximal möglicher Extension. Diese Schienen sollten bis knapp proximal der Metakarpophalangealgelenkreihe reichen, so dass die Beweglichkeit der Finger nicht behindert, das Handgelenk jedoch zu stabilisiert wird, um frühzeitige Pronations- und Supinationsbewegungen zu vermeiden.

Nach Entfernen der Redon-Drainagen am 2. postoperativen Tag wird mit einer frühfunktionellen krankengymnastischen Nachbehandlung begonnen. Dies ist durch den dorsoradialen Zugang mit Erhalt der Trizepssehne ohne Probleme möglich, allerdings sollte bei der Beübung auf das strikte Einhalten der Bewegungsachsen geachtet werden. Des Weiteren wird bereits ab dem 1. postoperativen Tag eine Wechsellagerung in den zuvor gefertigten Schienen im zweistündigen Rhythmus durchgeführt, diese Schienen können postoperativ als Quengelschienen genutzt werden, zur Nacht wird der 90°-Gips als Ruheschiene angelegt. Die Dauer der Schienenbehandlung richtet sich nach dem aktiv erreichten Bewegungsausmaß, das im Idealfall dem intraoperativ Erzielten entsprechen sollte. Dieses Ergebnis sollte spätestens nach etwa 2 Wochen erreicht sein. Die muskuläre Stabilisierung wird durch die weitere poststationäre Krankengymnastik erzielt und die Integration in den häuslichen Alltag stabilisiert.

Nach 4 Wochen wird die Pronation und Supination – aktiv assistiert – in das Übungsprogramm aufgenommen.

Bei zusätzlichen Seitenbandrekonstruktionen ist auf eine streng axiale Belastung des Ellenbogengelenks zu achten; die Freigabe einer schrittweisen, aktiven Bewegung und Belastung bis zur Vollbelastung sollte erst nach Ablauf der 6. Woche erfolgen, da dann von einer ausreichenden Bindegewebsstabilisierung ausgegangen werden kann.

5.5 Radiuskopfersatz

C. Katthagen, G. Jensen, C. Voigt, H. Lill

5.5.1 Spezifische Indikationen

Die Inzidenz von Ellenbogenfrakturen beträgt ca. 5,5% (Court-Brown und Ceasar 2006), Radiuskopffrakturen machen mit 30% den größten Anteil aus (Mason 1954). Die Einteilung der Radiuskopffrakturen erfolgt nach Mason (1954) in Typ-I- bis -III-Frakturen, Johnston (1962) erweiterte die Klassifikation um die Typ-IV-Fraktur, bei der eine Luxation des Ellenbogengelenks vorgelegen hat (Abb. 5.53).

Die Therapie von Mason-I-Frakturen ist konservativ, Mason-II-Frakturen werden in der Regel mittels Osteosynthese behandelt (Moghaddam et al. 2008; Müller et al. 2008, 2010; Schofer et al. 2008). Bei Mason-III- und -IV-Frakturen wird die Therapie mitunter kontrovers behandelt und hängt maßgebend von etwaigen Begleitverletzungen sowie ligamentären Instabilitäten ab (Moghaddam et al. 2008; Müller et al. 2008, 2010; Schofer et al. 2008). Biomechanische Untersuchungen des radialen Pfeilers konnten zeigen, dass das mediale kollaterale Ligament der wichtigste Stabilisator des Ellenbogengelenks bei Valgusstress ist, der Radiuskopf gilt als sekundärer Stabilisator (Morrey et al. 1991). Gemeinsam mit dem Proc. coronoideus sorgt der Radiuskopf zudem für die posterolaterale Rotationsstabilität des Ellenbogens (Schneeberger et al. 2004).

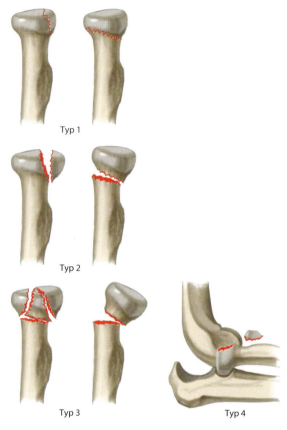

Abb. 5.53 Mason-Klassifikation der Radiuskopffrakturen

bei 22 % das laterale und mediale kollaterale Ligament rupturiert (Van Riet und Morrey 2008). Bei 65 % der Patienten lag neben der Radiuskopffraktur eine weitere knöcherne Begleitverletzung vor. In einer Nachuntersuchung von 28 Patienten mit Mason-Typ-III- und – IV-Frakturen wurden bei 89 % Begleitverletzungen am betroffenen Ellenbogen beobachtet (Moghaddam et al. 2008). Im Rahmen einer weiteren Studie wurden bei 56 % aller untersuchten Monteggiaverletzungen eine Mason-III-Fraktur beobachtet (Konrad et al. 2007).

Sowohl bei isolierten Mason-III- und -IV-Frakturen als auch bei Kombinationsverletzungen stellen die Osteosynthese, die Radiuskopfresektion und die Radiuskopfprothese mögliche Therapieoptionen dar. Bei isolierter Radiuskopffraktur Typ Mason III ohne weitere Begleitverletzungen sowie stabiler ligamentärer Führung konnten bei >90 % der vorwiegend jüngeren Patienten (<40 Jahre) nach Radiuskopfresektion gute und exzellente Langzeitergebnisse beobachtet werden (Antuna et al. 2010; Janssen und Vegter 1998). Bei Radiuskopfresektion mit begleitender Valgusinstabilität kommt es jedoch zur Proximalwanderung des Radius sowie zur frühzeitigen Humeroulnararthrose (Moghaddam et al. 2008). Im Falle einer Begleitverletzung kam es bei 63 % der Patienten nach Radiuskopfresektion zu mäßigen und schlechten Ergebnissen

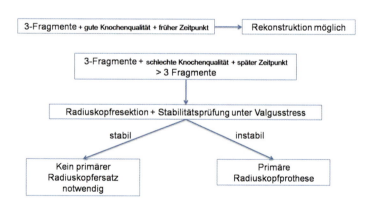

Abb. 5.54 Therapiealgorithmus für Mason-III-Frakturen ohne Begleitverletzung

Van Riet und Morrey (2008) konnten zeigen, dass bei 75 % der Patienten mit einer Mason-III-Fraktur ossäre und ligamentäre Begleitverletzungen am betroffenen Ellenbogengelenk vorliegen. Bei 34 % der betroffenen Patienten war das laterale kollaterale Ligament, bei 3 % das mediale kollaterale Ligament und (Ambacher et al. 2000). Eine aktuelle Studie bezüglich der Osteosynthese bei Mason-III-Frakturen konnte zeigen, dass die Radiuskopfprothese der Osteosynthese bei Frakturen mit mehr als 3 Fragmenten deutlich überlegen ist (Ruan et al. 2009). Bei isolierten Mason-III-Frakturen, insbesondere bei jüngeren Patienten,

Abb. 5.55 Therapiealgorithmus für Mason-III-Frakturen mit Begleitverletzung

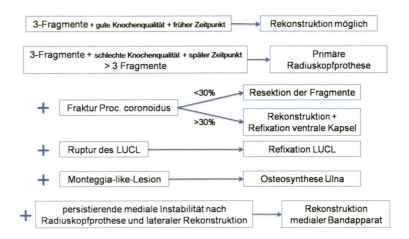

besteht somit nur bei verbleibender Valgusinstabilität nach Radiuskopfresektion die Indikation für eine primäre Prothesenimplantation (Abb. 5.54).

Bei Mason-III-Frakturen mit Begleitverletzungen und mehr als 3 Fragmenten sowie bei Mason-Typ-IV-Frakturen, insbesondere bei ulnarer Seitenbandinstabilität, ist die Implantation einer Radiuskopfprothese sowie die Versorgung der jeweiligen Begleitpathologie die empfohlene Therapie der Wahl (Abb. 5.55).

Die Indikation zur primären Implantation einer Radiuskopfprothese nach Radiuskopffraktur besteht somit bei fehlender Rekonstruierbarkeit (>3 Fragmente, schlechte Knochenqualität) sowie bei Valgusinstabilität und Begleitverletzungen.

Weitere seltenere Indikationen zur primären Implantation einer Radiuskopfprothese stellen die Essex-Lopresti-Verletzungen sowie eine tumorbedingte Resektion des Radiushalses oder -kopfes dar (Müller et al. 2011).

Die Indikation zur sekundären Implantation einer Radiuskopfprothese besteht z. B. bei verzögerter/ausbleibender Knochenbruchheilung mit anhaltender Instabilität und Schmerzhaftigkeit (Schofer et al. 2008). Auch nach Radiuskopfresektion und symptomatischer Valgusabweichung besteht die Indikation zum sekundären Radiuskopfersatz (Schofer et al. 2008). Bei Beschwerdepersistenz und verbleibender Gelenkinstabilität nach konservativer Therapie kann ebenfalls ein endoprothetischer Ersatz des Radiuskopfes notwendig werden (Schofer et al. 2008). Bei sekundärer Implantation einer Radiuskopfprothese ist auf eine Humeroradialarthrose zu achten. Der gleichzeitige endoprothetische Ersatz des Capitulum humeri in diesen Fällen ist möglich, über die Ergebnisse ist allerdings noch wenig bekannt (Müller et al. 2010).

5.5.2 Präoperative Planung

Da die korrekte Therapie von der Art der Radiuskopffraktur sowie insbesondere von begleitenden ossären und ligamentären Verletzungen abhängt, sind eine sorgfältige präoperative Diagnostik und eine genaue Planung der durchzuführenden Operation unabdingbar. Röntgenaufnahmen des betroffenen Ellenbogens in 2 Ebenen und ggf. eine Radiuskopfzielaufnahme in Supinationsstellung stellen die primäre Standarddiagnostik dar (Abb. 5.56). Bei nativröntgenologischem Verdacht auf oder Nachweis von komplexen ossären Begleitverletzungen schließt sich eine Computertomographie des Ellenbogens an (Schofer et al. 2008). Sowohl knöcherne Bandausrisse, als auch das Ausmaß z. B. einer etwaigen Beteiligung des Proc. coronoideus können so beurteilt werden. Eine klinische Stabilitätsprüfung der radialen und ulnaren Bandführung ist präoperativ obligat. Insbesondere bei klinisch nicht sicher einzuschätzender Seitenbandinstabilität ist die Indikation für eine zusätzliche Magnetresonanztomographie (MRT) großzügig zu stellen. Im Rahmen eines MRT-Screenings wurde bei 54 % der klinisch als stabil eingestuften Ellenbogen bei Mason-II- und -III-Frakturen eine begleitende Ruptur des medialen Bandapparats, bei 75 % des lateralen Bandapparats festgestellt (Itamura et al. 2005).

Generell stehen momentan zwei Prothesentypen unterschiedlicher Hersteller für den Radius-

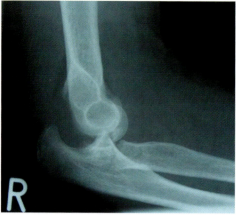
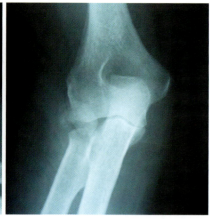

Abb. 5.56 Röntgenaufnahmen eines rechten Ellenbogens in 2 Ebenen: 74 Jahre, weiblich; Radiuskopffraktur Typ Mason III + Koronoidfraktur Typ Regan und Morrey I

kopfersatz zur Verfügung: bipolare Prothesen und Monoblockprothesen.

Für beide Prothesentypen bestehen verschiedene Vor- und Nachteile. Bei Monoblockprothesen wurden erhöhte Raten an humeroradialer Arthrose diskutiert (Müller et al. 2008), bei bipolaren Prothesen sollen höhere Raten an Subluxationen und aseptischen Lockerungen auftreten (Müller et al. 2011). Für die Monoblockprothese sprechen die einfachere Operationstechnik sowie möglicherweise das zementfreie Vorgehen. Bei der bipolaren Prothese zeigten sich bereits weitgehend gute Langzeitergebnisse (Burkhart et al. 2010), diese stehen für die Monoblockprothesen noch aus. Aktuelle biomechanische Untersuchungen wiesen eine höhere Instabilität der bipolaren Prothese im Vergleich zur Monoblockprothese und dem nativen Radiuskopf nach (Moon et al. 2009). Insbesondere bei höhergradiger Weichteilkompromittierung sorgt die monopolare Prothese für eine höhere Ellenbogenstabilität (Chanlalit et al. 2011).

Aktuell hängt die Wahl des Implantats maßgeblich von der Erfahrung und den Vorlieben des Operateurs bzw. von der Etablierung eines Prothesentyps an der jeweiligen Klinik ab. Auch die unterschiedlichen Implantatkosten fließen in die präoperativen Überlegungen ein.

Die Techniken zur Implantation der Monoblockprothesen und zur Implantation der bipolaren Prothesen sehen keine präoperative Planung der Prothesengröße oder -lage z. B. anhand der durchgeführten Röntgendiagnostik vor. Sowohl die Resektionshöhe als auch die Größenwahl der zu implantierenden Prothese bzw. Komponenten erfolgt für beide Implantattypen intraoperativ.

Neben dem gewählten Prothesentyp sollten je nach diagnostizierten Begleitverletzungen Fadenanker für die Refixation von Bandappart und oder ventraler Kapsel sowie ggf. Materialien für eine Osteosynthese der Ulna, z. B. bei Monteggiaverletzung vorbereitet werden.

5.5.3 Spezifische Operationsschritte

Lagerung
Der Patient wird in Rückenlage auf einem Normaltisch gelagert. Am Oberarm kann eine pneumatische Manschette für eine eventuelle Blutsperre angelegt werden. Der betroffene Arm wird auf einem Beistelltisch oder alternativ auf einem kurzen Armtisch (25 × 25 cm) gelagert (Abb. 5.57). Intraoperativ müssen eine freie Extension und Flexion sowie eine ungestörte Pronation und Supination möglich sein.

Zugänge
Typische operative Zugangswege sind der laterale und der posterolaterale Zugang. Der Hautschnitt wird in der Regel vom Epicondylus humeri radialis leicht geschwungen zum Hinterrand des Radiuskopfes geführt. Der laterale Zugang bedient sich eines Muskelschnitts zwischen dem M. extensor carpi radialis brevis und M. extensor communis. Der posterolaterale Zugang führt durch das Kocher-Intervall zwischen M. extensor carpi ulnaris und M. anconeus. Ein posteriorer Zugang mit Hautschnitt knapp lateral der Olekranonspitze und anschließendem Längssplit des M. extensor digitorum communis ist ebenfalls mög-

5 Operationstechnik

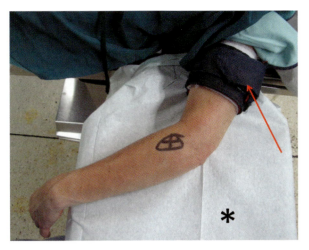

Abb. 5.57 Lagerung: Der Patient befindet sich in Rückenlage, der Arm wird auf einem Beistelltisch gelagert (*Stern*), für eine eventuelle Blutsperre wird eine pneumatische Manschette angelegt (*Pfeil*)

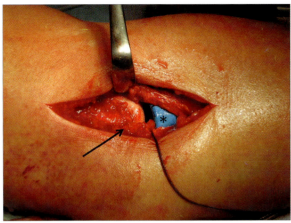

Abb. 5.58 Modifizierter posterolateraler Zugang zum Humeroradialgelenk mit Split des M. extensor digitorum (*Pfeil*). Einliegende Probe einer Monoblock-Prothese (*Stern*)

lich. Hierbei kann allerdings der laterale Bandapparat nur schlecht adressiert werden (Athwal et al. 2010).

Die Autoren bevorzugen zur Implantation der Monoblockprothese den modifizierten posterolateralen Zugang mit Split des M. extensor digitorum (Abb. 5.58). Zur Darstellung des Radiuskopfes und des Lig. anulare erfolgt die Kapselinzision in Längsrichtung. Bei allen Zugangswegen ist sorgfältig auf den N. radialis und insbesondere dessen Ramus profundus zu achten.

Resektion des Radiuskopfes

Sofern keine anderen Angaben des jeweiligen Prothesenherstellers vorhanden sind, wird für die korrekte Resektionshöhe des Radiuskopfes die Tuberositas radii als Landmarke genutzt. Unterschiedliche Autoren empfehlen eine Resektion des Radiuskopfes wenige Millimeter proximal der Tuberositas radii (Moghaddam et al. 2008; Müller et al. 2008). Diese Resektionsangabe ist relativ ungenau, eine möglichst knappe Resektionslinie belässt hierbei die Möglichkeit der Nachresektion (Chantelot und Wavreille 2009). Je nach Prothesentyp und -hersteller steht evtl. eine Resektionslehre zur Verfügung. Bei der bipolaren Prothese CRF II™ der Firma Tornier® z. B. soll die Resektion für einen optimalen Sitz der Prothese genau 23 mm distal des Capitulum humeri erfolgen, was natürlich sehr relativ ist.

Präparation des Radiusschafts

Für die Präparation des Radiusschafts stehen je nach Prothesenhersteller und -typ spezielle Raspeln bzw. Reibahlen zur Verfügung. In der Regel sind die Raspeln/Reibahlen in unterschiedlichen Größen vorhanden, um sich den anatomischen Gegebenheiten anpassen zu können. Es empfiehlt sich, mit der kleinsten Raspel/Reibahle zu beginnen und sich unter Verwendung der Schaftprobekomponenten an die korrekte Größe heranzutasten (Abb. 5.59). Bei vielen bipolaren Prothesen wird die gewählte Schaftkomponente einzementiert, dies gilt es bei der Schaftpräparation zu beachten. Monopolare Prothesen werden in der Regel unzementiert eingebracht. Hier muss die Probekomponente bereits einen festen Halt im Schaft demonstrieren.

Wahl der korrekten Implantatgröße

Ein Ziel der Radiuskopfprothesenimplantation ist die möglichst exakte Wiederherstellung der eigentlichen anatomischen Verhältnisse (Athwal et al. 2010). Daher sollte die Größe der eingebrachten Prothese den Ausmaßen des Originals entsprechen. Zur Wahl der korrekten Implantatgröße der Kopfkomponente wird im Optimalfall das Original (resezierter Radiuskopf) als Referenz herangezogen. Eine Rekonstruktion des Radiuskopfes auf dem Instrumententisch unter Verwendung der resezierten Fragmente kann als Orientierung dienen. Wenn dies bei Trümmerfrakturen nicht möglich ist oder der Radiuskopf im Falle einer

Abb. 5.59 Präparation des Radiusschafts mit Reibahlen

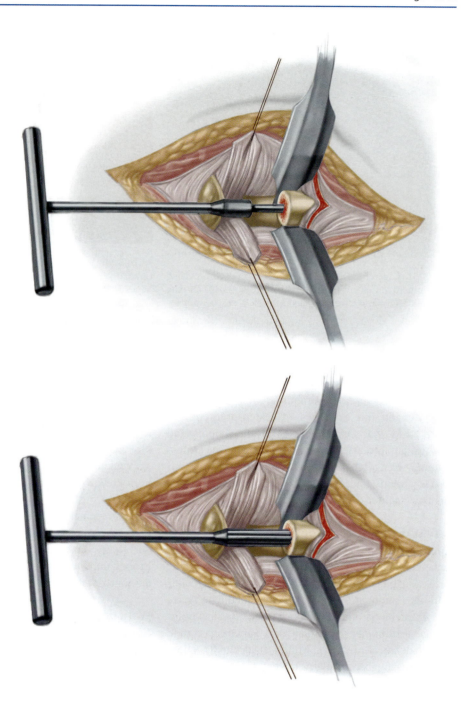

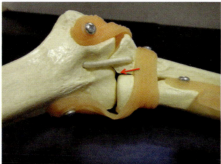
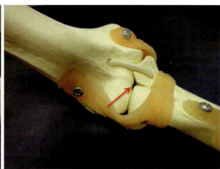

Abb. 5.60 Demonstration der anatomischen Lagebeziehung der lateralen Kante des Proc. coronoideus zum Radiuskopf (*Pfeil*) am Knochenmodell

sekundären Prothesenimplantation nach Resektion fehlt, erfolgt die Orientierung anhand von anatomischen Landmarken. Die Messstrecke vom Stumpf des Radiushalses zur lateralen Kante des Proc. coronoideus (Abb. 5.60) entspricht mit minimaler Abweichung von etwa ± 1 mm der Länge des einzubringenden Radiuskopfimplantats bei den Monoblockprothesen (Van Riet et al. 2010). Bei der bipolaren Prothese CRF II™ der Firma Tornier® wird mit dem Probekopf als Lehre sichergestellt, dass zwischen dem Capitulum humeri und dem Radiuskopf ein Abstand von 0,5–1 mm besteht.

Eine intraoperative Visualisierung des lateralen humeroulnaren Gelenkspalts ist ein zuverlässiger Indikator für das sog. „overstuffing" (Grewal et al. 2006). Bereits bei einer 2 mm zu lang gewählten Prothese zeigt sich eine Öffnung des lateralen humeroulnaren Gelenkspalts. Zur Visualisierung kann bei engen optischen Verhältnissen ein Zahnarztspiegel als Hilfsmittel benutzt werden (Grewal et al. 2006). Voraussetzung für diese Technik ist ein intakter/rekonstruierter medialer Bandapparat. Die Wahl des korrekten Implantats ist somit nur bei korrekter Repositionsstellung möglich, die durch den Assistenten gehalten werden muss. Wichtig ist zu beachten, dass die Stabilität nicht durch die Prothese allein, sondern in Verbindung mit der Rekonstruktion des Bandapparats erreicht wird (Athwal et al. 2010). Eine zu lange Prothese kann dem Operateur insbesondere bei Instabilität des medialen Bandapparates eine falsch-höhere Gelenkstabilität vermitteln (Athwal et al. 2010).

Eine röntgenologische Kontrolle des „overstuffing" zeigt eine Inkongruenz des lateralen humeroulnaren Gelenkspalts erst ab 6 mm Overstuffing an und ist der optischen Kontrolle unterlegen (Grewal et al. 2006).

Einbringen der Prothese

Nachdem die korrekte Implantatgröße des jeweiligen Prothesentyps anhand von Probeprothesen determiniert wurde, wird die definitive Prothese gewählt. Die Monoblockprothese wird meist als Ganzes eingebracht, bei den wenigen modularen Monoblocksystemen wird der Kopf in situ an der Schaftkomponente fixiert. Bei der bipolaren Prothese wird der Schaft nach entsprechender Präparation einzementiert, wobei unbedingt auf die korrekte Ausrichtung des Prothesenhalses (auf die Bistyloidebene) zu achten ist. Anschließend wird der Prothesenkopf aufgesetzt. Bei beiden Prothesentypen ist vor Einbringen der definitiven Prothese auf eine zur Schaftachse rechtwinklige Resektionsebene zu achten, damit der aufliegende Anteil der Prothese keine Achsdeviation verursachen kann.

Versorgung von Begleitverletzungen

Bei begleitender Fraktur des Proc. coronoideus erfolgt bei Fragmenten, die weniger als 30 % des Proc. coronoideus ausmachen, eine Resektion des Fragments. Bei Fragmenten > 30 % der Gesamtgröße erfolgen die Rekonstruktion sowie die Refixation der ventralen Kapsel unter Verwendung eines Fadenankers (Schneeberger et al. 2004). Die Versorgung der Frakturen am Proc. coronoideus sollte nach der Radiuskopfresektion über den lateralen/posterolateralen Zugang vor Einbringen der Prothese erfolgen. Alternativ kann die Versorgung über eine gesonderte anteriore Schnittführung erfolgen (Schofer et al. 2008). Bei „Monteggia-like lesions" erfolgt eine Osteosynthese der Ulna (Konrad et al. 2007). Eine Rekonstruktion des lateralen Seitenbandapparats, insbesondere bei Ruptur des Lig. ulnare collaterale laterale (LUCL), erfolgt bei Verschluss des Zugangsweges ebenfalls mit einem Fadenanker (Josten und Lill 2002; Schofer et al. 2008). Sollte nach

Implantation der Radiuskopfprothese und des lateralen Seitenbandes klinisch eine mediale Instabilität persistieren, erfolgt eine Rekonstruktion des medialen Bandapparats (Schofer et al. 2008).

5.5.4 Intraoperative Komplikationen und Lösungen

Die Hauptfehlerquellen bei der Implantation einer Radiuskopfprothese sind das sog. „overstuffing", also die Wahl einer zu großen Radiuskopfprothese und das sog. „understuffing", die Implantation einer zu kleinen Radiuskopfprothese. Ersteres führt postoperativ zu schmerzhafter Bewegungseinschränkung durch Hyperpression am Capitulum humeri (Moghaddam et al. 2008). Das „understuffing" hingegen führt zu Valgusinstabilität, Arthrose am Capitulum humeri und Beschwerden im Bereich des distalen Radioulnargelenks (Moghaddam et al. 2008).

Primäre neurovaskuläre Komplikationen als Folge der Radiuskopffraktur sind selten anzutreffen (Josten und Lill 2002). Sekundäre Läsionen des N. radialis nach Radiuskopfresektion hingegen treten bei bis zu 10 % der Fälle auf (Josten und Lill 2002). Der Schutz des N. radialis und insbesondere des Ramus profundus sind während der gesamten Operation nicht außer Acht zu lassen.

Bei der Resektion des Radiusköpfchens sollte eher sparsam vorgegangen werden und bei drohendem „overstuffing" nachreseziert werden. Eine zu großzügige Resektion kann je nach anatomischen Verhältnissen zu einem nicht behebbaren „understuffing" führen. Insbesondere bei der Monoblockprothese sollte bei Einbringen der definitiven Prothese eine Destruktion der Schaftkortikalis an der Resektionskante vermieden werden, um eine feste Verankerung der Prothese zu gewährleisten.

Bei der bipolaren Prothese gilt es, die Rotationsstellung der anatomisch geformten Prothese zu beachten, damit die Konkavität des Halses keine Fehlstellung bewirken kann. Zudem muss insbesondere bei der bipolaren Prothese das Lig. anulare korrekt wiederhergestellt werden, um eine Suluxation der Prothese zu vermeiden (Müller et al. 2011).

5.5.5 Nachbehandlung

Da insbesondere bei frühfunktioneller Nachbehandlung nach Implantation einer Radiuskopfprothese gute und sehr gute Ergebnisse erzielt werden (Müller et al. 2008), sollte sofern möglich eine frühfunktionelle Mobilisation angestrebt werden (Abb. 5.61).

Nach Implantation einer Radiuskopfprothese in Verbindung mit Rekonstruktion des lateralen Bandapparats (insbesondere LUCL), mit Rekonstruktion des Proc. coronoideus sowie bei zusätzlicher Ulnaosteosynthese empfehlen die Autoren die frühfunktionelle Mobilisation ohne Orthese und ohne Belastung für 6 Wochen.

Bei komplexer Bandrekonstruktion: lateral + medial und ggf. + Refixation der ventralen Kapselanteile in Verbindung mit der Implantation einer Radiuskopfprothese empfehlen einige Autoren die Ruhigstellung in einer Oberarmgipsschiene für 3–4 Wochen (Moghaddam et al. 2008; Müller et al. 2008; Schofer et al. 2008). In diesen Fällen kann zum Schutz der Rekonstruktion ein Bewegungsfixateur indiziert sein. Alternativ kann je nach Compliance und klinischer Stabilität nach Rekonstruktion eine seitengeführte Orthese mit Limitierung der Extension und Flexion angepasst werden (s. Abb. 5.61).

Da in 20–50 % der Patienten nach Implantation einer Radiuskopfprothese heterotope Ossifikationen auftreten (Moghaddam et al. 2008; Müller et al. 2008, 2011; Schofer et al. 2008; Abb. 5.62), wird eine Ossifikationsprophylaxe mit nichtsteroidalen Antirheumatika, z. B. 3 Wochen 75 mg Indometacin 2-mal tgl., unter suffizienter Magenschleimhautprotektion empfohlen. Auch eine einmalige Bestrahlung des Ellenbogens erzielt als Ossifikationsprophylaxe einen positiven Effekt (Heyd et al. 2001). Insgesamt ist die Evidenz für beide Methoden der Ossifikationsprophylaxe am Ellenbogen nach Implantation einer Radiuskopfprothese eher schwach, so dass keine klare Empfehlung ausgesprochen werden kann. Bei hohen Raten an periartikulären Ossifikationen empfiehlt sich jedoch eine Prophylaxe (s. Abb. 5.61).

5.5.6 Rehabilitationsziele

Ziel der Rehabilitation ist eine möglichst weitgehende Wiederherstellung der Beweglichkeit und Belastbar-

5 Operationstechnik

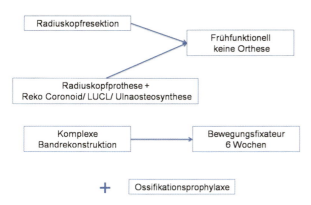

Abb. 5.61 Nachbehandlungsschema nach Implantation einer Radiuskopfprothese

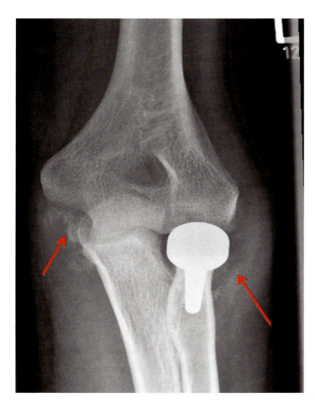

Abb. 5.62 Patient, 24 Jahre, männlich, ausgeprägte periartikuläre Ossifikationen 2 Monate nach Implantation einer Radiuskopfprothese links bei Radiuskopffraktur Mason III im Rahmen einer Polytraumatisierung

keit des betroffenen Ellenbogens. Durch intensive physiotherapeutische Beübung sollte das Streck- und Beugedefizit, soweit möglich, minimiert werden. Eine durchschnittliche Beweglichkeit von etwa 90 % der gesunden Gegenseite sind dabei gut möglich

(Moghaddam et al. 2008). Sowohl nach monopolarer Prothese als auch nach bipolarer Prothese mit den üblichen Begleitverletzungen am betroffenen Ellenbogen ist durchschnittlich eine Flexion von > 120° zu erwarten; das Streckdefizit sollte nicht weit über 20°, die Pronation und Supination bei etwa 65–70° liegen (Burkhart et al. 2010; Moghaddam et al. 2008).

5.5.7 Ergebnisse

In der strittigen Diskussion, ob bei komplexen Radiuskopffrakturen Typ Mason III eine Osteosynthese oder ein endoprothetischer Ersatz indiziert ist, konnten Ruan et al. (2009) mit einer vergleichenden Arbeit eine Empfehlung abgeben: 15 Monate nach operativer Versorgung zeigten 93 % der Patienten nach Radiuskopfprothese exzellente und gute Ergebnisse; nach Osteosynthese betrug die Rate an exzellenten und guten Ergebnissen hingegen nur 13 %. In 50 % der Fälle kam es nach Osteosynthese zur Nekrose des Radiuskopfes oder zur Ausbildung einer Pseudarthrose (Abb. 5.63). Die Autoren kamen zu dem Schluss, dass eine Radiuskopfprothese der Osteosynthese bei Mason-III-Fraktur mit mehr als 3 Fragmenten überlegen ist (Ruan et al. 2009).

Für die Monoblockprothesen liegen in der Literatur bislang nur mittelfristige Ergebnisse vor: Moghaddam et al. (2008) untersuchten 28 Patienten nach monopolarer Radiuskopfprothese bei Mason-III- oder -IV-Fraktur, in 89 % der Fälle lagen eine oder mehrere Begleitverletzungen am betroffenen Ellenbogen vor. Durchschnittlich 2½ Jahre nach Protheseimplantation wurden bei 67 % der Patienten sehr gute und gute Ergebnisse im Morrey-Score erhoben, bei 29 % der Patienten war das Ergebnis ausreichend. Im Rahmen der Nachuntersuchung konnten keine Instabilitäten beobachtet werden, bei 7 % lagen starke periartikuläre Ossifikationen vor (Moghaddam et al. 2008). Bei 79 % der Patienten zeigte sich in den Röntgenkontrollaufnahmen des betroffenen Ellenbogens ein Lysesaum von durchschnittlich 2 mm Breite; zwischen dem Lysesaum und den Beschwerden der Patienten konnte kein Zusammenhang beobachtet werden (Moghaddam et al. 2008). Grewal et al. (2006) beobachteten bei 24 Patienten nach Implantation einer modularen Monoblockprothese vergleichbare Ergebnisse (67 % sehr gut und gut, 25 % ausreichend, 8 % mangelhaft). Bei

Abb. 5.63 Patientin, 43 Jahre, weiblich. **a, b** Pseudarthrose nach Schraubenosteosynthese bei Mason-IV-Fraktur rechts. **c, d** Röntgenbefund nach sekundärer Implantation einer Radiuskopfprothese (Monoblock) rechts

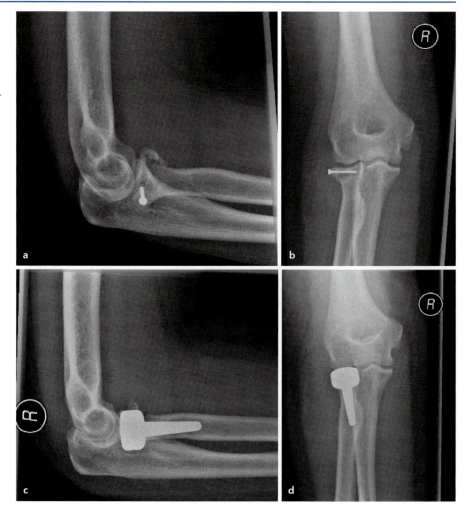

29 Patienten median 25 Monate nach primärer oder sekundärer Implantation einer Monoblockprothese nach komplexer Ellenbogenverletzung wurden im Rahmen einer eigenen retrospektiven Untersuchung durchschnittlich gute Ergebnisse im Mayo Elbow Performance Score und Broberg & Morrey Score beobachtet (Katthagen et al. 2013). Eine Prothese musste bei overstuff im Verlauf entfernt werden, Prothesenlockerungen wurden nicht beobachtet. Eine differenzierte primäre Herangehensweise bei komplexen Ellenbogenverletzungen sollte wegen deutlich höheren Komplikationsraten (19 % bei primärer und 53 % bei sekundärer Implantation) die Notwendigkeit einer sekundären Prothesenimplantation reduzieren.

Für die bipolaren Prothesen zeigten aktuelle kurz- und mittelfristige Ergebnisse von 25 Patienten mit Mason-III- und -IV-Frakturen mit begleitender Bandinstabilität durchschnittlich 21 Monate nach Prothesenimplantation in 84 % der Fälle sehr gute und gute Ergebnisse im Morrey-Score (Schofer et al. 2008). Bei einem Patienten war es zur Prothesenluxation mit anschließender Revision gekommen, bei einem weiteren Patienten lag eine aseptische Schaftlockerung vor (Schofer et al. 2008).

Burkhart et al. veröffentlichten 2010 Langzeitergebnisse von 17 Patienten nach Radiuskopfersatz mit bipolarer Prothese, die Nachuntersuchung erfolgte durchschnittlich 9 Jahre nach der Operation: 6 Patienten zeigten ein exzellentes Ergebnis im Mayo Elbow Performance Score, 10 Patienten zeigten gute Ergebnisse. In zwei Fällen lag eine Dislokation der Prothese vor, bei 8 Patienten zeigten sich deutliche arthrotische Veränderungen am Capitulum humeri, in 12 Fällen lag eine begleitende humeroulnare Arthrose vor (Burkhart et al. 2010).

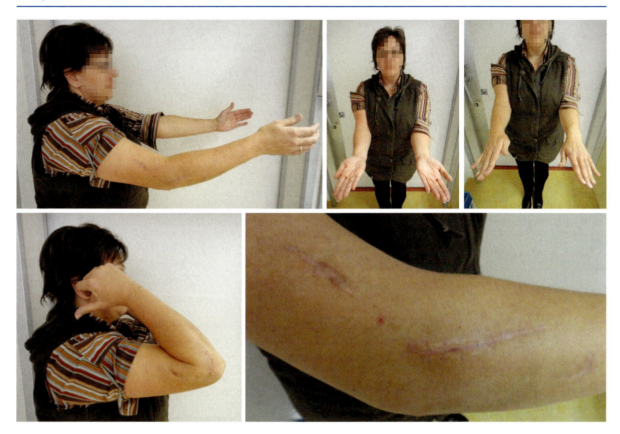

Abb. 5.64 Patientin, 43 Jahre, weiblich: klinischer Befund 6 Wochen nach sekundärer Implantation einer Monoblockprothese rechts

Bei einer Analyse von 47 revisionsbedürftigen Radiuskopfprothesen (monopolare und bipolare Prothesen verschiedener Hersteller) zeigte sich bei 31 Patienten eine Implantatlockerung (10% zementiert, 90% nicht zementiert), in 11 Fällen lag ein „overstuffing" vor, eine Radiuskopfsubluxation wurde in 5 Fällen beobachtet und eine Komponentendissoziation lag bei 3 Patienten vor (Van Riet et al. 2010). Als Hauptursache für die aufgetretenen Komplikationen sahen die Autoren einerseits einen späten Operationszeitpunkt und andererseits technische Fehler bei der Implantation an (Van Riet et al. 2010).

Sowohl mit dem bipolaren als auch mit dem monopolaren Implantatdesign lassen sich überwiegend zufriedenstellende Ergebnisse erzielen (Abb. 5.64). Langfristige Ergebnisse für die modernen monopolaren Implantate stehen noch aus. In der Komplikationsrate zeigen sich zwischen beiden Implantattypen bislang keine wesentlichen Unterschiede. Die Wahl des Implantats hängt auch von den Vorlieben des Operateurs und von der Etablierung einer Technik in der jeweiligen Klinik ab. Die Autoren sehen Vorteile für die monopolare Prothese, da sie die biomechanischen Eigenschaften des Radiuskopfes insbesondere bei traumatischer Weichteilkompromittierung besser zu imitieren scheint. Zudem bietet die komplexere Technik der Implantation der bipolaren Prothesen mehr Fehlerquellen. Weiterhin kann bei primär implantierter monopolare Prothese bei Revisionsbedürftigkeit im Verlauf auf eine zementierte Prothese gewechselt werden.

Literatur

Zugänge

Alonso-Llames M (1972) Bilaterotricipital approach to the elbow. Its application in the osteosynthesis of supracondylar fractures of the humerus in children. Acta Orthop Scand 43:479–490

Bryan RS, Morrey BF (1982) Extensive posterior exposure of the elbow. A triceps-sparing approach. Clin Orthop Relat Res 166:188–192

Campbell WC (1932) Incision for exposure of the elbow joint. Am J Surg 15:65–67

Cheung EV, Steinmann SP (2009) Surgical approaches to the elbow. J Am Acad Orthop Surg 17:325–333

Dowdy PA, Bain GI, King GJ, Patterson SD (1995) The midline posterior elbow incision. An anatomical appraisal. J Bone Joint Surg Br 77:696–699

Joshi RP, Yanni O, Gallannaugh SC (1999) A modified posterior approach to the elbow for total elbow replacement. J Shoulder Elbow Surg 8:606–611

Kocher T (1911) Textbook of operative surgery, 3. Aufl. Adam and Charles Black, London

Morrey BF (1994) The elbow. Master techniques in orthopaedic surgery. Raven Press, New York

Morrey BF, Askew LJ, An KN (1988) Strength function after elbow arthroplasty. Clin Orthop Relat Res 234:43–50

Pierce TD, Herndon JH (1998) The Trizeps preserving approach to total elbow arthroplasty. Clin Orthop Relat Res 354:144–152

Prokopis PM, Weiland AJ (2008) The triceps-preserving approach for semiconstrained total elbow arthroplasty. J Shoulder Elbow Surg 3:454–458

Shahane SA, Stanley D (1999) A posterior approach to the elbow joint. J Bone Joint Surg Br 6:10221020–1022

Steiger JU, Gschwend N, Bell S (1985) GSB elbow arthroplasty: a new concept and six years experience. Elbow joint Elsevier Science Publishers, Amsterdam, S 285–294

Van Gorder GW (1940) Surgical approach in supracondylar T fractures requiring open reduction. J Bone J Surg 22:278–292

Wolfe SW, Ranawat CS (1990) The osteo-anconeus flap. An approach for total elbow arthroplasty. J Bone Joint Surg Am 72:684–688

Non-constrained-Ellenbogenendoprothesen

Bernardino S (2010) Total elbow arthroplasty: history, current concepts, and future. Clin Rheumatol 29:1217–1221

Fevang BTS, Lie SA, Havelin LI, Skredderstuen A, Furnes O (2009) Results after 562 total elbow replacements: a report from the Norwegian Arthroplasty Register. J Shoulder Elbow Surg 18:449–456

Fink B, Krey D, Schmielau G, Tillmann K, Rüther W (2002) Results of elbow endoprostheses in patients with rheumatoid arthritis in correlaton with previous operations. J Shoulder Elbow Surg 11:360–367

Ikävalko M, Tiihonen R, Skyttä ET, Belt EA (2010) Long-term survival of the Souter-Strathclyde total elbow replacement in patients with rheumatoid arthritis. J Bone Joint Surg 92-B:656–660

Kleinlugtenbelt IV, Bakx PAGM, Huij J (2010) Instrumented Bone Preserving elbow prosthesis in rheumatoid arthritis: 2–8 year follow-up. J Shoulder Elbow Surg 19:923–928

Kudo H, Iwano K (1990) Total elbow arthroplasty with a nonconstrained surface-replacement prosthesis in patients who have rheumatoid arthritis. A long-term follow-up study. J Bone Joint Surg 72-A:355–362

Kudo H, Iwano K, Nishino J (1999) Total elbow arthroplasty with use of a nonconstrained humeral component inserted without cement in patients who have rheumatoid arthritis. J Bone Joint Surg 81-A:1268–1280

Landor I, Vavrik P, Jahoda D, Guttler K, Sosna A (2006) Total elbow replacement with the Souter-Strathclyde prosthesis in rheumatoid arthritis. Long-term follow-up. J Bone Joint Surg 88-B:1460–1463

Little CP, Graham AJ, Carr AJ (2005a) Total elbow arthroplasty. A systematic review of the literature in the English language until the end of 2003. J Bone Joint Surg 87-B:437–444

Little CP, Graham AJ, Karatzas G, Woods DA, Carr AJ (2005b) Outcomes of total elbow arthroplasty for rheumatoid arthritis: comparative study of three implants. J Bone Joint Surg 87-A:2439–2448

Loehr JF, Gschwend N, Simmen BR, Katzer A (2003) Endoprothetik des Ellenbogens. Orthopäde 32:717–722

Mansat P (2001) Surgical treatment of the rheumatoid elbow. Joint Bone Spine 68:198–210

Pooley J, Singh RK (2000) Elbow arthroplasty. A guide for orthopaedic surgeons using the iBP elbow system. Biomet 2000

Potter D, Claydon P, Stanley D (2003) Total elbow replacement using the Kudo prosthesis. Clinical and radiological review with five- to seeven- year follow-up. J Bone Joint Surg 85-B:354–357

Rahme H (2002) The Kudo elbow prosthesis in rheumatoid arthritis. A consecutive series of 26 elbow replacements in 24 patients followed prospectively for a mean of 5 years. Acta Orthop Scand 73:251–256

Redfern DRM, Dunkley AB, Stanley JK, Trail IA (2001) Revision total elbow replacement using the Souter-Strathclyde prosthesis. J Bone Joint Surg 83-B:635–639

Rozing P (2000) Souter-Strathclyde total elbow arthroplasty. A long-term follow-up study. J Bone Joint Surg 82-B:1129–1134

Samijo SK, van den Berg ME, Verburg AD, Tonino AJ (2003) Souter-Strathclyde total elbow arthroplasty: medium-term results. Acta Ortho Belgica 69:501–506

Schmidt K, Hilker A, Miehlke RK (2007) Vergleichende Endoprothetik des rheumatischen Ellenbogengelenks. Orthopäde 36:714–722

Skyttä ET, Remes V, Nietosvaara Y, Tallroth K, Paimela L, Ylinen P (2008) Similar results with 21 Kudo and 21 Souter-Strathclyde total elbow arthroplasties in patients with rheumatoid arthritis. Arch Orthop Trauma Surg 128:1201–1208

Skyttä ET, Eskelinen A, Paavolainen P, Ikävalko M, Remes V (2009) Total elbow arthroplasty in rheumatoid arthritis. A population-based study from the Finnish Arthroplasty Register. Acta Orthop Scand 80:472–477

Van der Lugt JCT, Geskus RB, Rozing PM (2004) Primary Souter-Strathclyde total elbow prosthesis in rheumatoid arthritis. J Bone Joint Surg 86-A:465–473

Gekoppelte (constrained) Ellenbogengelenksprothese

Burkhart KJ, Müller LP, Schwarz C, Mattyasovsky SG, Rommens PM (2010) Treatment of the complex intraarticular fracture of the distal humerus with the latitude elbow prosthesis. Oper Orthop Traumatol 22:298279–298

Engelbrecht E, Zippel J (1975) Totale Ellengelenkendoprothese Modell St. Georg. Chirurg 46:235232–235

Ferlic DC (1987) Elbow synovectomy in rheumatoid arthrithis. Clin Orthop 220:119–125

Flemming A, Benn RT, Corbett M (1976) Early rheumatoid disease Ii Patterns of joint involvement. Ann Rheumat Dis 35:361–365

Fink B, Krey D, Schmielau G, Tillmann K, Rüther W (2002) Results of elbow endoprostheses in patients with rheumatoid arthritis in correlation with previous operations. J Shoulder Elbow Surg 11:360–367

Gill DR, Morrey BF (1998) The Coonrad-Morrey total elbow arthroplasty in patients who have rheumatoid arthritis. A ten to fifteen-year follow up study. J Bone Joint Surg Am 80-A:1327–1335

Gschwend N, Steiger U (1985) Elbow synovectomy. Ann Gynaecol 74:31–36

Hastings H, Theng CS (2003) Total elbow replacement for distal humerus fractures and traumatic deformity: results and complications of semiconstrained implants and design rationale for discovery elbow system. Am J Orthop 32(9 Suppl):20–28

Herren DB, O'Driscoll SW, An KN (2001) Role of collateral ligaments in GSB- linked total elbow prosthesis. J Shoulder Elbow Surg 10:260–264

Hildebrand KA, Patterson SD, Regan WD, Mac Dermid JC, King GJ (2000) Functional outcome of semiconstrained total elbow arthroplasty. J Bone Joint 82-A:1379–1386

Kerschbaumer F (1988) Operative Therapiemöglichkeiten am Ellenbogen bei chronischer Polyarthritis. Orthopäde 17:365359–365

Laine VA, Vainio K (1969) Early synovectomy of the elbow in Hijmans WD, Herschel H (Hrsg) Rheumatoid arthritis. Early synovectomy. Excerpta Medica, Amsterdam, S 118117–118

Lee BP, Adams RA, Morrey BF (2005) Polyethylene wear after total elbow arthroplasty. J Bone Joint Surg Am 87-A:10871080–1087

Patil N, Cheung EV, Mow CS (2009) High revision rate after total elbow arthroplasty with a linked semiconstrained device. Orthopedics 32:321–324

Prasad N, Dent C (2010) Outcome of total elbow replacement for rheumatoid arthritis: single surgeons series with Souter-Strathclyde and Cooradd-Morrey prosthesis. J Shoulder Elbow Surg 3:376–383

Pulkki T, Vainio K (1962) Compression of the ulnar nerve due to rheumatoid arthritis of the elbow. Ann Chir Gyn 51:176–177

Quenneville CE, Austmann RL, King GJ, Johnson JA, Dunning C (2008) Role of an anterior flange on cortical strains through the distal humerus after total elbow arthroplasty with a latitude implant. J Hand Surg Am 33:927–931

Rüther W, Wiesner L, Tillmann K (1994) Rekonstruktive Operationen am Ellenbogengelenk bei chronischer Polyarthritis. Akt Rheumatol 19:44–49

Scheier HJG (1975) Das GSB Ellenbogengelenk. Z Orthop 113:467–468

Schmidt K, Hilker A, Miehlke RK (2007) Differences in elbow replacement in rheumatoid arthritis. Orthopäde 36:714–722

Schneeberger AG, Meyer DC, Yian EH (2007) Coonrad-Morrey total elbow replacemant for primary and revision surgery: a 2- to 7.5-year follow-up study. J Shoulder Elbow Surg 16(3 Suppl):5447–54

Seitz WH Jr, Bismar H, Evans PJ (2010) Failure of the hinge mechanism in total elbow arthroplasty. J Shoulder Elbow Surg 3:368–375

O'Driscoll SW, An KN, Korinek S, Morrey BF (1992) Kinematics of semi-constrained total elbow arthroplasty. J Bone Joint Surg Brit 74-B:297–301

Shi LL, Zurakowski D, Jones DG, Kris MJ, Thornhill TS (2007) Semiconstrained primary and revision total elbow arthroplasty with use of the Coonrad-Morrey prosthesis. J Bone Joint Surg Am 89-A:1467–1475

Thabe H, Tillmann K (1982) Ergebnisse nach Synovektomien des Ellenbogengelenks. Akt Rheumatol 7:1–3

Thabe H (Hrsg) (1997) Praktische Rheumaorthopädie. Chapman & Hall, London

Radiuskopfersatz

Ambacher T, Maurer F, Weise K (2000) Behandlungsergebnisse nach primärer und sekundärer Radiusköpfchenresektion. Unfallchirurg 103:437–443

Antuna SA, Sanchez-Marquez JM, Barco R (2010) Long-term results of radial head resection following isolated radial head fractures in patients younger than forty years old. J Bone Joint Surg 92:558–566

Athwal GS, Frank SG, Grewal R, Faber KJ, Johnson J, King GJW (2010) Determination of correct implant size in radial head arthroplasty to avoid overlengthening: surgical technique. J Bone Joint Surg 92:250–257

Burkhart KJ, Mattyasovszky SG, Runkel M, Schwarz C, Küchle R, Hessmann MH, Rommens PM, Lars MP (2010) Mid- to long-term results after bipolar radial head arthroplasty. J Shoulder Elbow Surg 19:965–972

Chanlalit C, Shukla DR, Fitzsimmons JS, Thoreson AR, An KN, O'Driscoll SW (2011) Radiocapitellar stability: the effect of soft tissue integrity on bipolar versus monopolar radial head prostheses. J Shoulder Elbow Surg 20:219–225

Chantelot C, Wavreille G (2009) Radial head fractures: treatment by prosthetic replacement. Orthop Trauma Surg Res 95:458–461

Court-Brown CM, Ceasar B (2006) Epidemiology of adult fractures: a review. Injury Int Care Injured 37:691–697

Grewal R, MacDermid JC, Faber KJ, Drosdowech DS, King GJ (2006) Comminuted radial head fractures treated with a modular metallic radial head arthroplasty. Study of outcomes. J Bone Joint Surg Am 88:2192–2200

Heyd R, Strassmann G, Schopohl B, Zamboglou N (2001) Heterotopic ossification at the elbow. J Bone Joint Surg Br 83:332–334

Itamura J, Roidis N, Mirzayan R, Vaishnav S, Learch T, Shean C (2005) Radial head fractures: MRI evaluation of associated injuries. J Shoulder Elbow Surg 14:421–424

Janssen RPA, Vegter J (1998) Resection of the radial head after mason type-III fractures of the elbow. J Bone Joint Surg Br 80-B:231–233

Johnston GW (1962) A follow-up of one hundred cases of fractures of the head of the radius with a review of literature. Ulster Med J Belfast 31:51–56

Josten C, Lill H (2002) Ellenbogenverletzungen. Steinkopf, Darmstadt

Katthagen JC, Jensen G, Lill H, Voigt C (2013) Monobloc radial head prostheses in complex elbow injuries: results after primary and secondary implantation. Int Orthop 37(4):631–9

Konrad GG, Kundel K, Kreuz PC, Oberst M, Sudkamp NP (2007) Monteggia fractures in adults: long-term results and prognostic factors. J Bone Joint Surg Br 89:360354–360

Mason ML (1954) Some observations on fractures of the head of the radius with a review of one hundred cases. J Bone Joint Surg Br 42:123–132

Moghaddam A, Lennert A, Studier-Fischer S, Wentzensen A, Zimmermann G (2008) Endoprothesenversorgung nach Radiusköpfchentrümmerfrakturen. Mittelfristige Ergebnisse. Unfallchirurg 111:997–1004

Moon JG, Berglund LJ, Zachary D, An KN, O'Driscoll SW (2009) Radiocapitellar joint stability with bipolar versus monopolar radial head prosthesis. J Shoulder Elbow Surg 18:779–784

Morrey BF, Tanaka S, An KN (1991) Valgus Stability of the elbow. A definition of primary and secondary constraints. Clin Orthop Relat Res 265:187–195

Müller MC, Burger C, Striepens N, Wirtz CD, Weber O (2008) Endoprothetischer Ersatz der nicht rekonstruierbaren Radiuskopffraktur (Mason III und IV) mit der bipolaren Radiuskopfprothese nach Judet – Klinische Ergbnisse. Z Orthop Unfall 146:218–226

Müller MC, Kälicke T, Burger C, Weber O (2010) Endoprothetischer Ersatz des radialen Pfeilers nach Trauma. Unfallchirurg 113:984–989

Müller MC, Burger C, Wirtz DC, Weber O (2011) Der endoprothetische Ersatz der nichtrekonstruierbaren Speichenkopffraktur mit einer bipolaren Radiuskopfprothese. Orthop Traumatol 23:37–45

Ruan HJ, Fan CY, Liu JJ, Zeng BF (2009) A comparative study of internal fixation and prosthesis replacement for radial head fractures of mason type II. Int Orthop 33:249–253

Schneeberger AG, Sadowski MM, Jacob HAC (2004) Coronoid process and radial head as posterolateral rotator stabilizers of the elbow. J Bone Joint Surg 86:975–982

Schofer MD, Peterlein CD, Kortmann HR (2008) Radiuskopfprothese – Behandung von Radiuskopftrümmerfrakturen mit begleitender Bandinstabilität. Z Orthop Unfall 146:760–767

Van Riet RP, Morrey BF (2008) Documentation of associated injuries occurring with radial head fractures. Clin Orthop Relat Res 466:130–134

Van Riet RP, Sanchez-Soleto J, Morrey BF (2010) Failure of metal radial head replacement. J Bone Joint Surg Br 92-B:661–667

Besondere Operationsindikationen

Martina Henniger, Michael John, Alexander P. Krueger, Angela Lehr, Christoph H. Lohmann, H. Wolfram Neumann, Stefan Rehart, Wolfgang Rüther, Alexandra Sachs, Alexander Schöniger und Michael Thomas

6.1 Rheumatoide Arthritis und andere entzündliche Synovialkrankheiten

S. Rehart, A. Lehr, A. Schöniger, A. Sachs, M. Henniger, W. Rüther

6.1.1 Einleitung

Im Verlauf primär entzündlicher Synovialerkrankungen des rheumatischen Formenkreises kommt es in vielen Fällen zur Kubarthritis mit anschließender Destruktion des Ellenbogengelenks. Bei einer Inzidenz der rheumatoiden Arthritis in der nordeuropäischen Bevölkerung von ungefähr 1 % sind Deformitäten des Ellenbogengelenkes zu 20–70 % ursächlich für die Implantation einer Prothese an diesem Gelenk (Schmidt et al. 2007). Initial besteht eine Manifestation im Sinne einer Artikulosynovialitis, die im weiteren Verlauf zunehmend zu unterschiedlichen schwerwiegenden Destruktionen führen kann (Assoziation für Orthopädische Rheumatologie 2005).

Klinisch werden Funktionseinschränkungen des Ellenbogengelenks von den Patienten meist erst spät wahrgenommen und als störend empfunden, da die Funktionsbeeinträchtigung lange durch die angrenzenden Gelenke kompensiert werden kann. Vielfach liegt an der oberen Extremität jedoch ein polyartikulärer Befall unterschiedlichen Ausmaßes vor, dabei stehen die Einschränkung der Hand- und Fingergelenke zunächst im Vordergrund und werden primär als

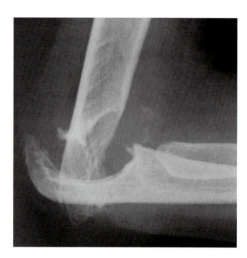

Abb. 6.1 Kubitalarthritis bei rheumatoider Arthritis vom „loose type". Die Destruktion des Gelenks ist von Knochenresorptionen und Mutilationen geprägt. Es resultiert klinisch eine Instabilität

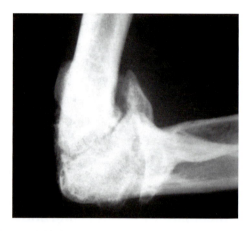

Abb. 6.2 Kubitalarthritis bei rheumatoider Arthritis vom „stiff type". Die Destruktion des Gelenks ist von der Zerstörung der Gelenkflächen und von osteophytären Anbauten geprägt. Klinisch steht neben Schmerz die Steife im Vordergrund

hinderlich empfunden. Zur möglichst langen Kompensation der Situation an dem Ellenbogengelenk empfiehlt sich therapeutisch zu Beginn und bei erhaltenen Knochen-/Weichteilstrukturen die konsequente stufenförmige Intensivierung der Therapie, wenn Synovialitiden bestehen (s. unten). Die oft einem typischen Verlauf folgenden Deformitäten gipfeln zuletzt in zwei funktionell behindernde Entitäten:

- eine synovialitische Destruktion/Elongation des Kapsel-Band-Apparats mit fehlender Kontrolle über die Bewegung als sog. „loose type" (Abb. 6.1). Dabei können die Knochen-Knorpel-Oberflächen noch eine altersgerechte Situation aufweisen und der Patient durch die Unfähigkeit der Stabilisierung des Unterarms (z. B. „Windmühlen-Bewegung") eine Behinderung/Invalidisierung erleben;
- eine eher fixierte Zerstörung der Knorpel-/Knochenoberflächen im Sinne eines „stiff-type" mit Bewegungsdefizit (Abb. 6.2). Dabei liegt oft eine Valgusdeformität vor. Zuletzt kann der Patient beim Beugevorgang mit dem Unterarm/der Hand das Gesicht nicht mehr erreichen, was bei den Aktivitäten des täglichen Lebens stark behindernd ist. Ein Streckverlust verändert den Aktionsradius und der Arm wird relativ zu kurz.

Zuletzt bleibt zur Schmerzreduktion, Stabilisierung und Verbesserung der Funktion nur noch der endoprothetische Ersatz (Loew 2007). In Abhängigkeit von der Destruktion (Steife versus Instabilität), des Alters, der Seitendominanz, des Patientenanspruchs, der Situation der Nachbargelenke, des Stadiums u. a. erfolgt die Planung eines individuellen Therapiekonzepts:

- konservative Therapie: Optimierung der Basismedikation, Infiltrationen, Physio- und Ergotherapie, Orthesen (z. B. bei Inoperabilität);
- operative Therapie (dabei gilt auch an der oberen Extremität: proximal vor distal):
  - arthroskopische vs. offene Synovektomie,
  - endoprothetische Versorgung (Oberflächenersatz/ungekoppelte Prothesen/teilgekoppelte Prothesen/Scharnierprothesen),
  - Resektionsinterpositionsarthroplastik (RIAP),
  - Arthrodese des Ellenbogengelenks (heute kaum noch von Bedeutung).

6.1.2 Bildgebung

Radiologisch können die 6 Stadien (0–5) nach Larsen, Dale und Eek (Abb. 6.3) als Einschätzung für das Maß der Destruktion gelten (Larsen et al. 1977). Grob orientierend lässt sich ausführen, dass bis zum LDE-Stadium 0–2/3 arthroskopische oder offene Synovektomien zur Anwendung kommen, später sind endoprothetische Eingriffe zu erwägen. Die Situation der Weichteile ist neben der klinischen Untersuchung sonographisch oder mit der MRT zu klären.

Abb. 6.3 Die Stadien nach Larsen, Dale und Eek kennzeichnen die zunehmende Gelenkdestruktion durch Usuren, Verlust der Gelenkflächen, Mutilationen

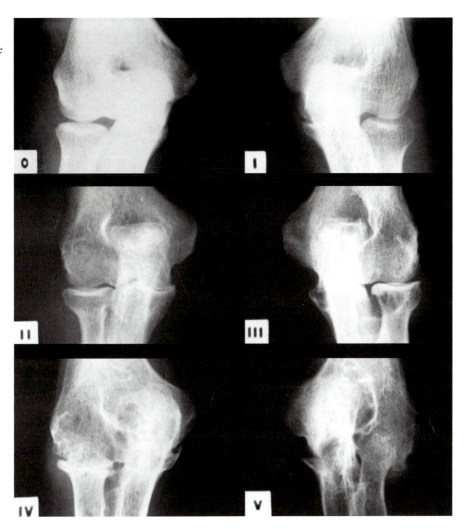

6.1.3 Ellenbogenprothetik

Bei der Auswahl des Prothesenmodells sollten die Vor- und Nachteile der verschiedenen zur Verfügung stehenden Typen abgewogen und individuell auf den Patienten abgestimmt werden (Angst et al. 2005). Die zugrunde liegende Form der Destruktion (s. oben) und das knöcherne Destruktionsstadium sind zu beachten (Abb. 6.4). Unterschieden werden ungekoppelte von teilgekoppelten Prothesen. Die Möglichkeit der Implantation einer Scharniergelenkendoprothese ist prinzipiell gegeben, wird aber heute nur noch in sehr seltenen Fällen (z. B. bei großen Revisionseingriffen) genutzt (Burkhart et al. 2010). Individualendoprothetische Modelle tragen besonderen Formen der Destruktion oder Revisionen Rechnung.

Ein ungekoppelter Oberflächenersatz („non-constrained") ist bei rheumatisch erkrankten Patienten selten möglich, da stabile Bandverhältnisse meist fehlen und die Destruktionen oft zu fortgeschritten sind. Die hier am häufigsten verwendeten Modelle sind die Kudo-5-Prothese und die Souter-Strathclyde-Prothese.

Die aktuell am häufigsten verwendeten Implantate bei Rheumapatienten stellen aufgrund der zumeist fortgeschrittenen ossären Destruktionen mit/ohne laxem Bandapparat die teilgekoppelten („semi-constrained") Prothesen dar. Die hierzulande gängigsten Implantate sind die GSB-III- sowie Coonrad-Morrey-Prothese (CM). Beide Prothesentypen verwenden eine ventrale Abstützung, um die – durch den Muskelzug in Richtung Unterarm – entstehende Schubkraft auf den Humerus zu übertragen. Bei der GSB-III-Prothese

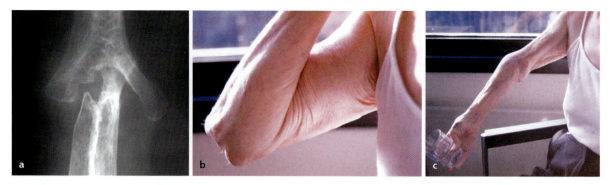

Abb. 6.4 Charakteristische Spätform der rheumatoiden Arthritis: „Knife-in-fork"-Deformität. In Beugung springen die Kondylen deutlich vor. In Streckung resultiert eine muskulär nicht kompensierbare Instabilität

geschieht dies durch epikondylenumfassende Flügel, die Coonrad-Morrey-Prothese verwendet hierfür einen Flansch, der ventral die Metaphyse umgreift. Als teilgekoppelte Systeme, sog. „sloppy hinges", erlauben sie neben der Hauptbeweglichkeit um ihre Achse zusätzlich einige Freiheitsgrade in Varus-/Valgusrichtung. Im Vergleich zur Coonrad-Morrey-Prothese ist beim GSB-III-System zusätzlich eine gewisse Beweglichkeit in Unterarmlängsrichtung möglich, verbunden allerdings mit der Gefahr der Luxation. Diese Freiheitsgrade erlauben dem periartikulären Weichteilmantel, einen Teil der auf das Implantat und seine Verankerung einwirkenden Kräfte aufzunehmen. Entsprechend der Prothesentypen werden die Epikondylen mit ansetzendem Bandapparat bei der Implantation erhalten, so dass nach Explantation eine Situation ähnlich einer meist hinreichend stabilen Resektionsarthroplastik resultiert.

6.1.4 Indikation

Das Ellenbogengelenk, als eines der größeren Gelenke des menschlichen Körpers, ist häufig erst in den fortgeschrittenen Phasen der rheumatischen Erkrankung klinisch auffällig. Kommt es im Verlauf zu einer Schwellung mit Überwärmung und Rötung des Gelenks im Sinne einer Synovialitis, sind diese Veränderungen zu Beginn noch reversibel. Sie können möglicherweise noch durch eine intensive konservative Therapie zur Remission gebracht werden. Eine Orthesenversorgung, abgesehen von Bandagen, erscheint erst im Endstadium bei fehlender Operabilität angezeigt. Als invasive antiinflammatorische Maßnahme steht zu Beginn die Infiltration mittels Glukokortikoiden.

Bei einer Schubentwicklung am Ellenbogen oder einem multiplen Gelenkbefall ist die Adaptation der antirheumatischen Basismedikation (DMARDs = „disease modifying antirheumatic drugs") in Verbindung mit der oralen Kortisontherapie, aber bei Bedarf auch der Biologikatherapie angezeigt. Ist eine Remission hierunter nicht zu erreichen und die Destruktionen noch gering (Larsen-Stadium 0–II), ist zu einer operativen arthroskopischen, ggf. offenen Synovektomie zu raten. Zur Vervollständigung der Synovektomie ist eine kombiniert postarthroskopische Radio- oder Chemosynoviorthese sehr sinnvoll. In vielen Fällen ist die Progredienz der Destruktion dadurch aufzuhalten. Weiterführende operative Maßnahmen sind meistens zu diesem Zeitpunkt nicht erforderlich.

Radiologische Destruktionen des Larsen-Stadiums III–IV/V mit stabilen Bandverhältnissen, fehlender schwerer Achsdeformität und erheblicher klinischer Symptomatik im Sinne einer Synovialitis sollten frühzeitig der operativen Intervention unterzogen werden. Eine alleinige Spätsynovektomie ist nur dann sinnvoll, wenn eine schmerzarme und gute Beweglichkeit mit einer deutlichen Synovialitis einhergeht. Ansonsten steht der endoprothetische Gelenkersatz im Vordergrund.

Die Indikation zur alleinigen Versorgung mittels eines ungekoppelten Oberflächenersatzes („non-constrained") kann bei Rheumapatienten nur restriktiv gestellt werden, da häufig die ossären sowie ligamentären Destruktionen so weit fortgeschritten sind, dass ein solches Implantat nicht zur ausreichenden Stabilisierung führt und das Risiko einer postoperativen

Prothesenluxation besteht. Der Vorteil eines entsprechenden Prothesenmodells besteht jedoch in der sparsamen Knochenresektion. Sie sollte vor allem beim jungen Patienten in Betracht gezogen werden, da nur wenig Knochen reseziert werden muss. Bei begrenzter Standzeit dieser Ellenbogenprothese ist dann der Weg zu einer teilgekoppelten Prothese im Verlauf offen. Die Nutzung von längeren humeralen Schäften scheint sich positiv auf die Lockerungsrate auszuwirken, allerdings bewirkt die ausgedehnte Exposition intraoperativ eine Instabilität und ggf. damit Lockerung der ulnaren Komponente. Des Weiteren wird hiermit eine Revision mit einem Wechsel auf eine Langschaftprothese erschwert.

Die teilgekoppelten Ellenbogenendoprothesen („semi-constrained") sind bei Rheumapatienten die am häufigsten verwendeten Modelle. Hierbei sind die Prothesen vom GSB-III-Typ sowie vom Coonrad-Morrey-Typ in Europa am weitesten verbreitet. Aufgrund der hauptsächlich einachsigen Beweglichkeit (Extension/Flexion) besteht in der Literatur eine nicht übereinstimmende Terminologie sowohl als „constrained" als auch als „semi-constrained".

Mit beiden Prothesentypen sind ein relativ großes Bewegungsausmaß sowie die Kompensation von leichten Bandinsuffizienzen erreichbar. Nachteile zum Oberflächenersatz bestehen in der eher ausgedehnten ossären Resektion, der erschwerten Revision und der erhöhten Lockerungsrate durch eine ungünstigere Kraftübertragung, vor allem am Humerus. Trotz vergleichsweise geringer Fallzahlen zeigt sich in den publizierten Studien die Tendenz, dass die Expertise des Operators bei der Implantation in Bezug auf Lockerungen/Revisionen eine ähnlich große Rolle spielt wie die Implantatwahl selbst (Finnisches Prothesenregister).

Die endoprothetische Versorgung des Ellenbogengelenks ist vor allem dann zu empfehlen, wenn die angrenzenden Gelenke keine schwereren Funktionseinschränkungen oder Instabilitäten aufweisen. Sind mehrere Gelenke gleichzeitig betroffen, empfiehlt sich das Vorgehen von proximal nach distal. Dennoch hat die Funktion der Finger oder des Handgelenks bei der zeitlichen Planung von (gleichwertigen) Eingriffen einen gewissen Vorrang. Des Weiteren sollte, falls notwendig, eine Versorgung von Gelenken der unteren Extremität bevorzugt werden, um zunächst die Mobilität zu erhalten. Eine Mobilisation an Gehstützen mit liegender Ellenbogenprothese ist erschwert und empfiehlt sich dann mit geeigneten Stützen mit Unterarmauflage oder am Gehwagen.

6.1.5 Präoperative Vorbereitung

In die Entscheidungsfindung finden u. a. die Ansprüche des Patienten, Begleiterkrankungen, die Basismedikation sowie soziale Faktoren Eingang. Eine bestehende (entzündungs- und/oder kortisoninduzierte) Osteoporose sollte konsequent behandelt werden. Eine ausführliche Aufklärung über die speziellen Operationsrisiken und Folgen sowie der möglichen Alternativen, ist unerlässlich. Hierbei sind neben Luxationen/Frakturen/Lockerungen/Bewegungsdefizit/Belastungseinschränkungen vor allem die Wundheilungsstörungen (am Ellenbogen gehäuft und besonders bei Rheumapatienten gefürchtet) und die möglichen septischen Verläufe zu erwähnen (Aldridge et al. 2006; Fink et al. 2002; Rüther et al. 1994).

Eine Abwägung im Umgang mit der antirheumatischen Dauertherapie sollte immer in enger Kooperation mit Patient und internistischem Rheumatologen erfolgen. Dabei steht perioperativ die immunsuprimierende Wirkung der Basismedikation (sowohl der klassischen DMARDs als auch der Biologika) der Möglichkeit einer Schubentwicklung ohne antirheumatische Dauertherapie gegenüber (Rehart et al. 2005, 2007).

Verschiedene Studien der letzten Jahre zeigten, dass es unter einer Fortführung der MTX-Therapie zu keiner signifikanten Erhöhung der postoperativen Wundheilungsstörung kommt. Auch für Chloroquin, D-Penicillamin und Goldpräparate entsprach dies. Im Gegensatz dazu scheint bei der Leflunomid-Einnahme eine Korrelation zu infektiösen Verläufen zu bestehen, so dass hier ein präoperatives Absetzen und „Auswaschen" mittels Cholestyramin anzuraten ist.

Bezüglich des perioperativen Umgangs mit den zunehmend verwendeten modernen Biologika sind auch heute in der Literatur noch keine eindeutigen Aussagen zu finden. Es zeigt sich jedoch eine Tendenz zum präoperativen Pausieren, unter Beachtung der Halbwertzeit des jeweiligen Präparats, in Richtung älterer Patienten mit hoher Komorbidität, langer Krankheitsdauer und „großem" operativen Eingriff, zu dem die TEP-Versorgung am Ellenbogen zweifellos gehört.

Auch bei der oralen Steroidtherapie ist das Risiko für Wundinfekte und Wundheilungsstörungen perioperativ erhöht, deshalb sollte diese soweit wie möglich reduziert werden. Bei einer Gabe von mehr als 7,5 mg Kortisonäquivalent pro Tag sollte perioperativ zur Prävention einer Addison-Krise oder einer akuten Schubentwicklung bei pausierter DMARD-Therapie eine Kortisonstoßtherapie erfolgen.

Besondere Aufmerksamkeit – vor allem auch der Anästhesiologen (Intubierbarkeit?) – sollte bei der präoperativen Vorbereitung der Instabilität der Halswirbelsäule im C1/2-Bereich gelten. Daneben kann eine verminderte Mundöffnung im Rahmen einer Destruktion der Kiefergelenke bestehen. Wichtig sind die klinische Untersuchung und ein konventionelles Röntgenbild der Halswirbelsäule seitlich in Inklination des Caputs (zentriert auf C1, mit hartem Gaumen). Besteht eine atlantoaxiale Instabilität, empfiehlt sich eine endoskopisch-unterstützte nasotracheale Intubation.

Bereits bei der stationären Aufnahme sollte die ambulante Weiterbehandlung und Versorgung organisiert sein. Die Fortführung der präoperativ begonnenen physio- und ergotherapeutischen Behandlung durch rheumatologisch versierte Physiotherapeuten bildet mit eine Garantie für einen positiven Verlauf.

Im Operationssaal bringt der rheumatisch erkrankte Patient ebenfalls Besonderheiten mit. Durch den häufig pluriartikulären Befall mit Destruktion und Fehlstellung ist auf die Lagerung des Patienten zu achten. Bei der endoprothetischen Versorgung des Ellenbogens stellt die Positionierung des Patienten in die Seiten- bzw. Bauchlage hohe Ansprüche an das gesamte Personal. Aufgrund der häufig atrophen Hautverhältnisse nach langjähriger Kortisoneinnahme ist beim Anlegen und Entfernen der Blutdruckmanschette sowie bei der Entfernung von Abdeckungen und Klebefolien Vorsicht geboten, um Ablederungen und Einblutungen der Haut zu vermeiden.

6.1.6 Komplikationen

Während bei der Synovialektomie hauptsächlich postoperative Wundheilungsstörungen oder Rezidive als Komplikationen zu nennen sind, ist die Ellenbogenendoprothetik unabhängig von Prothesenmodell und -typ eine relativ komplikationsträchtige Operationsform, im Vergleich zur etablierten Knie- bzw. Hüftendoprothetik. Komplikationen werden in der Literatur mit bis zu 30 % angegeben. Am häufigsten kommt es zu intraoperativen Frakturen und der Insuffizienz der Weichteildeckung sowie des Bandapparats. Auch Irritationen/Schäden des N. ulnaris, Implantatbrüche und Frühlockerungen sind beschrieben.

Die Standzeiten der Ellenbogenendoprothesen sind im Vergleich mit TEPs an anderen Gelenken durch die direkte Kraftübertragung begrenzt. Ursächlich scheint hierfür die häufig späte Indikationsstellung (LDE größer 4) sowie die Beschaffenheit der TEPs selbst, da sowohl eine strikte Verbindung der Komponenten für eine gute Beweglichkeit (in allen Ebenen) gewährleistet als auch eine Auslockerung vermieden werden soll (Cesar et al. 2007; Loehr et al. 2003).

Bei Patienten mit rheumatischen Erkrankungen ist die zu erwartende Beweglichkeit häufig durch die laxen Bandverhältnisse sowie die hypotrophen Muskeln eingeschränkt, so dass häufig mittel- bis langfristig nur eine ROM von ca. 0–20–110° E/F zu erwarten ist. Diese ist im Verhältnis zu der Situation vor dem Eingriff für die meisten Patienten jedoch sehr gut akzeptabel.

6.1.7 Nachbehandlung

Gerade bei Patienten mit rheumatischen Erkrankungen ist die frühzeitige Mobilisation besonders wichtig zur Vermeidung von Bewegungsdefiziten auch in angrenzenden Gelenken. Dabei ist es wichtig, das Ellenbogengelenk spätestens ab dem 5. postoperativen Tag zuerst passiv aus der Oberarmschiene heraus und spätestens ab der 3. postoperativen Woche, in Abhängigkeit von der Wundheilung, zunehmend aktiv zu bewegen. Ohne Last kann die Ellenbogenprothese in vollem Bewegungsausmaß beübt werden. Eine ergotherapeutische Behandlung kann ca. 14 Tage nach der Operation zur Förderung des Bewegungsumfangs und der Koordination einsetzen. Generell ist zu beachten, dass eine Belastung des betroffenen Arms von mehr als 5 kg nicht sinnvoll ist. Dies sollte bereits bei Aufklärung Berücksichtigung finden, etwaige Auswirkungen auf den Arbeitsplatz müssen besprochen werden.

6.2 Ellenbogenprothese bei Trauma und Traumafolgen

M. John und H. W. Neumann

6.2.1 Ellenbogenendoprothetik in der Traumatologie

Der erfolgreiche und vielversprechende Einsatz der Ellenbogenprothesen bei Rheumapatienten weckte zunehmend das Interesse, auch Gelenkpathologien anderer Ätiologie z. B. mit unilateralem Gelenkbefall im Rahmen arthrotischer und/oder posttraumatischer Zustände auf gleiche Weise zu versorgen (Gschwend 2002). Mit der Anpassung und Erweiterung der Indikationsgebiete an die aktuellen medizinischen Anforderungen nehmen die Versorgungszahlen der Ellenbogenarthroplastik stetig zu (Burkhart et al. 2010a, b). Wir möchten einige wichtige Gründe für die aktuellen Entwicklungen aufzeigen.

Der künstliche Ellenbogengelenkersatz stellt in zunehmendem Maße auch die primäre Therapie der komplexen distalen Humerusfraktur bei alten und hochbetagten Patienten mit osteoporotischen Knochenverhältnissen dar (Müller et al. 2005; Burkhart et al. 2010a, b). Bei der Versorgung der proximalen Humerus-, Radius-, und Femurfraktur konnte sich der künstliche Gelenkersatz bereits seit längerer Zeit etablieren. Die Ellenbogentotalendoprothese (EB-TEP) hat sich dagegen, aufgrund der mannigfaltigen prothesenassoziierten Probleme, bisher nicht in vergleichbarer Weise durchsetzen können. Dem „traumatisierten Patienten im Senium" wurde in den letzten Jahren zunehmend Beachtung geschenkt. Er repräsentiert eine Patientengruppe mit besonderen Eigenschaften. Die Behandlung dieser Patienten kann von unfallchirurgischen Grundsätzen abweichen, ist häufig vergleichsweise schwierig und problembehaftet und stellt den Operateur vor besondere Herausforderungen. Bei der osteosynthetischen Versorgung dieser Frakturen stoßen auch derzeitige Operationstechniken und Implantate nicht selten an ihre Grenzen. Die Häufigkeit der osteoporotischen Frakturen und die Zahl der notwendigen Behandlungen bei diesen Patienten nehmen mit dem demographischen Wandel unserer Gesellschaft stetig zu.

6.2.2 Distale intraartikuläre Humerusfraktur

Epidemiologie

Frakturen des distalen Humerus sind selten. Sie machen in der Gesamtbevölkerung 2–7 % aller Frakturen aus (Wainwright et al. 2000; Frankle et al. 2003; Hessmann und Ring 2007; Kraus et al. 2009; Weber und Burger 2010; Schmidt-Horlohé et al. 2011). Die intraartikulären Frakturen des distalen Humerus haben dagegen nur einen Anteil von 0,5–1 % an allen Knochenbrüchen (Helfet und Schmeling 1993; Atalar et al. 2009). Das Auftreten der distalen Humerusfraktur zeigt ein Muster, dass von einer dreigipfligen Häufigkeitsverteilung geprägt ist (Walz und Auerbach 2006; Weber und Burger 2010). Der erste Gipfel findet sich im Kindesalter, wo supra- und unikondyläre Frakturen des distalen Humerus vermehrt auftreten (Weber und Burger 2010). Bei Erwachsenen im Alter zwischen dem 20. und 50. Lebensjahr tritt die zweite und bei alten und hochbetagten Menschen die dritte Häufung dieser Frakturen auf (Walz und Auerbach 2006).

Einteilung und Zielsetzungen der Behandlung

Das Hauptziel der Behandlung von Traumata und Frakturen am Ellenbogen ist die Wiederherstellung einer schmerzfreien, stabilen und beweglichen Gelenkfunktion, die die Selbständigkeit des Patienten erhält und/oder wiederherstellt. Die Behandlung intraartikulärer und mehrfragmentärer Frakturen des distalen Humerus stellt in allen Altersabschnitten des Erwachsenen eine Herausforderung für den behandelnden Unfallchirurgen und/oder Orthopäden dar (Helfet und Schmeling 1993; Papaioannou et al. 1995; Ring und Jupiter 2000; Korner et al. 2005; Zalavras et al. 2007; Kraus et al. 2009; McKee et al. 2009; Weber und Burger 2010). Vor allem die Frakturtypen 13-B3 sowie die 13-C-Frakturen nach der AO-Klassifikation, hier insbesondere C2- und C3-Frakturen, können schwierig zu versorgen sein (Abb. 6.5). Auch B3/C3-Frakturen, also Abscherfrakturen von Trochlea und Kapitulum (AO-B3-Verletzungen) in Kombination mit AO-C3-Frakturen, stellen schwierige und problematische Frakturmorphologien dar.

Die Therapie der distalen Humerusfraktur ist in der Regel operativ. Die konservative Therapie distaler Humerusfrakturen ist wegen der überwiegend schlech-

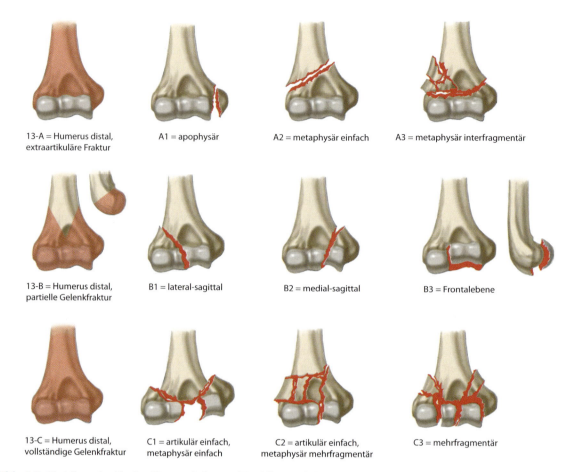

Abb. 6.5 Einteilung der distalen Humerusfrakturen (Typ 13) gemäß der AO (Arbeitsgemeinschaft für Osteosynthesefragen) bzw. ASIF (Association for the Study of Internal Fixation; Müller 1990). (Aus: Martini 2003)

ten Ergebnisse obsolet. Häufig entstehen bei erfolgreicher Frakturkonsolidierung Gelenkeinsteifungen und/oder ausgeprägte Funktionslimitierungen. Nicht selten entstehen schmerzhafte Pseudarthrosen (Frankle et al. 2003; McKee et al. 2009; Dietz et al. 2011). Die konservative Frakturbehandlung sollte daher dem älteren Patienten mit schweren Grunderkrankungen und/oder Kontraindikation zur Narkosedurchführung vorbehalten bleiben.

Für alle Patienten bestehen unabhängig vom Alter grundsätzlich übereinstimmende Behandlungsziele. Es hat sich jedoch gezeigt, dass die erzielbaren Ergebnisse und die ggf. auftretenden Komplikationen sehr stark abhängen können von den demographischen und komorbiditätsspezifischen Eigenschaften der jeweils behandelten Patientengruppen. Diesen unterschiedlichen Voraussetzungen und prognostischen Faktoren Rechnung tragend, haben sich differierende und altersadaptierte Behandlungsstrategien und Therapiekonzepte entwickelt.

Behandlungsstrategien bei Patienten unter 65 Jahren

Als Goldstandard und Therapie der ersten Wahl zur Behandlung intraartikulärer Frakturen des distalen Humerus beim jüngeren Patienten (<60–65 Jahre) gilt die offene Reposition und interne Fixierung (ORIF). Mit der osteosynthetischen Versorgung komplexer (intraartikulärer) distaler Humerusfrakturen können bei diesen Patienten mit normaler Knochenfestigkeit überwiegend gute und sehr gute Ergebnisse (70–90 % der Fälle) erreicht werden (Helfet und Schmeling 1993; Papaioannou et al. 1995; Doornberg et al. 2007; Atalar et al. 2009; Frattini et al. 2011; Babhulkar und Babhulkar

2011; Kamrani et al. 2012; Schmidt-Horlohé et al. 2011). Komplikationen im Rahmen der Frakturbehandlung sind nicht selten und kommen bei ca. 25 % der Versorgungen vor. In Abhängigkeit der jeweiligen Untersuchung werden teils stark variierende Angaben zur Komplikationsrate gemacht (Papaioannou et al. 1995; Babhulkar und Babhulkar 2011). Die Entwicklung von Pseudarthrosen wird bei 4–32 % der Fälle beschrieben, während bei 4–16 % wegen der Entstehung von Gelenksteifen und Ankylosen Revisionsoperationen erforderlich werden (Helfet und Schmeling 1993; Papaioannou et al. 1995; Atalar et al. 2009; Nauth et al. 2011; Babhulkar und Babhulkar 2011; Schmidt-Horlohé et al. 2011). Infektionen treten in 3–10 % der Behandlungen auf und bei bis zu 80 % der rekonstruierten Gelenke entstehen langfristig posttraumatische Gelenkarthrosen (Helfet und Schmeling 1993; Doornberg et al. 2007; Atalar et al. 2009; Schmidt-Horlohé et al. 2011). Weitere, häufig auftretende Komplikationen stellen Nervenlähmungen (0–7 %), heterotope Ossifikationen (0–21 %) und Implantatversagen/-lockerungen (0–5 %) dar (Helfet und Schmeling 1993; Nauth et al. 2011; Schmidt-Horlohé et al. 2011).

Die primäre Frakturbehandlung mittels Totalendoprothese wird für diese Patientengruppe wegen der limitierten Prothesenstandzeiten bei hohen Lockerungsraten (hohe funktionelle Ansprüche mit konsekutiver Implantatbelastung) als kontraindiziert angesehen (Kraus et al. 2009). Der jüngere „traumatologische" Patient strebt in der Regel ein Aktivitätsniveau und einen Bewegungsumfang an, die denen vor dem Trauma bzw. der Operation nahe kommen. Dies kann die limitierte Belastbarkeit der Arthroplastik überschreiten und zu frühzeitigen Implantatlockerungen führen.

Behandlungsstrategien bei älteren und/oder hochbetagten Patienten (> 65 Jahre)

Die besondere Situation des geriatrischen Patienten und ihre Auswirkungen auf die Behandlung der distalen intraartikulären Humerusfrakturen

Alte und hochbetagte Patienten neigen aus unterschiedlichen Gründen zu einer verminderten Knochenfestigkeit. Sie haben generell ein erhöhtes Frakturrisiko, sind häufiger von Frakturen betroffen und erleiden vermehrt komplizierte und komplexe Frakturformen. Obwohl bisher keine Daten zur Knochendichte und -mineralisation des Ellenbogens bzw. des distalen Humerus alter und hochbetagter Menschen verfügbar sind (Korner et al. 2005), hat es sich in diesem Zusammenhang durchgesetzt, von osteopenen und osteoporotischen Knochenverhältnissen und osteoporotischen Frakturen zu sprechen (Müller et al. 2003 & 2005; Kraus et al. 2009; Siebenlist et al. 2009; Weber und Burger 2010). Als auslösende Ursachen der distalen Humerusfraktur beim alten Menschen werden in der Regel niederenergetische Verletzungen (z. B. einfache Stürze aus dem Stand) und Bagatelltraumen verantwortlich gemacht. Direkte Gewalteinwirkungen auf den Humerus bzw. den Ellenbogen sind dagegen selten. Der Unfallmechanismus wird überwiegend als vorwärts gerichteter Sturz auf den ausgestreckten oder gebeugten Arm beschrieben (Siebenlist et al. 2009). Die Größe und der Vektor der einwirkenden Kraft sowie die Gelenkstellung zum Zeitpunkt der Krafteinleitung bestimmen Form und Umfang der Frakturen (Siebenlist et al. 2009). Der osteoporotisch veränderte Knochen bricht dabei bevorzugt in seinen trabekulären Anteilen. Bei den langen Röhrenknochen, zu denen der Humerus zählt, überwiegen deshalb Frakturen in den epi- und metaphysären Anteilen (Siebenlist et al. 2009). Intraartikuläre und mehrfragmentäre Frakturen des distalen Humerus (Typ B und C nach der AO-Klassifikation) mit ausgedehnter Zertrümmerung, teilweise erheblicher Dislokation der Fragmente und Gelenkflächenimpressionen werden bei diesen Patienten gehäuft gesehen (Korner et al. 2005). Die meist osteoporotischen und rarefizierten Knochenverhältnisse der hochbetagten Patienten neigen vermehrt zu Trümmerfrakturen mit sehr klein dimensionierten Fragmenten. Diese haben häufig einen schalenartigen Aufbau aus Kortikalis mit stark vermindertem spongiösem Anteil. Die Frakturen können darüber hinaus sehr weit distal lokalisiert sein (Low-plane-Frakturen), was zusätzlich die erfolgreiche Osteosynthesedurchführung erschweren kann. Liegt die Fraktur auf der Höhe der Fossa cubitalis oder distal davon, können die Schrauben der seitlich angebrachten Platte das Fragment häufig nicht mehr ausreichend fassen und es droht ein frühzeitiges Versagen der Osteosynthese (Weber und Burger 2010). Moderne, winkelstabile und anatomisch geformte Implantate helfen in diesen Situationen zwar grundsätzlich, können aber auch nicht in allen Fällen die suffiziente Schrauben- und Plattenverankerung sicher stellen (Helfet und Schmeling 1993; Becker et al. 2011)]. So kann mitunter die Durchführung einer Osteosynthese auch vollständig unmöglich werden. Das operative Weichteiltrauma ist beim älteren Menschen im Vergleich zum Jüngeren als höher einzuschätzen, was wiederum zu zurückhaltender funktioneller Nachbehandlung mahnt (Walz und Auerbach 2006). Längere Ruhigstellungszeiträume (mehr als 14 Tage) werden aber z. B. auch durch präoperative Umstände verursacht. Nicht selten sind vorhandene Grund- und Nebenerkrankungen und/oder problematische Weichteilverhältnisse verantwortlich für Verzögerungen der zeitnahen operativen Intervention (Korner et al. 2005). Kamineni und Morrey (2004a, b) berichteten beispielsweise über Komorbiditäten bei 69 % ihrer operativ behandelten Patienten. Die Entscheidung für ein rekonstruktives Operationsverfahren sollte nicht nur von seiner technischen Durchführbarkeit abhängig gemacht werden, sondern auch von der Sicherstellung der erforderlichen postoperativen Nachbehandlung.

Ergebnisse der ORIF zur Behandlung der distalen intraartikulären Humerusfraktur beim alten Menschen

Eine Reihe von Publikationen weist gute und sehr gute Ergebnisse der osteosynthetischen Frakturversorgung beim hochbetagten Patienten nach (Korner et al. 2005; Walz und Auerbach 2006; Huang et al. 2005, 2011). Im Vergleich zur osteosynthetischen Versorgung junger Patienten überwiegen bei diesen Patienten jedoch Behandlungsberichte mit schlechteren Resultaten und höheren Komplikationsraten (Frankle et al. 2003; Srinivasan et al. 2005; Weber und Burger 2009; Dietz et al. 2011; Becker et al. 2011). Frattini et al. (2011) zeigten, dass die osteosynthetische Frakturbehandlung von Patienten über 65 Jahren mit einem wachsenden Risiko schlechter postoperativer Ergebnisse korreliert (Walz und Auerbach 2006). Die Schwere der Fraktur korreliert mit dem klinischen Ergebnis, d. h. je höhergradiger bzw. schwerwiegender die Fraktur ist, desto schlechter fallen die klinischen Ergebnisse aus (Dietz et al. 2011). Dietz et al. (2011) ermittelten in einer Literaturrecherche der letzten 10 Jahre nur in 64,6 % gute und sehr gute Ergebnisse im Mayo Elbow Performance Score (MEPS). Korner et al. (2005) fanden bei 42 % und McKee et al. (2009) bei 47 % der Patienten unbefriedigende Resultate im MEPS, Srinivasan et al. (2005) ermittelten bei 43 % schlechte Ergebnisse. Komplikationen wurden in 28–35 % der Behandlungsfälle beobachtet (Södergård et al. 1992; Helfet und Schmeling 1993; John et al. 1994; Robinson et al. 2003; Srinivasan et al. 2005; Korner et al. 2005; Walz und Auerbach 2006; McKee et al. 2009). Pseudarthrosen kamen in 2–9,5 %, Nervenlähmungen in 5–13 % und Implantatversagen bzw. -lockerungen in 8–27 % der Behandlungen vor (Frankle et al. 2003; Srinivasan et al. 2005; Korner et al. 2005; Huang et al. 2005; Walz und Auerbach 2006; Doornberg et al. 2007). Infektionen entwickelten sich bei 2–10 % der Osteosynthesen und posttraumatische Gelenkarthrosen bei 71 % (Srinivasan et al. 2005; Korner et al. 2005; Huang et al. 2005). Heterotope Ossifikationen scheinen dagegen bei älteren Patienten im Vergleich zu jüngeren Patienten eher seltener vorzukommen (Srinivasan et al. 2005). Die komplikationsbedingten Reoperationsraten betrugen bis zu 42 % (Frankle et al. 2003; McKee et al. 2009). Nach Frankle et al. (2003) und McKee et al. (2009) versagen circa 25 % der durchgeführten Osteosynthesen vollständig und frühzeitig und müssen bereits intraoperativ oder zu einem späteren Zeitpunkt einer endoprothetischen Versorgung zugeführt werden.

Die funktionellen Ergebnissen sind häufig unbefriedigend und die Ergebnisse insgesamt wenig vorhersehbar. Diese Umstände lassen die Effektivität der generellen Osteosyntheseversorgung bei diesen Patienten zweifelhaft erscheinen und unterstreichen den dringenden Bedarf nach Alternativen und optionalen Behandlungsstrategien.

Behandlung des alten und hochbetagten Patienten mittels Ellenbogentotalendoprothese
Indikationen der Ellenbogentotalendoprothese nach distalen Humerusfrakturen

Es gehört zu den schwierigsten Aufgaben des Operateurs, die für den jeweiligen Patienten und die jeweilige Situation „richtige" und angemessene Entscheidung zur Versorgung der Fraktur zu treffen. Diese hängt dabei nicht nur von persönlichen Faktoren der klinischen und operativen Erfahrung des Chirurgen ab. Der Chirurg muss Erfahrungen in der Durchführung der ORIF besitzen und sich im Umgang und der Implantation einer TEP auskennen (Cobb und Morrey 1997). Die gewählte Behandlungsstrategie ist gleichzeitig auch von den Voraussetzungen und verfügbaren Mitteln der jeweiligen Versorgungseinrichtung abhängig.

Primär sollte immer die Gelenkrekonstruktion mittels osteosynthetischer Versorgung angestrebt werden. Die Entscheidung zur osteosynthetischen Rekonstruktion oder zur TEP sollte größtenteils präoperativ anhand der verfügbaren Bildgebung getroffen werden können. Dies schließt aber keineswegs solche Fälle aus, wo erst intraoperativ (z. B. wegen frustranem Osteosyntheseversuch oder höhergradiger Gelenkzerstörung) die Entscheidung für die TEP gefällt werden kann. Auch Größe, Festigkeit und Vitalität der Knochenfragmente und/oder der Zustand des Gelenkknorpels lassen sich häufig erst intraoperativ sicher beurteilen. Weber und Burger (2010) empfehlen daher im Zweifelsfall die Osteosynthesedurchführung mit anatomisch vorgeformten, winkelstabilen Plattensystemen in „Prothesenbereitschaft".

Die präoperative Entscheidungsfindung zur angestrebten Versorgungsstrategie ORIF versus Ellenbogen-TEP kann präoperativ erleichtert werden, wenn sich der behandelnde Arzt über folgende Fragen bzw. Kriterien Klarheit verschafft:
- Welche Aktivitäten im Allgemeinen und welche funktionellen Belastungen des Ellenbogens im Speziellen verrichtete der Patient vor seiner Fraktur?
- In welchem Verhältnis stehen chronologisches und biologisches Alter des Patienten?
- Wie gesund ist der Patient? Bestehen relevante Komorbiditäten oder Multimorbidität? Wie hoch ist die voraussichtliche Lebenserwartung des Patienten?
- Ermöglicht die Frakturkonstellation voraussichtlich eine übungsstabile Osteosynthese?
- Muss der Patient dauerhaft Unterarmgehstützen benutzen?
- Ist die Knochenqualität für eine Osteosynthese geeignet? Bestehen Zustände der verminderten Knochenfestigkeit, z. B. wegen Osteoporose, chronischer Polyarthritis (c. P.) oder Langzeitkortisontherapie?
- Bestehen Limitierungen der Patienten-Compliance, z. B. wegen Multimorbidität, geriatrischer oder gerontopsychiatrischer Zustände? Welche Nachbehandlungsinhalte sind dem Patienten zumutbar?

Das chronologische Patientenalter (möglichst ≥65 Jahre) fließt in den Entscheidungsprozess mit ein, stellt aber weder eine absolute Indikation noch die alleinige Grundlage dar. Eine strikte Altersgrenze zwischen Osteosynthese und Prothese lässt sich nicht ziehen.

Entscheidend sind das biologische Alter des Patienten, die zu erwartende Compliance und die Schwere der Fraktur. Für vorgealterte Patienten (<65 Jahre), bei denen das biologische Alter deutlich über dem jeweiligen chronologischen Alter liegt, kann die Arthroplastik indiziert sein, wenn die funktionellen Ansprüche gering sind. Patienten mit gering zertrümmerten A- und B-Frakturen wurden als gute Kandidaten für die TEP-Implantation betrachtet, wenn die Gelenkoberflächen bereits degenerativ oder im Rahmen der c.P. zerstört waren. Dies gilt umso mehr für C-Frakturen bei jüngeren Patienten mit multiplen Nebenerkrankungen und rheumatischer und/oder degenerativer Gelenkzerstörung. Das Ablaufschema in Abb. 6.6 stellt den Behandlungsalgorithmus für die Versorgung distaler Humerusfrakturen des alten Patienten dar und kann als Hilfestellung zur Findung der besten Behandlungsstrategie im individuellen Patientenfall dienen.

Folgende Grunderkrankungen prädisponieren mehr zum Einsatz einer Ellenbogenarthroplastik: Diabetes mellitus, chronische Polyarthritis, Kardiomyopathien (allgemeine Erhöhung der Komplikationsrate). Eine verminderte Knochenqualität ist zu erwarten bei Osteoporose und Steroiddauermedikation, z. B. bei Asthma, COPD, Rheuma. Die Nachbehandlung kann wegen massiver Verminderung der Patienten-Compliance, z. B. bei Demenz, M. Alzheimer oder M. Parkinson, hochgradig gefährdet oder sogar unmöglich sein.
- Primäre Indikationen:
  - Frakturen des distalen Humerus mit starker Zertrümmerung und/oder intraartikuläre Trümmerfrakturen des distalen Humerus bei Patienten über 65 Lebensjahren, bei denen eine ORIF nicht möglich ist (AO-Typen A, B, C);
  - geschlossene oder Typ-I-Frakturen nach Gustilo und Anderson (1976);
  - Patientenalter ≥65 Jahren;
  - schlechte Knochenqualität und/oder Osteoporose, die eine Osteosynthese nicht zulässt;
  - niedriger/geringer funktioneller Anspruch, hohe Patienten-Compliance;
  - Versagen einer Osteosynthese nach distaler intraartikulärer Humerusfraktur ohne Möglichkeit einer Re-Osteosynthese;
  - Typ A-, B- oder C-Frakturen des distalen Humerus bei Patienten mit vorbestehenden degenerativen Veränderungen oder Voroperationen des Ellenbogengelenkes über 65 Jahren;

Abb. 6.6 Algorithmus für die Versorgung distaler Humerusfrakturen beim älteren Patienten

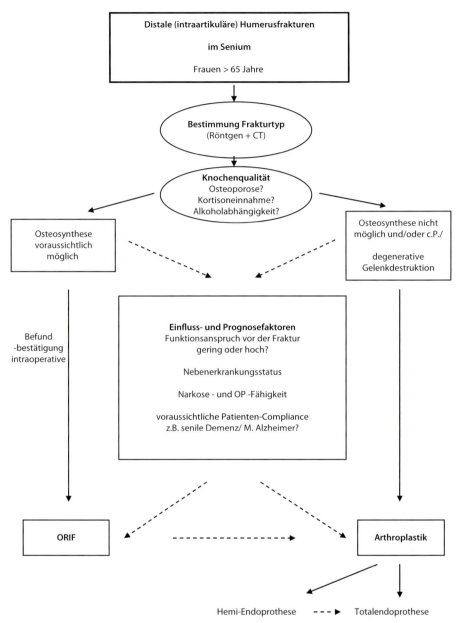

- distale Humerusfrakturen bei Rheumapatienten jeden Alters;
- komplexe Frakturen mit Verlust eines oder beider Kondylen stellen keine Kontraindikation zur Implantation der humeralen Komponente dar, da die Verankerung allein in der humeralen Diaphyse gegeben sein muss;
- pathologische ellenbogennahe Frakturen;
- Patienten mit stark reduzierter Lebenserwartung jeden Alters.

- Sekundäre (posttraumatische) Indikationen:
  - posttraumatische Arthrosen;
  - Pseudarthrosen nach missglückter konservativer und/oder operativer Behandlung distaler Humerus- und Ellenbogengelenkfrakturen, Osteosyntheseversagen;
  - chronische posttraumatische Luxationen-/Subluxationen (bei alten Menschen);
  - nicht mobilisierbare Arthrofibrosen.

- Absolute Kontraindikationen:
  - floride Infekte bzw. infizierte Wundverhältnisse;
  - offene (kontaminierte) Weichteilverletzungen;
  - offene Frakturen (Typ II oder III nach Gustilo und Anderson 1976); nach Abheilung der Weichteilverhältnisse ist die sekundäre TEP-Implantation möglich;
  - neurologische Erkrankungen oder andere Traumaumstände, die die Funktion des gesamten Armes einschränken z. B. Ausfall/Paralyse von M. biceps und M. triceps;
  - Frakturen, die osteosynthetisch versorgt werden können.
- Relative Kontraindikationen
  - nichtgeriatrisches Patientenalter (unter 65 Jahren);
  - hoher funktioneller Anspruch;
  - fehlende Compliance des Patienten.

Abschließend soll aber auch darauf hingewiesen werden, dass einer Indikationsstellung zur TEP aus „Bequemlichkeit" vorgebeugt werden muss. Die im Vergleich zur ORIF einfache OP-Technik und Durchführung der TEP stellen, wie die deutliche Zeitersparnis, Vorteile für den Operateur dar.

Da die wenigsten Kliniken Ellenbogenprothesen bevorraten, kann ein Planungs- und Vorbereitungsintervall bis zur operativen Versorgung notwendig werden. Die Stabilisierung der Frakturen erfolgt bis zur Operation entweder mit einem Oberarmgips bzw. einer Gipsschiene oder mit einem gelenkübergreifenden Fixateur externe. Beide Optionen haben Vor- und Nachteile, was frühzeitig bedacht werden muss, da Auswirkungen auf die spätere endoprothetische Versorgung nicht ausgeschlossen sind. Der Gips stabilisiert die Fraktur im Vergleich zwar deutlich schlechter, kann aber in der Regel ohne Notwendigkeit einer Narkose angelegt werden. Der Fixateur externe bietet eine absolute Rigidität und Stabilität, was in der Regel mit einer besseren Schmerzbefreiung für den Patienten verbunden ist. Der Zugang zu den Weichteilen für die Fixateurpflege ist gut. Seine Anlage erfordert allerdings eine Narkose. Probleme können durch die Schanzschrauben entstehen. Der N. radialis ist potentiell gefährdet. Durch die Pinlöcher kann im Rahmen der Prothesenimplantation Palacos austreten. Liegen die Schanzschraubenlöcher genau am Prothesenende/an der Prothesenspitze wird eine Sollbruchstelle geschaffen. Das Risiko für die Entstehung einer periprothetischen Fraktur ist dann deutlich erhöht. Nicht zuletzt besteht mit der Fixateuranlage ein deutlich höheres Infektionsrisiko für Weichteil-, aber auch prothesenassoziierte Infektionen.

Präoperative Diagnostik der Ellenbogen-TEP-Implantation bei distalen Humerusfrakturen Im Rahmen der Erstvorstellung sollten nicht nur der Ellenbogen, sondern auch die angrenzenden Gelenke (Schulter- und Handgelenk) klinisch ggf. auch radiologisch eingehend untersucht werden. Dies ist wichtig, da es sich bei distalen Humerusfrakturen nicht selten um Kettenverletzungen der oberen Extremität handelt. Zwingend muss der neurologische Status der Nn. radialis, ulnaris und medianus erhoben und die peripheren Pulse am verletzen Arm überprüft werden. Mit einer Inzidenz von bis zu 25 % sind insbesondere Läsionen des N. ulnaris bei Typ-C-Frakturen des Ellenbogens häufig (Nauth et al. 2011).

Die radiologische Untersuchung umfasst Aufnahmen in zwei, streng in 90° zueinander stehenden Ebenen des Ellenbogens (in der Regel a. p. und seitlich).

Um das Ausmaß der Gelenkzerstörung bei komplexen Frakturformen mit intraartikulärer Beteiligung genauer einschätzen zu können, ist eine diagnostische Computertomographie mit multiplanaren bzw. 3-D-Rekonstruktionen zu empfehlen. Die CT ist zum Ausschluss bzw. zur Indikation einer osteosynthetischen Versorgung bedeutsam, zur Planung einer Ellenbogentotalendoprothese kommt ihr eine untergeordnete Rolle zu. Röntgenaufnahmen in den o. g. Ebenen auch der „gesunden" Gegenseite lassen vergleichende Beurteilungen insbesondere in schwer einschätzbaren Situationen zu und ermöglichen die OP-Planung bzw. Bestimmung der voraussichtlichen Prothesengrößen mittels Planungsschablonen.

Insbesondere bei niederenergetischen Frakturen im Senium sind Knochenmineraldichtemessungen im weiteren Verlauf empfehlenswert. Sollte sich der Verdacht einer bestehenden Osteoporose bestätigen, ist gemäß den geltenden Leitlinien eine antiosteoporotische Therapie zu veranlassen (Schmidt-Horlohé et al. 2011). Die Schwere der Fraktur, das Ausmaß des Weichteilschadens, eventuelle Begleitverletzungen (Gefäß-, Nervenverletzungen, stattgehabte Ellenbogenluxation) und die allgemeinen Voraussetzungen entscheiden über das therapeutische Vorgehen.

Allgemeine Aspekte der Operationsdurchführung der Ellenbogenarthroplastik und der Implantatauswahl Der künstliche Gelenkersatz kann als gekoppelte oder ungekoppelte Totalendoprothese mit oder ohne Radiusköpfchenersatz oder als distal humerale Hemiendoprothese durchgeführt werden. Die Versorgung distaler Humerusfrakturen wird in der Regel mit gekoppelten („linked") und teilachsgeführten („semiconstrained") Prothesen durchgeführt (Tab. 6.1). Diese stellen die notwendige Gelenkführung auch bei Gelenkinstabilität wieder her, die aufgrund der frakturbedingten Knochenverlustsituation und der damit verbundenen Reduzierung und/oder Aufhebung der Seitenbandstabilität entstanden ist. Die meisten Autoren resezieren intraoperativ das Radiusköpfchen (Cobb und Morrey 1997; Ray et al. 2000; Gambirasio et al. 2001; Garcia et al. 2002; Gschwend 2002; Müller et al. 2003; Kamineni und Morrey 2004a, b; Lee et al. 2006; Chalidis et al. 2009). Nach Ali et al. (2010) sollten das Radiusköpfchen und das proximale radioulnare Gelenk möglichst erhalten bleiben. Sie sehen eine Indikation zur Entfernung des Radiusköpfchens nur bei Zerstörungen im Rahmen des Traumas oder bei nachweislich bestehenden degenerativen Veränderungen. Der Erhalt des Radiusköpfchens kommt nur bei jüngeren Patienten (<65 Jahre) in Betracht und hilft die auftretenden Valgusstresskräfte zu reduzieren, was die Risiken einer aseptischen TEP-Lockerung vermindert (Ali et al. 2010). Da über die radiale Säule bis zu 60 % der axialen Kräfte übertragen werden, macht der Erhalt des Radiusköpfchens bzw. sein alloplastischer Ersatz biomechanisch Sinn (Halls und Travill 1964; Morrey et al. 1988). In Abhängigkeit des verwendeten Endoprothesenmodells ist die Entfernung häufig jedoch notwendig. Die Latitude-TEP (Fa. Tornier) ermöglicht sowohl den Erhalt als auch den prothetischen Ersatz des Radiusköpfchens, was den physiologischen Kraftfluss des Gelenks bewahren soll. Bei anderen teilachsgeführten Prothesen mit Sloppy-hinge-Eigenschaften ist die Rekonstruktion des resezierten Radiuskopfes nicht vorgesehen (z. B. Discovery, Fa. Biomet, Coonrad-Morrey, Fa. Zimmer).

Lagerung und Vorbereitung In der Regel werden die Patienten in Rücken- oder Seitenlage operiert. Wir lagern unsere Patienten auf der gegenüberliegenden Seite mit Ellenbogenflexion von 90° und guter Unterpolsterung im Bereich der Ellenbeuge. Bei der Rückenlagerung wird der Arm auf einem Kissen über dem Thorax gelagert. Die Bauchlagerung wird in erster Linie in der Traumatologie zur Durchführung der Osteosynthese mit Olekranonosteotomie benutzt. Bei der Lagerung ist zu bedenken, dass der Ellenbogen intraoperativ meist deutlich weiter flektiert werden kann und dementsprechend Platz benötigt wird (Kamineni und Morrey 2004a, b). Die Blutsperre wird nach dem Auswickeln so weit wie möglich proximal angelegt. Bei prekärer Weichteilsituation sollte die Sperre lieber weggelassen oder aus Sicherheitsgründen angelegt, aber möglichst nicht aufgeblasen werden. Präoperativ und vor Anlage der Blutsperre erfolgt standardisiert die Single-shot-Antibiotikagabe (Cephalosporin 2. Generation i. v., soweit keine Kontraindikationen bestehen).

Operationstechnik Nach einem geraden dorsalen Hautschnitt wird der N. ulnaris identifiziert und oberflächlich dekomprimiert. Nach der Darstellung des N. ulnaris wird er mittels „vessel loop" angeschlungen, markiert und vorsichtig aus dem unmittelbaren Operationsgebiet weggehalten. Soweit möglich, sollte der Nerv nicht aus seinen umgebenden Weichteilen mobilisiert und nicht nach ventral vorverlagert werden (Ali et al. 2010). Für den Zugang zum Gelenk führen wir regelmäßig den Trizeps-Split nach Gschwend durch (Gschwend 1989, 2002; Simmen und Gschwend 1995). In der internationalen Literatur wird überwiegend der Zugang nach Bryan-Morrey („triceps-reflecting") verwendet. Die Kondylen/Epikondylen des distalen Humerus werden nach Möglichkeit erhalten und/oder rekonstruiert. Dies sollte auch bei mehrfach frakturierten Kondylen versucht werden. Die Balance der Weichteile und die ligamentäre Stabilität des Gelenks lassen sich auf diese Weise erhalten bzw. rekonstruieren. Belastungsabhängige Rotations- und Scherkräfte werden durch den wiederhergestellten Kapsel- und Bandapparat in Teilen abgefangen, was die wirkenden Kräfte am Prothesen-Knochen-Interface und das Lockerungsrisiko reduzieren hilft. Gelingt dies, werden Voraussetzungen geschaffen, die Arthroplastik ggf. als Hemiprothese oder ungekoppelte Ellenbogentotalendoprothese zu implantieren. Die ligamentäre Stabilität kann z. B. auch rekonstruiert werden, indem die Epikondylen bzw. Seitenbandansätze an die Prothese (meist sind dafür Löcher oder Ösen vorgesehen) refixiert werden. Die ursprüngliche Position der

6 Besondere Operationsindikationen

Tab. 6.1 Ergebnisse nach Versorgung distaler intraartikulärer Humerusfrakturen mittels Ellenbogentotalendoprothese

Publikation	FU [Monate]	Gelenke [n]	c.P. [n]	Frakturtyp	Geschlecht (w/m)	Alter [Jahre]	Präoperative Zeit [Tage]	Prothesentyp	MEPS [Punkte]	Gute und sehr gute MEPS [n]	Flexion [°]	Extensionsdefizit [°]	Pronation [°]	Supination [°]	Komplikationen
Kraus 2009	28	12	?	C3	10 w 2 m	81	3–12	Coonrad-Morrey	81	10	120	33	82	80	1 aseptische Lockerung mit Revision, 3 periphere sensible Lähmungen, 4 nichtsymptomatische Lockerungen, 4 PAO
Becker 2011[a]	12	8	0	7 × C3 1 × C1	5 w 3 m	67	–	Coonrad-Morrey	95	8	ROM 82	ROM 82	ROM 144	ROM 144	–
Burkhart 2010[a]	13,5	11	1	7 × C3	11 w	67	10,3	Latitude (6 × Hemi)	89,2	10	119	15	78	79	1 Wundheilungsstörung, 1 Hämatom, 1 Frühinfekt (3 Revisionsoperationen)
Weber 2009[a]a	13,4	11	0	3 × C1 4 × C2 4 × C3	7 w 4 m	78,7	5,9	Coonrad-Morrey	91,8	11	106	17,7	–	–	1 passagere Trizepsinsuffizienz, 1 radiologischer Saum humeral
Weber[a] 2009b	12,6	8	0	2 × C1 2 × C2 4 × C3	–	79,3	5	Coonrad-Morrey	89,4	8	100	16,9	73,1	75	1 N.-ulnaris-Läsion, 1 Fehlimplantation der Ulnakomponente, 1 passagere Trizepsschwäche

Tab. 6.1 (Fortsetzung)

Publikation	FU [Monate]	Gelenke [n]	c.P. [n]	Frakturtyp	Geschlecht (w/m)	Alter [Jahre]	Präoperative Zeit [Tage]	Prothesentyp	MEPS [Punkte]	Gute und sehr gute MEPS [n]	Flexion [°]	Extensionsdefizit [°]	Pronation [°]	Supination [°]	Komplikationen
Ali 2010	63,2	20	0	1×A3 1×B2 4×B3 14×C3	16 w 4 m	72	10,3	Coonrad-Morrey	92	19	125	27,7	74	77,7	1 oberflächliche Infektion, 1 passagere Ulnarislähmung, 2 PAO, 1 radiologischer Saum
Garcia 2002	36	16	0	2×A3 2×B3 11×C3	12 w 4 m	73	8	Coonrad-Morrey	93	16	125	24	70	90	2 oberflächliche Infekte, 1 passagere Ulnarislähmung, 1 PAO, 1 radiologischer Saum
Ray 2000	32	7	3	3×c.P.? 3×C3 1×C2	7 w	81,7	11,3	Coonrad-Morrey	95,7	7	130	25	–	–	1 oberflächliche Wundinfektion, 2 radiologische Säume
Gambirasio 2001	17,8	10	0	2×B1 2×C1 2×C2 4×C3	10 w	84,6	6,6	Coonrad-Morrey	94	10	126	23,5	79	74,5	1 PAO, 1 Morbus Sudeck, 2 radiologische Säume
Chalidis 2009	33,6	11	0	3×C2 8×C3	9 w 2 m	79,6	4,3	Discovery	90	11	117	10	60	61	8 radiologische Säume, 1 periprothetische Fraktur nach 3 Jahren
Lee 2006	24,9	7	?	?	5 w 2 m	72,9		Coonrad-Morrey	94,3	7	130	41,4	75,7	72,9	1 Spannungsblasen

Tab. 6.1 (Fortsetzung)

Publikation	FU [Monate]	Gelenke [n]	c.P. [n]	Frakturtyp	Geschlecht (w/m)	Alter [Jahre]	Präoperative Zeit [Tage]	Prothesentyp	MEPS [Punkte]	Gute und sehr gute MEPS [n]	Flexion [°]	Extensionsdefizit [°]	Pronation [°]	Supination [°]	Komplikationen
Kamineni und Morrey 2004a	84	43	19	5×A 5×B 33×C	31 w 12 m	69	5,9	Coonrad-Morrey	93	40	131	24			Komplikation bei 29%, 7 PAO 10 Revisionsoperationen davon 5 Revisionsarthroplastiken
Cobb 1997	44,8	11	0	B & C	10 w 1 m	83,2 y	8	Coonrad-Morrey	94	10	129	21,5	76,3	73,1	1 Revision nach Ulnafraktur, 3 radiologische Säume 2 partielle Ulnarislähmungen, 1 Olekranonpseudarthrose
Ikävalko 2001	32,4	26	26	26 Humerusfrakturen	22 w 4 m	64,9	264	Souter-Strathclyde			138	37,9	76,4	69,1	3 Lockerungen humeral, 1 Spätinfektion 2 Trizepssehnenrisse 12 Kondylenpseudarthrosen
Frankle 2003	45	12	8	8×C? 4×C3	12 w	72,3	8	Coonrad-Morrey	95	12	125	15	85	85	2 passagere N.-ulnaris-Lähmungen 3 Re-OPs (1 Luxation, 1 Hämatom, 1 oberflächliche Infektion), 1 radiologischer Saum

Tab. 6.1 (Fortsetzung)

Publi-kation	FU [Monate]	Gelenke [n]	c.P. [n]	Fraktur-typ	Geschlecht (w/m)	Alter [Jahre]	Präope-rative Zeit [Tage]	Prothesen-typ	MEPS [Punkte]	Gute und sehr gute MEPS [n]	Fle-xion [°]	Extensions-defizit [°]	Prona-tion [°]	Supi-nation [°]	Komplikationen
McKee 2009	24	25	0	2×C1 6×C2 17×C3	23 w 2 m	78	<21	Coonrad-Morrey	86	21	133	26			3 N.-ulnaris-Lähmungen 4 Wundheilungs-störungen 3 Funktionsein-schränkungen 1 progredienter radiologischer Saum 2 Infektionen, 3 PAO
Prasad 2008	52,4	15	0	2×A3 4×B3 9×C3	11 w 4 m	78,3	2,2	Coonrad-Morrey	84,6	11	119	26	70	80	1 Morbus Sudeck nach N.-ulnaris-Lä-sion 1 Revision nach aseptischer Lockerung
Baksi 2011	55,5	21	0	12×C2 9×C3	13 w 8 m	64	7	Baksi „sloppy hinge"	96,4	20	130	25	65	60	1 tiefe Infektion mit TEP-Ex-plantation
Gesamt	34,7	274	57	–	214 w (80,5%) 52 m (19,5%)	74,3	25,5	–	91,4	231	124	23,5	74	74,8	

FU: Nachuntersuchungszeit, [n]: Anzahl eingeschlossener Gelenke, c.P [n].: Anteil der Gelenke von Rheumapatienten, w/m: geschlechtsspezifische Verteilung; w=weiblich, m=männ-lich, präoperative Zeit [Tage]: präoperatives Zeitintervall in Tagen, MEPS: Mayo Elbow Performance Score (max. 100 erreichbare Punkte), gute & sehr gute MEPS [n]: Anzahl der guten und sehr guten Bewertungen im MEPS, Flexion [°]: Ellenbogenflexion in Grad, Extensionsdefizit [°]: Extensionsdefizit in Grad, Pronation [°]: Pronation in Grad, Supination [°]: Supination in Grad, a Die Ergebnisse der in die Untersuchungen eingeschlossenen Rheumapatienten wurden aus den angegebenen Gesamtergebnissen heraus gerechnet. PAO: periartikuläre Ossifikation/heterotope Verkalkung

proximalen Begrenzung der Fossa olecrani muss auch bei starker Zertrümmerung und konsekutiver Entfernung der Frakturfragmente bewahrt bleiben (Ali et al. 2010). Sie ist eine bedeutende Landmarke für gekoppelte TEP mit ventralem Flansch. Die Positionierung des anterioren Flanschs auf dieser Höhe bzw. diesem Niveau kann sicherstellen, dass die Flexions/Extensionsachse nach Implantation der Prothese anatomiegerecht rekonstruiert wurde. Ein weiterer wesentlicher Vorteil des Erhalts des distalen Humerus besteht in der Möglichkeit, bei rezidivierenden Lockerungen und/oder Infektionen die Prothese entfernen zu können und mit einer Sine-Sine-Arthroplastik ein funktionell befriedigendes Gelenk zu erhalten. Bei reseziertem distalen Humerus entsteht nach Prothesenentfernung regelhaft ein Schlottergelenk.

Nachteile der teilgekoppelten Systeme können spezifische Komplikationen sein, die je nach Modell und Kopplungsmechanismus variieren (z. B. Prothesenluxationen, Polyethylenabrieb; John et al. 2007a, b). Vor der endgültigen Implantation der Originalprothese erfolgt die Prüfung ihrer Funktion und Stabilität mittels Probeimplantaten. Impingement-Phänomene zwischen Prothese und Knochen oder ein intramedulläres Gleiten der Prothesenstiele („pistoning") können so erkannt werden. Sie kommen beispielsweise bei Prothesenfehlpositionierungen mit fehlerhafter Rekonstruktion des Drehzentrums vor. Das Impingement der Gelenkfacetten kann in der Regel durch Nachresektion von Knochen im Bereich des Radiuskopfes, des Proc. coronoideus und/oder der Olekranonspitze behoben werden. Die zementierte Implantation der Prothese erfolgt entsprechend den geltenden Vakuumzementierungstechniken mit Refobacin-/Gentamycin-Palacos. Zuvor wird eine Knochenspananlagerung hinter der anterioren Lasche/dem ventralen Flansch zur zusätzlichen kortikalen Abstützung der humeralen Komponente durchgeführt (Coonrad Morrey, Latitude, Discovery). Der Knochenspan kann in der Regel aus einem resezierten Fragment der Trochlea gewonnen werden. Die transossäre Reinsertion und Fixierung des Streckapparats bzw. des M. triceps am Olekranon erfolgt mit nichtresorbierbarem Nahtmaterial. Die Haut wird verschlossen und ein steriler Wundverband aufgebracht. Abschließend erfolgt die Anlage einer dorsalen, ausreichend langen Oberarmgipsschiene in 90° Flexionsstellung für 2 Wochen Tag und Nacht. Manche Autoren bevorzugen auch eine beugeseitige Gipsschiene in Streckstellung zur Entlastung des Streckapparats (Burkhart et al. 2010a, b).

Nachbehandlung Alle Patienten erhalten eine perioperative Antibiotikaprophylaxe für 10 Tage. In den ersten postoperativen Tagen wird der Arm hochgelagert und eine Lymphdrainage durchgeführt und/oder ein Lymphkompressionstoleranzverband angelegt. Schmerzlimitierte Bewegungen beginnen bereits am 1. postoperativen Tag. Die physiotherapeutische Beübung im Sinne einer frühfunktionellen Nachbehandlung erfolgt erst als passive und später als assistierte Krankengymnastik aus der Schiene heraus für Extension und Flexion. Wurde der Trizeps intraoperativ abgelöst, sollte die Extension für 6 Wochen nur passiv durchgeführt werden. Bewegungen in Pronation und Supination werden zum Schutz der Seitenbänder in 90° Beugung freigegeben. Nach Ablauf von 2 Wochen soll der Patient zunehmend selbständig Bewegungsübungen durchführen.

Die Prophylaxe zur Vermeidung heterotoper bzw. periartikulärer Ossifikationen erfolgt postoperativ für 4 Wochen mit NSAR und begleitender Magenprotektion.

Es wird eine lebenslange Belastungslimitierung des betroffenen Arms von 2 bis maximal 5 kg empfohlen, um eine aseptische Prothesenlockerung zu vermeiden.

Wiederholte bzw. repetitive Belastungen mit mehr als 1 kg Gewicht sollten ebenso dauerhaft unterbleiben wie forcierte Bewegungen im Ellenbogengelenk. Sportarten mit Wurf- oder Hebelbewegungen (z. B. Schlagsportarten) sind lebenslang untersagt.

Implantate Die Darstellungen zu den Implantaten sollen hier kurz gefasst werden. Sie sind zum Großteil allgemeiner Art und werden an anderer Stelle des Buches präsentiert. Soweit es Überlegungen sind, die für die Traumaversorgung Bedeutung haben, sind sie natürlich wichtig.

Untersuchungen zeigen, dass die Art und Häufigkeit der auftretenden Komplikationen unter anderem vom verwendeten Implantatmodell und der zugrunde liegenden Biomechanik des jeweiligen Prothesentyps abhängen (Gschwend 1989, 2002; Simmen und Gschwend 1995; Nestor 1998; John et al. 2007a, b). Im Fall der endoprothetischen Behandlung der distalen Humerusfraktur kommen bis auf wenige Ausnahmen fast nur gekoppelte TEP-Modelle zum Einsatz

(s. Tab. 6.1). Wir möchten zwei unterschiedliche Prothesensysteme, die für die Versorgung distaler Humerusfrakturen erfolgreich verwendet wurden und werden, vorstellen. Dabei zeichnen sich aus unserer Sicht die Coonrad-Morrey-TEP (Fa. Zimmer) durch ihre Flexibilität in der knöchernen Defektsituation und die Latitude-TEP (Fa. Tornier) durch ihre besondere Modularität besonders aus. Die jahrzehntelang von uns verwendete GSB-Prothese setzt die Belastbarkeit der Kondylen zur Fixation voraus und erfordert neben der Prothese suffiziente Osteosynthesen.

- *Coonrad-Morrey-Totalendoprothese (Typ III), Fa. Zimmer, Warsaw, Indiana, USA:*

Die Coonrad-Morrey-TEP ist ein zementierter und gekoppelter („linked") Gelenkersatz für den Ellenbogen aus einer Tivanium®-Titanlegierung (Ti-6Al-4V-Legierung). Die teilachsgeführte („semi-constrained") Prothese verfügt über einen laxen Scharniergelenkmechanismus („sloppy hinge") mit 7° Varus-/Valgusbeweglichkeit. Die humerale und ulnare Komponente ist proximal mit Titan-Plasma-Spray ummantelt. Beide Komponenten werden über zwei Stifte und Inlays aus ultrahochmolekularem Polyethylen zum Scharniergelenk verbunden. Diese Verbindung gestattet die o. g. begrenzten Varus-/Valguswackelbewegungen und verleiht dem Scharniergelenk die Eigenschaften der Teilachsführung. Die biomechanischen Eigenschaften des Sloppy-hinge-Scharniers sichern die Gelenkstabilität selbst in Abwesenheit von Kondylen. Diese sind aber wegen der dort inserierenden Muskeln und Bändern nach Möglichkeit zu erhalten und ggf. zu rekonstruieren. Ein gelenknah an der humeralen Komponente befestigter anteriorer Flansch soll Druck- und Zugbelastungen sowie Torsionskräfte an der humeralen Komponente minimieren und das Risiko einer mechanischen Lockerung vermindern. Der hinter dem anterioren Flansch platzierte Knochen-Graft wächst sicher ein, was zur langlebigen Prothesenfixierung, auch bei Verlust der Kondylen, beiträgt. Der humerale Flansch wird normalerweise in Höhe der proximalen Begrenzung der Fossa olecrani implantiert. In der Struktursituation können humerale Knochendefekte von bis zu 3 cm Länge mit einem Standardimplantat versorgt werden, ohne den Humerus zu verkürzen oder die Prothesenfixierung zu gefährden. Zusätzlich verfügt das Coonrad-Morrey-System serienmäßig über humerale Komponenten mit extra langem Flansch. Sie sind für Fraktur- und Defektsituationen von mehr als 3 cm Knochenverlust konzipiert. Mit ihnen können Defekte des distalen Humerus bis zu 6 cm, bei vollständigem Längenausgleich, und bis zu 8 cm bei Humerusverkürzung von 2 cm überbrückt und versorgt werden. Die Verkürzung des Humerus um 2 cm wird in der Regel problemlos von den betroffenen Patienten toleriert. Durch diese Flexibilität des Coonrad-Morrey-Systems können die allermeisten Problemstellungen des unfallchirurgischen und orthopädischen Alltags auch im Notfall beherrscht werden, ohne zeit- und kostenaufwendige Custom-made-Prothesen anfertigen lassen zu müssen. Die Prothese ist standardmäßig in unterschiedlichen Stiellängen und Größen humeral und ulnar lieferbar (Humerus: „extra small" in 2 Längen, „small" in 3 Längen, „regular" in 3 Längen, „small" und „regular" als Langflanschversion; Ulna: „extra small", „small" und „regular", jeweils in 2 Längen).

Durch den Verlust der knöchernen Insertion der Extensoren, Flexoren und Pronatoren wurde ein Kraftverlust nach Resektion der Kondylen im Ellenbogengelenk beschrieben. McKee et al. (2003) untersuchten mit standardisierten, objektiven Messungen die Muskelkraft des Ellenbogengelenks nach Implantation von Coonrad-Morrey-Prothesen mit und ohne Kondylenresektion. Es zeigte sich kein signifikanter Unterschied zwischen den verglichenen Gruppen im Hinblick auf die Kraft der Pronation (100 % ohne Kondylenresektion gegenüber 89 % mit Kondylenresektion; $p=0{,}40$), Supination (68 % gegenüber 89 %; $p=0{,}49$), Handgelenkflexion (66 % gegenüber 56 %; $p=0{,}46$), Handgelenkstreckung (75 % vs. 65 %; $p=0{,}40$) oder Griffstärke (83 % vs. 72 %; $p=0{,}40$). Auch zeigte sich kein wesentlicher Unterschied im Hinblick auf den Mayo Elbow Performance Score (79 Punkte in der Gruppe mit intakten Kondylen gegenüber 77 Punkten bei resezierten Kondylen, $p=0{,}67$; McKee et al. 2003). Bei erhaltenen Kondylen muss der zweiteilige Achsbolzen vor der endgültigen Implantation der Originalteile eingebracht und fest fixiert werden. Es wird deshalb empfohlen, zunächst die Ulna-Komponente einzuzementieren und nach Kopplung beider Komponenten die humerale Komponente endgültig in den mit Zement gefüllten medullären Kanal des Humerus einzuschlagen.

- *Latitude-Totalendoprothese, Fa. Tornier, Saint-Ismier, Frankreich:*

Der Latitude-Gelenkersatz ist eine moderne und modulare Ellenbogenprothese der „dritten Generation". Sie kann als gekoppelte oder ungekoppelte Prothese verwendet werden. Intraoperativ kann abhängig von der vorhandenen ligamentären Stabilität bzw. Luxationstendenz selbst nach abgeschlossener Einzementierung der Originalimplantate noch entschieden werden, ob die Arthroplastik gekoppelt werden soll oder nicht. Die optionale Prothesenkopplung wird mit einer separaten Ulnakappe erreicht, die jederzeit auf und ab geschraubt werden kann. Muss die Prothese einmal revidiert werden, z. B. um eine ungekoppelte in eine gekoppelte Totalendoprothese zu konvertieren oder vice versa, ist dies mit einem relativ kleinen Eingriff zu bewerkstelligen. Der komplette Prothesenwechsel ist nicht erforderlich. Der Radiuskopf kann erhalten, reseziert oder ersetzt werden. Den biomechanischen Erkenntnissen wie auch den individuellen Erfordernissen kann so Rechnung getragen werden. Für den arthroplastischen Ersatz des Radiusköpfchens stehen Prothesen mit bipolarem Design (±10°) in vier Kopfgrößen und zwei Schaftdurchmessern zur Verfügung (Kopfdurchmesser: 18, 20, 22 und 24 mm, Schaftdurchmesser: 5 und 6,5 mm). Die humeralen und ulnaren Komponenten sind seitenabhängig in jeweils drei Größen verfügbar. Seit 2013 stehen Revisionsschäfte für die Ulna und den Humerus in jeweils zwei verlängerten Schaft-Varianten zur Verfügung. Für die Ulnakomponente kann neben der empfohlenen Standardschaftlänge bei schwierigen anatomischen Verhältnissen auch eine Kurzschaftvariante verwendet werden (Abb. 6.7). Die humeralen Spulen bzw. die Trochleakomponenten stehen in vier verschiedenen Größen mit drei Offset-Abstufungen zur Verfügung. Sie ermöglichen eine weitgehende Rekonstruktion der Bewegungsachse und des physiologischen Humerus-Offsets und helfen, die anatomischen und biomechanischen Verhältnisse möglichst gut nachzuahmen. Dazu trägt auch ihre Kanülierung bei, über die nötigenfalls die Seitenbänder refixiert werden können. Das konkav-fassförmige Design der Trochleakomponenten erlaubt physiologische Varus-/Valgusbewegungen der Gelenke von 7° („sloppy hinge") und sichert den flächigen und linearen Kontakt des ulnaren PE-Inlays mit der humeralen Spule. Stressspitzen mit erhöhtem Polyethylenabrieb und Gelenkinstabilitäten sollen so vermindert werden. Das rechteckige Schaftdesign, der ventrale Flansch und die mediale und laterale Finne der humeralen Komponenten gewährleisten auch bei fehlenden Kondylen eine hohe Rotationsstabilität. Der Flansch mit seiner ventralen Kortikalisabstützung wirkt der posterioren Migration der Humeruskomponente entgegen. Er soll Druck- und Zugbelastungen sowie Torsionskräfte im Bereich des distalen Humerus reduzieren helfen. Biomechanische Untersuchungen konnten allerdings weder für die Flanschunterfütterung mit Knochenzement noch für die Fixierung mittels Knochen-Graft eine Reduzierung der wirkenden axialen Kräfte und Biegebeanspruchungen am Humerus belegen (Quenneville et al. 2008).

Nicht zuletzt kann die Latitude-Prothese auch als Hemiarthroplastik zum Einsatz kommen. Durch Bereitstellung einer speziellen, anatomisch geformten Spule ist der Ersatz des Kapitulums und der Trochlea möglich. Die anatomisch geformte Spule steht für jede Seite in 6 unterschiedlichen Größen zur Verfügung. Im Bedarfsfall kann auch die primäre Hemiarthroplastik ohne Wechsel der Humeruskomponente in eine (gekoppelte oder ungekoppelte) Ellenbogentotalendoprothese umgewandelt werden. Dazu bedarf es des Austauschs der humeralen Spule und der zusätzlichen Implantation einer Ulnakomponente (s. auch Abb. 6.7–6.10).

Ergebnisse nach Versorgung distaler intraartikulärer Humerusfrakturen beim älteren und/oder hochbetagten Patienten (>65 Jahre) mittels Ellenbogenarthroplastik Die primäre Implantation eines Kunstgelenks zur Behandlung distaler mehrfragmentärer und intraartikulärer Frakturen des alten Patienten mit osteoporotischen Knochenverhältnissen weist viele Vorteile auf und umgeht weitgehend die o. g. altersspezifischen Behandlungsprobleme. Sie stellt beim Management dieser Frakturen eine Therapieoption dar, die zunehmend genutzt wird. In den letzten 8–10 Jahren wurden vermehrt Berichte publiziert, die beeindruckend homogen die guten funktionellen Ergebnisse nach Verwendung einer Ellenbogentotalendoprothese belegen (s. Tab. 6.1). Mit hoher Vorhersehbarkeit können mit Hilfe der Arthroplastik beim hochbetagten Patienten eine rasche postoperative Funktionalität des betreffenden Ellenbogengelenks und eine schnelle Rehabilitation sicher gestellt werden. 84,3 % der Patienten der in Tab. 6.1 eingeschlossenen Publikationen wiesen ein sehr gutes und/oder gutes Ergebnis im Mayo Elbow Performance Score (MEPS) auf. Der durchschnittliche Bewegungsumfang betrug für die Beugung und Streckung 100° (Extensionsdefizit 23,5°, Flexion 124°) und für die Ein- und Auswärtsdrehung des Unterarms 149° (Pronation 74°, Supination 75°). Damit entsprach die mittlere Beweglichkeit dem „golden arc of motion" (30° Extensions-

Abb. 6.7 Die Latitude-Ellenbogenprothese und ihre modularen Möglichkeiten. **a–d** Gekoppelter Einsatz („linked"): Ulna-Standardschaft ohne Radiuskomponente (**a**), Ulna-Standardschaft mit Radiuskomponente (**b**), Ulna-Kurzschaft mit Radiuskomponente (**c**), Ulna-Kurzschaft ohne Radiuskomponente (**d**). **e–h** Ungekoppelter Einsatz („unlinked"): Ulna-Standardschaft ohne Radiuskomponente (**e**), Ulna-Standardschaft mit Radiuskomponente (**f**), Ulna-Kurzschaft mit Radiuskomponente (**g**), Ulna-Kurzschaft ohne Radiuskomponente (**h**)

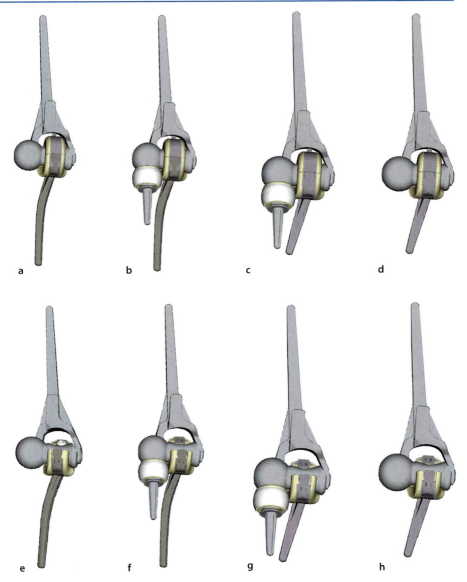

defizit bis 130° Flexion, Pro- und Supination von jeweils 50°), der den Großteil der alltäglichen Verrichtungen ermöglicht (Morrey et al. 1981; Abb. 6.8).

Technisch gesehen ist im Gegensatz zur ORIF die Operationsdurchführung bei der Endoprothese verhältnismäßig einfach (Cobb und Morrey 1997; Müller et al. 2003; Kamineni und Morrey 2004a, b). Sollten die humeralen Kondylen oder der distale Anteil des Humerus frakturbedingt fehlen oder nicht rekonstruierbar sein, gewährleisten die teilgekoppelten („semiconstrained") Prothesen, die in der Regel bei diesen Fällen zum Einsatz kommen, ausreichend primäre Stabilität. Die Rekonstruktion auch mehrfach frakturierter Kondylen wird zwar grundsätzlich empfohlen, der Rekonstruktionsverzicht wird vom Patienten aber gut toleriert, da er im Fall der Arthroplastik nicht zwingend mit funktionellen Defiziten vergesellschaftet ist (McKee et al. 2003, 2009). Die für die Endoprothesenimplantation zu veranschlagende Operationszeit ist in der Regel kürzer, auf die intraoperative Bauchlagerung kann verzichtet werden. Insbesondere bei hochbetagten Patienten mit Multimorbidität stellt dies im Hinblick auf die Narkosefähigkeit und den Narkoseverlauf einen nicht zu unterschätzenden Vorteil dar. Müller et al. (2003) benötigen für die Prothesenimplantation nur durchschnittlich 60 min. Andere Autoren ermittel-

6 Besondere Operationsindikationen

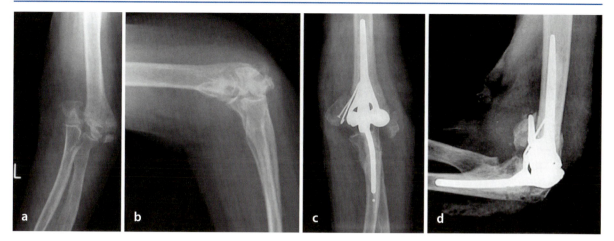

Abb. 6.8 Fallpräsentation einer primär endoprothetischen Frakturversorgung bei einer hochbetagten Patientin mit distaler intraartikulärer Humerusfraktur mit einer gekoppelten Latitude-Ellenbogen-Totalendoprothese (Fa. Tornier). **a, b** Befund bei der ambulanten Erstvorstellung: 91-jährige Patientin mit schmerzhaftem und instabilen Ellenbogengelenk links, Z. n. Kellertreppensturz vor 4 Monaten mit 13-C3-Fraktur, Z. n. auswertig fehlgeschlagener transkutaner Spickdrahtosteosynthese und nachfolgender Gipsbehandlung, Z. n. Materialentfernung. **c, d** Frakturversorgung mittels gekoppelter Latitude-Totalendoprothese (Fa. Tornier), osteosynthetische Refixierung der ulnaren Kondyle inklusive des ulnaren Seitenbandes, transossäre Fadenfixierung des radialen Seitenbandapparates über eine Knochenschuppe

ten eine mittlere Zeitersparnis der TEP gegenüber der ORIF von 30–60 min (Frankle et al. 2003; McKee et al. 2009; Weber et al. 2009a, b; Burkhart et al. 2010a, b). Der Ansatz des M. triceps bleibt weitgehend erhalten und eine Olekranonosteotomie ist in der Regel nicht erforderlich. Unmittelbar postoperativ kann die Mobilisierung des Patienten und die funktionelle Beübung des Ellenbogengelenks begonnen werden. Das langfristige funktionelle Ergebnis hängt aber nicht in dem Maße von der physiotherapeutischen Nachbehandlung ab, wie bei der ORIF (Müller et al. 2003; Huang et al. 2011). Die genannten Faktoren machen insgesamt kurze stationäre Aufenthaltszeiten (z. B. nach. Müller et al. von durchschnittlich 3 Tagen) möglich (Müller et al. 2003). Die rasche Rückkehr der betagten Patienten in ihre vertraute häusliche Umgebung ist gesichert.

Nach Cobb und Morrey (1997) sind die Behandlungskosten der TEP in etwa vergleichbar mit jenen der ORIF. Die klinischen und subjektiven Ergebnisse des primären Ellenbogenersatzes sind deutlich besser als die der Osteosyntheseversorgung bei gleicher Grunderkrankung (Frankle et al. 2003; McKee et al. 2009; Dietz et al. 2011). In ihrer retrospektiven Vergleichsstudie wiesen Frankle et al. (2003) bei allen 12 endoprothetisch versorgten Patienten gute und sehr gute Ergebnisse im MEPS nach. Diese Ergebnisse erzielten aber nur 8 der 12 mit einer ORIF versorgten Patienten. Die Autoren empfahlen, älteren Frauen (>65 Jahre) mit distaler intraartikulärer Humerusfraktur primär eine Prothese zu implantieren. Trotz dieser Ergebnisse war die Datenlage lange Zeit mangelhaft. Obremskey et al. stuften 2003 die Aussagefähigkeit der zu diesem Zeitpunkt verfügbaren Studien nach den EBM-Kriterien in die Evidenzklasse IV ein, was einer Grad-C-Empfehlung entsprach. McKee et al. (2009) kamen nach Durchführung der bisher einzigen prospektiven und randomisierten Multicenterstudie zu dem Schluss, dass die primäre endoprothetische Versorgung bei Patienten über 65 Jahren gut zur Behandlung distaler, intraartikulärer Humerusfrakturen geeignet ist. Dietz et al. (2011) ermittelten in ihrer Literaturrecherche vergleichbare Ergebnisse für die Beweglichkeit nach TEP und ORIF. Bessere subjektive Bewertungen im MEPS wurden dagegen von den Patienten nach arthroplastischer Versorgung erreicht (Dietz et al. 2011). 95,1 % der TEP-Patienten hatten gute oder sehr gute MEPS-Scores, während nur 64,6 % der Patienten der ORIF-Gruppe diese Ergebnisse erzielten. Aufgrund der aktuellen Daten wurde nun die Evidenzklasse II mit Grad-B-Empfehlung erreicht, was die Indikation zur TEP-Versorgung wissenschaftlich besser begründbar macht (Obremskey et al. 2003; Dietz et al. 2011). Die Ergebnisse der Endoprothesenversorgung scheinen nur wenig vom präoperativen Zeitintervall und von stattgehabten Voroperationen beeinflusst zu werden. Die sekundäre Prothesenimplantation nach

Abb. 6.9 97-jähriger Mann mit 13-B1-Fraktur des rechten Ellenbogens nach Sturz. Röntgenaufnahmen des rechten Ellenbogens a. p. (**a**) und seitlich (**b**)

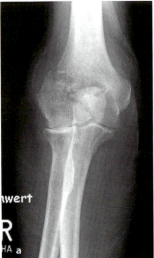
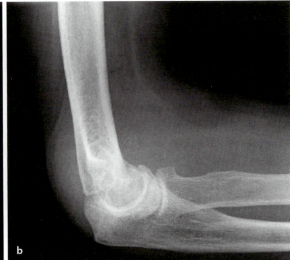

Abb. 6.10 a Latitude-Ellenbogen-Hemi-TEP mit anatomischer Spule. Röntgenaufnahmen des rechten Ellenbogens a. p. (**a**) und seitlich (**b**) postoperativ nach Versorgung mit einer Latitude-Hemiendoprothese und radialer Kondylenrekonstruktion

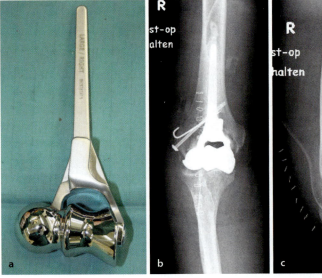
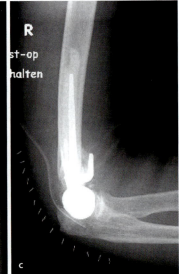

misslungener Osteosyntheseversorgung erzielt vergleichbar gute funktionelle und subjektive Ergebnisse (z. B. im MEPS) wie die primär endoprothetische Frakturversorgung (Prasad und Dent 2008; Baksi et al. 2011). Erstaunlicherweise bestanden auch keine Unterschiede bezüglich der Komplikationsraten (Prasad und Dent 2008).

Die Implantation einer Ellenbogenprothese zur Versorgung distaler Trümmerfrakturen des Humerus bei hochbetagten Patienten sollte sich aber der kritischen und differenzierten Betrachtungsweise nicht entziehen. Auch wenn sich die Datenlage grundsätzlich verbessert hat, ist sie sicherlich noch nicht ausreichend. Die Zahl der verfügbaren Publikationen ist weiterhin recht gering und die eingeschlossenen Fallzahlen sind meistenteils klein. Die in Tab. 6.1 zusammengetragenen Veröffentlichungen schließen Ergebnisse von versorgten 274 Gelenken ein. Einige Publikationen sind von gleichen oder ähnlichen Autorenteams verfasst (z. B. Cobb und Morrey 1997; Kamineni und Morrey 2004a, b) und/ oder stammen von unterschiedlichen Autoren aus der gleichen Klinik (Garcia et al. 2002; Ali et al. 2010). Es kann nicht ausgeschlossen werden, dass gleiche oder teilweise übereinstimmende Patientengruppen mit unterschiedlichen Einschlusskriterien und Nachuntersuchungszeiträumen in den Studien betrachtet wurden.

Dies würde die Zahl der betrachteten Behandlungsfälle deutlich reduzieren und die Aussagekraft der dargestellten Ergebnisse schmälern. Eine Veröffentlichung von Müller et al. (2003) mit 42 versorgten Gelenken wurde aufgrund unvollständiger Daten gar nicht in Tab. 6.1 aufgenommen. Die in die Studien eingeschlossenen Patientenkohorten waren nicht immer ausreichend homogen. So sind in den 274 Fällen/Gelenken 57 Versorgungen eingeschlossen, die bei Patienten mit chronischer Polyarthritis oder mit einer Erkrankung aus dem rheumatischen Formenkreis durchgeführt wurden. Obwohl wir die Daten dieser Patienten, soweit sie patientenbezogen aufbereitet waren, aus den Ergebnisdarstellungen extrahierten, verblieb ein Anteil von 21 %. In einigen Studien war die komorbiditive Anwesenheit der chronischen Polyarthritis bei den Patienten ein wichtiges Einschluss- und Auswahlkriterium zur Frakturversorgung mittels TEP (Cobb und Morrey 1997; Müller et al. 2003; Kamineni und Morrey 2004a, b). 80,5 % der behandelten Patienten in Tab. 6.1 waren weiblichen Geschlechts und nur 19,5 % männlich. Die Behandlung distaler Humerusfrakturen mittels Endoprothese bei alten Patienten mit Osteoporose scheint aufgrund der dargestellten Ergebnisse für Frauen angemessen und adäquat. Für Männer dagegen fehlen vergleichbare Daten. Die Empfehlung zur primären TEP-Behandlung in der Fraktursituation kann für sie nur mit Zurückhaltung erteilt werden (Ali et al. 2010).

Die Nachuntersuchungszeiten der betrachteten Veröffentlichungen sind größtenteils kurz bis mittelfristig (s. Tab. 6.1). Allein 7 der aufgeführten Publikationen weisen mittlere Prothesenstandzeiten von nur 2 Jahren oder sogar weniger auf. Für die Ergebnisbeurteilung nach endoprothetischer Versorgung posttraumatischer Zustände sind aber nicht die Frühergebnisse relevant, die in der Regel fast alle gut sind, sondern mindestens die mittelfristigen Ergebnisse. Schneeberger et al. (1997) konnten zeigen, dass das Versagen der EB-TEP nach posttraumatischer Arthrose im Mittel nicht vor Ablauf von 2 Jahren zu erwarten ist. Die längsten, derzeit verfügbaren, Nachuntersuchungszeiträume betragen 7–9 Jahre (Cobb und Morrey 1997; Müller et al. 2003; Kamineni und Morrey 2004a, b). Wirkliche Langzeitergebnisse nach Frakturversorgung distaler Humerusfrakturen alter Patienten mittels Prothese liegen bisher nicht vor und sind auch nur bei Patientenkollektiven unter 65 Jahren zu erwarten.

Die häufigsten (frühen) Komplikationen bestanden in oberflächlichen Wundinfektionen, radiologischen Säumen der Knochen-Zement-Grenze, Neurapraxien des N. ulnaris und Algodystrophiesyndromen. Heterotope Ossifikationen (PAO) mit dadurch bedingten Einschränkungen der Beweglichkeit wurden ebenso wie Trizepssehnenrupturen gesehen (s. Tab. 6.1). Kamineni und Morrey (2004a, b) beschrieben eine regelmäßige Zunahme des Extensionsdefizits im postoperativen Verlauf. Sie machten die gelenkumgebenden Weichteile dafür verantwortlich. Im Mittel entwickelte sich aus einer intraoperativen Streckhemmung von 5° ein finales Extensionsdefizit von 24°. Das mittlere Streckdefizit in den in Tab. 6.1 aufgelisteten Publikationen betrug 23,5°. Postoperative Defizite der aktiven und kraftvollen Ellenbogenstreckung bei den eingeschlossenen Patienten wurden von fast allen Autoren in unterschiedlicher Ausprägung berichtet. Nach Lee et al. (2006) schränkt dieser Kraftverlust die Indikationsstellung der Ellenbogenendoprothese in der Fraktursituation auf geriatrische Patienten mit niedrigem Funktionsanspruch ein. Insgesamt ist auch bei der TEP-Versorgung hochbetagter Patienten mit distaler Humerusfraktur mit hohen und langfristigen Komplikationsraten zu rechnen. Gewarnt wird in diesem Zusammenhang regelmäßig vor exzessiven Knochenverlusten (durch PE-Abrieb, Instabilität oder aseptischer Lockerung) und desaströsen Situationen durch Infektionen oder mechanisches Versagen (Cobb und Morrey 1997; Frankle et al. 2003; Kamineni und Morrey 2004a, b). Im Revisionsfall werden teilweise verheerende Verläufe gesehen. Mit dem Ausbau einer einzementierten Prothese kann der ohnehin nicht stark dimensionierte Knochenstock noch weiter geschwächt werden und die erneute prothetische Versorgung wird umso schwieriger.

Die Behandlung der distalen (intraartikulären) Humerusfraktur des alten und hochbetagten Patienten mittels distal humeraler Hemiellenbogenendoprothese

Hinter dem Konzept der distal humeralen Hemiarthroplastik verbergen sich folgende Überlegungen und Ziele: Immer wieder sind Zustände am Ellenbogengelenk zu versorgen, wo der distale Humerus isoliert zerstört wurde, die ulnaren und radialen Gelenkflächen aber ebenso wie das proximale Radioulnargelenk intakt und nicht vorgeschädigt sind. Aufgrund des Prothesendesigns der meisten verwendeten Ellenbogenprothesen (z. B. Coonrad-Morrey) muss aber in diesen Fällen neben dem Ersatz der frakturierten humeralen

Kondylen/des distalen Humerus auch das unverletzte Olekranon und oder Radiusköpfchen entfernt bzw. prothetisch mitversorgt werden. Dies widerspricht den Konzepten der Gelenkchirurgie, die auf möglichst gelenkerhaltende und knochensparende Zielsetzungen ausgerichtet sind. Aufgrund der geringen Dimensionen der proximalen Ulna ist die ulnare Stielkomponente der Ellenbogen-TEP gegenüber axialen Belastungen anfällig. Mit dem Wegfall des prothetischen Ulnaersatzes werden diese Risiken der aseptischen Prothesenlockerung für die Ulnakomponente komplett aufgehoben. Die Belastung der humeralen Stielverankerung wird ebenfalls vermindert, was deren Lockerungsrisiko senken hilft.

Die Hemiprothese kann, verglichen mit der Totalendoprothese, in kürzerer Zeit implantiert werden, was insbesondere für Patienten mit hohen Nebenerkrankungsstatus und ausgeprägtem Narkoserisiko interessant sein kann (Weber et al. 2009a, b; Weber et al. 2010, Burkhart et al. 2011). Hochbetagte Patienten mit Trümmerfrakturen des distalen Humerus stellen eine Patientengruppe dar, die von dieser Versorgung profitieren können. Auch bei jüngeren Patienten, bei denen alle anderen Therapieoptionen bereits ausgeschöpft sind oder nicht mehr in Frage kommen, kann vor der endgültigen Versorgung mit der Totalendoprothese ggf. noch die Indikation zur Hemiprothese geprüft werden. Der komplette Gelenkersatz ist gerade bei jungen Patienten, wegen der höheren funktionellen Ansprüche und der zu erwartenden langen Prothesenbelastung, bekanntermaßen mit häufigen Komplikationen und Risiken verbunden. Die Hemiprothese könnte im Einzelfall als zusätzlicher Behandlungsschritt, vor dem vollständigen Gelenkersatz, fungieren. Bei jungen Patienten sollte vorausschauend auf ein Prothesenmodell zurückgegriffen werden, das sich ohne Entfernung der humeralen Komponente in eine ungekoppelte und/oder gekoppelte Totalendoprothese umwandeln lässt. Die Arthroseentstehung im ulnohumeralen und radiohumeralen Gelenk kann die Standzeit der Hemiarthroplastik limitieren. Die Indikationsstellung muss deshalb streng auch von den intraoperativen Knorpelverhältnissen abhängig gemacht werden. Längerfristige Verlaufsbeobachtungen der distal humeralen Hemiarthroplastik existieren noch nicht, die bis dato verfügbaren Ergebnisse sind in Tab. 6.2 zusammengestellt. Die Abb. 6.9a, b sowie 6.10a, b stellen exemplarisch einen Behandlungsfall vor, bei dem eine Latitude-Hemiarthroplastik zur Anwendung kam.

Indikationen Die empfohlenen Einsatzgebiete für die distale humerale Hemiarthroplastik haben mit der Zeit einen gewissen Wandel erfahren. Von den Anfängen bis zur Jahrtausendwende wurde das Indikationsgebiet in erster Linie bei jungen Patienten mit hohen funktionellen Ansprüchen im Rahmen traumatischer, tumoröser oder rheumatischer Zerstörungen des distalen Humerus gesehen (Mellen und Phalen 1947; Street und Stevens 1974; Shifrin und Johnson 1990; Adolfsson und Hammer 2006; Parsons et al. 2005). Im Vergleich mit der Totalendoprothese wurde die Hemiprothese als die bessere Alternative angesehen. Hohen aseptischen Lockerungsraten bei diesen Patienten, verursacht durch starke mechanische Belastungen und Polyethylenabrieb, sollte so begegnet werden (Parsons et al. 2005). Das Ziel bestand darin, einen schmerzfreien Ellenbogen mit akzeptabler Funktion zu erhalten und gleichzeitig durch minimale Knochenresektion den Knochenstock zu schonen, um für kommende Revisionsoperationen möglichst gute Voraussetzungen zu behalten. In überwiegend jüngeren Publikationen wird die humerale Hemiarthroplastik als Alternativbehandlung zur Ellenbogentotalendoprothese bei alten und hochbetagten Patienten empfohlen, die an einer Trümmerfraktur des distalen Humerus leiden und wo eine osteosynthetische Versorgung ausgeschlossen ist (Armstrong und Yamaguchi 2004; Weber et al. 2009a, b; Weber et al. 2010; Burkhart et al. 2010a, b, 2011). Auch hier besteht als Hauptziel die Wiedererlangung eines schmerzfreien und funktionellen Ellenbogens für geringe bis mittlere Belastungsanforderungen. Im Hinblick auf die Besonderheiten dieser Patientengruppe (s. oben) stellen die Verkürzung der Operations- und Behandlungszeiten und die Reduktion der Komplikationsrisiken einen zusätzlichen Vorteil dar. Werden hochbetagte Patienten mittels humeraler Hemiarthroplastik versorgt, sollte dies mit der Intention geschehen, eine möglichst endgültige Therapie ohne zukünftige Revisionen durchzuführen. Faktoren, die in die Indikationsstellung und Entscheidungsfindung mit einfließen sollten, stellen die voraussichtliche funktionelle Belastung, die Seitendominanz und die Patienten-Compliance dar. Die Indikationsstellung bei frischen Frakturstituationen scheint im genannten Patientengut die besten Aussichten auf

Tab. 6.2 Ergebnisse nach distal humeraler Ellenbogenhemiarthroplastik

Publika-tion	FU [Monate]	Gelenke [n]	c.P. [n]	Fraktur-typ	Geschlecht (w/m)	Alter [Jahre]	Prothesentyp	MEPS-Score	Flexion [°]	Extensions-defizit [°]	Prona-tion [°]	Supina-tion [°]	Komplikationen
Burkhart 2011	12,1	10	0	3 × B3 7 × C3	10 w	75,2	Latitude-Hemi	91,3	124,5	17,5	80,5	79,5	1 Trizepsschwäche, 1 passagere N.-ulnaris-Lähmung 1 oberflächlicher Infekt, 2 PAO
Weber 2009b	14,3	3	0	2 × C1 1 × C2	?	73,3	Latitude-Hemi	95	113,3	13,3	85	88,3	1 Seitenbandinstabilität
Adolfs-son 2006	10	4	?	C2/C3	4 w	80	Kudo	3 ′ 90–100 1 ′ 75–89	126,25	20	61,75	77,5	Schwäche der Flexions-kraft bei 50 %
Parsons 2005	?	8	?	C2/C4	–	61	Sorbie-Questor	ASES 80,6	126	22	–	–	1 schlechte Gelenkkongruenz, 1 N.-ulnaris-Lähmung, 1 Arthroseentstehung
Swoboda 1999	52,8	7	7	–	5 w	33	Capitello-condylar/ Ewald	–	119,3	45,7	58,6	57,9	1 Explantation, 1 Trizepsplastik
Shifrin 1990	21	1	0	C2/C3	1 m	19	Custom-made Austenal	–	140	0	75	75	–
Street 1974	Ca. 26	10	3	–	2 w 7 m	39	Schaftloser Oberflä-chenersatz	–	100,6	47	–	–	Schlechte Ergebnisse bei c. P und Hämophilie

FU: Nachuntersuchungszeit, [n]: Anzahl eingeschlossener Gelenke, c.P [n]: Anteil der Gelenke von Rheumapatienten, w/m: geschlechtsspezifische Verteilung; w-weiblich, m-männlich, präoperative Zeit [Tage]: präoperatives Zeitintervall in Tagen, MEPS: Mayo Elbow Performance Score (max. 100 erreichbare Punkte), gute & sehr gute MEPS [n]: Anzahl der guten und sehr guten Bewertungen im MEPS, Flexion [°]: Ellenbogenflexion in Grad, Extensionsdefizit [°]: Extensionsdefizit in Grad, Pronation [°]: Pronation in Grad, Supination [°]: Supination in Grad, a Die Ergebnisse der in die Untersuchungen eingeschlossenen Rheumapatienten wurden aus den angegebenen Gesamtergebnissen heraus gerechnet. PAO: periartikuläre Ossifikation/heterotope Verkalkung

gute Ergebnisse zu haben. Patienten mit chronischer Entzündungsaktivität, wie z. B. bei chronischer Polyarthritis oder Hämophilie, scheinen weniger von dieser Behandlungsoption zu profitieren (Street und Stevens 1974; Parsons et al. 2005). Die sehr begrenzte Zahl an Publikationen und die nach wie vor nicht ausreichende Datenlage lassen aber klare indikative Empfehlungen bisher nicht zu.

Voraussetzungen zur Durchführung einer distal humeralen Hemiarthroplastik sind:
- tief kondylärer Bruch bzw. subfossäre Fraktur mit intaktem Seitenbandapparat,
- 13-B3-Frakturen,
- intraoperativ gesicherte Seitenbandstabilität und/ oder sicher rekonstruierbarer Seitenbandapparat,
- keine Destruktionen und/oder arthrotische Knorpelveränderungen des Radiuskopfes, der ulnaren Gelenkfläche und des proximalen Radioulnargelenks,
- unauffälliges Olekranon und intakter Proc. coronoideus.

Relative Indikationen sind:
- aseptische Knochennekrose des distalen Humerus,
- benigne Tumoren der Trochlea,
- nach Osteosyntheseversagen, Pseudarthrose und posttraumatischen Fehlstellungen.

Der Behandlungserfolg der humeralen Hemiarthroplastik hängt entscheidend am Vermögen der Wiederherstellung eines seitenbandstabilen und luxationsgeschützten Gelenks. Dazu bedarf es der Rekonstruktion der ulnohumeralen Gelenkkongruenz, einer kompetenten radiokapitullaren Artikulation und der Integrität der Seitenbänder und Epikondylen. Außerdem müssen die radialen und ulnaren Knorpelverhältnisse unbeeinträchtigt sein. Die 13-B3-Frakturen, also isolierte koronare Abscherfrakturen der Trochlea oder des Kapitulums, stellen ideale Indikationen für die Hemiarthroplastik dar. Die simultane osteosynthetische Versorgung von Pfeiler- bzw. Kondylenfrakturen mittels Platten und Kirschner-Drähten in Kombination mit der Implantation einer Hemiarthroplastik wurde von Parsons et al. (2005) beschrieben. Bei diesen Eingriffen wurden Olekranonosteotomien (nach Chevron) teilweise durchgeführt. Die Indikationsstellung dieses Verfahrens sollte unserer Meinung nach kritisch hinterfragt werden, da es der Grundidee der Hemiarthroplastik zuwider läuft. Durch die adäquate Größenauswahl der arthroplastischen Humerusrolle bei der Latitude-Prothese und die Refixierung der ggf. abgelösten Kollateralbänder kann die Seitenstabilität des Ellenbogens beeinflusst werden. Die Stabilität sollte intraoperativ mit Hilfe der Probespulen und -prothesen geprüft werden. Einer möglichen Luxationsneigung kann in gewissen Grenzen mit der Raffung des Streckapparats (Trizepssehne) im Sinne eines muskulären Balancing begegnet werden. Die ligamentäre und muskuläre Vorspannung (Balance) kann auch über die Positionierung der Prothese beeinflusst werden. Je tiefer die Humeruskomponente in den Humerus vorgeschoben wird, desto laxer wird in der Regel die Gelenkführung und umgekehrt. Sollte intraoperativ keine ausreichende Bandstabilität zu erreichen sein, ist der Systemwechsel auf eine (gekoppelte) Totalendoprothese indiziert. Ergibt sich im weiteren Behandlungsverlauf die Notwendigkeit eines ulnaren endoprothetischen Ersatzes, z. B. wegen Instabilität oder Fortschreitens der ulnaren und/oder radialen Arthrose, kann die Latitude-Prothese entsprechend erweitert werden. Die Entstehung einer Arthrose ist als eine mögliche Spätkomplikation beschrieben. Die Verwendung einer größengerechten Trochleaspule und die anatomische Positionierung der humeralen Schaftkomponente (cave: Rotation) helfen, diese Komplikation zu vermeiden.

Die intraoperative und/oder postoperative Indikation zur Konversion einer Hemiendoprothese in eine Totalendoprothese ist bei folgenden Zuständen gegeben:
- transkondylärer Bruch mit Seitenbandverlust,
- vorhandene Arthrose des Olekranons, des Radiusköpfchens oder des proximalen Radioulnargelenks,
- Fraktur oder Destruktion des Olekranons,
- defizitäre Seitenbänder ohne Rekonstruktionsmöglichkeiten,
- mangelhafte Stabilität mit bzw. nach Hemiarthroplastik.

Zusammenfassung

Die Inzidenz der distalen intaartikulären Humerusfraktur beim alten Menschen steigt. Diese Frakturen stellen eine Behandlungsherausforderung dar. Bei der körperlichen Untersuchung muss der präoperative neurovaskuläre Status der betroffenen Extremität sorgfältig untersucht und dokumentiert werden. Die Standardröntgenuntersuchungen gehören obligat, die Computertomographie des betroffenen Gelenks fakultativ zur präoperativen Diagnostik. Die CT-Untersuchung sollte ggf. auch mit einer 3D-Rekonstruktion kombiniert werden. Die Total- und die Hemiprothese des Ellenbogengelenks stellen gute und akzeptable Alternativen zur Versorgung einer osteoporotischen Trümmerfaktur des distalen Humerus beim alten und hochbetagten Patienten dar, wenn die Frakturversorgung mit einer adäquaten und stabilen Osteosynthese nicht möglich ist. Patientenassoziierte Faktoren (funktioneller Anspruch, Nebenerkrankungen, Compliance) und biomechanische Faktoren (Frakturtyp nach der AO-Klassifikation, Grad der Zertrümmerung, Knochenqualität) diktieren in bestimmten Fällen die primär endoprothetische Behandlung des alten Patienten, um die Funktion schnell wieder herzustellen. Auch die individuellen Erfahrungen des Operateurs beeinflussen die spezielle Indikationsstellung zum Verfahren. Die retrospektive Analyse der verfügbaren früh- und mittelfristigen Daten und Ergebnisberichte zeigt, dass die Frakturversorgung mittels Endoprothese bei strikter Indikationsstellung erfolgversprechend ist. Dies ist insbesondere der Fall, wenn weibliche Patienten bei entsprechender Grunderkrankung behandelt werden.

6.2.3 Posttraumatische Ellenbogenarthrose

Operative Therapieverfahren der ersten Wahl beim jüngeren Patienten (< 55 Jahre)
Die Wahl der angemessenen Behandlung des verunfallten Ellenbogengelenks ist von vielen Faktoren abhängig, die die Ausprägung des Beschwerdebilds, den Zustand der gelenkbildenden Knochen und der lokalen Weichteile, den Zustand der angrenzenden Gelenke der betroffenen Extremität, den neurovaskulären Status des Arms, das Alter und die Gesundheit des Patienten und dessen persönliche Erwartungen und Anforderungen einschließen. Schmerzen und Funktionsverlust des Ellenbogens können durch Verletzungen der umgebenden Weichteile oder der Knochen- und Gelenkstrukturen oder einer Kombination aus beiden Ursachen entstehen. Die einsteifenden Funktionsdefizite werden entweder durch intrinsische oder extrinsische Kontrakturen des Ellenbogens bedingt (Lee 1999). Extrinsische Ursachen der Gelenkeinsteifung stellen heterotope Ossifikationen und Vernarbungen/Verwachsungen des Kapsel-Band-Apparats dar. Sie können durch offen chirurgische Maßnahmen wie Abtragungen der heterotopen Ossifikationen, Kapsel-Band-Release-Eingriffe oder ein Gelenkdébridement behandelt werden. Intrinsische Ursachen der schmerzhaften Funktionseinschränkung stellen intraartikuläre Adhäsionen und Verwachsungen sowie Gelenkflächenzerstörungen dar. Sie bedürfen einer operativen Gelenkrekonstruktion, die in seltenen Fällen arthroskopisch, meistens aber offen durchgeführt werden müssen. Mit der arthroskopischen Technik können freie Gelenkkörper geborgen und anschlagende (Impingement)Osteopyhten abgetragen werden. Auch ein Kapsel-Release ist mit dieser Technik begrenzt durchführbar. Meist werden in diesen Fällen aber offene Operationen wie Gelenkdébridement, Resektionsarthroplastiken, Interpositions- und Distraktionsarthroplastiken, Gelenkarthrodesen, Radiusköpfchenresektionen und/oder Radiusköpfchenprothesen oder Ellenbogentotalendoprothesen notwendig. Als Behandlungsverfahren der ersten Wahl werden bei jungen und aktiven Patienten nichtprothetische Techniken empfohlen. Der künstliche Gelenkersatz hat hier den Status der letzten Therapieoption.

Die Resektionsarthroplastik hatte ihre Daseinsberechtigung in erster Linie bei der Behandlung des tuberkulös infizierten und zerstörten Ellenbogengelenks. Sie hat in der heutigen Zeit stark an Bedeutung verloren und kommt nur noch selten als „Rettungseingriff" bzw. „salvage procedure" in katastrophalen Situationen wie z. B. beim nicht beherrschbaren Gelenkinfekt und/oder ausgeprägter Gelenkzertrümmerung zum Einsatz. Da nach ihr Schmerzen und Gelenkinstabilität drohen, die ggf. mit einer stabilisierenden Orthese versorgt werden müssen, werden die angestrebten Behandlungsziele nur teilweise erreicht.

Verfahren versuchen, diese Probleme durch kombinierten Einsatz von externen Fixateuren zur temporären Gelenkdistraktion und ggf. kombinierten Rekonstruktion des Kapsel-Band-Apparats zu lösen (Distraktionsinterpositionsarthroplastik). Der Fixateur sichert gleichmäßige, symmetrische und isometrische Bewegungen und Belastungen des operierten Gelenks und unterstützt so die balancierte Weichteilheilung. Durch eine zusätzliche Distraktion wird das Interponat bis zur Einheilung geschützt, Reibungs- und Scherkräfte reduziert, eine frühfunktionelle Nachbehandlung ermöglicht und eine narbige Verkürzung des Kapsel-Band-Apparats unterbunden. Letztendlich ist die Rolle der adäquaten Knochenresektion, die Wahl des Interpositionsmaterials (z. B. mit Fascia lata, Achillessehne, Kutis-Graft), der Bandrekonstruktion (z. B. mit

Achillessehne, Palmaris-longus-Sehne, Semitendinossussehne) und der externen Fixierung mit oder ohne Distraktion für die klinischen Langzeitergebnisse nicht schlussendlich bewertet. Der Distraktionsarthroplastik wird auch ein größerer Stellenwert bei der Behandlung des chronisch steifen und kontrakten Ellenbogens eingeräumt, der sich gegenüber nichtoperativen Behandlungsmaßnahmen refraktär gezeigt hat. Sie stellt nicht die adäquate Therapie bei Personen dar, die schwerer körperlicher Arbeit nachgehen müssen, die Gelenkdeformitäten und/oder Achsabweichungen haben oder über ausgeprägte Ruheschmerzen klagen.

Totalendoprothese zur Therapie der posttraumatischen Ellenbogengelenkarthrose beim jüngeren Patienten

Bis vor 10–15 Jahren stellten die destruierenden Gelenkauswirkungen des Rheumas und der Erkrankungen des rheumatischen Formenkreises die Krankheitsätiologien dar, die für 70–80 % der Implantationen künstlicher Gelenke am Ellenbogen verantwortlich waren (Gschwend 2002). Dies hat sich seit der Einführung und der schnellen flächenhaften Verbreitung der modernen medikamentösen Rheumatherapie grundlegend geändert. Der Erfolg dieser Therapie drückt sich im Rückgang der endoprothetischen Versorgungszahlen bei Rheumapatienten aus, was gleichzeitig die gesamte Versorgungsinzidenz der Ellenbogen-TEP senkte (Fevang et al. 2007, 2009). Wegen dieser Entwicklung sind posttraumatische Ellenbogenarthrosen nun die Hauptindikationsgruppe des künstlichen Ellenbogenersatzes. Gleichzeitig steigen die Versorgungszahlen bei den traumaassoziierten Ellenbogenzuständen, wo sich zeitgleich die Indikationsfelder verändert und erweitert haben (Lee 1999; Gschwend 2002). Traumata des Ellenbogens verursachen häufig Gelenkeinsteifungen, Kontrakturen, Achsfehlstellungen, Deformitäten, Instabilitäten und/oder relevante Verminderungen des ortsständigen Knochenstocks. Die Behandlung dieser Zustände ist meist langwierig und erfordert häufig wiederholte Operationen. Durchschnittlich 2–3 Voroperationen haben die meisten posttraumatischen Patienten hinter sich, bevor die Implantation einer Ellenbogenendoprothese erfolgt (Schneeberger et al. 1997; Morrey 2000, Morrey und Schneeberger 2009; Celli und Morrey 2009; Throckmorton et al. 2010). Aus dieser operativen Behandlung können Komplikationen wie Infektionen, Funktionsstörungen des Ellenbogens und defizitäre Haut- und Weichteilverhältnisse resultieren. Im Vergleich zum „klassischen" Rheumapatienten sind die Patienten mit einer posttraumatischen Ellenbogengelenkarthrose meistens jünger, haben einen deutlich höheren funktionellen Anspruch und verfügen, vom traumatisierten Ellenbogengelenk abgesehen, sonst über Gelenke mit weitgehend unbeeinträchtigter Funktion. Diese Patienten erwarten nach der erfolgreichen Behandlung ihres betroffenen Ellenbogengelenks eine Rückkehr zu ihrem früheren Aktivitätslevel und ihren gewohnten Lebensinhalten. Die besondere Situation der Traumapatienten und ihrer Krankheitsumstände sorgt für deutlich erschwerte endoprothetische Behandlungsbedingungen mit höheren Komplikations- und Revisionsraten. Das Risiko, im Rahmen der Prothesenversorgung Komplikationen zu entwickeln und/oder Revisionsoperationen zu erleiden, ist bei traumatischer Verursachung um das 2- bis 6fache höher als bei rheumatischer Krankheitsgenese (Gschwend 2002; Celli und Morrey 2009; Fevang et al. 2009). Die Rate revisionsbedürftiger Komplikationen wird autorenübergreifend mit 22–36 % angegeben (Schneeberger et al. 1997; Morrey und Schneeberger 2009; Gschwend 2002; Celli und Morrey 2009; Throckmorton et al. 2010). Nach einer Ursachenanalyse von Throckmorton et al. (2010) war der häufigste Grund des frühen Prothesenversagens (≤5 Jahren) bei Traumapatienten der Protheseninfekt. Nach mittelfristigen Prothesenstandzeiten von 5–10 Jahren waren in erster Linie Verschleißerscheinungen der Polyethylenscharnierlager für revisionsbedürftige Prothesenzustände verantwortlich. Das langfristige Überleben der Arthroplastiken (>10 Jahre) wurde dagegen von der Rate aseptischer Prothesenlockerungen und von Brüchen der Prothesenkomponenten bestimmt. Insgesamt stellen der Prothesenverschleiß und das Implantatversagen die häufigsten Komplikationen der Ellenbogenprothese nach arthroplastischer Versorgung posttraumatischer Gelenkdestruktionen dar (Schneeberger et al. 1997; Moro und King 2000; Goldberg et al. 2008; Morrey und Schneeberger 2009). Schneeberger et al. (1997) ermittelten bei 17 % und Throckmorton et al. (2010) bei 19 % der untersuchten Prothesen nach durchschnittlich 5,7 bzw. 9 Jahren revisionspflichtige Komplikationen, die durch mechanisches Prothesenversagen verursacht waren (vor allem Prothesenbrüche und Verschleiß der Polyethylenlagerung). Ausgeprägte präoperative Gelenkdeformitäten bedingen vermehrte und asymmetrische Belastungen

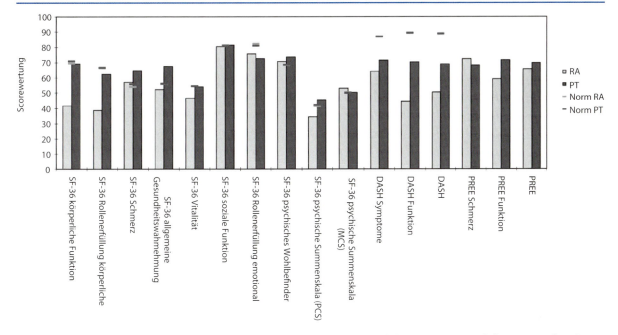

Abb. 6.11 Vergleich der Scoreergebnisse von Patienten mit chronischer Polyarthritis und posttraumatischer Ellenbogendestruktionen nach Implantation einer Ellenbogentotalendoprothese vom Typ GSB-III. Die *Säulen* repräsentieren die Mittelwerte der Patienten-/Diagnosegruppen und die *waagerechten Linien* die entsprechenden spezifischen Normwerte ($n = 96$ Prothesen bei 79 Patienten, 59 Rheumapatienten (RA), 20 Traumapatienten (PT)

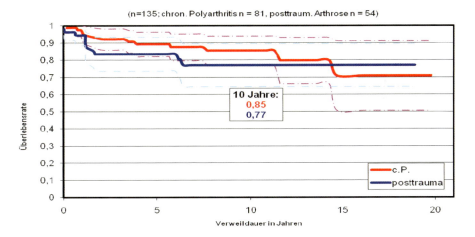

Abb. 6.12 Kaplan-Meier-Überlebenskurven der GSB-III-Prothesen ($n = 160$) in Abhängigkeit von den zugrunde liegenden Krankheitsätiologien (rheumatische vs. posttraumatische Gelenkdestruktion). Die Überlebensraten der Prothesen bei Patienten mit primärer Ellenbogengelenkarthrose ($n = 25$) wurden nicht dargestellt

der Polyethylenlager der Prothesenscharniere, was vermehrten Abrieb und frühzeitigen Verschleiß zur Folge haben kann (Morrey und Schneeberger 2009). Lee et al. (2005) und Throckmorton et al. (2010) fanden bei den meisten Fällen des Polyethylenversagens eine ausgeprägte präoperative Gelenkdeformität als verursachende Kausalität. Neben der Abhängigkeit der Komplikations- und Revisionsraten von ätiologischen Ursachen (z. B. Trauma > Rheuma) bestehen auch innerhalb der posttraumatischen Patientengruppen eindeutige Beziehungen zu anderen Risikofaktoren, wie z. B. dem Alter. Junge Patienten unter 60 Jahren haben signifikant höhere Komplikations- und Revisionsraten als ältere Patienten über 60 Jahre (Celli und Morrey 2009; Throckmorton et al. 2010). Während junge Patienten durchschnittlich in 35 % der Fälle Komplikationen entwickelten, bestand bei älteren Patienten nur in 17 % ein entsprechendes Risiko (Schneeberger et al. 1997; Morrey und Schneeberger 2009). Auch die Behandlungsergebnisse der endoprothetischen Versorgung posttraumatischer Zustände sind bei jüngeren Patienten (<60 Jahre) signifikant schlechter als bei den

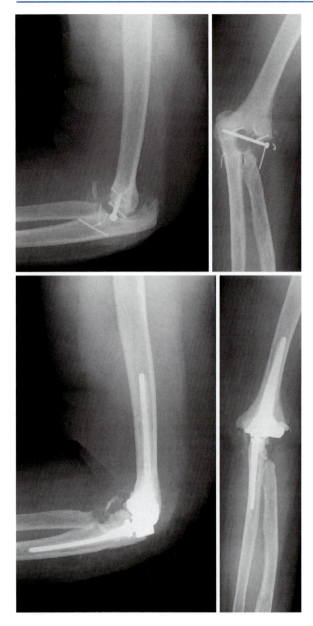

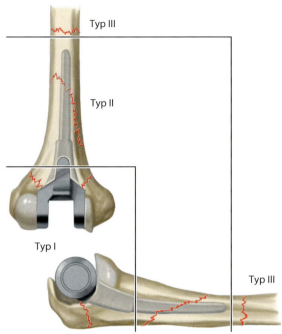

Abb. 6.13 47-jährige Frau mit posttraumatischer Ellenbogenarthrose, Defektzustand und Gelenkinstabilität nach fehlgeschlagener primär osteosynthetischer Frakturversorgung. Zustand nach Revision mit Materialentfernung und Implantation einer GSB-III-Ellenbogenprothese (Fa. Zimmer)

Abb. 6.14 Mayo-Klassifikation der periprothetischen Ellenbogenfrakturen. (Nach Dehghan et al. 2011)

älteren Patienten (>60 Jahre). Dies drückt sich messbar in schlechteren objektiven Therapieergebnissen aus und führt zu schlechteren subjektiven Patientenbewertungen (z. B. Zufriedenheit bei jungen Patienten 78 % vs. 88 % bei alten Patienten; Schneeberger et al. 1997; Celli und Morrey 2009; Throckmorton et al. 2010).

Andere revisionsbedürftige Komplikationen wie aseptische Prothesenlockerungen, Infektionen und Instabilitäten sind ebenfalls nicht selten. Implantatfreie bzw. biologische Operationstechniken, hier vor allem die Interpositionsarthroplastik, stehen deshalb als empfohlene Vorzugsbehandlung bei den jungen Patienten unter 60 Jahren primär im Vordergrund. Der endoprothetische Ersatz des Ellenbogengelenks ist insbesondere bei jungen Patienten (<60 Jahre) als letzte Behandlungsoption anzusehen und frühestens nach Ausschöpfung aller konservativen Therapiemöglichkeiten und gelenkerhaltender operativer Maßnahmen indiziert.

Ungekoppelte Implantate können bei Patienten mit gut erhaltenem Knochenstock, keinen bzw. geringen Deformitäten und erhaltener kapsuloligamentärer Gelenkstabilität verwendet werden. Diese Bedingungen werden aber für gewöhnlich bei diesen Patienten selten angetroffen. Ungekoppelte Prothesen kommen daher bei der Versorgung posttraumatischer Zustände in geringem Umfang zur Anwendung, während gekoppelte und teilachsgeführte Implantate im Vordergrund stehen. Sie sind geeignet für die Versorgung von Zuständen mit defizitärem Knochenstock, relevanten

6 Besondere Operationsindikationen

Abb. 6.15 **a** Versorgung eines kortikalen Knochendefekts der Ulna mittels Strut-Graft. **b** Schienung und Stabilisierung einer periprothetischen Ulnafraktur mittels Strut-Graft. **c** Defizitärer Knochenstock des Olekranons, versorgt mit Strut-Graft als Ansatz des Streckapparates und Verlängerung seines Hebelarms. **d** Kombination aus „impaction grafting" und Strut-Graft-Anlagerung zur Versorgung ausgeprägter Knochenstockausdünnung der proximalen Ulna. (Nach Kamineni und Morrey 2004a, b)

Gelenkdeformitäten und Instabilitäten mit oder ohne kompetenten Kapsel-Band-Apparat. Ihre Sloppy-hinge-Eigenschaften erlauben die weichteilige Absorption wirkender Hebelkräfte mit konsekutiver Entlastung der Knochen-Prothesen-Interfaceflächen.

Verglichen mit den umfangreichen Erfahrungen, die bei der Versorgung der Rheumapatienten gesammelt wurden, existieren für die Behandlung der posttraumatischen Ellenbogenarthrose, insbesondere bei jungen und aktiven Patienten, nur wenige qualitativ hochwertige Studien (Gschwend 2002; Moro und King 2000). Die überwiegend guten Kurzzeitergebnisse stehen wenigen mittel- und langfristigen Nachuntersuchungsresultaten, mit teilweise erheblichen Komplikations- und Versagensraten, gegenüber (Morrey und Schneeberger 2009; Gschwend 2002). Kraay et al. (1994) ermittelten bei 18 Patienten mit teilachsgeführten Ellenbogenprothesen eine Überlebensrate von nur 73 % nach 3 und von 53 % nach 5 Jahren. Throckmorton et al. (2010) errechneten eine Prothesenüberlebenszeit von 96 % nach 5, von 79 % nach 10 und von 71 % nach 15 Jahren, wenn mechanisches Prothesenversagen und/oder radiologische Lockerungszeichen als Endpunkt der Untersuchung definiert wurden. Fünf bis neun Jahre nach Ellenbogentotalendoprothesenimplantation sind 68–90 % der Patienten zufrieden und 70–80 % schmerzbefreit, was einem akzeptablen Ergebnis entspricht (Schneeberger et al. 1997; Morrey und Schneeberger 2009; Throckmorton et al. 2010). Dennoch liegen die Ergebnisse der posttraumatischen Patienten unterhalb vergleichbarer Ergebnisse von Rheumapatienten (Schneeberger et al. 1997; Hildebrand et al. 2000; Gschwend 2002; Celli und Morrey 2009).

Eigene Untersuchungen an zwei unterschiedlich großen Patientenkohorten [Orthopädische Universitätsklinik Magdeburg, $n=160$ GSB-III-Prothesen (Gschwend-Scheier-Bähler, Fa. Zimmer, Schweiz) und Schulthess Klinik Zürich, Schweiz, $n=96$ GSB-III-Prothesen bei 79 Patienten] bestätigen die verfügbaren publizierten Ergebnisse. Sie zeigen prognostische Unterschiede der zu erwartenden Ergebnisse in Abhängigkeit von der auslösenden Grunderkrankung des Ellenbogenleidens auf.

Auch in unseren Untersuchungen konnten wir eine Abhängigkeit der erreichbaren funktionellen Ergebnisse/Zugewinne von der zugrunde liegenden Erkrankungsätiologie nachweisen (Angst et al. 2005a, b; Goldhahn et al. 2006). Die durchschnittliche Nachuntersuchungszeit der Zürcher Patientengruppe betrug $11,2 \pm 3,0$ Jahre. Der Vergleich zwischen den beiden Hauptindikationsgruppen (59 Rheumapatienten, 20 Patienten mit posttraumatischer Gelenkzerstörung) ergab nach der Prothesenimplantation keine signifikanten Unterschiede für die Beweglichkeit, die Ellenbogenkraft, die Stabilität und die Gelenksymptomatik (z. B. Schmerzen). Rheumapatienten wiesen im

Abb. 6.16 a Periprothetische Humerusfraktur H-II (3) bei implantierter GSB-III-Ellenbogen-TEP mit Prothesenlockerung. b Prothesenrevision und Wechsel der humeralen Komponente auf eine Custom-made GSB-III-Prothese mit sehr langem Prothesenstiel

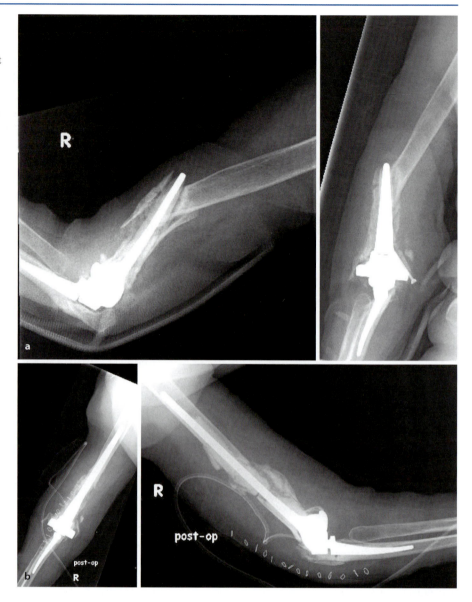

Mittel geringere Streckdefizite (ca. 10°) als Patienten mit posttraumatischen Gelenkzuständen auf. Traumapatienten hatten im Vergleich eine signifikant größere Greifkraft (Rheuma: 9,9 kg vs. Trauma: 21,3 kg; $p<0,001$). Funktionelle Unterschiede zwischen den beiden Indikationsgruppen konnten im klinischen Teil des ASES-e (American Shoulder and Elbow Surgeons Elbow assessment form) nur für die Subskalenergebnisse, nicht jedoch für die Totalscore-Ergebnisse, ermittelt werden (Angst et al. 2005a, b; Goldhahn et al. 2006; John et al. 2007a, b, 2010).

Die Ergebnisevaluation erfolgte zusätzlich mit Hilfe von patientenorientierten Beurteilungsscores. In der Selbstbeurteilung waren die Funktionsscores der Rheumapatienten im Short Form 36 (SF-36: körperliche Funktion, Rollenerfüllung körperlich, physische Summenskala) und im DASH (Disabilities of the Arm, Shoulder and Hand) gegenüber denen der alters-, geschlechts- und komorbiditätsadaptierten Normbevölkerung stark reduziert (z. B. DASH-Funktion 49,8 % der Norm). In der allgemeinen Gesundheitswahrnehmung fand sich eine leichte Reduktion, in der Schmerzbewertung dagegen keine Reduktion gegen-

6 Besondere Operationsindikationen

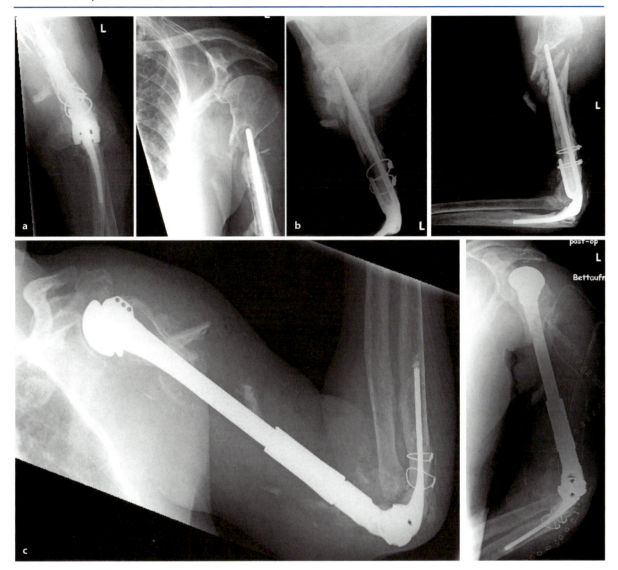

Abb. 6.17 a 60-jähriger Rheumapatient mit seit einem Jahr bestehender schmerzhafter Pseudarthrose und weitgehender Aufhebung der Armfunktion nach periprothetischer Humerusfraktur H-II (3). **b** Zustand nach primärer GSB-III-TEP und zweimaligem Prothesenwechsel nach Prothesenlockerung, letztmaliger Prothesenwechsel unter Nutzung einer Coonrad-Morrey-Custom-made-Prothese mit extralangem Stem. **c** Zustand nach Gelenkrevision und Implantation eines kompletten Humerusersatzes mit Wechsel der Ulnakomponente (Firma Biomed: Custom-made-Prothese als Kombination aus Mosaic-Schultersystem und Discovery-Ellenbogensystem)

über der Norm. Die Patienten mit posttraumatischen Zuständen beschrieben nur in der Funktionsskala und im Totalscore des DASH eine Beeinträchtigung der Gesundheit. Im Vergleich zu den Patienten mit Traumaanamnese offenbarten die Patienten mit chronischer Polyarthritis signifikant schlechtere Ergebnisse im SF-36 (körperliche Funktion, physische Summenskala, Rollenerfüllung körperlich und allgemeine Gesundheitswahrnehmung) und im DASH. Die Bewertungen im PREE (Patient-rated Elbow Evaluation Score) waren im Trend schlechter bei den Rheumapatienten, der Unterschied zu den Patienten mit Traumaanamnese war jedoch nicht signifikant. Patienten mit chronischer Polyarthritis schnitten bei den Bewertungen des Schmerzes und bei den psychischen und sozia-

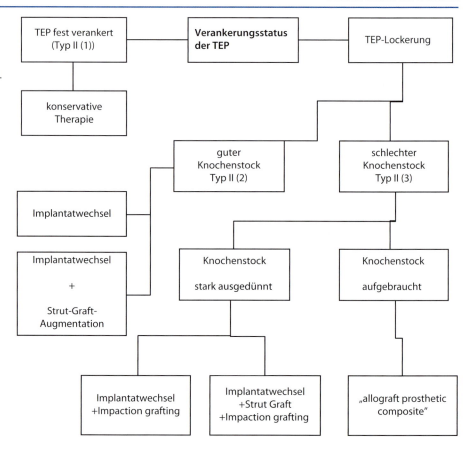

Abb. 6.18 Algorithmus zur Behandlung der periprothetischen Frakturen Typ II für den Humerus und die Ulna modifiziert nach Foruria et al. (2011)

len (Rollen)Dimensionen des SF-36 vergleichbar mit denen der Traumapatienten ab (Abb. 6.11).

Die durchschnittliche Überlebensrate der 160 Patienten mit GSB-III-Prothesen betrug nach 10 Jahren 80 % und nach 15 Jahren 73 % (John et al. 2007a, b). RA-Patienten wiesen im Vergleich mit 85 % eine signifikant höhere 10-Jahres-Überlebensrate der Ellenbogenprothese auf als Patienten mit traumatischer Krankheitsgenese (77 %; John et al. 2007a, b; Abb. 6.12). Diese Ergebnisse wurden in Untersuchungen einer weiteren Patientenkohorte (96 GSB-III-Prothesen) grundsätzlich bestätigt (Angst et al. 2005a, b; Goldhahn et al. 2006; John et al. 2007a, b, 2010). Bei vergleichbarer 10-Jahres-Überlebensrate von 86 % bei den RA-Patienten betrug die Überlebenswahrscheinlichkeit bei den Patienten mit posttraumatischen Gelenkzuständen im Vergleich nur 66 % ($p=0{,}007$; Abb. 6.13).

Aus den Ergebnissen lässt sich folgern, dass bei entsprechenden und nicht anders therapierbaren posttraumatischen Ellenbogengelenkarthrosen die Endoprothese für einen kalkulierbaren Zeitraum indiziert ist. Dies ist umso mehr vertretbar, als der Rückzug über die Entfernung der Prothese häufig als eine schmerzärmere und besser funktionierende Situation anzusehen ist als der präoperative Zustand der schmerzhaften posttraumatischen Ellenbogengelenkarthrose (Abb. 6.14–6.18).

6.2.4 Periprothetische Frakturen

Das Auftreten periprothetischer Frakturen und prothesenassoziierter Komplikationen muss, wie mögliche Behandlungsstrategien, mit in die Erwägungen der Indikationsstellung zur EB-TEP einfließen. Nur so ist dem Patienten im Rahmen des präoperativen Aufklärungsgespräches ein realistisches Bild über seine Zukunft (mit oder ohne Ellenbogenprothese) zu vermitteln. Die periprothetischen Frakturen des Ellenbogengelenkes sollen unter diesem Aspekt deshalb an dieser Stelle beschrieben werden. (vgl. Kap. 9 b)

Epidemiologie und Einteilung

Der zunehmende Einsatz künstlicher Gelenke bei der Behandlung primärer und posttraumatischer Ellenbogendestruktionen führt automatisch zu einem Anstieg prothesenassoziierten Komplikationen und konsekutiv auch von Revisionsoperationen. Untersuchungen des Nationwide Inpatient Samples (NIS) in den USA ermittelten im Beobachtungszeitraum zwischen 1993–2007 eine Zunahme der Implantationsinzidenz primärer Ellenbogenendoprothesen um 248 %. Dies entsprach einer jährlichen Wachstumsrate von 6,4 %. Simultan mit dieser Entwicklung war ein Anstieg der durchgeführten Revisionseingriffe im Bereich der oberen Extremität um circa 500 % verbunden (Day 2010). Revisionseingriffe werden für gewöhnlich notwendig bei Zuständen der aseptischen und/oder septischen Prothesenlockerung, beim Implantatversagen, der Instabilität und im Rahmen von periprothetischen Frakturen. Die Rate periprothetischer Frakturen nach primärer Ellenbogentotalendoprothese wird in der internationalen Literatur mit 5 % bis 22 % angegeben (Sanchez-Sotelo 2002, Ramsey 2007, Foruria 2011). Entsprechende Statistiken zu periprothetischen Frakturen nach Prothesenwechsel und/oder erfolgter Revisionsendoprothetik sind nach unserer Kenntnis nicht publiziert. Zu diesem Thema sind nur wenige Veröffentlichungen erhältlich und verfügbare Informationen zum Behandlungsmanagement dieser schweren Komplikationen sind spärlich.

Periprothetische Frakturen des Ellenbogens können die Ulna und oder den Humerus betreffen. Die Einteilung der periprothetischen Frakturen erfolgt nach der Mayo-Klassifikation, die sich in erster Linie nach der Frakturlokalisation im Bezug auf das Implantat, die Prothesenverankerung und die Qualität des betreffenden Knochenlagers richtet (Sanchez-Sotelo 2002). Bei der Frakturlokalisation wird zwischen periartikulär/metaphysären Frakturen (Typ I), Frakturen im Bereich des Prothesenschaftes (Typ II) und Frakturen jenseits der Prothese (Typ III) unterschieden. Die Typ II Frakturen werden abhängig vom bestehenden Knochenstock und der Stabilität der Implantat-Knochen-Fixierung in 3 Untertypen klassifiziert (II (1), II (2), II (3) (Abb. 6.14).

Die Mayo-Klassifikation der periprothetischen Ellenbogenfrakturen in übersetzter und modifizierter Form (Sanchez-Sotelo 2002).

Frakturtyp	Beschreibung
Humerusfrakturen	
H-I	periartikuläre Frakturen, Frakturen der Kondylen und Epikondylen
H-II	Frakturen im Bereich des humeralen Prothesenschaftes
H-II (1)	mit fest fixierter Prothese
H-II (2)	mit Prothesenlockerung und gut erhaltenem Knochenlager
H-II (3)	mit Prothesenlockerung und defizitärem Knochenlager/schlechtem Knochenstock
H-III	Frakturen proximal der Prothesenschaftspitze
Ulnafrakturen	
U-I	Olekranonfrakturen
U-II	Frakturen im Bereich des ulnaren Prothesenschaftes
U-II (1)	mit fest fixierter Prothese
U-II (2)	mit Prothesenlockerung und gut erhaltenem Knochenlager
U-II (3)	mit Prothesenlockerung und defizitärem Knochenlager/schlechtem Knochenstock
U-III	Frakturen distal der Prothesenschaftspitze

Periprothetische Frakturen können intraoperativ im Rahmen der TEP-Implantation oder im postoperativen Zeitverlauf entstehen. Intraoperative Frakturen sind meist Typ I seltener Typ II Frakturen. Sie sind in der Regel Ausdruck technischer Problemen während der Operationsdurchführung. In Situationen, wo der Operationssitus schwer einzustellen ist, können Frakturen durch auftretende Torsionskräfte (z.B. Verdrehen des Armes, Hebeln mit Retraktoren oder Operationshaken) verursacht werden. Intraoperativ gefährdet ist der Knochen auch bei der Präparation mittels Fräsen, beim Einsetzen und Einschlagen der Probe- und/oder Originalprothesen sowie bei der Gelenkreposition (Dehghan 2011). Insbesondere zementfreie Implantate mit press-fit Verankerung tragen ein erhöhtes Frakturrisiko. Auch im Rahmen von Prothesenrevisions- und Wechseloperationen ist, wegen des meist geschwaechten Knochenlagers, besondere Vorsicht geboten. Postoperative periprothetische Frakturen werden am häufigsten durch direkte Traumata z.B. im Rahmen von Stürzen hervorgerufen (Dehghan 2011). Hier tragen gekoppelte und achsgeführte Implantate ein höheres Frakturrisiko als ungekoppelte, nicht achsgeführte

Implantate. Auch interprothetische Frakturen nach ipsilateraler Ellenbogen- und Schulterendoprothese werden beobachtet.

Bei postoperativen Frakturen können grundsätzlich alle Frakturtypen (Typ I - III) beobachtet werden.

6.3 Ellenbogenendoprothetik bei Tumoren

A. P. Krueger und C. H. Lohmann

6.3.1 Einleitung

Primäre Knochentumoren und Metastasen treten mit einer Inzidenz von ca. 1 % am Ellenbogen selten auf (Kulkarni et al. 2003). Hierbei verursachen sie oft ausgedehnte Destruktionen der betroffenen Knochen, Gelenke und der Weichteile.

In der Vergangenheit mussten viele Tumoren des Ellenbogens durch Amputation der oberen Extremität behandelt werden. Durch Fortschritte in der Chemotherapie und Strahlentherapie konnte eine Behandlung dieser Tumoren unter Erhalt der oberen Extremität ermöglicht werden (Morrey et al. 1981). Die Ziele einer gelenkerhaltenden Tumorchirurgie am Ellenbogen sind die lokale Kontrolle des Tumors unter größtmöglichem Erhalt der Funktion. In der Palliation, z. B. bei metastatischem Befall am Ellenbogen, kann die Tumorendoprothetik eine Schmerzreduktion und eine verbesserte Restfunktion des Gelenks erbringen.

Aktuell ist der tumorendoprothetische Ersatz des Ellenbogengelenks bei ausgedehntem Befall bis auf wenige Ausnahmen nach Möglichkeit anzustreben. Bei ausreichend radikalen bzw. weiten Resektionen verbleibt die Lokalrezidivrate und Überlebensrate vergleichbar mit der nach ablativen Verfahren (Balke et al. 2009; Mittermayer et al. 2001; Sluga et al. 1999).

Zu Beginn der Tumorendoprothetik musste noch für jeden Patienten präoperativ eine individuelle Prothese angefertigt werden. Dieses bedingte einen Zeitverlust von bis zu 6 Wochen wegen der Herstellungsdauer und eine stark eingeschränkte Flexibilität zum Zeitpunkt der Operation. Änderungen der anatomischen Verhältnisse oder die auf dem Bildmaterial nicht korrekt wiedergegebenen anatomischen Größenverhältnisse konnten eine erfolgreiche und korrekte operative Rekonstruktion im Rahmen der Individualprothetik verhindern. Im Verlauf der letzen 30 Jahre entwickelte sich die Tumorendoprothetik hin zu modernen, modularen und erfolgreichen Prothesensystemen. Diese erlauben dem Operateur eine individuell angepasste, vollständige und ressourcenschonende Rekonstruktion der knöchernen Defekte, ohne Kompromisse in Bezug auf Stabilität und Haltbarkeit eingehen zu müssen. Die Standzeiten der Megaendoprothetik stiegen gelenkübergreifend im gleichen Zeitraum von ca. 20 % auf über 85 % in der 5-Jahres-Überlebenszeit (Mittermayer et al. 2001). Die Tumorendoprothetik ist jedoch aufgrund ihrer besonderen Indikationsstellung nicht mit der primären Arthroplastik der Gelenke zu vergleichen, deren Komplikationsrate deutlich niedriger und deren Standzeiten deutlich höher ist (Sperling et al. 1999).

6.3.2 Indikationen für extremitätenerhaltende Tumorchirurgie

Ein tumorendoprothetischer Ersatz des Ellenbogengelenks kommt in Betracht, wenn die Ausdehnungen des Tumors eine Resektion der knöchernen Anteile des Ellenbogengelenks erforderlich macht, die den Erhalt des Gelenks nicht mehr ermöglicht. Alternative, operative Techniken der Vergangenheit haben sich nicht bewährt. Für eine Arthrodese reicht das restlich vorhandene Knochenmaterial oft nicht aus, da die verbleibende obere Extremität zu stark verkürzt ist und somit funktionsunfähig würde. Ein Ersatz des Ellenbogengelenks mittels Allograft kann aufgrund unsicherer Ergebnisse nicht empfohlen werden (Donati et al. 2000, 2003). Da eine Stumpfversorgung am Oberarm einer (wenn auch funktionseingeschränkten) erhaltenen oberen Extremität nicht überlegen ist, sollte die extremitätenerhaltende Chirurgie in allen Altersgruppen bevorzugt werden.

Als Kontraindikationen für den Erhalt der Extremität in der Tumorchirurgie sind multiple, vorausgegangene Biopsiezugänge, die ausgedehnte Resektionen des Weichteilmantels und eine darauf folgende, ungenügende Deckung der Tumorprothese mit sich bringen.

Große Weichteildefekte können ggf. durch gestielte Muskel-Haut-Lappen, z. B. aus dem Bereich radialer Vorderarm oder lateraler Thoraxwand gedeckt werden (Eckardt et al. 2000).

6.3.3 Implantatwahl

Neben den Individualimplantaten wurden in der Vergangenheit zum tumorbedingten Ersatz des Ellenbogengelenks zumeist nichtmodulare Endoprothesensysteme verschiedener Hersteller verwendet. Aufgrund der ausgedehnten Knochen- bzw. Weichteilresektionen können bei den tumorendoprothetischen Operationen die Seitenbänder des Ellenbogens und oft auch Muskel- und Bandansätze nicht erhalten werden. Nicht- oder nur partial gekoppelte Endoprothesen finden hier keine Anwendung. Zum Erhalt der Funktion und zum Erreichen der Luxationssicherheit muss auf ein gekoppeltes Endoprothesensystem zurückgegriffen werden. Bei Defekten, die am distalen Humerus über die Kondylen hinausgehen und/oder die proximale Ulna betreffen, stoßen jedoch auch diese Systeme an ihre Grenzen.

In diesen Fällen können seit Beginn der 1990er Jahre des letzten Jahrhunderts modulare Tumorprothesensysteme verwendet werden. Die Modularität erlaubt die individuelle Rekonstruktion von knöchernen Defekten an Humerus und Ulna, insbesondere den Längenausgleich, so dass diese Megaendoprothesen nicht nur bei Tumorresektionen, sondern auch nach Frakturen oder infektbedingten Gelenkzerstörungen zum Einsatz kommen können. Weiterhin besteht die Möglichkeit, den Knochen kontinuierlich bis hin zum Ersatz des benachbarten Gelenks (Humeroglenoidalgelenk) zu ersetzen. Diese Ausdehnung des endoprothetischen Ersatzes kann bereits während der Primäroperation oder auch bei einer Sekundäroperation erfolgen.

Die Verankerung erfolgt durch einen intramedullär eingesetzten Schaft, der sowohl zementfrei als auch zementpflichtig erhältlich ist. Die Schäfte können einen sechskantigen Querschnitt zur optimalen intramedullären Verankerung aufweisen, die nach Verwendung der entsprechenden hexagonalen Formraspeln eine hohe Primärstabilität garantieren (Bruns et al. 2007).

6.3.4 Intra-, peri- und postoperative Situation

Intraoperative Situation

Im Zuge der intramedullären Verankerung im Bereich des Humerusknochens empfiehlt sich, je nach Ausdehnung des vorherigen Tumorbefundes, vor Zurichtung des Humerus die Ausrichtung der transepikondylären Achse am verbleibenden Humerus zu markieren. Eine korrekte Ausrichtung der einzubringenden Humeruskomponente in Rotation kann ohne die entsprechenden Landmarken schwierig sein. Die Integrität des verbleibenden Knochenbetts ist sicherzustellen, damit es im Rahmen der Zementierung nicht zu einem Zementaustritt oberhalb der Resektionsfläche kommt, da diese z. B. den N. radialis thermisch gefährden können. Es ist auf eine ausreichende Verankerungsstrecke humeral zu achten. Bei humeralen Schaftlängen inkl. Humeruskopf unter 8 cm sollte ein vollständiger Ersatz des Humerus angedacht werden.

Bei langstreckigem Ersatz und einem möglichem Einsatz von einer silberbeschichteten Endoprothese ist darauf zu achten, dass intraoperativ keine jod- bzw. schwermetallhaltigen Antiseptika, wie z. B. Betaisodona, zum Einsatz kommen. Jod bildet mit Silberionen unlösliche Komplexe, sowohl mit den postoperativ abgegebenen Ionen als auch mit der Silberoberfläche, die dadurch mit einen unlösbaren Silberjodidfilm (AGI) überzogen wird; die antiadhesive, protektive und bakterizide Schicht wird damit irreversibel zerstört. Es sollte weiterhin darauf geachtet werden, dass keine größere Hohlräume bzw. Seromhämatome sich im Bereich der silberbeschichteten Prothese bilden. Die darin enthaltenden Mengen an Albumin können die Silberionen im Verhältnis 1:3 (1 mol Albumin auf 3 mol Silberionen) mit den vorgenannten negativen Folgen inaktivieren. Hier sollte im Zweifelsfall die Prothese mit einen PET (Polyethylenterephthalat) ummantelt werden, das mit nichtresorbierbarem Nahtmaterial an der Prothese befestigt wird. Hierdurch können größere Hohlräume vermieden sowie eine Verbesserung der Anheilung des Haut-Muskel-Weichteil-Mantels erreicht werden (Gosheger et al. 2001, 2004).

Weichteilrekonstruktion

Das funktionelle Ergebnis einer Tumorendoprothese ist direkt abhängig von dem nach der Resektion noch zur Verfügung stehenden Weichteilmantel und den funktionsfähigen Muskeln. Bei der Weichteilrekonstruktion muss die spannungsfreie Deckung des Defekts im Vordergrund stehen. Der endoprothetische Ersatz ist in Bezug auf die Stabilität nicht von den Weichteilen abhängig.

Die Indikation zu einer Muskelschwenklappenplastik (radialer Muskelflap oder Latissimus-dorsi-Flap) sollte großzügig gestellt werden, da eine vollständige muskuläre Deckung durch die verbesserte Durchblutung die hohe Gefahr von Wundnekrosen und Infektionen minimiert. Sollten insbesondere bei der ausgedehnten Resektion von ulnaren oder radialen Anteilen des Unterarms wichtige Ansatzpunkte, wie z. B. der Ansatz der Biceps-brachii-Sehne nicht mehr zur Verfügung stehen, kann hier eine Annaht an den vorgenannten PET-Ummantelungsschlauch erfolgen, der dann mit einem Muskelschwenklappen gedeckt wird, was zu verlässlichen Ergebnissen führt. Sollte ein spannungsfreier Hautverschluss nicht durchführbar sein und kann ein muskulokutaner Lappen nicht zur Verfügung stehen, kann alternativ auch ein Muskel, z. B. aus dem Oberarmbereich, geschwenkt werden, der dann z. B. mit Mesh-Graft bedeckt wird.

Probenentnahmen

Eine bioptische Sicherung der Verdachtsdiagnose ist vor der eigentlichen operativen Sanierung zwingend erforderlich. Der Zugangsweg der Probenentnahme gilt danach kontaminiert und muss im Rahmen der definitiven Versorgung vollständig entfernt werden. Hier muss besonders auf den Zugangsweg und die Ausleitung der Drainagen geachtet werden. Wichtige Strukturen (Trizepssehne, Bizepssehne, ggf. Seitenbänder) müssen sicher außerhalb des bioptischen Zugangsweges liegen. Drainagen sollten durch den Biopsiezugang ausgeleitet und nicht scharf in Entfernung der Operationswunde ausgestochen werden.

Präoperative Planung

Neben dem obligaten Staging und einer exakten Beurteilung der lokalen Ausdehnung ist der erste Schritt einer erfolgreichen Prothetik die exakte Planung der Resektionslänge und der zur Rekonstruktion erforderlichen Prothesenteile. Digitale Planungen sind hier zu fordern.

Postoperative Behandlung

Die postoperative Ruhigstellung findet in einer dorsalen Lagerungsschiene statt, aus der eine passive Beübung direkt postoperativ erfolgen kann. Die Patienten erhalten eine dick wattierte elastische Wicklung des operierten Arms, die eine eingeschränkte Beweglichkeit zulässt, so dass bereits wenige Tage postoperativ eine schmerzadaptierte funktionelle Beübung erfolgen kann.

Der operativ versorgte Ellenbogen erreicht nicht immer eine volle Streckung. Ein Defizit bis zu 25° wird funktionell gut toleriert. Eine Streckung über 100° wird in der Regel erreicht, was ein gutes funktionelles Ergebnis in Bezug auf die Verrichtung der Dinge des täglichen Lebens gewährt.

Die Belastung der operierten oberen Extremität sollte dauerhaft so gering wie möglich gehalten werden. Die ungünstigen Hebelwege, wie die kurzstreckige Verankerung in den geringen Knochendurchmessern (Ulna), bedingen frühzeitige Lockerungen bei unangebrachter Belastung.

Aufgrund der Besiedelungsproblematik bei großen Oberflächen (s. unten) empfehlen wir eine prophylaktische, antibiotische Behandlung für die Dauer von 10–14 Tagen.

Komplikationen

Die schwerwiegendste Komplikation stellt das Lokalrezidiv mit einer sehr schlechten Prognose dar (Picci et al. 1994). Die Lokalrezidivrate nach tumorendoprothetischem Extremitätenersatz liegt kumulativ für alle Gelenke bei 1–9 % und ist vergleichbar mit ablativen Verfahren (Hardes et al. 2006; Tunn et al. 2004) – eine adäquate chirurgische Primärversorgung vorausgesetzt (Enneking 1988). Die häufigsten Probleme der Megaendoprothetik des Ellenbogens sind die periprothetische Infektion, die Nervenschädigung, die aseptische Lockerung, die periprothetische Fraktur und die Bewegungseinschränkung.

Die 5- bis 10-Jahres-Überlebensraten moderner Megaendoprothesensysteme beträgt 69–90 % (Gosheger et al. 2006; Kumar et al. 2003), wobei die Rekonstruktion der oberen Extremität bessere Ergebnisse zeigt als die kniegelenksnahen Versorgungen (Balke et al. 2009).

Die kumulative Komplikationshäufigkeit wird in den letzten Jahrzehnten bis zu 50 % angegeben (Asavamongkolkul et al. 1999; Athwal et al. 2005; Bos et al. 1987; Ross et al. 1987; Sperling et al. 1999), die Rate der neurologischen Komplikationen bis zu 31 % (Ross et al. 1987).

Insgesamt ist die Datenlage für den tumorendoprothetischen Ersatz des Ellenbogens aufgrund der Seltenheit der Erkrankung nur eingeschränkt aussagefähig. Die Menge der untersuchten Fälle ist meist gering und der Untersuchungszeitraum häufig weit in der Vergangenheit. Verbesserungen der endoprothetischen Verankerung oder der Einsatz von silberbeschichteten Endoprothesen zur Minderung der Infektionsraten werden in den älteren Veröffentlichungen nicht abgebildet. Die Infektionsrate wir mit 1–36% kumulativ und für ein modernes modulares System mit 12% angegeben (Gosheger et al. 2006; Hanna et al. 2007; Hardes et al. 2006; Safran et al. 1994; Sperling et al. 1999). Die Besiedelung der Prothese mit einem stabilen Biofilm stellt die ernsthafteste Bedrohung dar, die im Regelfall zweizeitig gewechselt werden sollte. Versagt die Kontrolle des Infekts, ist die Amputation in 19–46% die direkte Folge (Jeys et al. 2003; Malawer und Chou 1995).

6.3.5 Fazit

Zusammenfassend ist die extremitätenerhaltende, tumorendoprothetische Versorgung des Ellenbogengelenks in Bezug auf Standzeiten und Komplikationen mit den Versorgungen der großen Gelenke zu vergleichen und zum Standard geworden. Subjektive und funktionelle Parameter werden signifikant verbessert, ohne Einbußen auch der onkologischen Versorgungsqualität (Abb. 6.19).

6.4 Ellenbogenarthroplastik bei juveniler idiopathischer (rheumatoider) Arthritis

M. Thomas
Übersetzung: PD Dr. med. B. R. Simmen

6.4.1 Einleitung

1993 führte die International League of Associations for Rheumatology (ILAR) eine neue Klassifikation zur Einteilung der entzündlichen Gelenkserkrankungen bei Kindern und Jugendlichen ein, die von den Rheumatologen weltweit weitgehend, jedoch nicht universell, akzeptiert worden ist (Fink et al. 1995). Die von der European League against Rheumatisme (EULAR) verwendete Bezeichnung „Juvenile Chronic Arthritis" und die sowohl von der EULAR als auch von dem American College of Rheumatology (ACR) benutzte Diagnose „Juvenile Rheumatoid Arthritis" wurden durch die Bezeichnung „Juvenile Idiopathic Arthritis (JIA)" bzw. „Juvenile idiopathische Arthritis" ersetzt.

Die Voraussetzungen zur Diagnose dieser heterogenen Gruppe von Arthritiden ist eine persistierende Arthritis von mehr als sechs Wochen bei Jugendlichen unter 16 Jahren. Die Klassifikation gründet auf klinischen und serologischen Befunden sowie auf Beginn, Dauer und Verlauf der Erkrankung und teilt die JIA in insgesamt sieben Kategorien ein:
- Systemische Arthritis (Morbus Still) (systemic arthritis, Still's disease)
- Oliogoarthritis (persistierend) (oligoarthritis, persistent or extended)
- Polyartikuläre Arthritis (Rheumafaktor-negativ) (polyarticular arthritis, rheumatoid factor negative)
- Polyartikuläre Arthritis (Rheumafaktor-positiv) (polyarticular arthritis, rheumatoid factor positive)
- „Enthesitis-related" Arthritis (enthesitis-related arthritis)
- Psoriasis-Arthritis (psoriatic arthritis)
- Andere Arthritiden (other arthritis)

6.4.2 Inzidenz und Prävalenz

Die Inzidenz der juvenilen idiopathischen Arthritis (JIA) liegt zwischen 2 und 20 pro 100.000 Einwohnern, während die Prävalenz mit 16–150 auf 100.000 Einwohner beziffert wurde (Cassidy und Petty 2001). Die JIA ist oft selbstlimitierend, da rund 60% der Patienten das Erwachsenenalter ohne aktive Synovitis und ohne funktionelle Einschränkungen erreichen (Packham und Hall 2002).

Mädchen sind häufiger betroffen als Knaben, wobei das Verhältnis je nach Kategorie der Arthritiden von 2:1 bis 6:1 variieren kann. Ebenso variabel ist das Durchschnittsalter von 6 Jahren bei Beginn der Erkrankung mit zwei Häufigkeitsgipfeln zwischen 1 und 4 Jahren und zwischen 9 und 14 Jahren (Packham und Hall 2002; Glueck und Gellman 2005).

In der Literatur wird ein Befall des Ellenbogengelenks bei JIA in bis zu 66% beschrieben (Mozziconacci et al. 1983), obschon der Anteil an Patienten, bei denen schlussendlich ein chirurgisches Vorgehen notwendig wird, deutlich kleiner ist, und nur über eine geringe Anzahl von Arthroplastiken berichtet wurde.

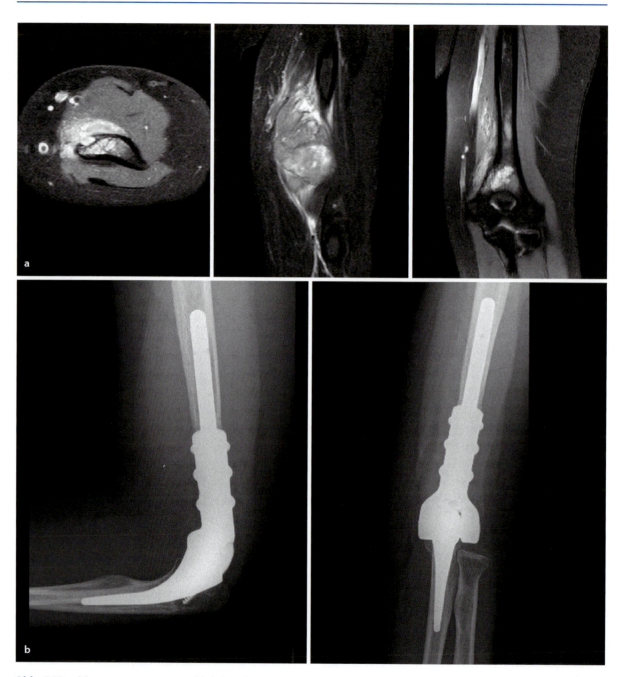

Abb. 6.19 a Magnetresonanztomographie bei Ewing-Sarkom des distalen Humerus einer 18-jährigen Patientin. **b** Röntgenbild 2 Jahre postoperativ nach segmentaler Defektrekonstruktion

6.4.3 Radiologische Befunde

Die radiologischen Veränderungen des Ellenbogens bei JIA sind vergleichbar mit denjenigen bei der rheumatoiden Arthritis des Erwachsenen und entsprechen den von Larsen et al. (1977) beschriebenen Stadien. Bedingt durch den entzündlichen Prozess im Wachstumsalter kommt bei der JIA die knöcherne Ankylose als zusätzliches Stadium 6 zu den Larsen-Stadien hinzu.

6.4.4 Chirurgische Therapie des Ellenbogens

Eine chirurgische Therapie ist bei denjenigen Patienten in Erwägung zu ziehen, bei denen eine Synovitis trotz konsequenter konservativer Therapie nicht anspricht (Synovektomie), oder um ein zerstörtes Gelenk zu behandeln (rekonstruktive Chirurgie). Eine Synovektomie kommt grundsätzlich in allen Stadien in Frage; sie ist dank der verbesserten modernen medikamentösen Behandlungsmöglichkeiten seltener geworden. Rekonstruktive chirurgische Eingriffe sind idealerweise bis zum abgeschlossenen Skelettwachstum hinauszuschieben. Als rekonstruktive Eingriffe kommen entweder eine Interpositionsarthroplastik mit Modellieren der Gelenkflächen und Überzug des distalen Humerus oder der vollständige Ersatz des Ellenbogengelenks durch eine Ellenbogengelenksprothese in Frage. Diese Patienten haben oft auch schwere chronische Weichteilkontrakturen, die das Ergebnis von chirurgischen Eingriffen belasten und verschlechtern, insbesondere wenn sie nicht erkannt und nicht gleichzeitig mit dem rekonstruktiven Eingriff behoben werden.

Ebenso wie bei anderen Gelenken kommt es auch beim Ellenbogen aufgrund des entzündlichen Prozesses zu schweren Deformitäten durch die Wachstumsstörungen des Gesamtskeletts (Inglis und Figgie 1993). Wie Arden beschrieben hat, kann es ähnlich wie bei anderen Knochen (z. B. des Trochanter maius des Femurs) bei der JIA zu einem Überwachstum des Radiusköpfchens mit konsekutiven Impingement-Problemen oder zu einer Subluxation kommen (Wilson et al. 1973). Beide Zustände können die Ellenbogenfunktion beeinträchtigen (Inglis und Figgie 1993). Die Exzision des Radiusköpfchens kann deshalb zur Verbesserung oder Normalisierung der Ellenbogenfunktion und auch der Unterarmrotation beitragen.

Vor der Entwicklung der Totalprothesenarthroplastik des Ellenbogengelenks bestand die einzige Therapieoption zur Behandlung des destruierten Ellenbogengelenks in der Resektionsinterpositionsarthroplastik. Kimura und Vainio (1976) berichteten über die Ergebnisse nach Resektionsinterpositionsarthroplastik in 208 Fällen von rheumatoider und juveniler rheumatoider Arthritis, allerdings ohne zwischen den beiden Indikationsgruppen zu unterscheiden. Die Patienten waren zum Zeitpunkt der Behandlung 14–73 Jahre alt. Die wichtigste Komplikation war die Instabilität aufgrund von Knochenresorptionen im Bereich des distalen Humerus, die zudem zu sekundärer Nervus-ulnaris-Neuropathie führten. In einer weiteren Serie von Interpositionsarthroplastiken (Ljung et al. 1996) wurde über 4 von 12 Patienten mit JIA berichtet, die zum Zeitpunkt der Operation zwischen 11 und 15 Jahre alt waren. Der Gelenkersatz war bei diesen Patienten keine Option, da ihr Skelett noch nicht ausgewachsen war. Bei allen Patienten wurde im Langzeitverlauf nach 25–32 Jahren eine Verbesserung der Beweglichkeit erzielt. Die Ergebnisse dieser Studie sind jedoch begrenzt, da weder Schmerzen noch Knochenverlust durch Erosion oder Krankheitsverlauf im Zusammenhang mit den Resultaten besprochen wurden.

Der Knochenverlust und die entsprechende Instabilität nach Interpositionsarthroplastik einerseits sowie die besseren Ergebnisse nach Ellenbogenarthroplastik andererseits ließen die Arthroplastik zur Therapie der Wahl bei der Behandlung des destruierten Ellenbogengelenks werden (Ljung et al. 1996).

Es gibt jedoch Autoren, die für junge Patienten mit einer ankylosierenden Arthritis, wie sie bei der JIA häufig vorkommt, nach wie vor eher zu einer Interpositionsarthroplastik raten (Hamalainen und Kitaoka 1991), während andere die Interpositiosarthroplastik als erste Wahl und den prothetischen Ersatz des Ellenbogens als Rückzugsoperation empfehlen (Ruther und Tillmann 1996).

6.4.5 Ellenbogenarthroplastik

Der Gelenkersatz in den unteren Extremitäten (Hüft- und Kniegelenk) bei juveniler idiopathischer Arthritis ist in der Literatur gut dokumentiert; Literaturangaben zu Ergebnissen nach Gelenkersatz bei JIA in den oberen Extremitäten (Schulter und Ellenbogen) sind jedoch selten. Nur je zwei Studien berichten über den Schultergelenksersatz (Thomas et al. 2005; Jolles et al. 2007) bzw. über die Ellenbogenarthroplastik bei JIA (Connor und Morrey 1998; Figgie et al. 1999). In mehreren weiteren Studien zur Ellenbogenarthroplastik bei rheumatoider Arthritis des Erwachsenen oder anderen Pathologien sind wenige Patienten mit JIA enthalten. Es ist jedoch meist schwierig oder gar unmöglich, in diesen Artikeln die für die JIA spezifischen Ergebnisse zu erkennen oder zu entnehmen.

Dee war 1972 der Erste, der in seiner Originalserie von 12 Ellenbogenarthroplastiken mit seiner Scharnierprothese im Zusammenhang mit dem Gelenkersatz die schwer veränderte Knochenarchitektur bei ausgebranntem Morbus Still erkannte und eine eventuelle Kürzung des Prothesenstiels beider Komponenten seiner Ellenbogenscharnierprothese empfahl, um deren Implantation zu erleichtern oder überhaupt zu ermöglichen. Allerdings hat er weder die spezifischen Ergebnisse bei den juvenilen Arthritiden noch deren Anzahl in dieser Serie erwähnt.

Dennis et al. berichteten 1990 über einen mäßigen Funktionsgewinn nach 21 Arthroplastiken mit der Capitello-condylar-Ellenbogenprothese bei erwachsenen Patienten mit rheumatoider Arthritis, wobei die funktionelle Verbesserung bei Patienten mit juveniler Arthritis geringer ausfiel. Ewald et al. (1993) berichteten über Ergebnisse bei rheumatoider Arthritis mit der gleichen Prothese. Dreizehn von insgesamt 202 Gelenkprothesen in 179 Patienten wurden bei Patienten mit JIA implantiert, entsprechend 18% der behandelten Patienten. Es wurde jedoch nicht zwischen den Ergebnissen bei erwachsener und juveniler Arthritis unterschieden.

Connor und Morrey waren 1998 die Ersten, die über eine Serie von Ellenbogenarthroplastiken spezifisch bei juveniler rheumatoider Arthritis berichteten. Sie veröffentlichten die Ergebnisse von 24 Ellenbogenprothesen in 19 Patienten mit einem Durchschnittsalter von 36 Jahren (25–56 Jahre) und einer Beobachtungszeit von 7,4 Jahren. Achtzehn teilverblockte (linked Coonrad-Morrey-Prothesen) und 6 unverblockte (Capitello-condylar-Prothesen) wurden während 12 Jahren, von 1982 bis 1994, verwendet. Die Autoren bestätigten die operativen Schwierigkeiten beim Protheseneinbau in diese Patienten wegen der ausgeprägten Weichteilkontrakturen und der extrem kleinen ossären Verhältnisse mit den sehr engen Markräumen. Allerdings wurden keine kleineren Spezialprothesen („custom-made implants") verwendet, wie dies in der Praxis des Autors und anderer Autoren notwendig war und ist. Neun ihrer Patienten waren am Ellenbogen voroperiert; bei 7 wurde vorgängig eine Synovektomie und Radiusköpfchenresektion sowie bei 2 eine Interpositionsarthroplastik durchgeführt. Bei der Nachuntersuchung waren die Patienten schmerzfrei oder hatten nur geringe Schmerzen; der Funktionsgewinn war jedoch lediglich mäßig. Der Bewegungsumfang hatte von präoperativ 63° auf 90° zugenommen, die Pronation von 52° auf 61°. Der Gewinn an Supination war vergleichbar mit einer Zunahme von 36° auf 53°, obschon bei 3 Patienten auch das Handgelenk mitbeteiligt und die Unterarmrotation auf Grund des Handgelenkbefalls eingeschränkt war. Der Gewinn an Funktion durch die Arthroplastik war deshalb geringer als bei der rheumatoiden Arthritis des Erwachsenen. Dadurch waren die Aktivitäten des täglichen Lebens (ADL) jedoch nicht beeinträchtigt (Figgie et al. 1999). Trotz der geringeren Ellenbogenbeweglichkeit hatte der Mayo Elbow Performance Score (MEPS; Morrey und Adams 1992) von präoperativ 31 Punkten (5–55 Punkte) auf 90 Punkte (55–100 Punkte) postoperativ zugenommen. Ein identisches Score-Ergebnis wurde von den gleichen Autoren in einer Kohorte von erwachsenen Patienten mit rheumatoider Arthritis 10 Jahre nach Ellenbogenarthroplastik ausschließlich mit der halbverblockten Coonrad-Morrey-Ellenbogenprothese publiziert (Gill und Morrey 1998). Der wesentlichste Unterschied zwischen juveniler rheumatoider Arthritis und rheumatoider Arthritis des Erwachsenen beim Ellenbogengelenkersatz war jedoch die Komplikationsrate, da die gleichen Chirurgen der Mayo Clinic für die Ellenbogenarthroplastik bei rheumatoider Arthritis des Erwachsenen eine Komplikationsrate von 14% und bei der juvenilen Form von 50% verzeichneten.

Die einzige weitere Literaturangabe mit Ergebnissen nach Ellenbogenarthroplastik ausschließlich bei JIA ist ein Abstract anlässlich des Closed Meeting of the American Shoulder and Elbow Surgeons (ASES) im November 1998 (Figgie et al. 1999). In diesem Abstract wird über die größte Serie von Patienten nach Ellenbogenarthroplastik spezifisch wegen juveniler rheumatoider Arthritis berichtet. Bei 32 Patienten wurden insgesamt 45 Ellenbogenprothesen implantiert, wobei drei verschiedene Typen von Semi-constrained-Kunstgelenken verwendet wurden. Das Durchschnittsalter zum Zeitpunkt der Operation war lediglich 28,5 Jahre (14–53 Jahre). Die Autoren bestätigten die Notwendigkeit von speziell kleinen Prothesen („custom-made implants") und verwendeten – ähnlich wie in der Praxis des Autors – in 10 Fällen Spezialanfertigungen, um die Prothesen den sehr kleinen Dimensionen von Humerus und Ulna dieser Patienten anpassen zu können. Es wurde über einen durchschnittlichen Gewinn an Funktion von 38° präoperativ auf 101° bei der

Nachuntersuchung berichtet, obwohl bei 16 Patienten der Ellenbogen präoperativ vollständig ankylosiert war. In dieser Untergruppe mit ankylosiertem Ellenbogen hatte die Funktion von 0 auf 83° zugenommen, bei den nichtankylosierten Ellenbogen von 59° auf 110°. Der Hospital for Special Surgery Score (Inglis und Pellicci 1980) konnte nach durchschnittlich 10,5 Jahren (2–23 Jahre) von präoperativ 32 (6–52) auf 91 (0–100) bei der Nachkontrolle verbessert werden. Auch in dieser Serie wurde über eine Komplikationsrate von 29 % berichtet, wobei als häufigste Komplikationen Frakturen der Epikondylen oder des Olekranons genannt wurden. Es wurde jedoch nicht erwähnt, ob die Frakturen peroperativ oder erst im späteren Verlauf aufgetreten waren. Nur 2 Ellenbogen zeigten Lockerungszeichen bei der Nachuntersuchung. In der Folge ist keine definitive Publikation erschienen; deshalb sind auch keine weiteren Einzelheiten über den weiteren Verlauf dieser Patientenserie in der Literatur bekannt geworden.

In weiteren Literaturangaben zur Ellenbogenarthroplastik bei JIA werden Patienten mit JIA lediglich in kleinen Zahlen im Rahmen der erwachsenen Patienten erwähnt, wobei die Ergebnisse bei JIA nicht gesondert beschrieben werden (Gschwend et al. 1999). Zwei weitere Literaturangaben, in denen Serien von Ellenbogenarthroplastiken bei ankylosiertem oder steifem Ellenbogengelenk beschrieben werden, enthalten Patienten mit JIA. Aber auch in diesen Publikationen werden die Patienten mit JIA nicht gesondert erwähnt und beschrieben (Mansat und Morrey 2000; Peden und Morrey 2008).

6.4.6 Kasuistik

Patienten und Methoden
Berichtet wird über eine persönliche Serie von 19 Ellenbogentotalprothesenarthroplastiken bei 13 Patienten mit juveniler idiopathischer Arthritis. Es wurden zwei Prothesenmodelle verwendet: In 12 Fällen wurde die unverblockte Kudo-5-Prothese und in 7 Fällen die „linked" Coonrad-Morrey-Prothese eingesetzt. Die Indikation zur Ellenbogenarthroplastik bei diesen Patienten waren Schmerzen, Bewegungseinschränkung und Funktionsverlust; bei den Patienten, bei denen eine gekoppelte Prothese eingesetzt wurde, lag

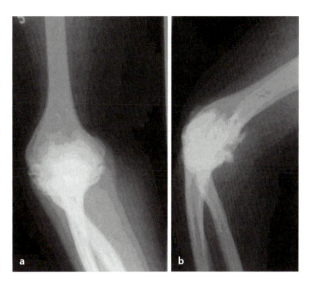

Abb. 6.20 A.p. (**a**) und seitliche (**b**) Röntgenbilder einer 31-jährigen Patientin mit Ankylose ihres Ellenbogens (Larsen-Typ 6) mit sehr schmalen Markkanälen in Humerus und Ulna, die zur Ellenbogenarthroplastik eine Spezialanfertigung notwendig machen

zudem ein ausgedehnter Knochenverlust mit Instabilität und Neuropathie des N. ulnaris vor.

Das Durchschnittsalter zum Zeitpunkt der Operation betrug 39 Jahre, obschon die Diagnose JIA durchschnittlich im Alter von 7 Jahren (1–15 Jahre) gestellt worden war. Bei 9 der 13 Patienten wurden vor der Ellenbogenarthroplastik bereits multiple Gelenkersatzoperationen in den unteren Extremitäten durchgeführt.

Bei 8 Patienten war der Ellenbogen zum Zeitpunkt des Gelenkersatzes voroperiert: In 6 Fällen wurde vorgängig eine Resektionsarthroplastik mit Fascia lata und in 2 Fällen eine Synovektomie mit Radiusköpchenresektion durchgeführt. Kein Patient wurde verloren, alle wurden nach einer durchschnittlichen Beobachtungszeit von 64 Monaten (18–120 Monate) mit dem Mayo Clinic Performance Score nachuntersucht.

Standard-a. p.- und seitliche Röntgenaufnahmen wurden präoperativ, postoperativ und anlässlich der Nachuntersuchung durchgeführt (Abb. 6.20).

Präoperative Abklärung
Die Dimensionen des Skeletts sind bei der JIA oft erheblich verkleinert. In dieser persönlichen Patientenserie war das mittlere Alter der Patienten, als die Diagnose gestellt wurde, lediglich 7 Jahre. Bei der

Mehrzahl der Patienten, die ihre initiale Behandlung der rheumatoiden Arthitis vor über 30 Jahren erhalten hatten, ist es daher zu erheblichen Störungen des Knochenwachstums gekommen. Aus diesem Grund sind primär maßstabsgetreue präoperative Röntgenaufnahmen notwendig, um die Skelettgröße exakt zu erfassen und um allenfalls kleinere, den kleinen Skelettdimensionen angepasste Implantate herstellen zu lassen („custom-made implants"). Spezialanfertigungen waren in 2 Fällen notwendig, eine intraoperative Kürzung des Prothesenschafts der Ulnakomponente war zudem in 4 weiteren Fällen erforderlich. Alle weiteren eingesetzten humeralen und ulnaren Prothesenkomponenten waren „small" oder „extra small".

Da bei der JIA das Kiefergelenk ebenfalls betroffen und das Öffnen des Mundes wegen Deformitäten und Dysplasien von Mandibula und Maxilla in oft schwerwiegendem Maße eingeschränkt ist, braucht es einen erfahrenen Anästhesisten, der auch über die Fähigkeiten zur endoskopischen Intubation verfügt (Mozziconacci et al. 1983). Die Unfähigkeit, den Mund zu öffnen sowie in Kombination mit einer Einsteifung der Halswirbelsäule und dadurch eingeschränkter Streckfähigkeit den Kopf zu reklinieren, kann die Intubation außerordentlich schwierig werden lassen.

Operative Technik

In allen Fällen wurde ein posteriorer Zugang gewählt. Der N. ulnaris wird dekomprimiert, zusammen mit seinen Begleitgefäßen und umgebenden Weichteilgewebe mobilisiert, angeschlungen und am Ende der Operation in seiner ursprünglichen Lage belassen, d. h. nicht transponiert. Das mediale (ulnare) Seitenband wird vollständig abgelöst. Wenn Weichteilkontrakturen vorliegen, muss die ventrale Gelenkkapsel reseziert werden, um das Ellenbogengelenk zur Implantation sowohl von verblockten wie auch unverblockten Prothesen dislozieren zu können. Weichteilablösungen sind auch auf der radialen Seite erforderlich, um eine korrekte Weichteilspannung nach Prothesenimplantation zu erhalten. Diese ist Voraussetzung bei der Verwendung von unverblockten Oberflächenprothesen, da deren korrekte Funktion und Stabilität von einer intakten und ausbalancierten Weichteilmanschette abhängig ist.

Die kleinen Dimensionen und ausgeprägten Erosionen der gelenkbildenden ossären Strukturen verlangen eine sehr vorsichtige Operationstechnik, um Frakturen zu vermeiden. Die Präparation der Markhöhlen von Humerus und Ulna zur Implantation der Prothesenkomponenten ist wegen der engen Verhältnisse und da der Kanal oft durch kortikalen Knochen zugewachsen ist, ebenfalls sehr schwierig und delikat. Wenn die Markhöhle durch vorsichtiges Aufbohren einmal identifiziert werden kann, erleichtert die Verwendung eines Plastiksaugrohrs, auf das mit einem Hammer geschlagen werden kann, die Verfolgung des Markhöhlenverlaufs, ohne diesen zu sprengen. Anschließend kann die Markhöhle mit einem kleinen flexiblen Bohrer (4–5 mm Kopfdurchmesser) weiter aufgebohrt werden. Auch bei korrekt aufgebohrtem Markkanal sind die Dimensionen oft so klein, dass auch bei Verwendung der kleinsten Implantate nur ein sehr dünner Zementmantel zustande kommt (Abb. 6.21 und 6.22).

Ergebnisse

Mayo Elbow Performance Score Der durchschnittliche MEPS verbesserte sich von präoperativ 28 auf postoperativ 70.

Schmerzen Präoperativ klagten 7 Patienten über mäßige Schmerzen, 12 hatten erhebliche Schmerzen. Postoperative waren 13 schmerzfrei und 6 hatten leichte Schmerzen.

Funktion Der präoperative Bewegungsumfang betrug 0–32–117° (Extension – Flexion). Durch den Eingriff verbesserte sich die Funktion auf 0–31–139° (Extension – Flexion). Das heißt, die Streckung blieb unverändert, aber der mittlere funktionelle Bewegungsumfang verbesserte sich von 85 auf günstige 108° (Abb. 6.23).

Alltagsaktivitäten („activities of daily living") Die im MEPS gemessenen Aktivitäten zeigten eine markante Verbesserung als Ausdruck einer wesentlichen funktionellen Verbesserung durch die Ellenbogenarthroplastik. Diese ist im Wesentlichen eine Konsequenz von Schmerzbefreiung, Verbesserung der Beweglichkeit und Wiederherstellung der Stabilität.

Stabilität Durch Verwendung einer verblockten („linked") Ellenbogenprothese wurde die Stabilität in allen 7 Fällen wieder hergestellt. Zwei unverblockte („unlinked") Implantate sind jedoch postoperativ instabil geworden und in eine Valgusfehlstellung gekippt.

Abb. 6.21 Ellenbogentotalprothesenarthroplastik mit Coonrad-Morrey-Ellenbogen bei ausgeprägtem Knochenverlust und Instabilität (**a, b**). Die gekürzte „extra-small" Ulnakomponente füllt den Ulnamarkraum vollständig aus (**c**). Intraoperative Komplikation mit Frakturierung des Olekranons

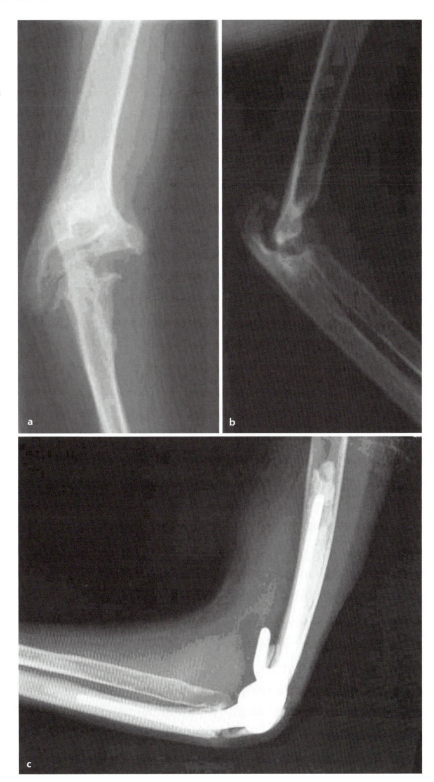

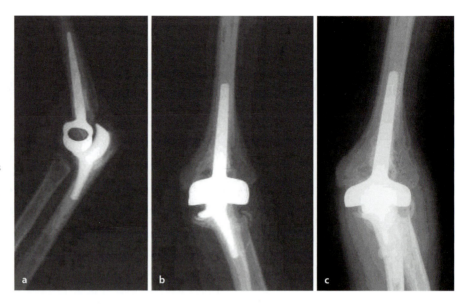

Abb. 6.22 a–c Kudo-Ellenbogenarthroplastik mit Ulnakomponente, die den Ulnamarkraum vollständig ausfüllt und zu einer Achsenfehlstellung mit Verkippung nach ulnar führt. Nach Revision mit einer speziell angefertigten kürzeren und schmaleren Ulnakomponente wird eine Verwerfung durch die konvexe radiale Kortikalis der proximalen Ulna vermieden und die korrekte Gelenkachse stellt sich spontan ein

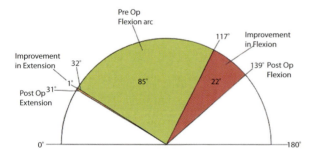

Abb. 6.23 Bewegungsausmaß („range of movement")

Radiologische Ergebnisse

Zwei Kudo-Ellenbogengelenke in einem Patienten mit bilateraler Ellenbogenarthroplastik sind instabil geworden und in eine Valgusfehlstellung gekippt. Beide Gelenke wurden wegen Instabilität revidiert.

„Radiolucent lines" von weniger als 1 mm Breite wurden bei 5 ulnaren und 2 humeralen Komponenten festgestellt. Ein Patient mit einer speziell angefertigten Kudo-Prothese zeigte progrediente Lockerungszeichen bei beiden Prothesenkomponenten. Wegen einer schmerzfreien guten Ellenbogenfunktion hat der Patient bisher eine Wechseloperation verweigert.

Komplikationen

Bei 6 Ellenbogenarthroplastiken sind intra- und postoperative Komplikationen aufgetreten, von denen in 2 Fällen Revisionseingriffe notwendig waren. Revisionen waren notwendig in einem Fall mit persistierender Neuropathie des N. ulnaris und in einem weiteren wegen einer Trizepsruptur ein Jahr postoperativ. Bei zwei anderen Patienten traten passagere Neuropathien des N. ulnaris und bei zwei weiteren Frakturen des Olekranons auf (bei einem Patienten intraoperativ, beim anderen postoperativ). Bei beiden Patienten lagen ursprünglich schwere Erosionen mit gabelförmigen Deformitäten des distalen Humerus und Ausdünnung des Olekranons vor (s. Abb. 6.21).

Revisionseingriffe

Fünf Ellenbogengelenke mussten reoperiert und 3 Ulnakomponenten nach Einbau einer unverblockten Kudo-Prothese revidiert werden. Bei einer dieser Prothesen ist es nach 8 Jahren zur Lockerung der Ulnakomponente gekommen. Diese wurde sehr rasch im Rahmen einer Revisionsarthroplastik der Hüfte manifest, die eine langfristige Entlastung an Stöcken bei einem Patienten nach multiplem Gelenkersatz notwendig machte. Der Ersatz der Ulnaprothesenkomponente mit einer speziell hergestellten Langschaftprothese führte zu einem ausgezeichneten Ergebnis.

Bei einem Patienten ist es nach bilateraler Ellenbogenersatzplastik zur Revision von Interpositionsarthroplastiken beidseits schon früh postoperativ zu einer progredienten Valgusfehlstellung mit Instabilität gekommen. Beide Ellenbogen mussten erneut revidiert werden, wobei die Fehlstellung mit Hilfe von kürzeren geraden Ulnakomponenten beidseits korrigiert werden konnte. Die Ursache für die Entstehung der Valgusfehlstellung war im äußerst engen Markkanal der Ulna und dem geraden Schaft der ulnaren Kudo-Ellenbogenprothesenkomponente zu suchen. Diese konnte nicht in den Markkanal eingesetzt werden, ohne die Prothese in die Fehlstellung zu zwingen (s. Abb. 6.22).

Des Weiteren mussten beide Ellenbogen eines Patienten nach bilateraler Coonrad-Morrey-Ellenbogenarthroplastik wegen Prothesenlockerung revidiert werden. Bei beiden Ellenbogen ist es nach der Prothesenrevision zu Komplikationen mit Infektion gekommen. Beide Kunstgelenke mussten entfernt und im Sinne einer „Salvage"-Operation in eine Resektionsarthroplastik konvertiert werden. Dieser Patient war ursprünglich, d. h. schon vor der Ellenbogentotalprothesenarthroplastik, mit Resektionsarthroplastiken behandelt worden, die zu Komplikationen mit rascher Knochenresorption, Schmerzen und Instabilität geführt hatten. Nach den Revisionen erlitt er weitere Komplikationen, die die Statistik mit vier der insgesamt elf Komplikationen belasteten.

6.4.7 Diskussion

Patienten mit juveniler idiopathischer Arthritis, die zu einer Ellenbogengelenkersatzoperation anstehen, stellen eine Gruppe von schwer handicapierten Menschen dar, die sich häufig schon multiplen Gelenkersatzoperationen unterziehen mussten und die aufgrund ihres Alters oft auch schon rekonstruktive Eingriffe im Bereich ihrer Ellenbogengelenke hatten. Das Durchschnittsalter zum Zeitpunkt der Ellenbogenarthroplastik ist in der Literatur weniger als 36 Jahre und liegt in der oben vorgestellten Serie bei 39 Jahren. Zu diesem Zeitpunkt hatten schon 2/3 dieser Patienten multiple Gelenkersatzoperationen im Bereich der unteren Extremitäten. Zweifellos werden in Zukunft Revisionsoperationen für diese Gelenke anstehen.

Bei neun der insgesamt neunzehn oben genannten Ellenbogen (47 %) ist es insgesamt zu elf Komplikationen gekommen. Diese Zahl liegt in einem vergleichbaren Rahmen wie bei Connor und Morrey (1998) mit 50 % sowie bei Figgie et al. (1999) mit 26 % Komplikationen. Außer einer sind alle Komplikationen und vier von fünf Revisionen bei Patienten aufgetreten bzw. notwendig geworden, die an ihren Ellenbogengelenken voroperiert waren. Sowohl die Resektionsinterpositionsarthroplastik (Fink et al. 2002) wie auch die Synovektomie und Radiusköpfchenresektion (Whaley et al. 2005) führen zu höheren Komplikationsraten nach Ellenbogenarthroplastik, wie in der Literatur gezeigt werden konnte.

Die in der Literatur erwähnten Komplikationsraten nach Ellenbogenarthroplastik bei der rheumatoiden Arthritis des Erwachsenen variieren erheblich. Gschwend et al. (1996) berichteten über eine durchschnittliche Gesamtkomplikationsrate in einer Metaanalyse der Literatur von 1986–1992 von 43 %. Little et al. (2005) ergänzten die Analyse in der englischsprachigen Literatur bis 2003 und erwähnten Komplikationsraten von 14–80 % mit einem Durchschnittswert von 33 %. Vor diesem Hintergrund erscheint eine Komplikationsrate von 50 % in der schwierigen Patientengruppe mit JIA den Erwartungen zu entsprechen, insbesondere wenn es sich um voroperierte Patienten handelt, wie dies sehr häufig der Fall ist. Zudem haben die meisten Komplikationen keine nachteiligen Folgen für das Langzeitergebnis (Connor und Morrey 1998).

Bei der Planung einer Ellenbogenarthroplastik bei Patienten mit JIA sind anatomische Abnormitäten bezüglich Form und Größe von Humerus und Ulna die Regel und nicht die Ausnahme (Dee 1972). Die kleinen Dimensionen stellen die größte Herausforderung bei der Arthroplastik des Ellenbogens bei der JIA dar (Connor und Morrey 1998; Dee 1973). „Custom-made implants" bzw. Sonderanfertigungen mit speziell kleinen Dimensionen bewährter Ellenbogenimplantate müssen fast immer in Erwägung gezogen werden. Sogar mit den kleinsten Prothesenkomponenten wird der Markkanal so vollständig ausgefüllt, dass kein Knochenzement mehr Platz hat und der Zementmantel ungenügend ist. Dies ist eine mögliche Ursache für eine frühe Lockerung. Auf der humeralen Seite können zu große Komponenten zu Fehlstellungen führen mit der Unmöglichkeit, die Gelenkachse der Prothese exakt an die anatomische Gelenkachse des Ellenbogengelenks anzugleichen. Auf der ulnaren Seite führen Rotationsfehlstellungen des Implantats zur Verkippung und Achsenfehlstellung bei unverblockten Oberflächenprothesen. Bei verblockten „linked" Prothesen werden Fehlstellungen toleriert bzw. überdeckt durch die Verkoppelung der Prothesenkomponenten. Jegliche Fehlstellung der Prothesenkomponenten in Relation zu der korrekten anatomischen Gelenkachse führt jedoch zu Stressbildung im Gelenk selbst und damit zu vermehrtem Abrieb und zu vorzeitiger Lockerung. Auch eine korrekte Weichteilspannung ist Voraussetzung für ein korrektes Alignment und die Stabilität des Gelenks, insbesondere bei der Wahl einer unverblockten Prothese.

Weder die in der Literatur publizierten Ergebnisse noch die eigenen Resultate lassen einen Vergleich zwischen verblockten und unverblockten Ellenbogenprothesen bei diesem Patientengut zu. Zudem wurden die Indikationen für beide Prothesentypen unterschiedlich gestellt, da die verblockten Prothesen für Patienten mit ausgeprägtem Knochenverlust und Instabilität verwendet wurden. Mit beiden Prothesentypen wird Schmerzfreiheit und eine Verbesserung von Funktion und Bewegungsausmaß mit hoher Patientenzufriedenheit erzielt. Zu beachten ist jedoch die hohe zu erwartende und nicht zu unterschätzende Komplikationsrate, insbesondere bei voroperierten Patienten. Die JIA ist zudem eine progrediente Erkrankung, und die Beeinträchtigung und Behinderung der Patienten wird mit der Zeit zunehmen. Bei einigen Patienten werden Revisionsoperationen nach Arthroplastiken an den großen Gelenken der unteren Extremitäten anstehen, die die Entlastung an Stöcken notwendig machen und die Ellenbogengelenke zusätzlich belasten und beanspruchen.

Bei einigen Patienten wird aufgrund der prekären ossären Verhältnisse im Ellenbogenbereich bei dem Versagen einer Ellenbogenarthroplastik kaum mehr eine Revision mit einem neuen Ellenbogengelenk möglich sein, sondern lediglich noch eine Konversion in eine Resektionsarthroplastik. Bei diesen jungen Patienten ist ein offenes Gespräch mit Abwägen der langfristigen Möglichkeiten und einer realistischen Langzeitprognose vor einer eventuellen Arthroplastik unumgänglich.

Literatur

Rheumatoide Arthritis und andere entzündliche Synovialkrankheiten

Aldridge JM 3rd, Lightdale NR, Mallon WJ, Coonrad RW (2006) Total elbow arthroplasty with the Coonrad/Coonrad-Morrey prosthesis. A 10–31 year survival analysis. J Bone Joint Surg Br 88:509–514

Angst F, Goldhahn J, John N, Herren DB, Simmen BR (2005) Vergleich des rheumatischen und posttraumatischen Ellenbogengelenks nach Totalprothese. Orthopäde 34:794–800

Assoziation für Orthopädische Rheumatologie (2005) Rheumaorthopädie. Steinkopff. Darmstadt, S 272 ff

Burkhart KJ, Stein G, Skouras E, Müller LP (2010) Revisionsendoprothetik des Ellenbogens. Unfallchirurg 113:996–1005

Cesar M, Roussanne Y, Bonnel F, Canovas F (2007) GSB III total elbow replacement in rheumatoid arthritis. J. Bone Joint Surg Br 89:330–334

Fink B, Krey D, Schmielau G, Tillmann K, Rüther W (2002) Results of elbow endoprothesis in patients with rheumatoid arthritis in correlation with previous operations. J Shoulder Elbow Surg 11:360–367

Larsen A, Dale K, Eek M (1977) Radiographic evaluation of rheumatoid arthritis an related conditions by standard reference film. Acta Radiol Diagn (Stockh) 18:481–491

Loehr JF, Gschwend N, Simmen B, Katzer A (2003) Endoprothetik des Ellenbogens. Orthopädie 32:717–722

Loew M (2007) Standardverfahren in der operativen Orthopädie und Unfallchirurgie. Thieme, Stuttgart, S 408–413

Rehart S, Henniger M, Effenberger H (2005) Das perioperative Management bei Patienten mit rheumatoider Arthritis. Aktuelle Rheumatologie 30(5):284–289

Rehart S, Petak N (2007) Perioperatives Management von Patienten des rheumatischen Formenkreises bei Einnahme von Medikamenten der modernen rheumatischen Basistherapie. Akt Rheumatol 32:74–77

Rüther W, Wiesner L, Tillmann K (1994) Rekonstruktive Operationen am Ellenbogengelenk bei der chronischen Polyarthritis. Akt Rheumatol 19:44–49

Schmidt K, Hilker A, Miehlke RK (2007) Vergleichende Endoprothetik des rheumatischen Ellenbogengelenks. Orthopäde 36:714–722

Ellenbogenprothese bei Trauma und Traumafolgen

Adolfsson L, Hammer R (2006) Elbow hemiarthroplasty for acute reconstruction of intraarticular distal humerus fractures. A preliminary report involving 4 patients. Acta Orthopaedica 77:785–787

Ali A, Shahane S, Stanley D (2010) Total elbow arthroplasty for distal humeral fractures: Indications, surgical approach, technical tips, and outcome. J Shoulder Elbow Surg 19:53–58

Angst F, John M, Pap G, Mannion AF, Herren DB, Flury M, Aeschlimann A, Schwyzer HK, Simmen BR (2005a) Comprehensive assessment of clinical outcome and quality of life after total elbow arthroplasty. Arthritis Rheum 53:78–82

Angst F, Goldhahn J, John M, Herren DB, Simmen BR (2005b) Vergleich des rheumatischen und posttraumatischen Ellenbogengelenks nach Totalprothese. Eine umfassende sowie spezifische Beurteilung von Klinik, Funktion und Lebensqualität. Orthopäde 34:794–800

Armstrong AD, Yamaguchi K (2004) Total elbow arthroplasty and distal humerus elbow fractures. Hand Clin 20:475–483

Atalar AC, Demirhan M, Salduz A, Kilicoglu O, Seyahi A (2009) Functional results of the parallel-plate technique for complex distal humerus fractures. Acta Orthop Traumatol Turc 43:21–27

Babhulkar S, Babhulkar S (2011) Controversies in the management of intra-articular fractures of distal humerus in adults. Indian J Orthop 45:216–225

Baksi DP, Pal AK, Baksi D (2011) Prosthetic replacement of elbow for intercondylar fractures (recent or ununited) of humerus in the elderly. Int Orthop (SICOT) 35:1171–1177

Becker L, Schmidt-Horlohé K, Bonk A, Hoffmann R (2011) Die Ellenbogentotalendoprothese in der Versorgung schwerer Ellenbogenverletzungen des älteren Patienten. Z Orthop Unfall 149:554–559

Bilic R, Kolundzic R, Bicanic G, Korzinek K (2005) Elbow arthrodesis after war injuries. Mil Med 170:164–166

Burkhart KJ, Müller LP, Schwarz C, Mattyasovszky SG (2010a) Behandlung der komplexen intraartikulären Fraktur des distalen Humerus mittels Latitude-Ellenbogenprothese. Oper Orthop Traumatol 3:279–298

Burkhart KJ, Stein G, Skouras E, Müller LP (2010b) Revisionsendoprothetik des Ellenbogens. Unfallchirurg 113:996–1005

Burkhart KJ, Nijs S, Mattyasovszky SG, Wouters R, Gruszka D, Nowak TE, Rommens PM, Müller LP (2011) Distal humerus hemiarthroplasty of the elbow for comminuted distal humeral fractures in the elderly patient. J Trauma 71:635–642

Celli A, Morrey BF (2009) Total elbow arthroplasty in patients forty years of age or less. J Bone Joint Surg Am 91:1414–1418

Chalidis B, Dimitriou C, Papadopoulos P, Petsatodis G, Giannoudis PV (2009) Total elbow arthroplasty for the treatment of insufficient distal humeral fractures. A retrospective clinical study and review of the literature. Injury Int J Care Injured 40:582–590

Cheng SL, Morrey BF (2000) Treatment of the mobile, painful arthritic elbow by distraction interposition arthroplasty. J Bone Joint Surg Br 82:233–238

Cobb TK, Morrey BF (1997) Total elbow arthroplasty as primary treatment for distal humeral fractures in elderly patients. J Bone Joint Surg Am 79:826–832

Day JS, Lau E, Ong KL, Williams GR, Ramsey ML, Kurtz SM (2010) Prevalence and projection of total shoulder and elbow arthroplasty in the United States to 2015. J Shoulder Elbow Surg 19:1115–1120

Dehghan N, Chehade M, McKee MD (2011) Current perspectives in the treatment of periprosthetic upper extremity fractures. J Orthop Trauma 25(Suppl):71–76

Dietz S-O, Nowak TE, Burkhart KJ, Müller LP, Rommens PM (2011) Distale Humerusfraktur beim älteren Menschen. Pro und Contra endoprothetischer Ersatz. Unfallchirurg 114:801–815

Doornberg JN, van Duijn PJ, Linzel D, Ring DC, Zurakowski D, Marti RK, Kloen P (2007) Surgical treatment of intra-articular fractures of the distal part of the humerus. Functional outcome after twelve to thirty years. J Bone Joint Surg Am 89:1524–1532

Fevang B-TS, Lie SA, Havelin LI, Engesaeter LB, Furnes O (2007) Reduction in orthopaedic surgery among patients with chronic inflammatory joint disease in Norway, 1994–2004. Arthritis Rheum 57:529–532

Fevang B-TS, Stein AL, Havelin LI, Skredderstuen A (2009) Results after 562 total elbow replacements: a report from the Norwegian Arthroplasty Register. J Shoulder Elbow Surg 18:449–456

Foruria AM, Sanchez-Sotelo J, Oh LS, Adams RA, Morrey BF (2011) The surgical treatment around the ulnar stem following semiconstrained total elbow arthroplasty. J Bone Joint Surg Am 93:1399–1407

Frankle MA, Herscovici D, DiPasquale TG, Vasey MB, Sanders RW (2003) A comparison of open reduction and internal fixation and primary total elbow arthroplasty in the treatment of intraarticular distal humerus fractures in women older than age 65. J Orthop Trauma 17:473–480

Frattini M, Soncini G, Corradi M, Panno B, Tocco S, Pogliacomi F (2011) Mid-term results of complex distal humeral fractures. Musculoskelet Surg 95:205–213

Gambirasio R, Riand N, Stern R, Hoffmeyer P (2001) Total elbow replacement for complex fractures of the distal humerus. An option for the elderly patient. J Bone Joint Surg Br 83:974–978

Garcia JA, Mykula R, Stanley D (2002) Complex fractures of the distal humerus in the elderly. The role of total elbow replacement as primary treatment. J Bone Joint Surg Br 84:812–816

Gartsmann GM, Sculco TP, Otis JC (1981) Operative treatment of olecranon fractures. Excision or open reduction with internal fixation. J Bone Joint Surg Am 63:718–721

Goldberg SH, Urban RM, Jacobs JJ, King GJW, O'Driscoll SW, Cohen MS (2008) Modes of wear after semiconstrained total elbow arthroplasty. J Bone Joint Surg Am 90:609–619

Goldhahn J, Angst F, John M, Herren DB, Flury M, Schwyzer HK, Simmen BR (2006) Umfassende Messung des Resultats nach Ellenbogenarthroplastik. Bedeutung von Selbstbeurteilung und klinischer Untersuchung. Obere Extremität 1:16–24

Gschwend N (1989) Langzeitergebnisse mit der GSB III Ellbogen-Arthroplastik. Aktuel Probl Chir Orthop 37:72–81

Gschwend N (2002) Present state-of-the-art in elbow arthroplasty. Acta Orthop Belg 68:100–117

Gustilo RB, Anderson JT (1976) Prevention of infection in the treatment of one thousand and twenty-five open fractures of long bones. J Bone Joint Surg Am 58:453–458

Halls AA, Travill A (1964) Transmission of pressures across the elbow joint. Anat Rec 150:243–148

Helfet DL, Schmeling GJ (1993) Bicondylar intraarticular fractures of the distal humerus in adults. Clin Orthop Relat Res 292:26–36

Hessmann MH, Ring DC (2007) Humerus: humerus distal. In: Rüedi TP, Buckley RE, Moran CG (Hrsg) AO principles of fracture management. Thieme, Stuttgart, S 609–625

Hildebrand KA, Patterson SD, Regan WD, MacDermid JC, King GJW (2000) Functional outcome of semiconstrained total elbow arthroplasty. J Bone Joint Surg Am 82:1379–1386

Huang T-L, Chiu F-Y, Chuang T-Y, Chen T-H (2005) The results of open reduction and internal fixation in elderly patients with severe fractures of the distal humerus: a critical analysis of the results. J Trauma 58:62–69

Huang JI, Paczas M, Hoyen HA, Vallier HA (2011) Functional outcomes after open reduction internal fixation of intra-articular fractures of the distal humerus in elderly. J Orthop Trauma 25:259–265

Ikävalko M, Letho MUK (2001) Fractured rheumatoid elbow: treatment with Souter elbow arthroplasty – A clinical and radiologic midterm follow-up study. J Shoulder Elbow Surg 10:256–259

John H, Rosso R, Neff U, Bodoky A, Regazzoni P, Harder F (1994) Operative treatment of distal humeral fractures in the elderly. J Bone Joint Surg Br 76:793–796

John M, Angst F, Pap G, Junge A, Mannion AF (2007a) Cross-cultural adaptation, reliability and validity of the Patient Rated Elbow Evaluation (PREE) for German-speaking patients. Clin Exp Rheumatol 25:195–205

John M, Schenk K, Lieske S, Neumann HW (2007b) Dislocation after total elbow arthroplasty. Orthopade 36:894–907

John M, Angst F, Awiszus F, King GJW, MacDermid JC, Simmen BR (2010) The American Shoulder and Elbow Surgeons Elbow questionnaire: cross-cultural adaptation into German and evaluation of its psychometric properties. J Hand Ther 23:301–314

Kamineni S, Morrey BF (2004a) Distal humeral fractures treated with noncustom total elbow replacement. J Bone Joint Surg Am 86:940–947

Kamineni S, Morrey BF (2004b) Proximal ulnar reconstruction with strut allograft in revision total elbow arthroplasty. J Bone Joint Surg Am 86:1223–1229

Kamrani RS, Mehrpour SR, Aghamirsalim MR, Sorbi R, Bashi RZ, Kaya A (2012) Pin and plate fixation in complex distal humerus fractures: surgical technique and results. Int Orthop 36:839–844

Korner J, Lill H, Müller LP, Hessmann M, Kopf K, Goldhahn J, Gonschorek O, Josten C, Rommens PM (2005) Distal humerus fractures in elderly patients: results after open reduction and internal fixation. Osteoporos Int 16:73–79

Kraay MJ, Figgie MP, Inglis AE, Wolfe SW, Ranawat CS (1994) Primary semiconstrained total elbow arthroplasty. Survival analysis of 113 consecutive cases. J Bone Joint Surg Br 76:636–640

Kraus E, Harstall R, Borisch N, Weber D (2009) Primärer endoprothetischer Ellbogengelenkersatz bei komplexen intraartikulären distalen Humerusfrakturen. Unfallchirurg 112:692–698

Lee DH (1999) Posttraumatic elbow arthritis and arthroplasty. Orthop Clin North Am 30:141–162

Lee BP, Adams RA, Morrey BF (2005) Polyethylene wear after total elbow arthroplasty. J Bone Joint Surg Am 87:1080–1087

Lee KT, Lai CH, Singh S (2006) Results of total elbow arthroplasty in the treatment of distal humerus fractures in elderly Asian patients. J Trauma 61:889–892

Loebenberg MI, Adams R, O'Driscoll SW, Morrey BF (2005) Impaction grafting in revision total elbow arthroplasty. J Bone Joint Surg Am 87:99–106

Mansat P, Adams RA, Morrey BF (2004) Allograft-prosthesis composite for revision of catastrophic failure of total elbow arthroplasty. J Bone Joint Surg Am 86:724–735

Marra G, Morrey BF, Gallay SH, McKee MD, O'Driscoll S (2006) Fracture and non-union of the olecranon in total elbow arthroplasty. J Shoulder Elbow Surg 15:486–494

Martini A-K (2003) Orthopädie und Orthopädische Chirurgie: Ellenbogen, Unterarm, Hand. Thieme, Stuttgart

McAuliffe JA, Burkhalter WE, Ouellette EA, Carneiro RS (1992) Compression plate arthrodesis of the elbow. J Bone Joint Surg Br 74:300–304

McKee MD, Pugh DMW, Richards RR, Pedersen E, Jones C, Schemitsch EH (2003) Effect of humeral condyle resection on strength and functional outcome after semi-constrained total elbow arthroplasty. J Bone Joint Surg Am 85:802–807

McKee MD, Veillette CJH, Hall JA, Schemitsch EH, Wild LM, McCormack R, Perey B, Goetz T, Zomar M, Moon K, Mandel S, Petit S, Guy P, Leung I (2009) A multicenter, prospective, randomized, controlled trial of open reduction-internal fixation versus total elbow arthroplasty for displaced intra-articular distal humeral fractures in elderly patients. J Shoulder Elbow Surg 18:3–12

Mellen RH, Phalen GS (1947) Arthroplasty of the elbow by replacement of the distal portion of the humerus with an acrylic prosthesis. J Bone Joint Surg Am 29:348

Moro JK, King GJW (2000) Total elbow arthroplasty in the treatment of posttraumatic conditions of the elbow. Clin Orthop Relat Res 370:102–114

Morrey BF, Schneeberger AG (2009) Total elbow arthroplasty for posttraumatic arthrosis. Instr Course Lect 58:495–504

Morrey BF (2000) Fractures of the distal humerus. Role of elbow replacement. Orthop Clin North Am 31:145-154

Morrey BF, Askew LJ, Chao EY (1981) A biomechanical study of normal functional elbow motion. J Bone Joint Surg Am 63:872–877

Morrey BF, An KN, Stormont TJ (1988) Force transmission through the radial head. J Bone Joint Surg Am 70:250–256

Müller ME, Nazarian S, Koch P (1990) The AO classification of long bones. Springer, Berlin

Müller LP, Dietz S-O, Rommens PM, Morrey BF (2003) Total Elbow replacement as primary treatment for complex fractures of the distal osteopenic humerus. Eur J Trauma 29:63–67

Müller LP, Kamineni S, Rommens PM, Morrey BF (2005) Primary total elbow replacement for fractures of the distal humerus. Operat Orthop Traumatol 17:119–142

Nauth A, McKee MD, Ristevski B, Hall J, Schemitsch EH (2011) Distal humeral fractures in adults. J Bone Joint Surg Am 93:686–700

Nestor BJ (1998) Surgical treatment of the rheumatoid elbow. Rheum Dis Clin North Am 24:83–99

Obremskey WT, Bhandari M, Dirschl DR, Schemitsch EH (2003) Internal fixation versus arthroplasty of comminuted fractures of the distal humerus. J Orthop Trauma 17:463–465

Palvanen M, Kannus P, Niemi S, Parkkari J (1998) Secular trends in the osteoporotic fractures of the distal humerus in elderly women. Eur J Epidemiol 14:159–164

Papaioannou N, Babis GC, Kalavritinos J, Pantazopoulos T (1995) Operative treatment of type C intra-articular fractures of the distal humerus: the role of stability achieved at surgery on final outcome. Injury 26:169–173

Parsons M, O`Brien RJ, Hughes JS (2005) Elbow hemiarthroplasty for acute and salvage reconstruction of intra-articular distal humeral fractures. Tech Shoulder Elbow Surg 6:87–97

Prasad N, Dent C (2008) Outcome of total elbow replacement for distal humeral fractures in the elderly. A comparison of primary surgery and surgery after failed internal fixation or conservative treatment. J Bone Joint Surg Br 90:343–348

Quenneville CE, Austmann RL, King GJW, Johnson JA, Dunning CE (2008) Role of an anterior flange on cortical strains through the distal humerus after total elbow arthroplasty with a Latitude implant. J Hand Surg 33:927–931

Ramsey ML (2007) Management of periprosthetic fractures. In: Yamaguchi K, King GJW, McKee MD, O'Driscoll SWM

(Hrsg) Advanced reconstruction elbow. American Shoulder and Elbow Surgeons. AAOS, Rosemont, IL, USA, S 325–334

Ray PS, Kakarlapudi K, Rajsekhar C, Bhamra MS (2000) Total elbow arthroplasty as primary treatment for distal humeral fractures in elderly patients. Injury Int J Care Injured 31:687–692

Ring D, Jupiter JB (2000) Fractures of the distal humerus. Orthop Clin North Am 31:103–113

Robinson CM, Hill RM, Jacobs N, Dall G, Court-Brown CM (2003) Adult distal humeral metaphyseal fractures: epidemiology and results of treatment. J Orthop Trauma 17:38–47

Sanchez-Sotelo J, O'Driscoll S, Morrey BF (2002) Periprosthetic humeral fractures after total elbow arthroplasty: treatment with implant revision and strut allograft augmentation. J Bone Joint Surg Am 84:1642–1650

Schmidt-Horlohé K, Siebenlist S, Stöckle U, Hoffmann R (2011) Frakturen des distalen Humerus. Z Orthop Unfall 149:95–110

Schneeberger AG, Adams R, Morrey BF (1997) Semiconstrained total elbow replacement for the treatment of posttraumatic osteoarthrosis. J Bone Joint Surg Am 79:1211–1222

Shifrin PG, Johnson DP (1990) Elbow hemiarthroplasty with 20-year follow-up study. A report and literature review. Clin Orthop Relat Res 254:128–133

Siebenlist S, Stöckle U, Lucke M (2009) Problematik osteoporotischer Frakturen am Ellenbogen. Obere Extremität 4:160–167

Simmen BR, Gschwend N (1995) Elbow arthroplasty – cinderella of arthroplasty: reconstruction of the elbow with the GSB III elbow prosthesis. In: Baumgartner H, Dvorak J, Grob D, Munziger U, Simmen BR (Hrsg) Rheumatoid arthritis. Thieme, Stuttgart, S 198–212

Södergård J, Sandelin J, Böstman O (1992) Postoperative complications of distal humeral fractures. 27/96 adults followed up for 6 (2–10) years. Acta Orthop Scand 63:85–89

Srinivasan K, Agarwal M, Matthews SJ, Giannoudis PV (2005) Fractures of the distal humerus in the elderly: is internal fixation the treatment of choice? Clin Orthop Relat Res 434:222–230

Street DM, Stevens PS (1974) A humeral replacement prosthesis for the elbow. J Bone Joint Surg Am 56:1147–1158

Swoboda B, Scott RD (1999) Humeral hemiarthroplasty of the elbow joint in young patients with rheumatoide arthritis. A report on 7 arthroplasties. J Arthroplasty 14:553–559

Throckmorton T, Zarkadas P, Sanchez-Sotelo J, Morrey BF (2010) Failure patterns after linked semiconstrained total elbow arthroplasty for posttraumatic arthritis. J Bone Joint Surg Am 92:1432–1441

Wainwright AM, Williams JR, Carr AJ (2000) Interobserver and intraobserver variation in classification systems for fractures of the distal humerus. J Bone Joint Surg Br 82:636–642

Walz M, Auerbach F (2006) Die distale intraartikuläre Humerusfraktur beim alten Menschen. Unfallchirurg 109:940–947

Weber O, Burger C (2010) Endoprothetik am Ellenbogen. Unfallchirurg 113:976

Weber O, Burger C, Kabir K, Wirtz DC, Goost H (2009a) Primäre Alloarthroplatik des frakturierten Ellenbogens beim hochbetagten Patienten. Unfallchirurg 112:778–784

Weber O, Kälicke T, Wirtz D, Burger C (2009b) Distale intraartikuläre Humerusfraktur beim älteren Patienten: Endoprothese oder Osteosynthese? Z Orthop Unfall 147:553–560

Weber O, Burger C, Stein G, Gravius S, Wirtz DC, Pennekamp PH, Kraft CN, Müller M (2010) Frakturendoprothetik am Ellenbogen. Uni- und bikompartimentelle Alloarthroplastik am humeroulnaren Gelenk. Unfallchirurg 113:977–983

Zalavras CG, McAllister ET, Singh A, Itamura JM (2007) Operative treatment of intra-articular distal humerus fractures. Am J Orthop 36(Suppl 2):8–12

Ellenbogenendoprothetik bei Tumoren

Asavamongkolkul A, Eckardt JJ, Eilber FR, Dorey FJ, Ward WG, Kelly CM, Wirganowicz PZ, Kabo JM (1999) Endoprosthetic reconstruction for malignant upper extremity tumors. Clin Orthop Relat Res 360:207–220

Athwal GS, Chin PY, Adams RA, Morrey BF (2005) Coonrad-Morrey total elbow arthroplasty for tumours of the distal humerus and elbow. J Bone Joint Surg Br 87:1369–1374

Balke M, Ahrens H, Streitbürger A, Gosheger G, Hardes J (2009) Modular endoprosthetic reconstruction in malignant bone tumors: indications and limits. Recent Results Cancer Res 179:39–50

Bos G, Sim F, Pritchard D, Shives T, Rock M, Askew L, Chao E (1987) Prosthetic replacement of the proximal humerus. Clin Orthop Relat Res 224:178–191

Bruns J, Delling G, Gruber H, Lohmann CH, Habermann CR (2007) Cementless fixation of megaprostheses using a conical fluted stem in the treatment of bone tumours. J Bone Joint Surg Br 89:1084–1087

Donati D, Di Liddo M, Zavatta M, Manfrini M, Bacci G, Picci P, Capanna R, Mercuri M (2000) Massive bone allograft reconstruction in high-grade osteosarcoma. Clin Orthop Relat Res 377:186–194

Eckardt JJ, Lesavoy MA, Dubrow TJ, Wackym PA (1990) Exposed endoprosthesis. Management protocol using muscle and myocutaneous flap coverage. Clin Orthop Relat Res 251:220–229

Enneking WF (1988) A system of staging musculoskeletal neoplasms. Instr Course Lect 37:3–10

Gosheger G, Hillmann A, Lindner N, Rödl R, Hoffmann C, Bürger H, Winkelmann W (2001) Soft tissue reconstruction of megaprostheses using a trevira tube. Clin Orthop Relat Res 393:264–271

Gosheger G, Hardes J, Ahrens H, Streitburger A, Buerger H, Erren M, Gunsel A, Kemper FH, Winkelmann W, Eiff C von (2004) Silver-coated megaendoprostheses in a rabbit model – an analysis of the infection rate and toxicological side effects. Biomaterials 25:5547–5556

Gosheger G, Gebert C, Ahrens H, Streitbuerger A, Winkelmann W, Hardes J (2006) Endoprosthetic reconstruction in 250 patients with sarcoma. Clin Orthop Relat Res 450:164–171

Hanna SA, David LA, Aston WJ, Gikas PD, Blunn GW, Cannon SR, Briggs TW (2007) Endoprosthetic replacement of the distal humerus following resection of bone tumours. J Bone Joint Surg Br 89:1498–1503

Hardes J, Gebert C, Schwappach A, Ahrens H, Streitburger A, Winkelmann W, Gosheger G (2006) Characteristics and outcome of infections associated with tumor endoprostheses. Arch Orthop Trauma Surg 126:289–296

Jeys LM, Grimer RJ, Carter SR, Tillman RM (2003) Risk of amputation following limb salvage surgery with endoprosthetic replacement, in a consecutive series of 1261 patients. Int Orthop 27:160–163

Kulkarni A, Fiorenza F, Grimer RJ, Carter SR, Tillman RM (2003) The results of endoprosthetic replacement for tumours of the distal humerus. J Bone Joint Surg Br 85:240–243

Kumar D, Grimer RJ, Abudu A, Carter SR, Tillman RM (2003) Endoprosthetic replacement of the proximal humerus. Long-term results. J Bone Joint Surg Br 85:717–722

Malawer MM, Chou LB (1995) Prosthetic survival and clinical results with use of large-segment replacements in the treatment of high-grade bone sarcomas. J Bone Joint Surg Am 77:1154–1165

Mittermayer F, Krepler P, Dominkus M, Schwameis E, Sluga M, Heinzl H, Kotz R (2001) Long-term followup of uncemented tumor endoprostheses for the lower extremity. Clin Orthop Relat Res 388:167–177

Morrey BF, Bryan RS, Dobyns JH, Linscheid RL (1981) Total elbow arthroplasty. A five-year experience at the Mayo Clinic. J Bone Joint Surg Am 63:1050–1063

Picci P, Sangiorgi L, Rougraff BT, Neff JR, Casadei R, Campanacci M (1994) Relationship of chemotherapy-induced necrosis and surgical margins to local recurrence in osteosarcoma. J Clin Oncol 12:2699–2705

Ross AC, Wilson JN, Scales JT (1987) Endoprosthetic replacement of the proximal humerus. J Bone Joint Surg Br 69:656–661

Safran MR, Kody MH, Namba RS, Larson KR, Kabo JM, Dorey FJ, Eilber FR, Eckardt JJ (1994) 151 endoprosthetic reconstructions for patients with primary tumors involving bone. Contemp Orthop 29:15–25

Sluga M, Windhager R, Lang S, Heinzl H, Bielack S, Kotz R (1999) Local and systemic control after ablative and limb sparing surgery in patients with osteosarcoma. Clin Orthop Relat Res 358:120–127

Sperling JW, Pritchard DJ, Morrey BF (1999) Total elbow arthroplasty after resection of tumors at the elbow. Clin Orthop Relat Res 367:256–261

Tunn PU, Schmidt-Peter P, Pomraenke D, Hohenberger P (2004) Osteosarcoma in children: long-term functional analysis. Clin Orthop Relat Res 421:212–217

Weber KL, Lin PP, Yasko AW (2003) Complex segmental elbow reconstruction after tumor resection. Clin Orthop Relat Res 415:31–44

Ellenbogenarthroplastik bei juveniler idiopathischer (rheumatoider) Arthritis

Cassidy JT, Petty RE (2001) Juvenile rheumatoid arthritis. In: Cassidy JT, Petty RE (Hrtsg) Textbook of paediatric rheumatology, 4. Aufl. WB Saunders, Philadelphia, S 218–321

Connor PM, Morrey BF (1998) Total elbow arthroplasty in patients who have juvenile rheumatoid arthritis. J Bone Joint Surg Am 80:678–688

Dee R (1972) Total replacement arthroplasty of the elbow for rheumatoid arthritis. J Bone Joint Surg Br 54:88–95

Dee R (1973) Total replacement of the elbow joint. Orthop Clin North Am 4:415–433

Dennis DA, Clayton ML, Ferlic DC, Stringer EA, Bramlett KW (1990) Capitello-Condylar total elbow arthroplasty for rheumatoid arthritis. J Arthroplasty 5(Suppl):S 83–88

Ewald FC, Simmons ED Jr, Sullivan JA, Thomas WH, Scott RD, Poss R, Thornhill TS, Sledge CB (1993) Capitellocondylar total elbow replacement in rheumatoid arthritis. J Bone Joint Surg Am 75:498–507

Fernandez-Pallazzi F, Rodriguez J, Oliver G (2008) Elbow interposition arthroplasty in children and adolescents: long-term follow up. Int Orthop 32:247–250

Figgie MP, Dunbar RL, Inglis AE (1999) Total elbow replacement for juvenile arthritis. ASES abstracts. J Shoulder Elbow Surg 8:662

Fink CW and Task Force for Classification Criteria (1995) Proposal for the development of classification for idiopathic arthritides of childhood. J Rheumatol 22:1566–1569

Fink B, Krey D, Schmielau G, Tilman K, Ruther W (2002) Results of elbow endoprostheses in patients with rheumatoid arthritis in correlation with previous operations. J Shoulder Elbow Surg 11:360–367

Gill DR, Morrey BF (1998) The Coonrad-Morrey total elbow arthroplasty in patients who have rheumatoid arthritis. A ten to fifteen year follow up. J Bone Joint Surg Am 80:1327–1335

Glueck D, Gellman H (2005) Management of the upper extremity in juvenile rheumatoid arthritis. J Am Acad Orthop Surg 13:254–266

Gschwend N, Simmen BR, Matejovsky Z (1996) Late complications in elbow arthroplasty. J Shoulder Elbow Surg 5:86–96

Gschwend N, Scheier NH, Baehler AR (1999) Long-term results of the GSB III elbow arthroplasty. J Bone Joint Surg Br 81:1005–1012

Hamalainen MMJ, Kitaoka Y (1991) Late radiographic results after resection skin interposition arthroplasty of the elbow in rheumatoid arthritis. In: Hamalainen M, Hagena FW (Hrsg) Rheumatoid arthritis surgery of the elbow. Rheumatology, vol 15. Karger, Basel, S 42–46

Inglis AE, Pellicci PM (1980) Total elbow replacement. J Bone Joint Surg Am 62:1252–1258

Inglis AE, Figgie MP (1993) Rheumatoid arthritis. In: Morrey BF (Hrsg) The elbow and its disorders, 2. Aufl. WB Saunders, Philadelphia, S 753

Jolles BM, Grosso P, Bogoch ER (2007) Shoulder arthroplasty for patients with juvenile idiopathic arthritis. J Arthroplasty 22:876–883

Kimura Ch, Vainio K (1976) Arthroplasty of the elbow in rheumatoid arthritis. Arch Orthop Unfall Chir 84:339–348

Larsen A, Dale K, Eek M (1977) Radiographic evaluation of rheumatoid arthritis and related conditions by standard reference films. Acta Radiol 18:481–491

Little CP, Graham AJ, Carr AJ (2005) Total elbow arthroplasty: a systemic review of the literature in the English language until the end of 2003. J Bone Joint Surg Br 87:437–444

Ljung P, Jonsson K, Larsson K, Rydholm U (1996) Interposition arthroplasty of the elbow with rheumatoid arthritis. J Shoulder Elbow Surg 5:81–85

Literatur

Mansat P, Morrey BF (2000) Semiconstrained total elbow arthroplasty for ankylosed and stiff elbows. J Bone Joint Surg Am 82:1260–1268

Morrey BF, Adams RA (1992) Semiconstrained arthroplasty for the treatment of rheumatoid arthritis of the elbow. J Bone Joint Surg Am 74-A:479–490

Mozziconacci P, Prieur AM, Hayem F, Oury C (1983) Joint prognosis in systemic chronic juvenile arthritis (100 cases). Sem Hop 59:3357–3360

Packham JC, Hall MA (2002) Long-term follow up of 246 adults with juvenile idiopathic arthritis: functional outcome. Rheumatology 41:1428–1435

Peden JP, Morrey BF (2008) Total Elbow replacement for the management of the ankylosed or fused elbow. J Bone Joint Surg Br 90:1198–1204

Ruther W, Tillmann K (1996) Resection interposition arthroplasty of the elbow in rheumatoid arthritis. In: Ruther W (Hrsg) Endoprosthetic replacement and non endoprosthetic procedures. Springer, Berlin, S 57–67

Thomas S, Price AJ, Sankey RA, Thomas M (2005) Shoulder hemiarthroplasty in patients with juvenile idiopathic arthritis. J Bone Joint Surg Br 87:672–676

Whaley A, Morrey BF, Adams R (2005) Total elbow arthroplasty after previous resection of the radial head and synovectomy. J Bone Joint Surg Br 87:47–53

Wilson DW, Arden GP, Ansell BM (1973) Synovectomy of the elbow in rheumatoid arthritis. J Bone Joint Surg Br 55:106–111

Gelenkerhaltende und nichtendoprothetische Operationen

Stefan Rehart, Wolfgang Rüther, Peter Schleifer, Klaus Schmidt und Sebastian Seitz

7.1 Arthroskopie

Klaus Schmidt

7.1.1 Einleitung

Im ersten Bericht über eine arthroskopische Untersuchung des Ellenbogengelenks von Burman aus 1931 kommt dieser zu dem Schluss, dass das Ellenbogengelenk aufgrund seiner anatomischen Enge und der Nähe von Gefäßen und Nerven für diese Technik ungeeignet sei. Erst mit der Entwicklung technisch verbesserter Arthroskope kam es zu einer Renaissance der Arthroskopie. So entwickelte Watanabe 1971 das 1,7-mm-No.-24-Arthroskop für die Anwendung in kleinen Gelenken. Nahezu 10 Jahre später wurden die ersten Erfahrungen über klinische Anwendungen der Ellenbogenarthroskopie publiziert (Hempfling 1983; Maeda 1980). Trotz Weiterentwicklung der Technik und der Instrumentarien zählen Ellenbogenarthroskopien auch heute noch zu den eher selten durchgeführten Operationen.

Die starke Krümmung der kongruenten Gelenkflächen und die straffe Bandführung lassen schon beim gesunden Ellenbogengelenk – und noch weniger beim kontrakten – nur einen eingeschränkten Blick auf die humeroulnaren und die radioulnaren die Gelenkflächen zu. Bei geeigneter Portalplatzierung sind die Übersichtsverhältnisse im humeroradialen Kompartiment etwas günstiger. Operative Maßnahmen sind daher hauptsächlich im dorsalen bzw. ventralen Gelenkrezessus und an den Gelenkflächenrandbezirken möglich. Unter Beachtung des Verlaufs der nahegelegenen Nerven und Gefäße ist bei Verwendung von Standardzugängen ein komplikationsarmes Vorgehen möglich (Kelly et al. 2001).

7.1.2 Indikationen

Üblicherweise wird die Arthroskopie am Ellenbogen, wie auch an anderen Gelenken, primär als therapeutische Maßnahme eingesetzt. Hierzu zählen als klassische Indikation die Entfernung freier Gelenkkörper bei Osteochondrosis dissecans, posttraumatisch oder bei Osteoarthrose, ferner die Abtragung arthrotischer bewegungsbegrenzender Osteophyten, die häufig bei wiederkehrenden Überbelastungen, etwa im Sinne des Valgus-Extensions-Überbelastungssyndroms auf-

---

S. Rehart (✉) · P. Schleifer
Klinik für Orthopädie und Unfallchirurgie, AGAPLESION Markus-Krankenhaus, Akademisches Lehrkrankenhaus, Wilhelm-Epstein-Str. 2, 60431 Frankfurt am Main, Deutschland
E-Mail: Rehart@fdk.info

P. Schleifer
E-Mail: Peter.Schleifer@fdk.info

W. Rüther
Klinik und Poliklinik für Orthopädie, Universitätsklinikum Hamburg Eppendorf, Martinistr.52, 20246 Hamburg, Deutschland
E-Mail: ruether@uke.uni-hamburg.de

K. Schmidt
Chefarzt Orthopädie und Rheumaorthopädie, Katholisches Krankenhaus Dortmund-West, 44379, Dortmund, Zollernstr. 40, Deutschland
E-Mail: k.schmidt@krankenhaus-kirchlinde.de

S. Seitz
Klinik und Poliklinik für Orthopädie, Universitätsklinikum Hamburg-Eppendorf, Martinistr.52, 20246 Hamburg, Deutschland
E-Mail: s.seitz@klinikumbb.de

treten. Auch das Lösen von bewegungsbehindernden, meist postarthritischen Gelenkverklebungen stellt eine gute Indikation dar, zumal hier direkt postoperativ relativ schmerzfrei aktiv und passiv beübt werden kann. Die bekannten Probleme der geschlossenen Mobilisation des einsteifenden Ellenbogengelenks – sowohl die Verletzung der periartikulären Weichteilstrukturen mit Ausbildung von ektoper Kalzifikation als auch die Traumatisierung von Gelenkknorpel und Knochen – kann durch die wesentlich schonendere arthroskopische Arthrolyse umgangen werden. Ein Brisement forcè ohne vorherige arthroskopische Abklärung und gezielter arthroskopischer Arthrolyse sollte nur noch ausnahmsweise durchgeführt werden. Wenn die Synovialitis trotz geeigneter medikamentöser Therapie persistiert, gilt die Synovialektomie des Ellenbogengelenks als Eingriff der Wahl bei rheumatoider Arthritis. Hierbei ist in mittleren Stadien (Larsen 2–3) die beste Schmerzlinderung und in höheren Larsenstadien immer noch eine deutliche Verbesserung der Schmerzsituation zu erwarten ist (Larsen et al. 1977; Hagena 1991).

Indikation bei fortgeschrittener Ellenbogengelenkdestruktion
Bei einer Inzidenz der rheumatoiden Arthritis von ca. 1% der nordeuropäischen Bevölkerung und einer Befallsrate von 20–70% der Ellenbogengelenke bei rheumatoider Arthritis (RA) stellt die rheumatische Kubarthritis die häufigste Ursache für fortgeschrittene Ellenbogengelenksveränderungen vor den posttraumatischen, den degenerativen und postinfektiösen Zuständen dar (Schmidt et al. 2002). Anders als an den häufig endoprothetisch versorgten Gelenken der unteren Extremität ist die Indikation zum Kunstgelenkersatz am Ellenbogen mit deutlicher Zurückhaltung zu stellen. Dem hohen Grad an Schmerzreduktion, Bewegungszunahme und Stabilitätsgewinn in mehr als 70%, steht eine hohe Komplikationsrate von 14–80% und eine daraus resultierende hohe mittelfristige Revisionsrate bzw. Explantationsrate gegenüber (Little et al. 2005; Schmidt et al. 2007).

Dem aktiven und jüngeren Patienten mit einer zu erwartenden aktiven Lebensphase von mehr als 10 Jahren sollte daher zunächst ein Gelenkdébridement bzw. eine Resektionsarthroplastik des Ellenbogengelenks angeboten werden. Inwieweit diese Verfahren offen oder arthroskopisch durchgeführt werden, hängt in hohem Maße von der Erfahrung und den techni-

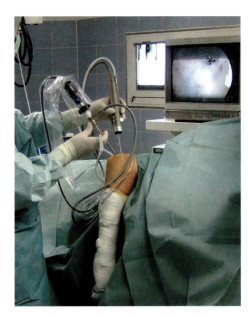

Abb. 7.1 Arthroskopie im dorsalen Ellenbogenkompartiment

schen Möglichkeiten des jeweiligen Operateurs ab. Sind umschriebene osteophytäre Anbauten oder freie Gelenkkörper als ursächlich für die Bewegungseinschränkung zu erkennen oder steht eine Schmerzsymptomatik aufgrund einer Synovitis im Vordergrund, so kann arthroskopisch zuverlässig das Therapieziel erreicht werden. Bei erkennbar extraartikulär bedingten Kontrakturen, die nach insbesondere längerem Bewegungsverlust häufig vorliegen, ist ein offenes Vorgehen zu bevorzugen. Destruierte instabile Ellenbogengelenke sind operativ nur durch eine Endoprothese oder in Ausnahmefällen durch eine Arthrodese zu versorgen.

7.1.3 Technik des arthroskopischen Ellenbogendébridements

Zum Erhalt einer hinreichenden Gelenkübersicht muss die Ellenbogenarthroskopie in Blutleere durchgeführt werden. Bei Rückenlagerung des Patienten wird der Arm an einem steril abzudeckenden Armhalter aufgehängt. Alternativ kann der Patient in Bauchlagerung mit Lagerung des Armes auf einer Operationstischverbreiterung oder aber in Seitlage mit Lagerung des Ellenbogens über einen am Tisch angeschlagenen Bügel positioniert werden (Abb. 7.1 und 7.2). Die Anwendung einer Rollenpumpe mit mittleren Drücken (<100 mmHg) ist vorteilhaft.

7 Gelenkerhaltende und nichtendoprothetische Operationen

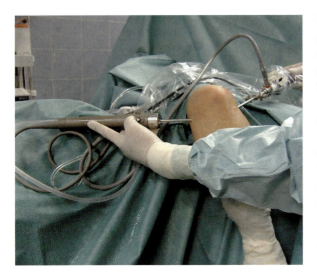

Abb. 7.2 Ellenbogenarthroskopie im ventralen Kompartiment

Zur Verbesserung von Schmerz- und Schwellungssymptomatik, aber auch zur Verbesserung der Gelenkübersicht erfolgt zunächst eine Synovialektomie. Freie Gelenkkörper werden entfernt. Ein Kapsel-Release unter Beachtung der gelenknahen Nerven erfolgt dorsal und ventral am Humerus streng periostnah mittels Shaver, elektrokaustisch oder mit einem eingeführten schmalen Elevatorium. Ein extraartikuläres endoskopisches Kapsel-Release ist für ausgeprägte Kontrakturen beschrieben worden (Kamineni et al. 2007). Eine vorsichtige partielle Kapselresektion mit Ausdünnung ist jedoch meist hinreichend. Osteophytäre Anbauten am Olekranon bzw. Proc. coronoideus können mittels Turbinenfräse oder schmalem Meißel vollständig oder teilweise entfernt werden. Die Fossa olecrani bzw. coronoidei wird ausgeschliffen, ggf. wird eine Fensterung nach Kashiwaki durchgeführt. Ein oftmals sperrendes Radiusköpfchen wird rein arthroskopisch oder über einen Mini-open-Zugang entfernt. Erst danach erfolgt ein dosiertes Brisement forcé.

Eine unmittelbar postoperativ beginnende Bewegungstherapie unter ausreichender Analgetika- und Antiphlogistikagabe ist zwingend notwendig.

7.1.4 Ergebnisse des arthroskopischen Gelenkdébridements

Vorteil des arthroskopischen Gelenkdébridements ist die kürzere und schmerzärmere Nachbehandelbarkeit. Dennoch scheint die Bewegungsverbesserung im Vergleich zum offenen Vorgehen tendenziell geringer, die Schmerzreduktion jedoch eher günstiger zu sein (Cohen et al. 2000). Mittelfristig sind klinisch günstige Ergebnisse mit einem Bewegungsgewinn von 10–75° und einer Schmerzreduktion in mehr als 80 % zu erwarten (Adams et al. 2008; Krishnan et al. 2007). Langfristig ist wie bei der offenen Methode eine Verschlechterung der Ergebnisse zu erwarten (Tillmann und Rüther 1997). Obwohl temporäre Nervenirritationen in ca. 3 % auftreten, sind dauerhafte Komplikationen selten (Kelly et al. 2001).

7.1.5 Fazit

Angesichts der hohen Komplikationsrate der Ellenbogenendoprothetik ist insbesondere für jüngere und aktive Patienten ein Gelenkdébridement bzw. eine Resektionsarthroplastik bei mittleren bis höheren Destruktionsgraden und hinreichender Gelenkstabilität die Behandlung der ersten Wahl. Sind umschriebene osteophytäre Anbauten oder freie Gelenkkörper als ursächlich für eine störende Bewegungseinschränkung zu erkennen oder steht eine Schmerzsymptomatik aufgrund einer Synovialitis im Vordergrund, so kann arthroskopisch zuverlässig ein günstiges Therapieergebnis erreicht werden. Bei erneuter Befundverschlechterung ist eine spätere endoprothetische Versorgung ohne Nachteile durch das vorgegangene arthroskopische Ellenbogengelenkdébridement möglich.

7.2 Alternative und konkurrierende Maßnahmen – Synovektomie und Spätsynovektomie bei rheumatoider Arthritis

Stefan Rehart und Peter Schleifer

Das Erkrankungsstadium und die Stabilität des Ellenbogengelenks haben entscheidenden Einfluss auf die Wahl der Therapie. Neben der medikamentösen internistischen Therapie mit Basistherapeutika und NSAR erfolgt eine Steigerung der Phalanx der Optionen von den konservativen Verfahren über die gering invasiven Vorgehen bis zum operativen Eingriff.

Der natürliche Verlauf der Erkrankung im Sinne einer Destruktion des Gelenks wird durch die Synovektomie nicht gestoppt, jedoch im zeitlichen Verlauf verzögert und der endoprothetische Totalersatz wird nach hinten verschoben.

7.2.1 Physio- und Ergotherapie

Die Physio- und die Ergotherapie sind wesentliche Eckpfeiler zur Erhaltung der Funktion am Ellenbogengelenk bei der Unterstützung der konservativen Therapie mit den Basismedikamenten und NSAR. Eine individuelle orthetische Versorgung bei Instabilitäten kann das Gelenk stabilisieren und so eine operative Therapie hinauszögern oder bei Kontraindikationen zu chirurgischem Vorgehen die Ultima Ratio darstellen. Die Ergotherapie bietet dabei zusätzlich Informationen zum Gelenkschutz bei den Aktivitäten des täglichen Lebens und im Beruf sowie zu den Hilfsmitteln.

7.2.2 Injektionen

Ein schmerzhaft entzündetes Ellenbogengelenk in allen Larsen-Stadien kann durch die Infiltration von Kortikosteroiden möglicherweise schnell und effektiv behandelt werden. In der Literatur werden Erfolgsraten zwischen 40 und 90% angegeben.

Das Vorgehen bietet jedoch keine sichere Rezidivprophylaxe und kann nicht unbegrenzt in kurzen Abständen wiederholt werden. Die Leitlinien der AWMF für die intraartikuläre Infiltration sind zu beachten. Eine iatrogene Inokulation von Keimen stellt eine besondere Gefahr dar. Gegebenenfalls können an die Kortisoninfiltration weitere Injektionsbehandlungen mit Hyalurosäure angeschlossen werden; mit hoher Wahrscheinlichkeit sind lediglich die frühen Larsenstadien 0–2 sinnvoll dafür geeignet.

7.2.3 Arthroskopische Frühsynovektomie mit nachfolgender Radiosynoviorthese (RSO)

Die Indikation zur arthroskopischen (ASK) Frühsynovektomie mit anschließender Radiosynoviorthese (RSO) sehen wir in den frühen Larsen-Stadien (0–2/3), nachdem die Optimierung der Basismedikation und intraartikuläre Kortison- (und ggf. Hyaluronsäure-) Infiltrationen nach maximal 3 Monaten nicht den gewünschten Erfolg in Bezug auf ein Sistieren einer Synovialitis gebracht haben.

Die arthroskopische Frühsynovektomie führt durch Entfernung des entzündeten Kapselgewebes zur erheblichen Reduktion der Entzündungsmediatoren im Gelenk und verhindert dadurch eine sekundäre Gelenkschädigung am Knorpel und dem stabilisierenden Bandapparat. Kerschbaumer berichtete 1998 über deutlich bessere Resultate nach ASK mit anschließender Radiosynoviorthese (in dieser Reihenfolge!) als nach jedem der Verfahren allein.

Durch die Einführung der Biologika ist die Anzahl der arthroskopischen Frühsynovektomien deutlich gesunken. Die Methode behält jedoch ihren Stellenwert bei Patienten, die weder auf Basistherapeutika noch auch intraartikuläre Injektionen oder Radiosynoviorthesen ansprechen.

Der Erfolg hängt im Wesentlichen vom Erkrankungsstadium ab und zeigt in ca. 80% günstige Resultate mit Erhaltung der Beweglichkeit und Schmerzreduktion.

7.2.4 Radiosynoviorthese (RSO)

In den Frühphasen (Larsen 0–2) der Erkrankung sehen wir die Indikation zur alleinigen RSO nur bei Kontraindikationen zur arthroskopischen Frühsynovektomie. Akzeptierte Kontraindikationen bestehen bei Schwangeren sowie in der Stillzeit. Relative Kontraindikationen bestehen bei Kindern und Jugendlichen. Hier bedarf es der Einzelfallentscheidung zusammen mit den Eltern und den Strahlentherapeuten, dabei besteht auch die Option einer chemischen Synoviorthese mit Osmiumsäure oder Natrium-Morrhuat (jeweils off-label).

Bei der RSO werden Radioisotope intraartikulär appliziert. Der β-Strahler Rhenium-186 ist am Ellenbogengelenk mit einer Halbwertszeit von 3,7 Tagen und einer Eindringtiefe von 1 mm das Isotop der Wahl. Durch die Betastrahlung kommt es zu einer Ablation der hypertrophen Synovia. Ein kurzzeitiger stationärer Aufenthalt mit Ruhigstellung des Gelenks ist zu empfehlen.

7.2.5 Offene Synovektomie

Hierfür besteht die Indikation bei schmerzhafter Synovialitis vor allem in den Spätstadien der Erkrankung

(Larsen 4 und 5) bei nichtindiziertem Gelenkersatz (z. B. weitgehend gute Beweglichkeit und Stabilität sowie erträgliche Schmerzen jedoch deutliche Synovialitis) zur Verbesserung bzw. zum Erhalt der Beweglichkeit. Das zu erwartende Bewegungsausmaß sollte relativ gut sein und in einer Spanne von 100° liegen. Bei erheblichen Schmerzen mit Bewegungsdefizit bevorzugen wir die Indikation zu einem endoprothetischen Gelenkersatz.

Die Erfolgsrate der offenen Spätsynovektomie sinkt deutlich, die Grenze zur Indikation zum Gelenkersatz verschwimmt. Wir setzen die Spätsynovektomie bei stabilem Gelenk zur Resektion der Synovialis und zur Entfernung von Blockaden – z. B. freie Gelenkkörper – ein, zudem führen wir eine Arthrolyse bei Bedarf durch. Bei entsprechender Indikationsstellung verbessert sich die Beweglichkeit vielfach auf ca. 100°.

7.2.6 Radiusköpfchenresektion

Die Indikation für diesen Eingriff liegt vor allem beim lateral lokalisierten Ellenbogenschmerz mit erheblicher Einschränkung der Handwendebewegung. Die Radiusköpfchenresektion wird mit einer Synovektomie kombiniert. In bis zu 70 % der Fälle kann eine deutliche Schmerzreduktion und Steigerung der Beweglichkeit in der Pro- und Supination erreicht werden. Die Verbesserung der Beweglichkeit hierbei ist allerdings abhängig von der Beweglichkeit im distalen Radioulnargelenk. Besteht hier eine Ankylose, ist das Operationsergebnis eingeschränkt. Die wesentliche Kontraindikation für diese Prozedur liegt in einer vorbestehenden humeroulnaren Instabilität. Nachteilig bei diesem Eingriff ist der folgende Ulnavorschub. Hier besteht jedoch die Möglichkeit der distalen Ulnakopfresektion, wenn sich ein Bedarf an Operationen am Handgelenk ergibt. Eine intakte Membrana interossea stabilisiert die Verhältnisse zwischen Radius und Ulna.

7.2.7 Ligamentrekonstruktion

Primäre ligamentäre Rekonstruktionen sind bei rheumatischen Destruktionen eine Ausnahmeindikation. Zumeist sind bei ligamentärer Instabilität die Gelenkflächen so weit zerstört, dass eine Rekonstruktion nicht zielführend zur Verbesserung der Beweglichkeit und Schmerzreduktion ist. Hier sehen wir in Abhängigkeit vom Instabilitätsausmaß die Indikation zur Endoprothese mit höherem Kopplungsgrad.

7.2.8 Osteophyten am Processus coronoideus

Sind die Osteophyten am Proc. coronoides ausschlaggebend für eine Einschränkung der Beweglichkeit, werden diese über den ventralen Zugang reseziert. Die Nachbehandlung ist frühfunktionell.

7.2.9 Dorsale Gelenkausräumung

Die Indikation besteht bei hypertropher Synovialitis in der Fossa olecrani mit einem Streckdefizit von mehr als 30°. Über den dorsalen Transtrizepszugang wird die Fossa erreicht und ausgeräumt. Intraoperativ lässt sich das Ergebnis durch die vermehrte Streckung des Ellenbogens überprüfen. Beim Verschluss ist eine sorgfältige Rekonstruktion der Trizepssehne und deren Faszie erforderlich, um eine Trizepssehneninsuffizienz zu vermeiden. Alternativ bestehen Möglichkeiten des lateralen Zugangs am Trizeps. Hier ist allerdings die Fossa nicht vollständig einsehbar.

7.2.10 Nachbehandlung

Die Nachbehandlung nach den arthroskopischen bzw. offenen Synovektomien sowie der Osteophytenabtragung am Proc. coronoides und der dorsalen Gelenkausräumung besteht frühfunktionell in sofortiger aktiver und passiver krankengymnastischer Übungsbehandlung unter Kryotherapie im schmerzarmen Bereich. Nach einer kurzen Zwischenphase über assistierte Bewegung wird möglichst schnell innerhalb von wenigen Tagen zunehmend aktiv im schmerzarmen Bereich geübt. Bei abgeschlossener Wundheilung wird die Bewegung vollständig freigegeben und auch gegen Widerstand beübt.

7.3 Resezierende Arthroplastiken

Wolfgang Rüther und Sebastian Seitz

7.3.1 Einleitung

Resezierende Arthroplastiken sind in der orthopädischen Chirurgie anerkannte Operationsverfahren, die z. B. an den Zehengrund- und -mittelgelenken, am Akromioklavikulargelenk und am radiohumeralen Gelenk nach wie vor mit Erfolg verwendet werden. Am Ellenbogengelenk stehen im fortgeschrittenen Stadium der Gelenkdestruktion die Resektionsarthroplastiken den Endoprothesen als alternative Verfahren gegenüber.

Resektionsarthroplastiken sind gekennzeichnet von der operativen Neuformung der Gelenkkörper. Von Resektionsinterpositionsarthroplastiken (RIAP) spricht man dann, wenn die neu geformten Gelenkkörper aus verschiedenen Gründen von interponierten Materialien bedeckt werden. Bei den Distraktionsarthroplastiken werden die Gelenkkörper mittels externer, beweglicher Fixateure zeitbegrenzt distanziert, um einen bindegewebigen, chondroiden Belag der neu geformten Gelenkkörper zu erleichtern.

Dass den Resektionsarthroplastiken am Ellenbogengelenk heute eher eine Ausnahmebedeutung zukommt, ist mit den verbesserten Endoprothesenkonstruktionen, ihren akzeptablen mittel- und langfristigen Ergebnissen und ihren verringerten Komplikationsraten zu begründen. Noch vor fünfzehn Jahren war die Bilanz anders zu gewichten; die Endoprothesen für das Ellenbogengelenk waren mit hohen Komplikationsraten vergesellschaftet und wiesen schon mittelfristig unakzeptable Lockerungsraten auf. In der chirurgischen Behandlung der rheumatoiden Arthritis erreichte die Resektionsinterpositionsirthroplastik (RIAP) eine relativ weite Verbreitung, weil man bei den meist noch jungen Patienten die Verwendung einer Endoprothese vermeiden wollte.

Die klinischen Ergebnisse werden durch verschiedene Faktoren geprägt:

1. Schon vom Operationsprinzip her lässt sich durch die Vereinfachung der Gelenkstrukturen eine Rekonstruktion der Gelenkflächen nicht bewerkstelligen. Ein „balancing" der Bandstrukturen gelingt nicht.
2. Es besteht eine gegenläufige Beziehung zwischen Mobilität und Stabilität. Eine umfängliche Beweglichkeit wird zulasten der Gelenkstabilität erzielt.
3. Postoperativ sind bei einer primären Synovialkrankheit unterschiedlich große Knochenresorptionen zu beobachten, die sich über die Jahre verstärken können und in ihrem endgültigen Ausmaß nicht vorhersehbar sind. Sie beeinträchtigen die Gelenkstabilität bei großer Ausprägung empfindlich und bergen das Risiko von Kondylenfrakturen.
4. Auch wenn die publizierten Mittelwerte der Studienparameter befriedigend erscheinen, ist das individuelle Ergebnis einer Resektionsarthroplastik nicht ausreichend vorhersehbar.

7.3.2 Indikationen

Die RIAP und die Alloplastik sind für fortgeschrittene, schmerzhafte Gelenkdestruktionen vorgesehen, das Spektrum ihrer Verwendbarkeit ist in weiten Bereichen deckungsgleich. Unterschiede ergeben sich bei abgelaufenen Infektionen, bei mutilierenden Verlaufsformen der rheumatoiden Arthritis, bei einliegenden längerschaftigen Schulterprothesen und in jungem Alter. Vor- und Nachteile beider Operationsverfahren sind individuell abzuwägen, und sie sind für die Arthrosen und Arthritiden unterschiedlich zu bewerten.

Bei der rheumatoiden Arthritis ist im frühen Stadium (Larsen 0–2) eine Resektionsarthroplastik oder Alloarthroplastik nicht erforderlich. In fortgeschritteneren Stadien wird die sog. Spätsynovialektomie empfohlen, die je nach Ausmaß der Gelenkschädigung auch mit einer Gelenkflächenmodellierung einhergeht. Es bestehen fließende Übergänge zur Operationstechnik der Resektionsarthroplastik und zur Indikation einer Endoprothese. In den Larsen-Stadien 4 und 5 stellt die RIAP eine Option dar. Stabile Seitenbänder gelten als Voraussetzung. Mutilierende Verlaufsformen der rheumatoiden Arthritis sind eine Kontraindikation. Die seltenen neurogenen Arthropathien des Ellenbogengelenks stellen eine Kontraindikation für die Resektionsarthroplastik wie auch für die Alloarthroplastik dar.

Auch bei den primären und sekundären – vor allem posttraumatischen – Arthrosen ist die RIAP allenfalls bei schmerzhaften, ausgeprägten Schädigungen angezeigt. Aufgrund starker postoperativer Fibrosereaktion wurde u. a. von Morrey (1993) die Distraktionsarthroplastik bei posttraumatischen Arthrosen favorisiert.

Nach Entfernung einer Endoprothese, die nicht durch eine Wechselprothese ersetzt werden soll oder kann, ist die resultierende Knochenkonfiguration einer

7 Gelenkerhaltende und nichtendoprothetische Operationen

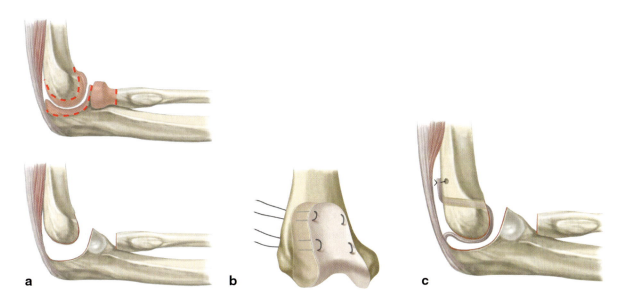

Abb. 7.3 a Prinzip der Knochenresektion zur RIAP. b Ausbreitung und humerale Fixation eines Interponats. c Prinzip der Suspensionsarthroplastik

Resektionsarthroplastik oftmals nicht unähnlich. In solchen Fällen mögen sich Elemente einer primären Resektionsoperation sinnvoll verwenden lassen. Die Ergebnisse dieser Sine-sine-Arthroplastiken sind mit denjenigen vergleichbar, die mit der primären RIAP erzielt werden.

Will man die RIAP einem endoprothetischen Gelenkersatz vorschalten, um z. B. eines jungen Patientenalters wegen eine Alloplastik zeitlich hinauszuschieben, gilt es zu bedenken, dass die Komplikationsrate des endoprothetischen Gelenkersatzes mit Frequenz und Größe einer Voroperation deutlich zunimmt (Fink et al. 2002). Zudem können Knochenresorptionen nach RIAP die Verankerungsmöglichkeiten einer nachfolgenden Endoprothese deutlich einschränken.

7.3.3 Operationstechnik

Die *Resektionsinterpositionsarthroplastik* setzt umfängliche persönliche Erfahrungen des Operateurs voraus. Die Operation unterscheidet sich von den mehr oder weniger strikt vorgegebenen Verfahrensanleitungen endoprothetischer Operationen durch einen breiten Entscheidungsspielraum des Operateurs.

Die zentralen Elemente der Operation sind:
- die sparsame Muldung und Glättung der Gelenkflächen; eine weite Knochenresektion zur Mobilisierung steifer Gelenke ist unerwünscht (Abb. 7.3a),
- die Synovialektomie und die Arthrolyse zur Beseitigung von Kontrakturen,
- das Interponat (Abb. 7.3b).

Die Operation besteht aus folgenden Einzelschritten: Seitlage, Abstützung des Oberarms mit frei hängendem Unterarm, Zugang von dorsal am rechtwinklig gebeugten Ellenbogen, umgekehrt V-förmiger Trizepslappen, Resektion der dorsalen Gelenkkapsel und der Olekranonspitze, Freilegung des Ulnarnerven und ggf. Verlagerung, Abtragung von Osteophyten, Synovialektomie und Arthrolyse ggf. mit Ablösen der ventralen Gelenkkapsel am Humerus und Resektion der Koronoidspitze, Resektion des Radiuskopfes bis zur vollständigen Aufhebung des radioulnaren Kontakts, Rekonstruktion des Lig. anulare, sparsame konkave Muldung beider Gelenkflächen, Fixation eines Interponats am humeralen Gelenkkörper, Längenadaptation der Trizepssehne mit Kompensation des intraartikulären knöchernen Längenverlusts, aber unter Beachtung guter Beugefähigkeit und der Vermeidung einer Trizepsinsuffizienz.

Als Interponate sind verschiedene Materialien eingesetzt worden: Fascia-lata-Streifen, gefriergetrocknete Dura mater, Haut, Muskel, Fett, Acryl- und Nylonnetze oder Gelfoam. In der ursprünglichen Indikation, der Mobilisierung ankylosierter Gelenke, sollte das Interponat die Reankylose verhindern. In den hier beschriebenen Indikationen ist eine postoperative

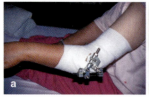
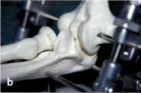

Abb. 7.4 a Einfacher distrahierender Rahmenfixateur nach RIAP wegen posttraumatischer Arthrose. **b** Montage des Rahmenfixateurs am Modell

Ankylose nicht zu erwarten. Das Interponat hat die Aufgabe, in der Frühphase ein geschmeidiges Gleiten der neu geformten Gelenkkörper zu sichern. Die Bedeutung des Interponats für den dauerhaften Überzug der Gelenkkörper mit fibrösem oder chondroidem Gewebe ist zweifelhaft.

In der *Variante der Suspensionsarthroplastik* (Abb. 7.3c) wird eine zentrale Trizepssehnenportion von dorsal in das Gelenk eingeschlagen, durch ein Bohrloch in der Fossa olecrani auf die Dorsalfläche des Humerus geführt und hier fixiert. Das Vorgehen soll die instabilitätsbedingte Dorsalpositionierung der Ulna gegenüber dem Humerus abmildern (Tillmann et al. 2000).

In der *Variante der Distraktionsarthroplastik* (Abb. 7.4) sahen Volkow et al. (1975) und Morrey (1993) den Vorteil, mittels eines externen Distraktionsbewegungsfixateurs eine mehrwöchige Separation der Gelenkflächen unter gleichzeitiger Bewegungsfähigkeit erzeugen zu können. Das Vorgehen soll die Entwicklung eines bindegewebigen oder gar fibrokartilaginären Knochenbelags fördern und das Zermahlen eines Interpositums vermeiden. Die schrittweise Distanzierung der Gelenkflächen verspricht über Distraktionshistiogenese eine Normalisierung in kontrakten Kapselanteilen und damit ein anhaltend günstigeres Bewegungsergebnis. Von entscheidender Bedeutung ist, dass die Bewegungsachsen des Fixateurs und des Gelenks übereinstimmen. Ansonsten kommt es zu schädigenden Hebelwirkungen bei der Gelenkbewegung. Morrey (1993) propagiert das Verfahren vor allem bei jungen Patienten mit posttraumatischer Arthrose. Auch bei umfänglichen kapsulären und ligamentären Entspannungen gewährleistet der Bewegungsfixateur die postoperative Stabilität. Die Anlage eines Gelenkflächendistraktors birgt bei der rheumatoiden Arthritis osteoporosebedingt die Gefahren einer unzureichenden Pin-Fixation und einer Fraktur.

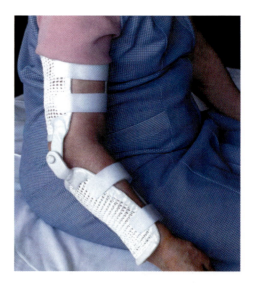

Abb. 7.5 Einfache Führungsschiene zur Stabilisierung eines instabilen, schmerzfreien Ellenbogengelenks bei rheumatoider Arthritis

7.3.4 Nachbehandlung

Nach der Resektionsarthroplastik wird das Gelenk für ca. 3 Wochen bei neutraler Unterarmrotation in einer 90°-Kunststoffschiene gebettet. Die Krankengymnastik mit aktiv-assistierter, geführter Bewegung in den schmerzfreien Bewegungssegmenten beginnt am 3. postoperativen Tag und wird mindestens einmal täglich durchgeführt. Die tägliche Anwendung der Motorschiene ist hilfreich; kann eine Motorschiene nicht verwendet werden, empfehlen sich Lagerungsschienen in maximal erreichbarer Streckung und Beugung, die zweimal täglich für ca. 1 Stunde angelegt werden, in der übrigen Zeit verbleibt die Rechtwinkelschiene. Bei Durchtrennung der Trizepssehne beginnt die aktive Streckung erst ab Ende der 3. Woche. Besteht am Ende der Operation eine relativ ausgeprägte Instabilität, kann ab der 3. Woche eine gelenkführende Orthese notwendig sein (Abb. 7.5).

Die manuelle Lymphdrainage begleitet die Krankengymnastik ab dem 2. postoperativen Tag, ebenso wie die Kryotherapie. Nicht vor der 6. Woche sollte man mit bewegungssteigernden Übungen beginnen. Die ausreichende Streckung (bis 30° Defizit) ist – abhängig vom präoperativen Zustand – schwieriger zu erreichen als eine ausreichende Beugung (120°). Dementsprechend ist in der Frühphase besonderer Wert auf die Streckfähigkeit zu legen (Lagerung in Streckung).

Die physiotherapeutische Nachbehandlung ist konsequent für 3 Monate und mehr durchzuführen.

7 Gelenkerhaltende und nichtendoprothetische Operationen

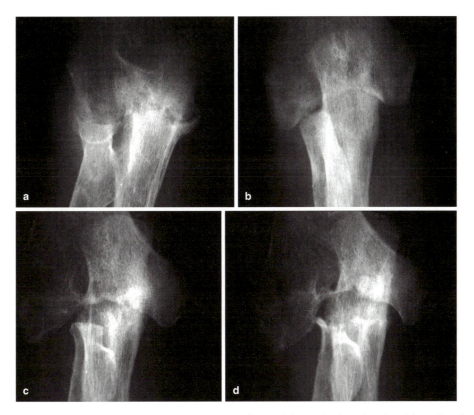

Abb. 7.6 Progredienter, hochgradiger Knochenverlust interkondylär und am Radiuskopf nach RIAP bei rheumatoider Arthritis. **a** Präoperativ. **b** Unmittelbar postoperativ mit gleichmäßiger Rundung des Knochens interkondylär und knapper Radiusresektion. **c** Geringer interkondylärer Knochenverlust nach zwei Jahren. **d** Weitere Knochenresorption interkondylär und am Radiuskopf nach fünf Jahren

In dieser Zeit ist Varus-Valgus-Stress zu vermeiden, Gewichte (Kaffeetasse) sind nur mit Unterstützung der Gegenhand zu heben. Es ist auf auftretende Ulnarisdefizite zu achten. Die langwierige und zeitweilig mühsame Nachbehandlung muss Gegenstand der präoperativen Aufklärung sein.

7.3.5 Ergebnisse

Zur Distraktionsarthroplastik liegen Ergebnisse vor, die ganz überwiegend bei posttraumatischen Schäden erzielt wurden. Zum Einsatz kamen uni- und bilaterale Fixateure ebenso wie Ringfixateure. Morrey (1993) konnte zeigen, dass die Distraktionsarthroplastik bei posttraumatischen Kontrakturen zu einer wesentlichen Steigerung der Beweglichkeit und der Stabilität führt, aber im Vergleich zu einer offenen Arthrolyse mit einer erhöhten Komplikationsrate einhergeht. Pennig stellte 1998 die geschlossene Distraktionsarthroplastik vor, die eine verbesserte schmerzfreie Beweglichkeit und Stabilität im Ellenbogengelenk nach 6-wöchiger Fixateurbehandlung zeigte (Pennig et al. 2009).

Die Daten zur Resektionsinterpositionsarthroplastik (RIAP) betreffen weit überwiegend Patienten mit primärer Synovialkrankheit. Sie beziehen sich auf unterschiedliche Bewertungsverfahren, Operationsmethoden und Interponate.

In einer Übersicht fassen Fink und Rüther (2005) die Ergebnisse aus mehreren Publikationen über insgesamt 460 Resektionsarthroplastiken zusammen (Nachuntersuchungszeit 8,4 Jahre): Bei 65 % der Gelenke bestand vollständige Schmerzfreiheit, prä-/postoperativer Bewegungsgewinn F/E 40°, Ulnarisirritationen 12,5 % (bis 26 %), Kondylus-/Olekranonfrakturen 3,7 % (bis über 10 %), Infektionen 2,6 %, ausgedehntere Knochenresorptionen in ca. 50 % (s. Abb. 7.6).

Der Zugewinn an Beweglichkeit schwankt in der Literatur beträchtlich. Ein anfänglicher Streckungsgewinn geht nicht selten teilweise wieder verloren. Beim Rheumakranken ist aber mit hoher Wahrscheinlichkeit mit einem deutlichen Bewegungsgewinn zu rechnen.

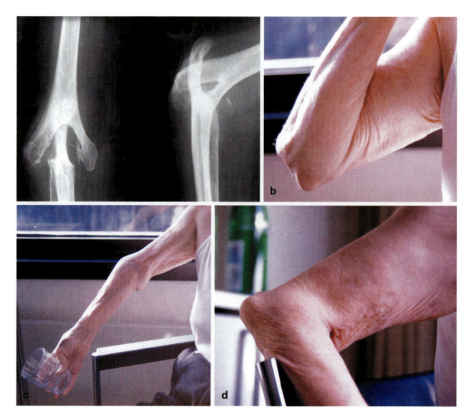

Abb. 7.7 **a** Starke Knochenresorption nach RIAP vor über 10 Jahren bei rheumatoider Arthritis. Knochenverluste interkondylär bis in die Fossa olecrani, Verschlankung und Auswalzung der ulnaren Gelenkseite, Resorption am Radiusstumpf. Die Ulna ist tief in die Kondylengabel eingetreten („knife in fork"). **b** Gute Beugung des Ellenbogengelenks, prominente Kondylen. **c** Varus-Valgus-Instabilität bei geringer Belastung. **d** Posteriore Instabilität

Ein zentrales Problem stellt die Instabilität des Gelenks dar. Die Angaben in der Literatur beziehen sich eher auf Einschätzungen als auf Messungen. Durch das Operationsprinzip wird auf die knöcherne Führung des Gelenks weitgehend verzichtet. Es resultiert immer eine verminderte Gelenkstabilität. Dadurch kann das Verfahren den Anspruch einer „Rekonstruktion" nicht erheben. Zudem das Ausmaß der letztlich resultierenden Instabilität nicht vorhersehbar. Ein mit den Jahren zunehmender Knochenverlust (Abb. 7.7) führt nicht zwangsläufig zu einer verstärkten Varus-Valgus-Instabilität, vielmehr scheint die Stabilität mit den Jahren eher zuzunehmen. Eine mittelgradige Instabilität wird oftmals vom Rheumakranken hingenommen, soweit Schmerzfreiheit besteht; die Belastungsfähigkeit des Arms bleibt aber deutlich reduziert (Abb. 7.6).

Knochenproduktive Verlaufsformen nach Resektionsarthroplastik (Abb. 7.8) werden bei der rheumatoiden Arthritis selten gesehen. Sie entwickeln sich eher nach posttraumatischen Arthrosen und sind mit schlechten Bewegungsergebnissen verbunden (Rüther und Tillmann 1996). In der Ergebnisbetrachtung sind deshalb Resektionsarthroplastiken nach Arthritis und nach Arthrose zu unterscheiden.

Aufgrund von Schmerz, Instabilität oder unzureichender Beweglichkeit kann die sekundäre Implantation einer Endoprothese indiziert sein. Alterierte Anatomie, Narbenbildung und Knochenverluste erschweren den operativen Eingriff, der nach Tillmann et al. (2000) eine chirurgische Herausforderung sein kann. Systematische Untersuchungen finden sich in der Literatur nicht.

Zur Suspensionstechnik der Arthroplastik liegt nur eine Arbeit des Inaugurators vor (Tillmann et al. 2000), in der von verbesserten Bewegungsergebnissen berichtet wird.

Die Resektionsarthroplastik erreicht Schmerzlinderung nicht mit derselben Zuverlässigkeit wie die Endoprothese. Das Verfahren birgt deutliche Operationsrisiken. Das nicht vorhersehbare Instabilitätsausmaß und

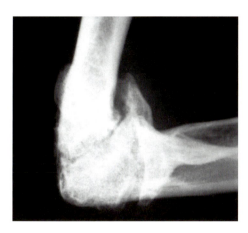

Abb. 7.8 Produktive Knochenreaktion sieben Jahre nach RIAP bei posttraumatischer Arthrose

das schwierig standardisierbare operative Vorgehen veranlassen auch die Erfahrenen zu der Einschätzung „im Endergebnis nicht sicher vorhersehbar".

Die über viele Jahre geführte Diskussion zur Frage, ob primär eine RIAP durchzuführen sei, der bei Versagen eine Endoprothese folgen könne, oder umgekehrt, scheint die aktuelle Literatur durch die Wahl ihres Schwerpunkts eindeutig zu beantworten. Sowohl für die Arthritiden als auch für die Arthrosen stellt die wissenschaftliche Literatur den endoprothetischen Gelenkersatz eindeutig in den Vordergrund. Damit hat sich die RIAP als Alternative zum endoprothetischen Gelenkersatz entwickelt, wenn eine Endoprothese vermieden werden soll, z. B. bei einer vorbestehenden Infektion oder im jungen Lebensalter. Dennoch kann die Resektionsarthroplastik in der Hand des Erfahrenen sehr befriedigende Ergebnisse zeitigen, so dass sie als Ausnahmeindikation vor allem beim jungen Menschen beachtenswert ist.

7.4 Arthrodese

Wolfgang Rüther

7.4.1 Einleitung

Die Arthrodese des Ellenbogengelenks führt zur Gelenkstabilität und zur nachhaltigen Schmerzreduktion, wenn nicht gar Schmerzfreiheit. Der völlige Verlust der Gelenkbeweglichkeit bedingt aber einen schweren Funktionsverlust des ganzen Arms, auch wenn die Umwendebeweglichkeit des Unterarmes erhalten bleibt. Gleichgültig ob das Gelenk in Richtung Streckung oder in stärkerer Beugeposition fusioniert wird, aus funktioneller Hinsicht gibt es keine befriedigende Stellung für alle täglichen Verrichtungen. Darin unterscheidet sich die Arthrodese des Ellenbogengelenks erheblich von der Arthrodese der meisten anderen Gelenke, z. B. des Handgelenks oder des Sprunggelenks.

Dem Ellenbogengelenk kommt zusammen mit der Schulter die Funktion zu, die Hand im Raum zu positionieren. Eine gute Schulterfunktion ist deshalb bedeutsam für eine Ellenbogenarthrodese. Fehlen Abduktion und Innenrotation in der Schulter, sind wichtige Kompensationsbewegungen für die ausgefallene Ellbogenfunktion unmöglich. Darüber hinaus sind es Bewegungen im Handgelenk und in der Halswirbelsäule, die zur Kompensation des versteiften Ellenbogens beitragen. Ein auf 100° Beugung limitiertes Ellenbogengelenk ist für die meisten Tätigkeiten des täglichen Lebens ausreichend, eine Versteifung in dieser Position verhindert aber körperferne Tätigkeiten mit der Hand. Eine Beugestellung in 80° mag für eine Schreibtischtätigkeit oder für die Toilettenhygiene günstig sein; aber es gelingt dann nicht, einen Hemdknopf zu schließen oder den Kopf zu erreichen, selbst nicht bei normaler Funktion von Hand und Schulter.

Die zu wählende Arthrodesenstellung hängt von den funktionellen Anforderungen des Patienten ab. Die Rechtwinkelstellung gilt als häufigster Kompromiss für den dominanten Arm bei guter Schulter- und Handgelenksfunktion. In dieser Stellung kann die Hand den Mund bei gleichzeitiger Drehung und Beugung der Halswirbelsäule erreichen. Schreibtischtätigkeit ist möglich. Eine geringere Beugung ist vorteilhaft, wenn der Arm z. B. Haltearbeit an einer Werkbank oder andere körperfernere Tätigkeiten zu verrichten hat. In der seltenen Situation beidseitiger Ellenbogengelenkarthrodesen wird die stärkere Beugung eines Gelenks auf 110° empfohlen, um die Körperhygiene zu erleichtern, und eine geringere Beugung auf 65–80° für das andere Gelenk, um den körperfernen Aktionsradius zu vergrößern.

7.4.2 Indikationen

Neben dem Zustand des Gelenks (schmerzhaft – schmerzfrei, steif – flaccide, infiziert – nicht infiziert, knöcherne und ligamentäre Defekte) sind die Anforde-

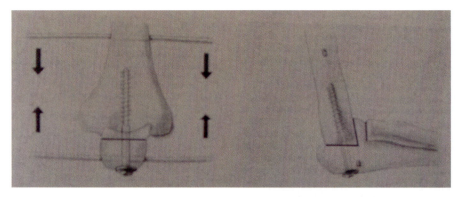

Abb. 7.9 Kombinierte interne und externe Osteosynthese zur Arthrodese des Ellbogengelenks. (Aus: Müller et al. 1979)

rungen des Patienten zu berücksichtigen: Händigkeit, Beruf, Alter und schließlich die Funktion der angrenzenden Gelenke und auch der Gelenke des anderen Arms.

Bevor man eine Arthrodese indiziert, sind bei Instabilität und Lähmung Führungsschienen oder bei Bewegungsschmerz fixierende Hülsenapparate zu bedenken. Arthrolyse und Gelenkdébridement stellen bei den infrage stehenden Gelenkzerstörungen keine therapeutische Alternative dar. Resezierende Arthroplastiken, z. B. in der Distraktionstechnik, lassen bei steifen Gelenken eine begrenzte Beweglichkeitsverbesserung und Schmerzlinderung erwarten, erkaufen den Bewegungsgewinn aber mit einer gewissen Minderung der Stabilität und Belastbarkeit. Endoprothesen sind bei steifen und instabilen Gelenken einsetzbar, bergen aber je nach vorgegebener Situation und Belastungsanforderung in unterschiedlichem Maße die Risiken der Spätkomplikationen. Funktionslose Ellenbogen durch schlaffe Lähmungen sind auch Muskeltranspositionen zugänglich.

In jedem Falle ist die Arthrodese mit aller Zurückhaltung zu stellen und sie ist vor dem Hintergrund des gravierenden Funktionsverlustes für den ganzen Arm gegenüber den Alternativen abzuwägen. Es empfiehlt sich, vor der Operation eine immobilisierende Orthese anzulegen, um den Fusionswinkel zu erproben und dem Patienten den Funktionsverlust begreifbar zu machen, bevor er der Operation zustimmt.

In der aktuellen Literatur werden „anders nicht beherrschbare Infektionen" als Hauptindikation – und von vielen Autoren als einzige Indikation – dargestellt. Vor allem die Gelenktuberkulose spielt hier eine Rolle.

Neurogene Arthropathien (Lues, Syringomyelie, Diabetes) halten Wadsworth und Brooks (1982) für gute Arthrodesenindikationen. Schließlich sind es ausgedehnte schlaffe Lähmungen, die als Indikationen genannt werden, um eine sichere Stabilität wiederherzustellen.

Beckenbaugh (1993) zählt die schmerzhafte posttraumatische Arthrose zu den Arthrodesenindikationen, wenn der Patient auf einen kräftigen, belastungsfähigen Arm angewiesen ist. Plausibel mag diese Indikation erscheinen, wenn das Gelenk über lange Zeit eine zunehmende Bewegungseinschränkung entwickelt hat, die in einer schmerzhaften Wackelsteife gemündet ist. Der Patient ist in dieser Situation an die Steife adaptiert, er muss auch bei endoprothetischem Ersatz oder bei einer Resektionsarthroplastik mit einer limitierten Beweglichkeit rechnen sowie die kurz- und langfristigen Operationsrisiken in Kauf nehmen.

Die Arthrodese nach fehlgeschlagener Endoprothese hat selten eine Indikation, sie ist zudem wegen der Knochendefekte besonders schwer zu erzielen.

7.4.3 Operationstechnik

Die Operationstechniken zur Arthrodese sind mannigfaltig. Entscheidend sind die Fragen nach einer vorliegenden Infektion und nach knöchernen Defekten; sie bestimmen das individuelle Vorgehen.

Weil einerseits nur kleine Knochenflächen zur Verfügung stehen und andererseits lange Hebelarme von Humerus und der Ulna einwirken, ist eine stabile Fixation besonders bedeutungsvoll. Das proximale Radioulnargelenk soll möglichst unberührt funktionsfähig belassen werden. Andernfalls ist eine Köpfchenresektion sinnvoll, um die Unterarmrotation zu erhalten.

7 Gelenkerhaltende und nichtendoprothetische Operationen

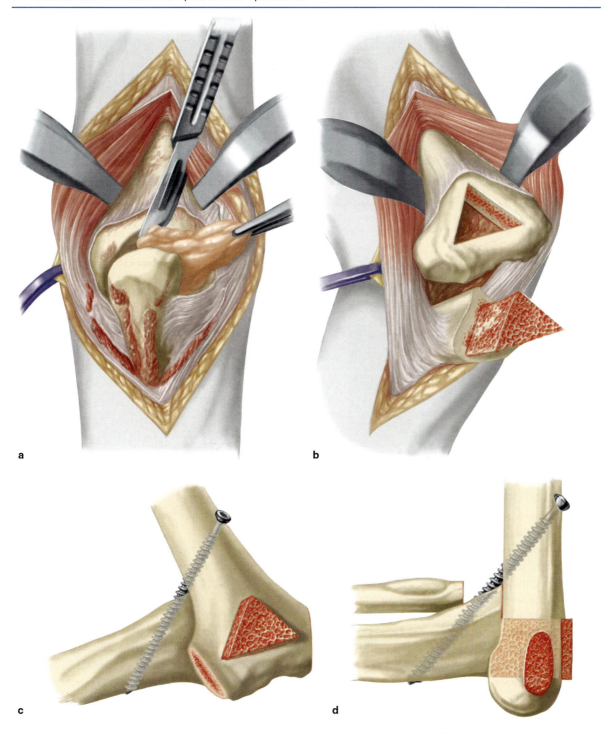

Abb. 7.10 Durchstecktechnik zur Fusion eines tuberkulösen Ellenbogengelenks nach Arafiles (1981). **a** Spaltung der Trizepssehne und distales Ablösen, Darstellen des Ulnarnerven, dorsale Synovialektomie. **b** Weite Radiusköpfchenresektion, langstreckige Präparation der proximalen Ulna, breite Präparation des distalen Humerus, passgenaue Verblockung in Höhe der Fossa olecrani. **c** Abtragen überstehender Epikondylenanteile. **d** Transartikuläre Schraubenfixation. (Nach: Arafiles 1981)

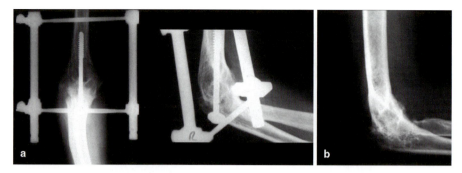

Abb. 7.12 a Arthrodese mit transartikulärer Schraube und Rahmenfixateur in AO-Technik: lange Spongiosaschraube mit Unterlegscheibe vom Olekranon in den humeralen Markraum mit Rahmenfixateur, dessen distaler Steinmannpin in Verlängerung der ventralen Humeruskortikalis liegt, um die Kompression zu ermöglichen. **b** Stabile Fusion, hier nach 1,5 Jahren

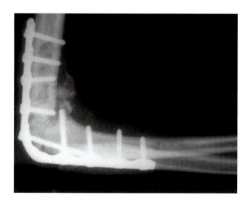

Abb. 7.11 Arthrodese mittels dorsal anmodellierter Osteosyntheseplatte (Spier-Technik)

Der Einbezug des radioulnaren Gelenks in die Fusion verstärkt den Funktionsverlust um ein weiteres.

Allen Operationstechniken gemeinsam sind das Débridement mit Synovialektomie, die möglichst passgenaue Herrichtung der ulnaren und humeralen Knochenflächen und die Spongiosatransplantation. Der dorsale Zugang über einen distal fixierten, V-förmigen Trizepslappen oder eine Trizepsspaltung mit Ablösung am Olekranon bietet eine gute Übersicht über die zu fusionierenden Gelenkflächen, gestattet die Radiusköpfchenresektion von lateral und über eine zusätzliche Ablösung des Außenbandes einen guten Einblick in das ventrale Gelenkkompartiment zur Knochentransplantation.

Für die Modellierung der Knochenenden sind die unterschiedlichsten Vorschläge unterbreitet worden, um einen möglichst großen Knochenkontakt zu erzeugen. Als Beispiele sind die Technik der Arbeitsgemeinschaft Osteosynthese (1979; Abb. 7.9) und von Arafiles (1981; Abb. 7.10) im Bild reproduziert.

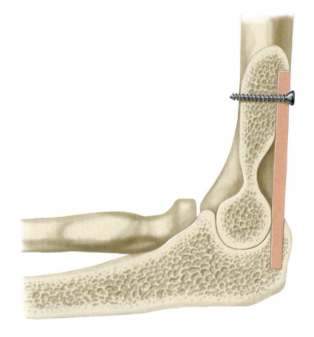

Abb. 7.13 Strukturiertes Knochentransplantat, hier in der Technik nach Steindler (1923) mit Gelenküberbrückung durch einen Kortikalisspan. (Nach: Russell 1987)

Liegt eine Infektion vor, ist ein externer Fixateur in beidseitiger Dreieckkonfiguration zu bevorzugen mit offener oder geschlossener Wundbehandlung, mit einzeitiger oder zweizeitiger Spongiosatransplantation (Beckenbaugh 1993). Der Fixateur externe gestattet eine sichere Fixation und eine Kompression der Knochenflächen, wenn es die knöchernen Verhältnisse erlauben. Zur Nachbehandlung bis zum endgültigen knöchernen Durchbau sind fixierende Orthesen hilfreich.

Liegt keine Infektion vor, bietet die dorsal anmodellierte langstreckige Osteosyntheseplatte in der von Spier (1973) angegebenen Technik eine stabile Fixation (Abb. 7.11). Als Vorteil gilt die sichere Einstellung des gewünschten Beugungswinkels. Die Arbeitsgemeinschaft für Osteosynthese gab das kombinierte Verfahren einer internen und externen Fixation an (Müller et al. 1979): transartikuläre Schraube vom Olekranon in den humeralen Markraum mit Rahmenfixateur, dessen distaler Steinmannpin in Verlängerung der ventralen Humeruskortikalis zu liegen kommt (s. Abb. 7.9 und Abb. 7.12).

Allgemein sind die Ergebnisse mit Pseudarthrosen belastet. Mit kurzen transartikulären Schraubenfixationen läuft man Gefahr, den langen Hebelkräften nicht mit ausreichender Sicherheit widerstehen zu können. Das gilt auch für die in der ersten Hälfte der 20. Jahrhunderts propagierten transartikulären Knochenspäne, die mit einer Pseudarthrosenrate von über 50 % belastet waren (Koch und Lipscomb 1967). Strukturierte Knochenspäne können aber bei größeren Knochendefekten ergänzend zu den genannten Osteosynthesen hilfreich sein (Abb. 7.13).

Literatur

Arthoskopie

Adams JE, Wolff LH 3rd, Merten SM, Steinmann SP (2008) Osteoarthritis of the elbow: results of arthroscopic osteophyte resection and capsulectomy. J Shoulder Elbow Surg 17:126–131

Burman MS (1931) Arthroscopy or the direct visualisation of joints. J Bone Joint Surg 13:669–695

Cohen AP, Redden JF, Stanley D (2000) Treatment of osteoarthritis of the elbow: a comparison of open and arthroscopic debridement. Arthroscopy 16:701–706

Hagena F-W (1991) Synovectomy of the elbow. A review of literature and results of an ERASS multicentre study. In: Hämäläinen M, Hagena F-W (Hrsg) Rheumatoid arthritis surgery of the elbow. Karger, Basel, S 6–21

Hempfling H (1983) Die endoskopische Untersuchung des Ellenbogengelenkes vom dorsoradialen Zugang. Z Orthop 121:331–332

Kamineni S, Savoie FH 3rd, El Attrache N (2007) Endoscopic extracapsular capsulectomy of the elbow: a neurovascularly safe technique for high-grade contractures. Arthroscopy 23:789–792

Kelly EW, Morrey BF, O'Driscoll SW (2001) Complications of elbow arthroscopy. J Bone Joint Surg 83-A:25–34

Krishnan SG, Harkins DC, Pennington SD, Harrison DK, Burkhead WZ (2007) Arthroscopic ulnohumeral arthroplasty for degenerative arthritis of the elbow in patients under fifty years of age. J Shoulder Elbow Surg 16:443–448

Larsen A, Dahle K, Eek M (1977) Radiographic evaluation of rheumatoid arthritis and related conditions by standard reference films. Acta Radiol Diagnosis 18:481

Little CP, Graham AJ, Carr AJ (2005) Total elbow arthroplasty: a systematic review of the literature in the English language until the end of 2003. J Bone Joint Surg 87B:437–444

Maeda Y (1980) Arthroscopy of the elbow joint. Arthroscopy 5:5–8

Schmidt K, Knorth H, Willburger RE (2002) Therapie der rheumatischen Cubarthritis. Orthopäde 31:1145–1158

Schmidt K, Hilker A, Miehlke RK (2007) Vergleichende Endoprothetik des rheumatischen Ellenbogengelenks. Orthopäde 36:714–722

Tillman K, Rüther W (1997) Die Resektionsarthroplastiken an der oberen Extremität. Med Orth Tech 117:79–83

Alternative und konkurrierende Maßnahmen

Glanzmann M et al. (2010) Der rheumatische Ellenbogen. Orthop Unfallchir up2date 5:371

Kerschbaumer F et al. (1998) Synovektomie und Synoviorthese als Kombinationstherapie bei rheumatoider Arthritis. Orthopäde 27:188

Marquaß B et al. (2010) Akute und chronische Instabilitäten des Ellenbogengelenks. ZOrthop Unfall 148:725

Mödder G (2008) Radiosynoviorthese. In: Kuwert T, Grünwald F, Haberkorn U, Krause T (Hrsg) Nuklearmedizin. Thieme, Stuttgart

Resezierende Arthroplastiken

Fink B, Rüther W (2005) Alternative Operationsverfahren. In: ARO (Hrsg) Rheumaorthopädie. Steinkopff, Darmstadt, S 289–296

Fink B, Krey D, Schmielau G, Tillmann K, Rüther W (2002) Results of elbow encloprostheses in patients with rheumatoid arthritis in correlation with previous operations. J Shoulder Elbow Surg 11:360–367

Morrey BF (1990) Post-traumatic contracture of the elbow. Operative treatment, including distraction arthroplasty. J Bone Joint Surg Am 72:601–618

Morrey BF (1993) Distraction arthroplasty. Clinical applications. Clin Orthop 293:46–54

Pennig D, Mader K, Heck S (2009) Die Distraktionsarthrolyse bei Arthrofibrose des Ellenbogengelenks. Oper Orthop Traumatol 21:521–532

Rüther W, Tillmann K (1996) Resection interposition arthroplasty of the elbow in rheumatoid arthritis. In: Rüther W (Hrsg) The elbow. Springer, Berlin, S 57–67

Tillmann K, Rüther W, Fink B (2000) Elbow: excision arthroplasty. Surg Tech Orthop Traumatol 55-260-B-10:1–5

Volkov MV, Oganesian OV (1975) Restauration of function in the knee and elbow with a hinge-distractor apparatus. J Bone Joint Surg 57-A:591–600

Arthrodese

Arafiles RP (1981) A new technique of fusion for tuberculous arthritis of the elbow. J Bone Joint Surg 63-A:1396–1400

Beckenbaugh RD (1993) Arthrodesis. In: Morrey BF (Hrsg) The elbow and its disorders. WB Saunders, Philadelphia, S 696–703

Koch M, Lipscomb PR (1967) Arthrodesis of the elbow. Clin Orthop 50:151–157

Müller ME, Allgöwer M, Willenegger H (1979) Manual der Osteosynthese. Springer, Berlin

O'Neill OR, Morrey BF, Tanaka S, An A (1992) Compensatory motion in the upper extremity after elbow arthrodesis. Clin Orthop 281:89–96

Russell TA (1987) Arthrodesis of the upper extremitiy. In: Crenshaw AH (Hrsg) Campbell's operative orthopaedics. Mosby, St. Louis, S 1131–1142

Spier W (1973) Beitrag zur Technik der Druckarthrodese des Ellenbogengelenkes. Monatsschr Unfallheikd 76:274–277

Steindler A (1923) Reconstructive surgery of the upper extremity. Appleton, New York

Wadsworth TG, Brooks DM (1982) Neurological disorders. In: Wadsworth TG (Hrsg) The elbow. Churchill Livingstone, Philadelphia, S 242–283

Nachbehandlung und Rehabilitation

Jürgen Heisel, S. Klüber, Stefan Rehart und Peter Schleifer

8.1 Frühe Nachbehandlung

S. Rehart, S. Klüber und P. Schleifer

8.1.1 Ziele der Implantation von Ellenbogenendoprothesen

Hauptziele der Implantation einer Ellenbogenendoprothese sind die Verbesserung von Beweglichkeit und Schmerzreduktion, die Wiederherstellung der Alltagsfunktionalität, Stabilisieren oder/und Mobilisieren des Ellenbogengelenks.

Ebenso wichtig wie die präoperative Planung ist die Nachbehandlung bei Patienten mit Ellenbogengelenksprothesen zur Stabilisierung des Ergebnisses.

Rehabilitation

Um das Operationsergebnis zu stabilisieren und zu verbessern, ist die Rehabilitation ein integraler Bestandteil in der Nachbehandlung (Tab. 8.1). So erwies sich die Anwendung krankengymnastischer Therapie über den Zeitraum von mindestens 3 Monaten als sinnvoll.

Um eine Trizepsinsuffizienz zu vermeiden, legen wir erhöhten Wert auf eine exakte Rekonstruktion der Trizepssehne beim Transtrizepszugang. Alternativ besteht die Möglichkeit des lateralen Zugangs ohne Trizepseröffnung. Der N. ulnaris wird nur bei Luxation bzw. Subluxation des Nerven aus seinem Bett verlagert, dann allerdings in sicherer Distanz zur Prothese. Die Lage des N. ulnaris ist im OP-Bericht exakt zu dokumentieren. Nach Einbau der Prothese ist direkt der regelrechte Sitz des Implantats in 2 Ebenen zu überprüfen. Stabilitätskontrollen im bewegten Bild unter dem Bildwandler können zusätzlich durchgeführt werden, um etwa die Kollateralbänder auf Festigkeit zu testen. Postoperativ wird der Arm in einer Oberarmgipsschiene in 20–30° Beugung zur Nacht gelagert, tagsüber in voluminösen Watteverbänden, um vor allem eine zu starke Flexion zu vermeiden. Unmittelbar postoperativ kann mit der krankengymnastischen Übungsbehandlung begonnen werden. Hier wird in den ersten Tagen mehrfach täglich die Extension und Flexion im bestmöglichen schmerzarmen Ausmaß durch erfahrene Physiotherapeuten passiv und assistierend aktiv beübt. Zusätzlich setzen wir die Kryotherapie auch während der krankengymnastischen Übungsbehandlung regelhaft ein. Die u. E. erforderliche Redondrainage wird spätestens am 2. postoperativen Tag entfernt und ab dem 2. postoperativen Tag mit vorsichtiger Lymphdrainage begonnen.

Loehr et al. (2003) raten zu postoperativer Ruhigstellung des Ellenbogens bei 40° Flexion in einer Gipsschiene für eine Woche unter begleitender Kryotherapie. Passives Strecken Richtung Nullstellung und passive bzw. aktiv assistierte Beugung, die im Zeitraum der Wundheilung, also in den ersten 2–3 Wochen, nicht mehr als 90° Grad überschreiten soll, schließen sich an. Danach folgt eine zunehmende Bewegungserweiterung, ohne dabei forciert vorzugehen.

In der ersten postoperative Woche zählen also vorwiegend Bewegungsübungen im schmerzfreien

---

J. Heisel (✉)
Orthopädische Abteilung, m&i-Fachkliniken Hohenurach,
Immanuel Kant Str. 33, 72574 Bad Urach, Deutschland
E-Mail: juergen.heisel@fachkliniken-hohenurach.de

S. Klüber · S. Rehart · P. Schleifer
Klinik für Orthopädie und Unfallchirurgie, AGAPLESION
Markus-Krankenhaus, Akademisches Lehrkrankenhaus
Wilhelm-Epstein-Str. 2, 60431, Frankfurt am Main,
Deutschland
E-Mail: Rehart@fdk.info

Tab. 8.1 Therapieoptionen in der Nachbehandlung der Ellenbogenendoprothesen

Anwendung	Beispiele	Wann nach OP?
Kryotherapie	Eispackungen, Coolpack	Ab sofort
Manuelle Lymphdrainage	Mit und ohne Wickeln	Ab 2. postoperativem Tag
Bewegungsübungen im schmerzarmen Bereich	Passives Bewegen, ggf. im Schlingentisch, aktives Bewegen ohne Last	Nach 1 Woche
Manuelle Therapie	Dehnen, PIR, Isometrie	Ab 2. postoperativen Woche
Elektrotherapie	TENS, NEMEC	Nur fern der Prothese
Ergotherapie	ADL-nahe Übungen	Nach einer Woche
Thermotherapie	Fango, Heißluft, Moorpackungen, Kirschkernkissen, Heiße Rolle	Nach 2–3 Wochen
Weichteiltechniken	Klassische Massage, Bindegewebemassage, Querfriktionen, Triggerpunktmassage	Nach 1–2 Wochen
Orthesenversorgung Hilfsmittel		

oder -armen Bereich zur Kontrakturprophylaxe sowie abschwellende Maßnahmen wie manuelle lymphdrainage, Kryotherapie und andere physikalische Therapieformen. Ab der 2. postoperativen Woche werden im schmerzarmen Bereich Bewegungsübungen passiv wie auch aktiv assistiert ohne Widerstand intensiviert. Insbesondere eignet sich hierfür die Ergotherapie, da sich dieses Therapiekonzept eng an den Anforderungen des Alltags orientiert und die Übungen dementsprechend ausrichtet. Die Ergotherapie beinhaltet die Erhaltung, Wiederherstellung oder Kompensation von Bewegungsabläufen, um die Selbständigkeit der Erkrankten bei den Aktivitäten des täglichen Lebens (ADL) wiederzuerlangen. Diese ADL werden benötigt, um die Patienten wieder in das soziale Umfeld und den Beruf einzugliedern. So kommen Webetechniken, Holzarbeiten, Knetübungen, großflächiges Malen, funktionelle Spiele, Peddigrohrflechten, Aufbaukeramik, Übungen am PC und Alltagsbewegungsübungen, wie Fensterputzen etc., zum Einsatz.

Ergänzend sind bei muskulärem Hartspann, vorhandenen Triggerpunkten und Muskelverkürzungen physikalische Anwendungen angebracht. Hierzu zählen leichte Massagen, Weichteiltechniken und Wärmeanwendungen wie Heiße Rolle, Fango-Packung, Rotlichttherapie oder Kirschkernkissen ab etwa der 2. Woche nach dem Eingriff. Die vorsichtigen Bewegungsübungen der ersten Woche können ab dem Zeitpunkt der abgeschlossenen Wundheilung, also etwa nach 2–3 Wochen, zunehmend gesteigert werden.

Eine Belastung von mehr als 5 kg oder 1 kg auf längere Zeit ist jedoch generell nicht sinnvoll. Vor allem bei posttraumatisch indizierten Endoprothesen kann Vernarbung ein Problem darstellen. Hiergegen eignen sich Bindegewebstechniken sowie spezielle Massagen wie Querfriktionen. Die Querfriktion, die von dem Orthopäden Dr. J. Cyriax entwickelt wurde, wird intermittierend an Muskeln, Sehnenübergängen und Sehnen-Knochen-Übergängen angewendet. Die Therapie beseitigt die entzündungsähnlichen Zustände und die in der Sehne eingelagerten Ödeme. Jedoch ist diese Therapieform erst nach der abgeschlossenen Wundheilung durchzuführen, da es sonst zu entzündlichen Reizzuständen kommen kann.

Kontraindiziert im Bereich der physikalischen Therapie sind wegen des metallhaltigen Implantats die Elektrotherapie und wegen der Gefahr der Prothesenlockerung die aggressive manuelle Therapie sowie Belastungen über 5 bzw. 1 kg Dauerbelastung. Desgleichen sind Kräftigungsübungen mit langem Hebel ungeeignet, da durch den langen Hebel Scherkräfte an der Endoprothese wirken und diese lockern oder sogar ausbrechen können.

Empfehlungen für den Alltag

Das Tragen von Gewichten über 5 kg oder eine dauernde Belastung mit 1 kg sind auch im weiteren Verlauf kontraindiziert. Ungeeignet sind grundsächlich alle Wurf- und Schlagsportarten und körperliche anfordernde Arbeiten, wie Gartenarbeit, Bauarbeiten oder Ähnliches. Diese Belastungsformen erhöhen das Risiko einer aseptischen Prothesenlockerung, einer Luxation oder einer periprothetischen Fraktur.

Die langfristige Behandlung ist auch vom Kopplungsgrad der Prothese abhängig. Die Kraftübertragung auf das Knochen-Zement-Interface ist umso höher, je höher der Kopplungsgrad der Prothese ist. Die Wahl des Kopplungsgrades ist wiederum abhängig von der präoperativen Stabilität des Gelenks. Bei instabilen Gelenken ist eine hoher Kopplungsgrad erforderlich.

Bei ungekoppelten Gelenken führt die Kraftübertragung beim Beugen und Heben zur einer Ventraltranslation des Unterarms, weshalb es zu einer vermehrten Belastung im proximalen ulnaren Kompartment kommt.

Dies alles gilt es zu bedenken; letztlich sollen die Anforderungen des Alltages nach Implantation aber wieder bewältigt werden können. Dabei ist ein Streckdefizit von 30° tolerabel, wohingegen die Beugung des Ellenbogens mindestens 110° betragen sollte. Die Empfehlungen für die Ausübung von Sportarten sind vom Prothesentyp abhängig, grundsätzlich sollten jedoch alle Patienten mit einer Ellenbogenendoprothese eine Belastung von mehr als 2 kg im Sport vermeiden. Geeignete Sportarten sind Schwimmen und Radfahren ohne größere Erschütterungen.

Die Indikationsstellung zur Prothesenversorgung am Ellenbogen für jüngere, oft sportliche, meist männliche Patienten ist sehr streng zu stellen. Diese Patientengruppe überlastet zu häufig das künstliche Gelenk und provoziert damit aseptische Endoprothesenlockerungen oder periprothetische Frakturen im Verlauf. Die Compliance der Patienten ist daher von großer Bedeutung. Bereits präoperativ sollte abgeschätzt werden, ob der Patient in der Lage ist, die durch die Gelenkarthroplasik gegebenen Veränderungen der Belastbarkeit des Ellenbogengelenks postoperativ bewältigen zu können.

Hilfsmittel und Orthesenversorgung
Eine Orthesenversorgung ist nur dann sinnvoll, wenn die Wundheilung gestört ist oder eine Instabilität der Endoprothese besteht (Grifka et al. 2006). Wundheilungsstörungen werden durch schlechten Immunstatus häufig bei rheumatischer Grunderkrankung beschrieben.

Prinzipiell ist eine Stabilisierung des neuen Gelenks mit Muskelaufbau anzustreben.

Postoperative Stellungskontrollen
Postoperativ werden nach den Empfehlungen von verschiedenen Autoren radiologische Stellungskontrollen 14 Tage und 3 Monate nach der Operation durchgeführt. Auf die jährliche Röntgenkontrolle wird außer bei Beschwerden verzichtet. Komplikationen, die im Verlauf nach Implantation einer Ellenbogengelenkarthroplastik auftreten können, sind vor allem eine Infektion, eine periprothetische Fraktur, die Luxation der Endoprothese und die aseptische Lockerung des Implantats.

Als Zeichen einer aseptischen Prothesenlockerung imponieren klinisch Schmerzen über einen längeren Zeitraum und ggf. geringe Erhöhung der Entzündungswerte. Die septische Prothesenlockerung zeigt hohe Entzündungswerte wie erhöhte BSG, Leukozyten und CRP. Der klinische Verlauf ist akut und geht häufig mit einem starken Krankheitsgefühl der Patienten und hohem Fieber einher. Während im klassischen Röntgenbild früh auftretende Osteolysen auf eine Protheseninfektion hinweisen, präsentiert die aseptische Lockerung erst spät diese typischen Osteolysen. Ist das klassische Röntgenbild nicht eindeutig, so empfiehlt sich die Durchführung einer 3-Phasen-Skelettszintigraphie. Nach Implikation eines radioaktiven Tracers wird in 3 Phasen die Anflutung des radioaktiven Mittels beobachtet. Die Anreicherung im Knochen ist ein indirektes Maß für die metabolische Aktivität des Knochens. Ist diese stark erhöht, spricht der Befund für eine Entzündung.

8.1.2 Begutachtung des Ellenbogengelenks

Unterschieden werden muss zwischen einer Minderung der Erwerbsfähigkeit (MdE), dem Grad der Invalidität der privaten Unfallversicherung und dem Grad der Behinderung (GdB) im Schwerbehindertenrecht.

Bei der MdE handelt es sich vor allem um die Rechtsbereiche der gesetzlichen Unfallversicherung und das soziale Entschädigungsrecht. Sie beschreibt die körperliche und geistige Minderung, sich im gesamten Erwerbleben unter Ausnutzung aller Arbeitsgelegenheiten (allgemeiner Arbeitsmarkt) ein Erwerbseinkommen zu erzielen. Die MdE ist losgelöst von den konkreten Erwerbsverhältnissen des Einzelfalls abstrakt festzustellen. Eine gleiche Behinderung kann somit bei allen Betroffenen zu gleich hoher MdE führen.

Bestimmend für die MdE ist ausschließlich der unfallbedingte Funktionsverlust. Dieser umfasst die Tätigkeiten die der Versicherte
1. nicht mehr ausüben kann (Verlust des Armes),
2. die er beschwerdebedingt nicht mehr ausführen kann (Ellenbogengelenksarthrose) und
3. die er präventiv nicht mehr ausführen soll (Ellenbogenprothese).

Die MdE wird in Prozent angegeben.

Die Entschädigung der privaten Unfallversicherung richtet sich nicht nach dem konkreten Schaden des Versicherten, sondern nach den im Vertrag festgeschrieben individuellen Summen. Die Invalidität wird hier nach der „Gliedertaxe"[1] berechnet. Der Maßstab ist die ungestörte Funktionalität einer gesunden Gliedmaße, der Teilfunktionsverlust ist zu ermitteln und in Bruchteilen anzugeben.

Die dominante Hand

Eine Unterscheidung zwischen der Gebrauchshand und der Hilfshand wird auch in der gesetzlichen Unfallversicherung nicht mehr getroffen. Eine Hauptbegründung war, dass Arme und Hände ein paariges Organ sind, dessen Leistungsfähigkeit von der Funktion beider Partner zu gleichen Teilen abhängig ist. So hält z. B. eine Hand das Werkstück, während die andere diese bearbeitet. Die Leistungsfähigkeit der Gebrauchshand kann somit nicht voll genutzt werden, wenn die Hilfshand funktionsuntauglich ist. Erworbene Geschicklichkeitsübungen wie das Schreiben können beim Verlust der dominanten Hand auf die kontralaterale Seite übertragen werden. So haben alle kriegsbedingten Handverluste der dominanten Hand in Abhängigkeit von individueller Geschicklichkeit, Alter, Intelligenz und Motivation das Schreiben mit der kontralateralen Hand erlernt.

Untersuchung

Ziel des Gutachtens ist die Feststellung des Funktionsverlustes der Extremität. Die Richtschnur hierzu ist in unserer Praxis das „Messblatt für die oberen Gliedmaße" der gewerblichen Unfallversicherer. Gemessen wird nach der Neutral-Null-Methode. Zusätzlich hierzu beschreiben wir die Kombinationsbewegungen (z. B. Schürzen- und Nackengriff, Pinzettgriff usw.), die Kraftgrade der einzelnen Gelenkbewegungen, den Muskelmantel, die Stabilität des Bandapparats, die Achsenverhältnisse in den verschiedenen Gelenkstellungen, die Durchblutungssituation, die Sensibilität, die Narbenverhältnisse, die Reaktionsfähigkeit mit komplexen Bewegungsmustern (z. B. Fangen eines Balls) usw.

Bewertung

Günstige Stellung (Funktionsstellung) Von einer „günstigen Stellung" ist bei einer Flexion von 80–90° und einer Pronation von 20–40° auszugehen. Ein Mangel an Pronation kann durch das Schultergelenk ausgeglichen werden, ein Mangel an Supination nicht.

Gesetzliche Unfallversicherung Der Verlust der Scharnierfunktion im Ellenbogengelenk bei freier Umwendbarkeit des Unterarms wird in den gängigen MdE-Tabellen mit 20–30 % bewertet. Ein zusätzlicher Verlust der Umwendbewegung wird im Allgemeinen mit 30–40 % bewertet. Ist nur die Unterarmwendebewegung betroffen, ist eine MdE von 20 % angemessen.

Einschränkungen der Scharnierfunktion von 0–30–90° bei freier Umwendbarkeit des Armes wird mit 20 % bewertet, solche mit einer Beweglichkeit von 0–30–120 mit 10 %.

Diese Angaben sind nur Orientierungswerte da im Einzelfall noch weitere Kriterien eine Rolle spielen. So kann eine massive Instabilität des Ellenbogens mit der Notwendigkeit, einen Stützapparat zu tragen, mit einer MdE von 30 % bemessen werden. Bei zusätzlichen neurologischen Begleitverletzungen muss die MdE fachneurologisch bemessen werden. Der Hauptgutachter hat dann eine Gesamt-MdE festzusetzen, die natürlich nicht die Addition der Teil-MdE ist.

Private Unfallversicherung Der Referenzwert ist der Armverlust mit einem Wert von 70 % der Invaliditätssumme. Die Funktionsbeeinträchtigung wird als Bruchteil derjenigen des Armverlustes angegeben. So führt eine Vollversteifung des Ellenbogengelenks in gebrauchsgünstiger Stellung zu 5/10 Armwert. Ein isoliertes Streckdefizit von 30° ist mit 1/10 Armwert zu bemessen. Liegt die Streckung/Beugung bei 0–30–90° sind 2/10 Armwert angemessen. Bei isolierten Ein-

---

[1] Am Rande sei erwähnt, dass diese „Gliedertaxe" ihre Ursprünge im 17. Jahrhundert hat und auf Piraten zurückgeht, die für ihre Verwundeten Rücklagen bildeten.

schränkungen der Pro- und Supination von 80–0–40° sind 1/20, bei 40–0–80° 2/20 und bei 40–0–40° 3/20 Armwert angemessen. Zuschläge: Für die Minderung des Muskelmantels am Ober- und Unterarm, sowie für Achsenfehler und Instabilitäten können Zuschläge von jeweils bis 4/20 Armwert gewährt werden.

Schwerbehindertenrecht Ein Großteil der Prothesen wird bei systemischen Erkrankungen im rheumatischen Formenkreis eingebracht. Eine Entschädigung fällt daher nicht in die Rechtsbereiche der gesetzlichen oder privaten Unfallversicherung. Hier greift das Schwerbehindertenrecht mit dem „Grad der Behinderung" (GdB). Die Funktionsstörung des Ellenbogens kann bei systemischen Erkrankungen nur Teil einer Gesamt-GdB sein, die individuell für den konkreten Einzelfall festgestellt werden muss. Die Einzel-GdB der Funktionsstörung des Ellenbogens ist weitgehend der MdE angelehnt.

Arbeitsbelastung
Aufgrund der eingeschränkten Belastbarkeit der Ellenbogenprothese sind für die Betroffenen nur leichte Arbeiten bis 75 W möglich. Dies umfasst als Ausdauerbelastungen Schreibtischarbeiten, Autofahren, Reparaturen elektronischer Geräte, aber auch das Mauern von Ziegeln. Einzelhöchstbelastungen bei leichten Arbeiten sind bis zu 6 kg bei Männern bis 1/8 der Arbeitszeit als Hebe- oder Tragbelastung möglich.

Kinder, Jugendliche und Studenten
Die Grundlage für die Festsetzung der MdE ist der allgemeine Arbeitsmarkt. Die gesetzliche Unfallversicherung unterscheidet nicht zwischen Erwachsenen, Studenten, Jugendlichen und Kindern. Das Kind wird zur Festsetzung der MdE zum durchschnittlichen Arbeitnehmer. Es geniesst nur unter dem Gesichtspunkt der späteren Erwerbstätigkeit den Versicherungsschutz in der gesetzlichen Unfallversicherung. Die Einschätzung erfolgt wie beim Erwachsenen zum aktuellen Zeitpunkt, spätere Veränderungen müssen dann neu evaluiert werden.

Da der allgemeine Arbeitsmarkt der Bezugspunkt der Einschätzung ist, sind kindgerechte Gesichtspunkte wie Bildungs-, Entwicklungs- oder gar Schulfähigkeit irrelevant. Deshalb muss in der kindlichen Begutachtung anders argumentiert werden. Bei einem Oberarmgips, der zur schulischen Sportunfähigkeit führt, fehlt der Bezug zum allgemeinen Arbeitsmarkt, wohingegen gewerbliche Arbeitnehmer aufgrund des Oberarmgipses körperlich anstrengende Arbeiten nicht durchführen können, jedoch leichte Bürotätigkeiten gut möglich sind.

8.2 Rehabilitation

J. Heisel

8.2.1 Allgemeine Grundlagen

Rehabilitation bedeutet definitionsgemäß die Gesamtheit aller ärztlich-medizinischen, beruflichen und sozialen Maßnahmen zur bestmöglichen Wiedereingliederung (Beruf, Gesellschaft, Familie) eines körperlich und/oder geistig-seelisch beeinträchtigten Patienten.

Im Gegensatz zu den im täglichen Leben axial erheblich belasteten großen Körpergelenken der unteren Extremität spielen im Bereich des Ellenbogengelenks degenerative Affektionen der Knorpelstrukturen (Arthrose) nur eine untergeordnete Rolle. Eigenständige isolierte Primärstörungen am Ellenbogengelenk sind vergleichsweise selten; im Vordergrund stehen hier meist begleitende Aspekte der anatomischen und therapierelevanten Funktionsdualität der Gliederkette.

Eine Mitbeteiligung des Ellenbogengelenks im Rahmen von Erkrankungen des rheumatischen Formenkreises ist ebenfalls eher selten anzutreffen. Frakturen der humeralen Kondylärregion, des Olekranons oder des Speichenköpfchens sind typische knöcherne Verletzungen vor allem des betagten Menschen mit osteoporotischer Knochenstoffwechsellage. Die Indikation zur Alloarthroplastik wird in aller Regel bei fortgeschrittener rheumatischer oder posttraumatischer Destruktion mit Gelenkinstabilität, aber auch primär bei Trümmerfrakturen mit schlechter Erfolgsaussicht einer Osteosynthese gestellt (Heisel 1992, Miehle et al.1999, Wirth, Bischoff 2000, Debrunner 2002). Nach einem derartigen operativen Eingriff spielt die anschließende medizinische Rehabilitation unter stationären, teilstationären und/oder ambulanten Bedingungen (Heilverfahren, Anschlussheilbehandlung) mit ihren variationsreichen Behandlungsstrategien eine bedeutende Rolle.

8.2.2 Rehabilitationsfähigkeit – Rehabilitationsziele – Rehabilitationsverlauf

Die individuelle Rehabilitationsfähigkeit des Patienten wird – eine entzündungsfreie lokale Situation vorausgesetzt – im Wesentlichen durch seine internistischen und/oder neurologischen Begleiterkrankungen, des Weiteren vom Lebensalter, der Compliance im Hinblick auf eine motivierte aktive Mitarbeit, der häuslichen sozialen Situation und dann der Gesamtmobilität bestimmt. Vor allem bei älteren Menschen ist die Dauer der Rehabilitation im Falle arthrogener Störungen oft langwierig und daher auch kostenaufwendig.

Hauptindikationen für die Einleitung von Maßnahmen der medizinischen Rehabilitation im Falle einer Ellenbogengelenkaffektion ist u. a. der endoprothetische Ersatz des Ellenbogengelenks in der frühen postoperativen Phase mit noch bestehenden lokalen Reizzuständen sowie muskulären und/oder funktionellen Defiziten (meist als AHB).

8.2.3 Rehabilitationsrelevante Diagnostik

Zum Zeitpunkt der Übernahme des operierten Patienten zur Rehabilitation steht die detaillierte standardisierte Erfassung des klinischen Befunds im Vordergrund (Dokumentation zu Beginn, im Verlauf sowie zum Abschluss dieser Reha-Phase) mit Erhebung
- des aktuellen subjektiven Beschwerdebildes,
- der lokalen Wundsituation (evtl. noch verbliebener Reizzustand),
- der Gelenkfunktionalität und -stabilität,
- der ADL („activities of daily living"),
- der Durchblutungssituation,
- der nervalen Funktionen.

Seitens des Operateurs sollten postoperative Röntgenaufnahmen des betroffenen Ellenbogengelenks in zwei Ebenen zur Verfügung gestellt werden (Implantatlage?, intraoperativ aufgetretene Fissuren?). In Einzelfällen kann eine weitere radiologische Kontrolle während der Reha überlegt werden (periartikuläre Ossifikationen?, Knochenheilung bei vorausgegangener Fraktur?).

Eine Weichteilsonographie der periartikulären Region ist zur Erfassung, Größenbestimmung und Dokumentation postoperativer Hämatome hilfreich (Punktion?); bei Bedarf erfolgt eine Befundüberprüfung im weiteren Verlauf.

Bei den Laborkontrollen steht in erster Linie die Überprüfung der Entzündungsparameter im Vordergrund: BSG, CRP, Blutbild zu Beginn der AHB sowie weitere Kontrollen nicht normgerechter Werte in wöchentlichen Abständen. Im Falle einer (selten notwendig werdenden) medikamentlösen Thromboseprophylaxe mit fraktionierten Heparinen wird eine konsequente wöchentliche Blutbildkontrolle mit Thrombozytenzählung empfohlen (dies im Hinblick auf eine seltene, wenngleich mögliche heparininduzierte Thrombozytopenie, HIT).

Eine Dopplersonographie des betroffenen Arms kommt nur bei Thromboseverdacht in Frage.

Zu Beginn der AHB wird von uns bei Patienten mit über 60 Lebensjahren zu Beginn der AHB eine EKG-Untersuchung zur Abklärung der körperlichen Belastbarkeit durchgeführt.

8.2.4 Behandlungsstrategien

Medikamentöse Maßnahmen

Im Falle eines subjektiv beeinträchtigenden lokalen Gelenkbinnenreizzustands – vor allem in der frühen postoperativen Phase – steht die bekannte Palette der peripher wirkenden nichtsteroidalen Antiphlogistika (NSAR wie Ibuprofen, Diclofenac, Cox-2-Hemmer, Enzympräparate wie Bromelain u. v. a.) evtl. unter gleichzeitiger Gabe zentral oder peripher wirkender Analgetika (Novalminsulfon, Paracetamol, Tramadol, Tilidin) sowie auch Externa wie spezielle Gele, Salben, Retterspitz o. Ä. zur Verfügung.

Eine postoperative medikamentöse Ossifikationsprophylaxe mit NSAR nach alloplastischem Ersatz – Behandlungsstandard im Bereich des Hüftgelenks – wird nach Eingriffen am Ellenbogengelenk nur in speziellen Risikofällen durchgeführt. Eine postoperative Thromboembolieprophylaxe (z. B. mit fraktionierten Heparinen oder neuerdings auch oralen Thrombinhemmern) ist – im Gegensatz zu Patienten mit operativen Eingriffen im Bereich der unteren Extremitäten – ebenfalls nur in Ausnahmefällen (z. B. im Fall einer nur unzureichenden Mobilisation des Patienten) notwendig.

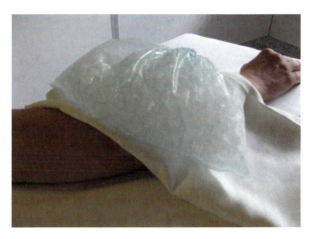

Abb. 8.1 Lokale Kryotherapie des rechten Ellenbogens mit Eischips im Plastikbeutel; Handtuch als zwischenliegender Schutz vor Verbrennungen

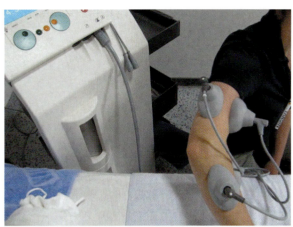

Abb. 8.2 Hochvoltapplikation

Physikalische Maßnahmen

Der Einsatz lokal wirksamer physikalischer Behandlungsstrategien kommt in erster Linie bei periarthralgischen Reizzuständen der Weichteile in Betracht, dies vor allem mit dem Ziel der Analgesie und Antiphlogese.

Thermotherapie

Eine lokale Thermotherapie wird in der Regel bei chronisch-entzündlichen Gelenkprozessen mit begleitenden Dysfunktionen der gelenkumspannenden Muskulatur empfohlen; in der frühen postoperativen Reha-Phase ist eine derartige Anwendung nur selten hilfreich.

Örtlich applizierte Kälte (Kryotherapie mit Eis, Gelbeuteln, Peloiden u. Ä.; Abb. 8.1) führt über die resultierende Reduktion der Aktivität enzymatischer Gewebeprozesse, die Detonisierung der Muskulatur und die Herabsetzung der nervalen Aktivität zu einer effektiven Analgesie und Antiphlogese. Tägliche ein- bis mehrfache Anwendungen (über jeweils 10–15 min) sind in erster Linie während der beiden ersten postoperativen Wochen unverzichtbar, vor allem auch als einleitende Maßnahme vor Durchführung krankengymnastischer Übungen (sog. Bewegungsstarter).

Maßnahmen der Hydrotherapie, evtl. mit gleichzeitigen mechanischen Reibungen und Bürstungen oder Güssen, spezielle Wannenbäder mit natürlichen oder externen Zusatzstoffen wie Salzen, Ölen, Pflanzenextrakten u. a. m. stellen ergänzende Behandlungsmaßnahmen dar (Schröder und Anderson 1995, Gillert und Rulffs 1995).

Elektrotherapie

Im Rahmen der Rehabilitation nach Implantation einer Ellenbogenendoprothese werden nur vereinzelt Behandlungsverfahren der Elektrotherapie eingesetzt: Hier gilt die allgemeine Regel: „Je akuter der Prozess, desto kürzer, je chronischer der Verlauf, desto länger die Einzelanwendung".

Die überwiegend analgetisch und resorptiv wirkenden galvanischen Gleichströme (stabile Quergalvanisation sowie das Zweizellenbad), aber auch die Iontophorese kommen bei einliegenden Metallimplantaten nicht in Frage (Gefahr der „Aufheizung" des Metalls). Gleiches gilt für die niederfrequenten analgetisch und resorptionsfördernd wirkenden diadynamischen Bernardschen einweg- oder vollweggleichgerichteten sinusförmigen Impulsströme.

Bei der Hochvoltanwendung handelt es sich um eine Niederfrequenztherapie mit extrem kurzen polaren Doppelimpulsen ohne elektrolytische Gewebewirkung (Abb. 8.2). Daher ist ein Einsatz auch bei einliegendem Metallimplantat möglich. In aller Regel besteht eine gute sensible Verträglichkeit ohne Gefahr einer Hautverätzung.

- *Stromqualität*: Stromstärke 350–550 V, Stromspannung <1,5 mA; Frequenz 100 Impulse, Impulsdauer 6 ms.
- *Dosierung/Behandlungsdauer:* täglich 5–15 min; Steigerung um 1 min/Behandlung, wobei der Patient die Stromstärke selbst regulieren kann.

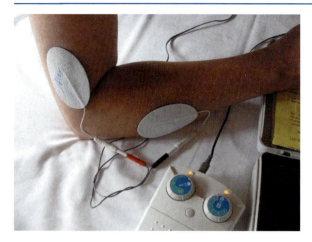

Abb. 8.3 TENS-Applikation

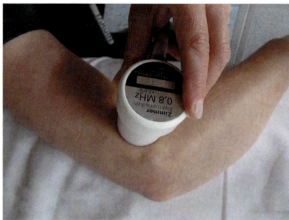

Abb. 8.4 Dynamische Ultraschallapplikation im Ursprungsgebiet der Handgelenksflexoren am radialen Humerusepikondylus

- *Effekt:* Hyperämisierung und damit Verbesserung der Wundheilung, Detonisierung der gelenkumspannenden Muskulatur.

Beim TENS-Verfahren (transkutane elektrische Nervenstimulation; Abb. 8.3) erfolgt eine Reizung peripherer Nervenendigungen durch rechteckförmige Impulsströme (batteriebetriebenes Taschengerät; Amplitude 10–85 mA; Frequenz 40–120 Hz) mit sekundärer Blockade der Schmerzweiterleitung im Bereich der Hinterhornneurone (sog. Verdeckungseffekt).

- *Effekt:* rein symptomatische lokale Analgesie.
- *Behandlungsdauer:* 20–30 min, durchaus mehrmals täglich.
- *Hauptindikation:* schmerzhafte Mobilisationen bei Gelenk(teil)einsteifung.

Mittelfrequente Ströme (1000–300.000 Hz) führen zu einer asynchronen Antwort der erregbaren Zellen; aufgrund des niedrigen kapazitiven Gewebewiderstands wird nur eine geringe Stromspannung benötigt (hohe Stromdichte ohne sensible Hautbelastung möglich).

- *Behandlungsart:* Nemectrodyn (Wechselstrom mit Interferenz zweier frequenz- und phasenverschobener Stromkreise mit konsekutiver Reizerhöhung in deren Überlappungsgebiet; Interferenzfrequenz 100–200 Hz).
- *Effekt:* lokale Analgesie, lokale muskuläre Detonisierung, lokale Hyperämie.
- *Behandlungsdauer:* bei akuter Symptomatik 5–10 min, bei chronischen Prozessen 12–15 min; möglichst täglich.
- *Hauptindikationen:* muskuläre periartikuläre Dysfunktionen.

Hochfrequente Ströme (über 300.000 Hz; Kurzwelle, Dezimeterwelle, Mikrowelle) erzeugen aufgrund ihrer nur kurzen Impulsdauer ausschließlich einen chemischen Reiz mit Wärmewirkung durch elektromagnetische Wellen (sog. Diathermie), dabei ist kein unmittelbarer Hautkontakt der Elektroden erforderlich. Eine Applikation im Falle einer einliegenden Endoprothese ist aufgrund der Gefahr einer Metallüberhitzung nicht indiziert (Rentsch 1985, Senn 1990, Drexel et al. 1993, Jenrich 2000, Heisel 2005).

Ultraschalltherapie

Die Ultraschalltherapie (Abb. 8.4) erzeugt im Grenzflächenbereich unterschiedlicher Dichte (z. B. am Übergang von Weichteilen zum Knochengewebe, wo eine Schallreflexion erfolgt) lokale Wärme. Der Einsatz dieser Behandlungsmethode bei einliegenden Metallimplantaten ist nicht unproblematisch (Gefahr der Überhitzung) und wird daher bei der Endoprothese nicht empfohlen (Knoch und Huhn 1991).

Magnetfeldbehandlung

Die Magnetfeldbehandlung (extrem niederfrequente, gepulste Magnetfelder niedriger Intensität) wird als unterstützende Maßnahme zur Förderung der Knochenbruchheilung (v. a. bei drohender Pseudarthrose, aber auch bei zementfrei einliegender Alloarthroplastik) angewendet (Effektivität umstritten!).

Massage

Die klassische Massagebehandlung setzt durch unterschiedliche Handgriffe (Druck, Zug, Verschiebungen und Erschütterungen auf Haut- und Unterhautgewebe)

8 Nachbehandlung und Rehabilitation

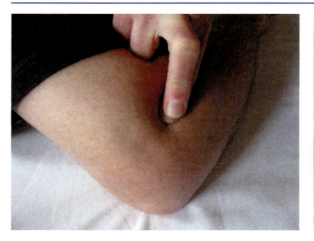

Abb. 8.5 Manuelle Querfriktion der proximalen Handgelenksextensoren

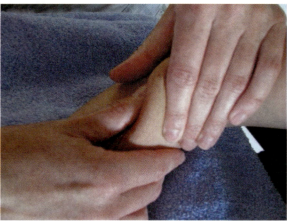

Abb. 8.6 Manuelle Lymphdrainage

einen gezielten Reiz auf die Enterorezeptoren der Haut sowie auf die tiefer gelegenen Propriozeptoren von Sehnen, Bändern, Gelenkkapseln und Muskeln mit dem Ziel der Lockerung und Lösung verspannter oder verhärteter Gewebestrukturen (Abb. 8.5).

- *Behandlungsformen:* Muskelmassage, mechanische Massage (Bürstung, Stäbchenmassage, Vakuumsaugung), manuelle Lymphdrainage (Abb. 8.6), Unterwasser(druckstrahl)massage. Die Reflexzonenmassage führt über die Beeinflussung (Erregung, Hemmung) eines entfernt liegenden Zielorgans entlang kutisviszeraler Wege zu einer Reduktion überwiegend weichteilbedingter Schmerzbilder (Günther und Jantsch 1986, Schmidt et al. 1995).
- *Behandlungsdauer:* 20–30 min; 3- bis 5-mal/Woche.
- *Hauptindikationen* im Rahmen der Rehabilitation:
  - schmerzhafte Verspannungen, Verkürzungen, Kontrakturen oder muskuläre Verhärtungen,
  - postoperative Verklebungen,
  - venöse oder lymphatische (ödematöse) Umlaufstörungen im Bereich des Arms in der frühen postoperativen Phase.
- *Kontraindikationen:*
  - lokale entzündliche Prozesse,
  - Thrombophlebitiden oder frische Thrombosen,
  - dekompensierte Herzinsuffizienz.

Bewegungstherapeutische Maßnahmen

Durch den schonungsbedingten Wegfall der funktionellen Bewegungs- und Dehnungsreize im Gefolge schmerzhafter entzündlicher bzw. traumatischer peri- oder intraartikulärer Reizzustände sowie durch längere Zeit fortbestehende postoperative Schmerzbilder kommt es nicht selten zu einer Schrumpfung der gelenkumgebenden Weichteile. Betroffen sind hier ist in erster Linie im Bereich des Ellenbogens die Strukturen der Ellenbeuge sowie der M. triceps brachii. Zum Erhalt bzw. zur Wiederherstellung eines Höchstmaßes an funktioneller Leistungsfähigkeit des betroffenen Gelenks ist deshalb in nahezu allen Fällen eine gezielte Bewegungstherapie erforderlich. Intensität sowie Dosierung der einzelnen Übungsteile werden hier von der aktuellen Krankheitsaktivität, aber auch vom Ausmaß der gegebenen Funktionsbeeinträchtigungen bestimmt; weitgehende Schmerzfreiheit sowie ausreichende Erholungspausen sollten gewährleistet sein. Eine möglichst kontinuierliche tägliche Behandlung, evtl. auch in zusätzlicher Eigenregie durch den Patienten selbst, ist erstrebenswert.

Primäre Ziele einer krankengymnastischen Behandlung im Rahmen der Rehabilitation sind:
- Schmerzlinderung durch Entlastung des Gelenks (z. B. Traktionen, funktionsgerechte, kontrakturvorbeugende Lagerung; Schlingentischanwendung),
- Detonisierung hypertoner periartikulärer Muskelgruppen durch vorsichtige Lockerungs- und Dehnungsübungen,

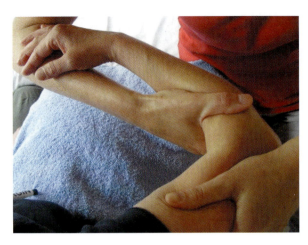

Abb. 8.7 Passive krankengymnastische Mobilisation des rechten Ellenbogengelenks (Extension/Flexion)

- vorsichtige, schrittweise gesteigerte manuelle Dehnung einer geschrumpften und damit kontrakten Gelenkkapsel, evtl. mit zusätzlicher Kälteapplikation, Quermassage, postisometrischer Relaxation,
- Verbesserung der Gelenkbeweglichkeit durch möglichst schmerzfreies passives Durchbewegen, aber auch durch widerlagernde Mobilisation im Rahmen der funktionellen Bewegungslehre (FBL), durch rhythmische Bewegungsübungen u. a.,
- Kräftigung der gelenkumspannenden und -stabilisierenden Muskulatur sowie Korrektur von Fehlstellungen, z. B. durch gezielte aktive Spannungsübungen, PNF-Pattern, Einsatz von Therabändern, Partnerübungen u. a.,
- Prävention eines muskulären Defizits durch gezielte aktive Übungen,
- Verbesserung motorischer Funktionen wie Kraft, Ökonomie, Ausdauer, Koordination (Propriozeption) und Geschicklichkeit durch Eigen- oder Partnerübungen, auch mit speziellen Hilfsmitteln wie Pezzi-Ball, Skateboard, Stäben o. Ä.,
- Erlernen von Ersatzfunktionen (kompensatorische Bewegungsmuster) (Vogler 1983, Finkbeiner 1992, Drabiniok et al. 1997, Hüter-Becker et al. 1997).

Einzelbehandlung

Im akuten Stadium mit entsprechendem subjektiven Beschwerdebild kommen in erster Linie Übungen aus der funktionellen Bewegungslehre sowie assistive Übungen unter Abnahme der Eigenschwere in Frage, im späteren Verlauf bei Rückgang des Gelenkreizzustands dann vor allem aktive isotonische (dynamische) Bewegungen, auch gegen manuellen Widerstand (statische oder isometrische Übungsteile), des Weiteren eine Kräftigung der antagonistischen Muskulatur. Im Rahmen der Einzelbehandlung (Abb. 8.7) ist ein individuelles Üben optimal praktikabel, auch die jeweilige Schmerzgrenze des Patienten kann besser berücksichtigt werden.

Die krankengymnastische Mobilisation des übungsstabilen Ellenbogengelenks in der frühen postoperativen Phase beginnt mit Maßnahmen zur Pneumonieprophylaxe (frühes und regelmäßiges Sitzen an der Bettkante, Atemübungen, Vibrationsmassage); es folgen die Lockerung hypertoner Muskelgruppen durch mobilisierende Massage quer zu ihrem Faserverlauf sowie vorsichtige, passiv geführte Flexion und Extension ab dem Operationstag. Danach schließen sich einige Tage später isometrische Übungen der gelenkumspannenden Muskulatur (M. brachialis, M. biceps brachii, M. triceps brachii) an. Im weiteren Verlauf erfolgt dann eine schrittweise Steigerung des passiven/aktiv assistierten Übungsprogramms (möglichst 1- bis 2-mal tgl. für 10–20 min) mit widerlagernder Mobilisation aus der funktionellen Bewegungslehre (FBL), gleichzeitige Dehnungsübungen mit mobilisierenden Massagen, manueller Therapie (v. a. bei Weichteilverklebungen und Sehnenansatzproblemen), PNF (Armpattern) und Koordinationsübungen mit einem Ball.

Wichtig ist darüber hinaus das konsequente Durchführen eines eigenständigen Übungsprogramms, außerdem täglich konsequentes eigenständiges Üben wie z. B. kreisende Bewegungen im Sinne von „Teigrühren" mit Armhaltung vor dem leicht anteklinierten Oberkörper („jede Stunde für 5 min"), auch zur Verhinderung einer schonungsbedingten Verklebung des kaudalen Rezessus des Schultergelenks.

Eine Aufhängung im Schlingentisch (Sitzhaltung, Seit- oder Rückenlage; Abb. 8.8) kommt vor allem bei noch deutlich schmerzhafter Funktionsbeeinträchtigung in Betracht (dann möglichst täglich).

Ein weiterer unverzichtbarer Bestandteil eines funktionellen Behandlungsprogramms im Falle einer Gelenk(teil)einsteifung, vor allem in der frühen postoperativen Phase, ist die CPM („continuos passive motion" nach Salter) auf einer speziellen Motorschiene (Abb. 8.9) zur ausschließlich passiv geführten Gelenkmobilisation im vorab definiertem Bewegungs-

8 Nachbehandlung und Rehabilitation

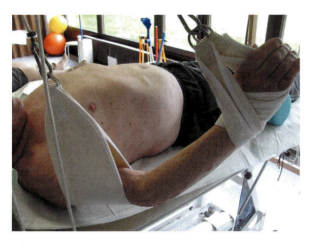

Abb. 8.8 Schlingentischaufhängung rechter Arm zur Mobilisation des Ellenbogengelenks

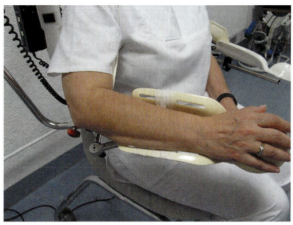

Abb. 8.9 CPM-Schienenmobilisation des rechten Ellenbogengelenks

ausmaß (1- bis 2-mal tgl. über 15–20 min) bis zur bzw. bis knapp über die aktuelle Schmerzgrenze. Ziele dieser Maßnahme sind die dosierte, schrittweise Dehnung der Gelenkkapsel und der gelenkumspannenden Weichteile sowie die Verbesserung der Gleiteigenschaften der periartikulären Gewebeschichten. Als Steigerung der CPM-Mobilisation gelten aktive Übungen am Hand-Motomed und am Help-Arm.

Gruppentherapie

Eine ergänzende krankengymnastische Gruppentherapie ist aufgrund der meist gegebenen erheblichen interindividuellen Unterschiede im subjektiven Beschwerdebild, im Funktionsspiel und der aktuell möglichen Belastbarkeit der betroffenen artikulären Strukturen nur sehr eingeschränkt möglich.

Im Rahmen der Endoprothesenschule sollte der Patient durch theoretische Vorträge und praktische Demonstrationen auf den besonderen Umgang mit dem Kunstgelenk sowie seine Belastbarkeit im täglichen Alltags- und evtl. Berufsleben informiert werden.

Bewegungsbad

Das krankengymnastische Bewegungsbad ist bei Gelenkaffektionen ein wesentlicher Eckpfeiler der Rehabilitation, in erster Linie in der frühen postoperativen Phase. Eine Wassertemperatur von etwa 34–36 °C wirkt muskulär detonisierend und hilft, bestehende Kontrakturen abzubauen. Spezielle Übungen unter Abnahme der Eigenschwere des Arms fördern die Mobilisation und Koordination, vor allem aber die Ausdauer und die Kraftentfaltung der geschwächten oder durch einen operativen Eingriff vorübergehend geschädigten gelenkumspannenden Muskulatur.

Die Einzelbehandlung (möglichst täglich) erfolgt vorzugsweise in Rückenlage (überwiegend mit passiven Mobilisationsübungen durch den Therapeuten) oder im Stehen (dann auch mit Einsatz spezieller „erschwerender" Hilfsmittel wie Bällen, Schwimmbrettchen, Schwimmpaddel, Stäbe u. a., die gegen den Wasserwiderstand bewegt werden müssen). Eine Gruppentherapie erscheint – ebenso wie bei den Behandlungsmaßnahmen „im Trockenen" – aufgrund der oft erheblich differierenden interindividuellen Befundkonstellationen nur bedingt sinnvoll. Von zusätzlichen Unterwasser- bzw. Druckstrahlmassagen ist bei diesem Patientengut aufgrund möglicher Irritationen der operierten Weichteile abzuraten.

Generelle Kontraindikationen sind:
- Wundheilungsstörungen,
- eine tiefe Wundinfektion,
- frische Thrombosen bzw. Thrombophlebitiden,
- floride Allgemeinerkrankungen (insbesondere Infektionen),
- dekompensierte Herz-Kreislauf-Erkrankungen,
- eine Inkontinenz.

Medizinische Trainingstherapie (MTT)

Wesentliches Element der Rehabilitation bei Funktionsstörungen auch des Ellenbogengelenks – vor allem in der postoperativen Nachsorge ab etwa der 3.–5. Woche – ist die medizinische Trainingstherapie (MTT) bzw. die sog. gerätegestützte Physiotherapie. Das Übungsprogramm beinhaltet ausschließlich aktive

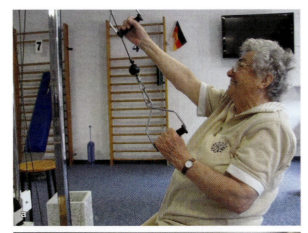
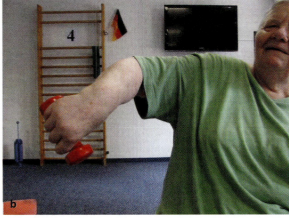

Abb. 8.10 Eigenständiges Trainingsprogramm für das Ellenbogengelenk im Rahmen der gerätegestützten Krankengymnastik; **a** am Seilzug im Sitzen, **b** Kraftübung mit Gewicht (Rotation)

Einheiten, die über die Bewegungsbahn, den Widerstand und auch die Repetition (15–20 Wiederholungen des Bewegungsablaufs, möglichst unter Spiegelkontrolle) mit wechselweiser Beanspruchung unterschiedlicher Muskelgruppen im Atemrhythmus selektiv modifiziert werden. Der jeweilige Widerstand richtet sich nach den individuellen Gegebenheiten des Patienten (Konstitution, Trainingszustand, postoperativer Zeitraum). Ein reduziertes Gewicht ist hierbei wichtiger als ein spezielles Training der Kraftausdauer, insbesondere auch, weil hiermit eine höhere Anzahl an Einzelwiederholungen erfolgen kann als dies bei größeren Gewichten möglich wäre (Hoffmann und Heisel 2001).

Im Falle eines endoprothetischen Gelenkersatzes sind zu Beginn des Trainingsprogramms Kraft-Leistungs-Bereiche von 20–30 % sinnvoll, was in etwa 30 bis allenfalls 40 Übungswiederholungen mit niedrigen Gewichten entspricht, ohne dass dabei eine nennenswerte muskuläre Ermüdung auftritt. Ein Präventionstraining liegt demgegenüber bei etwa 60–70 % muskulärer Kraftanstrengung.

- Bestandteile der medizinischen Trainingstherapie:
  - Gelenktraining (sowohl Automobilisation als auch Autostabilisation),
  - Muskeltraining zur Verbesserung von Kraft und Ausdauer,
  - Koordinationstraining,
  - Prophylaxe der Alltagsbewegungen.
- Körperpositionen: Sitz, Stand.
- Apparative technische Ausstattung: Rollenzüge, Trainingstische, Mobilisationsbank, Hanteln, Expander, Therabänder, Skateboards u. a. (Abb. 8.10).
- Kontraindikationen:
  - lokale entzündliche Prozesse,
  - virale oder bakterielle Allgemeininfektionen,
  - dekompensierte Herzinsuffizienz,
  - medikamentös unzureichend eingestellte Hypertonie u. Ä.

Über die Einzelbehandlung erlernt der Patient zunächst einfache selektive Funktionsabläufe (speziell für das Ellenbogengelenk: Flexion, Extension), um diese dann zu komplexen Bewegungsmustern zusammenzusetzen. Er bleibt so lange in physiotherapeutischer Einzelbetreuung, bis er sich koordinativ weitgehend selbstständig kontrollieren kann. Motivationssteigernd mit ständig neu angepasstem Trainingsprogramm ist das anschließende Gruppentraining, das möglichst täglich, zumindest aber 3-mal wöchentlich jeweils über 30–60 min und insgesamt über mehrere Monate stattfinden sollte, um neu erlernte Bewegungsmuster bestmöglichst zu automatisieren (s. auch folgende Übersicht).

Wichtige Grundregeln der medizinischen Trainingstherapie (MTT)

- Kurze Aufwärmphase (5–10 min) zur Aktivierung des Herz-Kreislauf-Systems (Puls von 100–110/min)
- Kurzes Stretching-Programm der zu trainierenden Muskulatur
- Zunächst Behandlung des betroffenen Gelenks, dann erst der bewegenden Muskulatur

- Zunächst Dehnung verkürzter Muskelgruppen, dann erst Kräftigungsübungen für geschwächte Anteile
- Alle Übungen im Atemrhythmus durchführen, Pressatmung vermeiden (bei Kraftanstrengung: Ausatmung; bei Entlastung: Einatmung)
- Übungen langsam ausführen ohne Schwung (kein „Anlauf")
- Alle Übungseinheiten sollten immer weitgehend schmerzfrei sein, anfänglich leichte muskuläre Beschwerden ausgenommen
- Zunächst einfache selektive Funktionsabläufe in nur einer Raumebene trainieren, dann erst komplexere (zusammengesetzte) Bewegungsmuster
- Vermeiden von Ausweichbewegungen (meist technische Fehler bei zu hohem Übungsgewicht)
- Kein plötzliches Abbrechen des Übungsprogramms, sondern abschließende Lockerung mit muskelentspannenden Dehnungsübungen oder passiven Maßnahmen

Als Steigerung der medizinischen Trainingstherapie bleibt für das Spätstadium der Rehabilitation nach Abklingen jeglicher Gelenkbinnenreizzustände das *isokinetische Training* zu erwähnen. Vordringliches Behandlungsziel ist dabei die weitere gezielte Kräftigung der Ober- und Unterarmmuskulatur. Die individuellen Kraftvorgaben des Patienten determinieren hier den jeweiligen Übungswiderstand, der dann computergesteuert apparativ (z. B. am Cybex®) vorgegeben wird.

Ergotherapie

Ergotherapeutische Behandlungsstrategien sind vor allem bei schweren Störungen des Ellenbogengelenks unverzichtbarer Bestandteil einer optimierten Rehabilitation. Im Allgemeinen beinhalten die Einzel- und Gruppenbehandlungen in erster Linie eine funktionelle und ablenkende Selbstbeschäftigung mit integrierter individueller Bewegungstherapie durch immer wiederkehrendes Üben wichtiger Gelenk- und Muskelfunktionen im Rahmen handwerklicher Tätigkeiten, wobei die Tätigkeit selbst als auch die verwendeten Geräte und Materialien der vorliegenden Funktionsstörung individuell angepasst sein müssen.

Vorrangige Behandlungsziele sind:
- Wiedergewinnung bzw. Erhalt der Gelenkfunktion,
- muskuläre Kräftigung der gelenkbewegenden Muskulatur,
- prophylaktischer Gelenkschutz (Bewegungsökonomie) durch Erlernen von Ausweich- und Kompensationsbewegungen,
- soziale und berufliche Wiedereingliederung durch Trainieren wesentlicher Bewegungsabläufe,
- psychologische Ablenkung von Krankheit und funktioneller Behinderung.

Typische handwerkliche Behandlungsstrategien:
- leichtere Holzarbeiten (Sägen),
- Flechten, Teppich knüpfen, Weben, Töpfern,
- Schrauben hereindrehen.

Als relative Kontraindikation sind lediglich akut entzündliche lokale Prozesse mit hierdurch verursachten Schmerzbildern zu werten.

Wesentlicher Bestandteil der Ergotherapie vor allem in der Phase der frühen postakzidentellen und postoperativen Rehabilitation ist weiterhin das (Wieder)Erlangen von Selbstständigkeit und damit die Unabhängigkeit von fremder Hilfe. Hierzu zählt das *Selbsthilfetraining* (als Einzeltherapie oder in einer kleinen Gruppe; Help-Arm-Training; vorzugsweise morgens) bzgl. der ADL („activities of daily life") wie das An- und Auskleiden, die Essenszubereitung und -einnahme, Maßnahmen der Körperhygiene, des Transfers u. a. m.

In die Ergotherapie integriert ist im Falle vorübergehender oder bleibender Defizite zur Erleichterung der Alltagsaktivitäten die individuelle häusliche und berufliche *Hilfsmittelversorgung* und Umgebungsgestaltung:
- Toilette und Bad: stabile Haltegriffe, Badewannensitz, Duschhocker, Badebürsten mit gebogenem Stiel, Spezialkamm, langstieliger Fön u. a. m.
- An- und Auskleiden: Schuh- und Strumpfanziehhilfe, Greifzange u. a.
- Haushalt: Spezialansatzstücke für Wasserhähne, spezielle Kehrschaufeln und Handfeger; evtl. Neuordnung der häuslichen Verhältnisse mit Regalen auf Augenhöhe (Vermeidung einer Deponierung von Haushaltsgeräten auf Überkopfniveau).
- Essen: ergonomisches Spezialbesteck (z. B. Fuchsschwanzmesser u. a.)
- Arbeitsplatz: Beachtung der optimalen Sitz- und Tischhöhe; Stehpult.

Psychologische Mitbetreuung

Vor allem bei Patienten mit chronifiziertem Schmerzbild mit möglicher psychovegetativer Überlagerung bzw. bei diskrepantem subjektivem Beschwerdebild und objektivem Befund mit Verdacht auf Schmerzverarbeitungsstörung ist im Rahmen der Rehabilitation eine begleitende psychologische Mitbehandlung mit speziellem Entspannungstraining (progressive Muskelrelaxation nach Jacobsson, autogenes Training) als Gruppentherapie sinnvoll. Außerdem ist die Teilnahme an Schmerzverarbeitungsprogrammen bis hin zum psychotherapeutischen Einzelgespräch möglich (Theil et al. 1999). In diesen Fällen ist oft eine längerfristige konsequente Führung des Patienten, auch über die Dauer einer mehrwöchigen stationären und/oder ambulanten Rehabilitation hinaus, in die Wege zu leiten.

Orthetische Versorgung

Im Bereich des Ellenbogengelenks ist nur in Einzelfällen nach Osteosynthese oder Endoprothesenimplantation in den ersten beiden postoperativen Wochen evtl. eine temporäre Immobilisation im Oberarmschienenverband zu überlegen, z. B. bei ausgeprägtem Schmerzbild, beeinträchtigter Übungsstabilität, deutlich beeinträchtigter Wundheilung u. a.

8.2.5 Qualitätssicherung und Ergebnisse

Der Barthel-Index (0–100 Punkte) dokumentiert die Pflegeaufwendigkeit des betroffenen Patienten zu Beginn, im Verlauf sowie zum Ende einer stationären Rehabilitation.

Zur detaillierten standardisierten Erfassung der subjektiven und objektiv-funktionellen Rehabilitationsergebnisse nach operativen Eingriffen im Bereich des Ellenbogengelenks sollten die maximal möglichen Funktionsausschläge in Winkelgraden (Extension, Flexion, Pro- und Supination) sowie die Umfangsmaße des Gelenks und auch der Ober- und Unterarmmuskulatur (jeweils im Seitenvergleich) dokumentiert werden.

Nach einem endoprothetischem Gelenkersatz sind auch im Falle subjektiver Beschwerdefreiheit jährliche standardisierte ambulante klinische und radiologische Kontrolluntersuchungen mit sorgfältiger Dokumentation der Befunde im Endoprothesenpass anzuraten. Zur optimalen wissenschaftlichen Bewertung der Langzeitergebnisse wird eine Weitergabe der jeweiligen Befunde an das Deutsche Endoprothesenregister nahegelegt.

Sozialmedizinische Implikationen

Nach Implantation einer Endoprothese im Bereich des Ellenbogengelenks verbleiben auf Dauer mehr oder weniger deutliche Einschränkungen der körperlichen Belastbarkeit. Diese richten sich im Wesentlichen nach dem erreichten Funktionsspiel des Gelenks, nach der möglichen muskulären Kraftentfaltung sowie möglicherweise bestehenden periartikulären (Rest)Irritationen der gelenkumspannenden Weichteile.

Im Hinblick auf die gesetzliche Krankenversicherung gilt: Im Falle einer geglückten Operation kann nach etwa 10–14 Wochen wieder mit einer Reintegration ins Erwerbsleben gerechnet werden.

Unter Berücksichtigung der Vorgaben der gesetzlichen Rentenversicherung kann nach etwa dem gleichen postoperativen Zeitraum wieder mit leichten bis gelegentlich mittelschweren Arbeiten begonnen werden. Heben, Tragen und Bewegen von Lastgewichten >8–10 kp sollten unterbleiben, schwere Arbeiten, auch Tätigkeitsabläufe, die häufige diadochokinetische Muster abverlangen (Extension/Flexion, Pronation/Supination; z. B. Sortierarbeiten, handwerkliche manuelle Tätigkeiten u. Ä.) sind auf Dauer beeinträchtigt.

Der Invaliditätsgrad (private Unfallversicherung) beläuft sich – je nach funktionellem Befund – auf eine Gliedertaxe von zumindest 2/7 Armwert, im Falle eines ungünstigen Ergebnisses auch bis zu 3/5 oder gar 2/3 Armwert. Die MdE (Minderung der Erwerbsfähigkeit) der gesetzlichen Unfallversicherung (Berufsgenossenschaft) bewegt sich zwischen 20 und 40%.

Der Grad der Behinderung (GdB, Schwerbehindertengesetz) beläuft sich auf mindestens 20, im Fall einer ungünstigen Funktion auch auf 30 bis 40. Spezielle Merkzeichen liegen in aller Regel nicht vor.

Sportliche Tätigkeiten sollten postoperativ zumindest für einen Zeitraum von 3 Monaten, sinnvollerweise für etwa ein halbes Jahr unterbleiben. Auf bleibende Restriktionen bezüglich einzelner Sportarten war hingewiesen worden (s. oben und folgende Übersicht). Im Einzelfall sollten belastungsadäquate Modifikationen der Bewegungsabläufe mit Entschärfung von kinetischen Kraftspitzen überlegt werden.

Sport nach endoprothetischem Ellenbogengelenksersatz
- Empfohlene Sportarten
  - (Rücken)Schwimmen
  - Gymnastik
  - Wandern, Walking, Jogging, Leichtathletik-Laufsportarten

- Tolerierte Sportarten (evtl. mit Regelmodifikationen)
    - Radfahren
    - Reiten
- Bedenkliche Sportarten
    - Kegeln, Bowling
    - Leichtathletik (Wurf- und Stoßdisziplinen, Sprungdisziplinen)
    - Ballrückschlagsport (Tischtennis, Tennis, Badminton, Squash)
    - Mannschaftsballsportarten (v. a. Hand-, Basket-, Faust-, Volleyball)
    - Kraft- und Kampfsportarten (v. a. mit direktem Körperkontakt wie Boxen, Ringen, Judo u. a.)
    - Gewichtheben
    - Fechten
    - (Geräte)Turnen
    - Alpinski, Langlaufski mit Stockeinsatz, Rodeln, Eishockey
    - Rudern, Kanusport, Segeln, Wasserski

Literatur

Frühe Nachbehandlung

Bernau A (1995) Ellenbogengelenk. In: Bernau A (Hrsg) Orthopädische Röntgendiagnostik – Einstelltechnik. Urban & Schwarzenberg, München, S 126–131

Böhm HJ, Kortmann HR (2003) Begutachtung nach Verletzung des Ellenbogengelenkes. Trauma Berufskrkh 5:21–23

Breusch S, Mau H, Sabo D (2006) Klinikleitfaden Orthopädie. Urban & Fischer, München

Gollwitzer H, Diehl P, Gerdesmeyer L, Mittelmeier W (2006) Diagnostische Strategien beim Verdacht auf periprothetische Infektion einer Kniegelenksendoprothese. Orthopäde 35:904–916

Grifka J, Haake M, Schill S, Heers G, Anders S (2006) Update Rheumaorthopädie – Aufgabe und therapeutische Optionen. Z Rheumatol 65:640–651

Grosser V (2005) Minderung der Erwerbsfähigkeit durch Arthrodesen. Trauma Berufskrkh 7(Suppl 1):96–99

Großstück R, Großstück R, Conrad T, Deml O, Handschuh T, Brodt S, Hofmann GO (2008) Standards in der Endoprothetik nach Gelenkverletzungen. Trauma Berufskrankh 10:155–170

Hilker A (2004) Unter Einsatz des (künstlichen) Ellenbogens zurück ins tägliche Leben. Orthop Rheuma 1:32–34

Josten C, Lill H (2002) Ellenbogenverletzungen. Steinkopff, Darmstadt

Loehr JF, Gschwend N, Simmen BR, Katzer A (2003) Endoprothetik des Ellenbogens. Orthopäde 32:717–722

Ludolph E, Hierholzer G (1990) Die Begutachtung von Kindern und Schülern in der gesetzlichen Unfallversicherung. Unfallchirurgie 16:41–43

Ludolph E (2006) Rentenbegutachtung. Trauma Berufskrkh 8:191–193

Mollowitz GG (1998) Der Unfallmann. 12. Aufl. Springer, Berlin

Morrey BF (1990) Post-posttraumatic contracture of the elbow, operative treatment including distraction arthroplasty. J Bone Joint Surg Am 72:601–618

Rehart S, Henniger M (2012) Indikation und spezielle OP-Technik bei der rheumatoiden Arthritis. In: Neumann HW (Hrsg) AE-Manual der Endoprothetik. Springer, Berlin, S 85–90

Rompe G, Erlenkämper K (2004) Begutachtung der Haltungs- und Bewegungsorgane. 4. Aufl. Thieme, Stuttgart

Swanson AB, de Groot SG, Masada K, Makino M, Pires PR, Gannon DM, Sattel AB (1991) Constrained total elbow arthroplasty. J Arthroplasty 3:203–212

Werner T, Trenz O (2004) Ellenbogengelenk. In: Rüter A et al. (Hrsg) Unfallchirurgie. Urban & Fischer, München, S 802–804

Rehabilitation

Debrunner AM (2002) Orthopädie – Orthopädische Chirurgie. 4. Aufl. Huber, Bern

Delbrück H, Haupt E (1996) Rehabilitationsmedizin. Urban & Schwarzenberg, München

Drabiniok T, Bork H, Theil J, Heisel J (1997) Möglichkeiten und Grenzen der ambulanten Rehabilitation – Erste klinische Ergebnisse. Orth Prax 33:718

Drexel H, Hildebrandt G, Schlegel KF, Weimann G (1993) Physikalische Medizin. Bd 4. 2. Aufl. Hippokrates, Stuttgart

Finkbeiner GF (1992) Rehabilitation von Erkrankungen und Behinderungen der Haltungs- und Bewegungsorgane. BV Orthopädie 23

Gillert O, Rulffs W (1995) Hydrotherapie und Balneotherapie. 12. Aufl. Pflaum, München

Günther R, Jantsch H (1986) Physikalische Medizin. 2. Aufl. Springer, Berlin

Haarer-Becker R, Schoer D (1998) Physiotherapie in Orthopädie und Traumatologie. 2. Aufl. Thieme, Stuttgart

Heisel J (1992) Entzündliche Gelenkerkrankungen. Bücherei des Orthopäden, Bd 58. Enke, Stuttgart

Heisel J (2005) Physikalische Medizin. Thieme, Stuttgart

Heisel J, Hesselschwerdt H-J (2005) Rehabilitation an Schulter- und Ellenbogengelenk. In: Stein V, Greitemann B (Hrsg) Rehabilitation in Orthopädie und Unfallchirurgie. Springer, Berlin

Hoffmann J, Heisel J (2001) Die Medizinische Trainingstherapie als Baustein der Endoprothesenschule. Orth Prax 37:243

Hüter-Becker A, Schewe H, Heipertz W (1997) Physiotherapie. Bd 5: Praxis der physikalischen Therapie. Thieme, Stuttgart

Jenrich W (2000) Grundlagen der Elektrotherapie. Urban & Fischer, München

Knoch HG, Huhn K (1991) Therapie mit Ultraschall. 4. Aufl. Fischer, Stuttgart

Miehle W, Fehr K, Schattenkirchner M, Tillmann K (1999) Rheumatologie in Praxis und Klinik. 2. Aufl. Thieme, Stuttgart

Rentsch W (1985) Kurzwellen- und Mikrowellentherapie. Fischer, Stuttgart

Salter RB (1989) the biologic concept of continous passive motion on synovial joints. Clin Orthop 242:12

Schmidt KL, Drexel H, Jochheim KA (1995) Lehrbuch der Physikalischen Medizin und Rehabilitation. Fischer, Stuttgart

Schröder D, Anderson M (1995) Kryo- und Thermotherapie. Fischer, Stuttgart

Senn E (1990) Elektrotherapie. Thieme, Stuttgart

Theil J, Drabiniok T, Heisel J (1999) Konzeption der orthopädischen Schmerztherapie innerhalb der orthopädischen Rehabilitation. Orth Prax 35:756

Vogler P (1983) Physiotherapie. 3. Aufl. Thieme, Stuttgart

Wirth CF, Bischoff HP (2000) Praxis der Orthopädie. 3. Aufl. Thieme, Stuttgart

Komplikationen und Management

Rouin Amirfeyz, Matthias P. Flury, Fabrizio Moro, Hans-Kaspar Schwyzer, Beat R. Simmen, Christoph Spormann und David Stanley

9.1 Infektionen nach Ellenbogenarthroplastik – Behandlungsstrategie und Prognose

Christoph Spormann und Beat R. Simmen

9.1.1 Einleitung

Periprothetische Infekte nach Ellenbogengelenkersatz stellen eine schwere Komplikation dar und sind eine therapeutische Herausforderung. Die Erfahrungen in der Behandlung von Ellenbogenprotheseninfekten beruhen auf Fallserien mit relativ begrenzten Fallzahlen. Daher gibt es bisher auch kein definiertes Behandlungskonzept.

Demgegenüber wurden in den letzten 15 Jahren in der Behandlung von implantatgebundenen Infekten der Hüft- und Kniegelenke große Fortschritte

R. Amirfeyz (✉) · D. Stanley
Upper Limb Unit, Northern General Hospital, Sheffield, England
E-Mail: Claire.Faulkner@sth.nhs.uk

M. P. Flury · F. Moro · H.-K. Schwyzer · B. R. Simmen · C. Spormann
Schulthess Klinik, Lengghalde 2, 8008 Zürich, Schweiz
E-Mail: matthias.flury@kws.ch

F. Moro
E-Mail: fabrizio.moro@kws.ch

H.-K. Schwyzer
E-Mail: claudine.meier@kws.ch

B. R. Simmen
E-Mail: beat.simmen@simmenzh.ch

C. Spormann
E-Mail: christoph.spormann@kws.ch

erzielt. Das war einerseits möglich durch die sehr großen Fallzahlen an Hüft- oder Kniegelenksersatz und dementsprechend auch an periprothetischen Infektionen, andererseits aber vor allem dank der intensiven Zusammenarbeit von Chirurgen und Infektiologen. Es zeichnet sich ab, dass ein großer Teil der Erfahrungen aus der Behandlung der implantatgebundenen Infekte der unteren Extremität auch auf den Ellenbogen angewandt werden kann. Dabei ist es für den Therapieerfolg wesentlich, dass eine enge interdisziplinäre Zusammenarbeit zwischen Chirurgen, Mikrobiologen und Infektiologen besteht.

9.1.2 Inzidenz und Risikofaktoren

Die Inzidenz von periprothetischen Infekten nach Ellenbogenprothese variiert je nach Autor und wird in der Literatur zwischen 2 % und 13,3 % angegeben (Curtis et al. 2007; Figgie et al. 1994; Morrey und Bryan 1982, 1983; Throckmorton et al. 2010; Wolfe et al. 1990; Yamaguchi et al. 1998). Damit liegt die Infektionsrate deutlich höher als diejenige für Hüft- (1 %) und Knieprothesen (2 %). Die Risikofaktoren für Infektionen nach Ellenbogenarthroplastik wurden bereits 1982 durch Morrey und Bryan und 1990 durch Wolfe et al. beschrieben. Demzufolge ist das Infektionsrisiko besonders hoch bei Ellenbogen, die vor dem eigentlichen Gelenkersatz schon operiert wurden, was insbesondere bei posttraumatischen Zuständen der Fall ist. Dieses Infektionsrisiko bleibt bei posttraumatischen Zuständen bis heute unverändert hoch, wie von Throckmorton et al. (2010) gezeigt werden konnte, trotz konsequenter Anwendung von antibiotikaangereichertem Zement und verbesserter Zementiertechnik. Verantwortlich dafür ist wohl einerseits

Tab. 9.1 Häufigkeitsverteilung der bakteriellen Monokulturen nach Autoren: Es überwiegen deutlich die Infektionen durch Staphylokokken, wobei in den letzten 20 Jahren der Anteil an koagulasenegativen Staphylokokken deutlich zugenommen hat

Autor	Staphylococcus aureus	Koagulasenegative Staphylokokken	Gramnegativ	Kulturnegativ
Wolfe et al. 1990	$n=10$	$n=2$	$n=1$	Keine
$n=14$	71,4%	14,3%	7,1%	
Yamaguchi et al. 1998	$n=14$	$n=7$	$n=3$	$n=1$
$n=25$	56%	28%	12%	4%
Achermann et al. 2010	$n=11$	$n=9$	$n=2$	$n=1$
$n=27$	41%	33%	7%	3,7%

der sehr dünne und schlecht vaskularisierte Weichteilmantel, andererseits aber auch die Tatsache, dass die Patienten die betroffenen Ellenbogen häufig wieder stark belasten, was kleine Hautverletzungen und damit den bakteriellen Übertritt begünstigt. Hinzu kommt, dass bei fast allen posttraumatischen Zuständen eine oder mehrere Operationen am Ellenbogen stattgefunden haben, bevor es zur Prothesenimplantation kommt, was ein erhöhtes Infektionsrisiko darstellt (Morrey und Bryan 1983; Wolfe et al. 1990; Yamaguchi et al. 1998). Außerdem ist das Infektrisiko um bis zu 20 % erhöht, wenn nach Implantation der Prothese am betroffenen Ellenbogen erneut Operationen stattfinden. Weitere Risikofaktoren sind
- präoperativ abgelaufene Infektionen am selben Ellenbogen,
- Demenz,
- rheumatoide Arthritis unter Steroidtherapie sowie
- spontane postoperative Wundsekretion nach >10 Tagen (Figgie et al. 1994; Wolfe et al. 1990).

Bei rheumatoider Arthritis ist zusätzlich mit der immunsuppressiven Therapie durch TNF-α-Inhibitoren ein neues Risiko von fulminant ablaufenden Infektionen hinzugekommen. Das Infektionsrisiko bei Behandlung mit TNF-α-Inhibitoren ist umso höher, je kürzer der Zeitpunkt von der letzten Medikamentengabe ist (Curtis et al. 2007). Daher ist es empfehlenswert, nach der letzten Gabe eines TNF-α-Inhibitors einen Zeitraum von mindestens der doppelten Halbwertzeit des jeweiligen Medikaments bis zur Prothesenimplantation abzuwarten.

Die am häufigsten inokulierten Keime sind *Staphylococcus aureus* und *Staphylococcus epidermidis* (koagulasenegative Subspezies). Im Verlauf der letzten 20 Jahre haben die Infektionen mit den biofilmaktiven koagulasenegativen Staphylokokkenspezies deutlich zugenommen (Tab. 9.1).

9.1.3 Diagnose und Mikrobiologie

Für die Diagnose einer Ellenbogenprotheseninfektion werden derzeit die gleichen diagnostischen Kriterien wie für periprothetische Infektionen an Hüft- und Kniegelenken angewandt (Trampuz et al. 2003; Zimmerli und Ochsner 2003).

Die Diagnose eines periprothetischen Infekts ist gesichert, wenn eines oder mehrere der folgenden Kriterien zutreffen (Trampuz et al. 2004, 2007; Zimmerli et al. 2004):
- sichtbare Eiterbildung im präoperativen Punktat oder in der perioperativen Gewebeprobe,
- eine Fistel, die mit der Prothese kommuniziert,
- mikrobielles Wachstum im präoperativen Punktat, im perioperativ gewonnenen Gewebe oder in der Sonikationsflüssigkeit des Explantats,
- >1.700 Leukozyten/l oder >65 % Granulozyten im Punktat der Synovialflüssigkeit.

Akute Entzündungszeichen in den histologischen Präparaten des die Prothese umgebenden Gewebes sind kein diagnostisches Kriterium, weil solche Veränderungen mit hoher Prävalenz im Rahmen der rheumatoiden Arthritis auftreten und Infektzustände imitieren können. Für Bakterien mit schwacher Virulenz, wie z. B. koagulasenegative Staphylokokken oder grampositive Anaerobier sollte derselbe Keim auf mindestens zwei verschiedenen Gewebeproben wachsen, damit die Diagnose eines Infekts gestellt werden kann (Zimmerli und Ochsner 2003).

In den häufigsten Fällen manifestieren sich die Infektionen durch Symptome oder Besonderheiten am betroffenen Gelenk, was den Patient veranlasst, den Hausarzt oder den Operateur aufzusuchen. Der Verdacht auf einen Ellenbogenprotheseninfekt besteht, wenn einer oder mehrere der folgenden Zustände auftreten: lokale Schwellung, dauernde oder zunehmende lokale Schmerzen, Fieber, Erythem, Wunddehiszenz oder radiologisch sichtbare Osteolysezonen um die Prothese. In allen Situationen, in denen ein Verdacht auf Protheseninfekt besteht, sollte vor Beginn der Therapie versucht werden, Gewebe zur Keimidentifikation zu gewinnen, sei es durch Gelenkpunktion oder durch Biopsieentnahmen. Die Sensitivität und Spezifität von Punktaten ist hoch (Zimmerli und Ochsner 2003). Falsch-negative Resultate treten vor allem bei sog. „Low-grade"-Infektionen auf, bei denen es sich bei den verantwortlichen Erregern häufig um koagulasenegative Staphylokokken handelt (Zimmerli und Ochsner 2003; Zimmerli et al. 2004). Außerdem sollten intraoperativ möglichst 3–6 Gewebeproben von verschiedenen Stellen des umgebenden Gewebes entnommen und sowohl mikrobiologisch kultiviert als auch histologisch untersucht werden (Atkins et al. 1998; Trampuz et al. 2003).

Wenn es zum Implantatausbau kommt, können insbesondere schwer nachweisbare Keime durch Sonikation von der Oberfläche der Explantate getrennt und auf Kulturmedien nachgewiesen werden (Trampuz et al. 2003, 2007; Piper et al. 2009). Diese Technik stellt einen großen Fortschritt bei der Bakterienidentifikation dar und kann insbesondere zum Nachweis von biofilmaktiven Keimen angewandt werden (Piper et al. 2009; Trampuz et al. 2007). Die Methode besteht darin, dass die explantierten Prothesenteile in ein Bad mit Ringer-Lösung gebracht werden, wo sie während 48 h abwechselnd mit Ultraschall behandelt werden, so dass sich langsam die haftenden Teile von der Prothesenoberfläche lösen und in das Bad übergehen. Die so entstandene Sonikationsflüssigkeit wird entnommen, zentrifugiert und das Sediment schließlich auf aerobe und anaerobe Kulturmedien aufgeteilt (Piper et al. 2009; Trampuz et al. 2007). Der Bakteriennachweis durch Sonikation kann noch verfeinert werden, indem durch PCR-Amplifikation bakterielle RNA in der Sonikationsflüssigkeit gesucht wird (Achermann et al. 2010; Zimmerli und Ochsner 2003).

9.1.4 Behandlungsstrategie – allgemeine Prinzipien und Besonderheiten am Ellenbogen

Es zeichnet sich ab, dass die Richtlinien, die zur Therapie der Knie- und Hüftprotheseninfektionen erarbeitet wurden, grundsätzlich auch für infizierte Ellenbogenprothesen gültig sind (Achermann et al. 2011; Trampuz et al. 2003). Dennoch muss den anatomischen Besonderheiten am Ellenbogen durch eine differenzierte chirurgische Behandlung Rechnung getragen werden (Cheung et al. 2008; Gschwend et al. 1999; Yamaguchi et al. 1998).

Wie für periprothetische Infektionen an der unteren Extremität, gelten auch für die Ellenbogenprotheseninfektionen dieselben Definitionen, die das zeitliche Auftreten und den Infektionsweg beschreiben (Zimmerli und Ochsner 2003). Demnach werden die Infekte definiert als Frühinfekte, wenn die ersten Symptome oder klinischen Zeichen innerhalb von 3 Monaten nach der Implantation auftreten. Eine verzögerte Infektion (Synonyme: „delayed infection", „low-grade infection") liegt dann vor, wenn die ersten Symptome oder klinischen Zeichen zwischen 3 Monaten und 2 Jahren nach der Implantation auftreten. In den meisten dieser Fälle handelt es sich ursächlich um Erreger mit geringer Virulenz, die bereits perioperativ inokuliert wurden (Trebse et al. 2005; Zimmerli et al. 2004). Die dritte Form sind die Spätinfekte, die 2 Jahre oder später nach Implantation der Prothese auftreten.

Entsprechend dem Infektionsweg unterscheidet man zwischen den direkten intraoperativen Kontaminationen, den hämatogenen Infektionen und den durch Hautkontakt direkt fortgeleiteten Infektionen.

Débridement und Erhalt der Implantate

Eine Behandlung durch ausgiebiges chirurgisches Débridement mit Erhalt der Implantate in situ kann durchgeführt werden, wenn die Implantate radiologisch und intraoperativ fest sitzen und die Symptomdauer weniger als 21 Tage beträgt, was nur bei Frühinfekten oder hämatogenen Spätinfekten mit akutem Beginn zutrifft (Marculescu et al. 2006; Tattevin et al. 1999; Trampuz et al. 2003; Trebse et al. 2005).

Für den Erfolg einer Behandlung mit Débridement und Erhalt der Implantate ist es ganz entscheidend, dass Antibiotika eingesetzt werden, die wirksam gegen biofilmaktive Keime sind (Trebse et al. 2005; Zimmerli et al. 1998). Insbesondere Rifampicin-haltige Antibiotikatherapien sind sehr wirksam gegen biofilmaktive Bakterien, vor allem im Rahmen von Staphylokokkeninfekten (Widmer et al. 1992; Zimmerli et al. 1998). Da aber vor allem Staphylokokken sehr schnell Resistenzen gegenüber Rifampicin entwickeln, wird

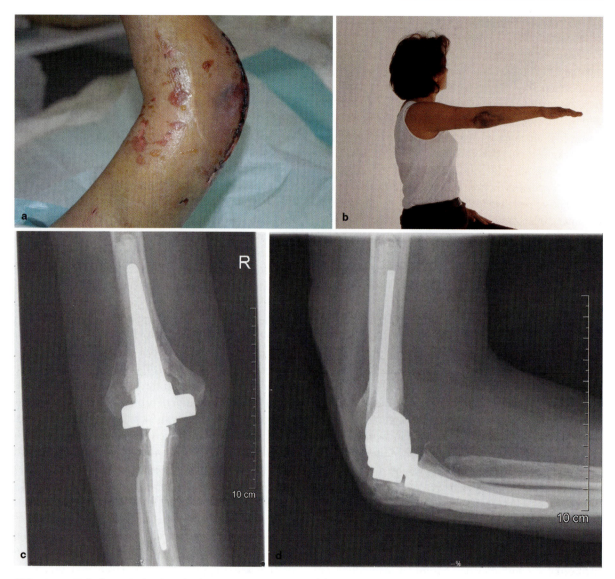

Abb. 9.1 a Bei dieser Patientin mit rheumatoider Arthritis und Herzklappenbefall wurde postoperative die Antikoagulation zu früh begonnen, was zu einem ausgedehnten Hämatom mit Hautspannungsblasen führte. Darauf entwickelten sich klinische Zeichen eines Frühinfekts und es wurde ein ausgedehntes Débridement unter Erhalt der Implantate durchgeführt mit anschließender 6-monatiger Antibiotikatherapie. **b–d** Ein Jahr nach dem Ende der Antibiotikatherapie ist die Patientin beschwerdefrei bei intakten Hautverhältnissen und fest sitzenden Prothesenkomponenten

auf jeden Fall immer eine Kombinationstherapie mit einem zusätzlichen Antibiotikum empfohlen.

Für das chirurgische Vorgehen sollte derselbe posteriore Zugang verwendet werden wie zur Prothesenimplantation. Von Yamaguchi et al. (1998) und Hildebrand et al. (2000) wurden Insuffizienzen des Streckapparats beschrieben, vor allem nach Revisionsoperationen mit wiederholtem Ablösen der Trizeps-brachii-Sehne. Nach unserer Erfahrung hat sich am besten der Trizeps-Split-Zugang bewährt, bei dem die Trizepssehne in je einen radialen und ulnaren Zügel gespalten und in Kontinuität von der proximalen Ulna abgelöst wird (Gschwend 1980; Gschwend et al. 1988). Dabei sind in unserem Patientengut auch nach wiederholten Eingriffen keine Insuffizienzen des Streckapparats aufgetreten (Gschwend et al. 1999). Sämtliche periprothetischen Membranen sollten konsequent entfernt werden. Die humeralen und ulnaren Komponenten sollten voneinander entkoppelt und die Polyethylenbuchsen an den Kopplungsstellen der

Komponenten konsequent ausgewechselt werden. Falls Teile der Komponenten locker sind, sollte ein kompletter Prothesenausbau mit Ausbau des Zements erfolgen (Yamaguchi et al. 1998; Volin et al. 2004). Schließlich sollte intraoperativ eine intensive Wundspülung erfolgen, wobei sich NaCl 0,9 % als effizient und gewebeschonend erwiesen hat. Nach dem Wundverschluss ist eine einfache Saugdrainage für 24 h sowie die Ruhigstellung in einer Gipsschiene während einer Woche sinnvoll. Es besteht keine einheitliche Empfehlung darüber, wie viele Débridements in welchen zeitlichen Abständen durchgeführt werden sollten. Yamaguchi et al. (1998) haben durchschnittlich 4 Débridements in einem Zeitintervall von 4 Tagen zwischen den Eingriffen durchgeführt. Dabei ist es bei 3 Patienten zu einem Hautdefekt oder einer Avulsion der Trizepssehne gekommen und in weiteren 3 Fällen zu einer irreversiblen Schädigung des N. ulnaris. Hildebrand et al. (2000) berichten über zwei Fälle, die durch multiple Débridements behandelt wurden und bei denen es in einem Fall zu einem ausgedehnten Hautdefekt über dem Olekranon kam, der durch einen Vorderarmlappen gedeckt werden musste. Durch die sehr dünne Weichteilbedeckung über dem Olekranon ist die Gefahr der Hautnekrose in dieser Region sehr groß, besonders nach wiederholten Eingriffen (Morrey und Bryan 1982; Throckmorton et al. 2010). Falls die Weichteile stark gefährdet sind oder wenn nach drei erfolgten Débridements weiterhin Infektzeichen bestehen, sollte der zweizeitige Prothesenwechsel vorgezogen werden (Abb. 9.1; Achermann et al. 2010; Tattevin et al. 1999).

Einzeitiger Prothesenwechsel

Ein einzeitiger Prothesenwechsel ist möglich in Fällen mit einem Low-grade-Infekt, wo die ursächlichen Keime häufig biofilmaktive Bakterien sind, die man durch Débridement und ausgiebige Spülung nicht mehr eliminieren kann (Zimmerli und Ochsner 2003). Gille et al. (2006) berichteten über 5 von 6 Fällen mit rheumatoider Arthritis und periprothetischem Infekt, bei denen ein einzeitiger Prothesenwechsel durchgeführt wurde. Dabei war es in einem Fall zu einer intraoperativen Humerusfraktur gekommen, die durch Ruhigstellung zur Konsolidierung gebracht werden konnte. Dennoch sind einzeitige Prothesenwechsel am Ellenbogen bei festsitzenden Implantaten sehr zeitaufwendige und potentiell risikoreiche Eingriffe. Die Gefahr einer intraoperativen Fraktur am distalen Humerus ist enorm hoch während der Entfernung der Implantate und des Zements, einerseits aufgrund der Kurvierung des Humerus und andererseits wegen der sehr dünnen Kortikalis, insbesondere bei rheumatoider Arthritis (Hildebrand et al. 2000; Rand et al. 1984). An der Ulna ist diese Gefahr ebenso groß und nicht selten sind Osteotomien an Ulna oder Humerus nötig, um die Implantate entfernen zu können (Cheung et al. 2008; Mansat et al. 2004). Außerdem bleibt bei einem einzeitigen Prothesenwechsel das Risiko des Infektrezidivs erhöht (Ure et al. 1998). Neben den beschriebenen Risiken sollte die Belastung durch die Operationsdauer auf den Zustand der Weichteile und das Allgemeinbefinden nicht unterschätzt werden.

Zweizeitiger Prothesenwechsel

Ein zweizeitiger Prothesenwechsel mit einem implantatfreien Intervall ist dann empfohlen, wenn Lockerungszeichen bestehen, wenn die umgebenden Weichteile stark geschädigt sind, wenn Fisteln oder ausgedehnte Abszesse bestehen oder wenn die Symptomdauer mehr als 3 Wochen beträgt (Tattevin et al. 1999; Yamaguchi et al. 1998; Zimmerli et al. 2004). Bei der Entfernung der Implantate sollten nach Möglichkeit auch sämtliche Zementreste mit entfernt werden. Dazu empfiehlt sich am distalen Humerus eine dorsale Osteotomie entlang des Schafts bis zur Prothesenspitze. Der so entnommene Knochendeckel kann nach dem Entfernen des Zements wieder auf die Osteotomieränder gelegt und mit Osteosuturen adaptiert werden (Abb. 9.2). Während des implantatfreien Intervalls kommt es wieder zu einer ossären Konsolidation bei spannungsfreier Deckung durch die Triceps-brachii-Muskulatur (Abb. 9.3 und 9.4). Es besteht kein Konsens darüber, wie lange das Ellenbogengelenk implantatfrei bleiben und die Antibiotikatherapie dauern sollte. Yamaguchi et al. (1998) berichten über 5 zweizeitige Wechsel mit implantatfreien Intervallen zwischen 6 und 40 Wochen. Dabei kam es in 2 von 3 Fällen mit *Staphylococcus epidermidis* zu einem Infektrezidiv. Achermann et al. (2010) beschreiben 4 Fälle mit zweizeitigem Wechsel und einer durchschnittlichen implantatfreien Periode von 3 Monaten, wobei alle Fälle nach der Reimplantation infektfrei blieben. Wichtig ist eine Assoziation von Antibiotika, die wirksam sind gegen biofilmaktive Keime, mit einem zusätzlichen Antibiotikum zur Verhinderung der Resistenzen. Die Antibiotikatherapie sollte, entsprechend den Empfehlungen für die Hüft-

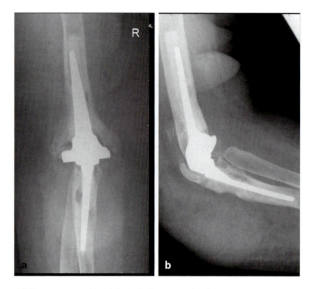

Abb. 9.2 a, b (68767) Bei dieser Patientin mit rheumatoider Arthritis bestand ein Spätinfekt mit ausgedehnter Abszessbildung und radiologisch deutlichen Osteolysezeichen humeral und ulnar

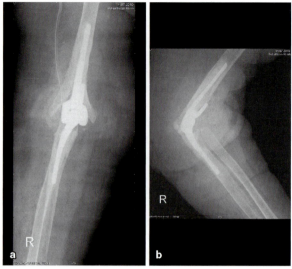

Abb. 9.4 a, b (68767) Nach 6 Monaten erfolgte die Reimplantation einer Semi-constrained-Ellenbogenprothese vom Typ Coonrad-Morrey bei negativen Gewebe-Biopsien. Der distale Humerus ist ossär konsolidiert und es tritt keine Fraktur auf

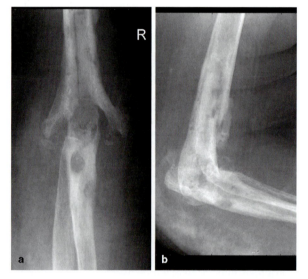

Abb. 9.3 a, b (68767) Drei Monate nach dem kompletten Implantatausbau mit dorsaler Osteotomie des distalen Humerus zeigt sich ein beginnender ossärer Durchbau im Bereich des Osteotomiespalts. Die Resektionsarthroplastik war schmerzfrei bei jedoch weitgehendem Funktionsverlust der oberen Extremität

und Knieprotheseninfekte, 6 Wochen dauern, bei biofilmaktiven Keimen eher 12 Wochen (Brandt et al. 1999; Trebse et al. 2005; Zimmerli et al. 2004). Nach einem 4-wöchigen Intervall nach Absetzen der Antibiotikatherapie sollten Biopsien vom entsprechenden Ellenbogengelenk entnommen werden (Berbari et al. 2007; Mont et al. 2000). Wenn sich auf diesen Biopsien keine Keime mehr nachweisen lassen, kann die Reimplantation erfolgen. Daher ist bei einem zweizeitigen Prothesenwechsel am Ellenbogen ein implantatfreies Intervall von mindestens 3, idealerweise 4–6 Monaten zu empfehlen (Achermann et al. 2010; Mont et al. 2000). Außerdem erfolgt durch ein derartiges spannungsfreies Intervall eine sehr gute ossäre Konsolidierung nach Osteomie oder bei entstandenen Frakturen. Die Patienten sind sehr früh nach Explantation der Prothesenkomponenten schmerzfrei.

Ein Spacer ist nicht notwendig, ebenso wenig wie ein Fixateur externe. Es genügt, eine abnehmbare Gipsschiene bis zur abgeschlossenen Wundheilung zu tragen. Die Ellenbogengelenke bleiben nach einer Resektionsarthroplastik instabil und verlieren viel von ihrer Funktion. In den Fällen, bei denen die Humerusepikondylen erhalten bleiben, kann sich der distale Humerus auf dem Olekranon abstützen und somit eine Restfunktion in Flexion-Extension ermöglichen. In vielen Fällen kommt es aber zu einer multidirektionalen Instabilität, weshalb manchmal die Konfektion einer abnehmbaren Ellenbogenorthese mit Gelenkschloss notwendig ist.

Resektionsarthroplastik

Aufgrund des erheblichen Funktionsverlusts für die gesamte obere Extremität, gilt die Resektionsarthroplastik heute nicht mehr als Methode der Wahl zur Infektbehandlung (Cheung et al. 2008; Morrey und Bryan 1983; Wolfe et al. 1990). Sie führt jedoch rasch zu Schmerzfreiheit und zu einer Entlastung der Infektsituation und ist in jedem Fall sinnvoll bei drohender Sepsis oder stark reduziertem Allgemeinzustand (Yamaguchi et al. 1998).

Eine Reimplantation nach Resektionsarthroplastik ist gut möglich, auch nach mehreren Jahren der Implantatfreiheit. Das Risiko eines Infektrezidivs bleibt jedoch bestehen (Cheung et al. 2008). Außerdem ist die Resektionsarthroplastik in allen Fällen von ausgedehnten Weichteildefekten, Fisteln oder Lockerungen von Prothesenkomponenten die adäquate Behandlung, vor allem in im Hinblick auf einen späteren Wiedereinbau.

9.2 Periprothetische Frakturen nach Ellenbogenarthroplastik

Fabrizio Moro, Beat R. Simmen, Hans-Kaspar Schwyzer

Auf der Grundlage verschiedener Publikationen kann das Risiko periprothetischer Frakturen im Hüft und Kniegelenkbereich auf etwa 1–4 % eingeschätzt werden. Die bisher umfangreichste Auswertung diesbezüglich ist die aus dem Mayo-Prothesenregister: 238 von 23.980 Primärimplantationen bzw. 252 von 6.349 nach Revisions-Hüft-TP (Berry 1999).

Im Vergleich zu der recht umfangreichen Literatursituation zum Hüft- und Kniegelenk gibt es nur wenig aussagekräftige Literatur zum Ellenbogengelenk (Kamineni und Morrey 2004a, 2004b; O'Driscoll und Morrey 1999; Thillemann et al. 2006). Dies liegt zum einem an der insgesamt deutlich geringeren Anzahl an endoprothetischen Versorgungen, aber auch daran, dass die für eine Auswertung periprothetischer Frakturen aussagekräftige hohe Zahl an Primärimplantationen nur wenigen Zentren zur Verfügung steht.

Die Inzidenz periprothetischer Frakturen am Ellenbogengelenk wird mit etwa 5 % nach primärer Ellenbogen-TP angegeben (O'Driscoll und Morrey 1999; Thillemann et al. 2006; Tab. 9.2).

Periprothetische Frakturen sind seltene Komplikationen nach endoprothetischer Versorgung. Grundsätzlich kann zwischen intraoperativen und postoperativen periprothetischen Frakturen unterschieden werden. Bei den intraoperativen Frakturen handelt es sich um operationsspezifische Komplikationen, die meistens mit technischen Problemen einhergehen oder im Zusammenhang mit der Art des Eingriffes (Primäroperation oder Revision) stehen. Bei der postoperativen Fraktur, auf die im Folgenden eingegangen wird, handelt es sich um „pathologische Frakturen" im weitesten Sinn, meist auf dem Boden einer aseptischen Lockerung.

Für eine möglichst genaue Beschreibung der Frakturen und als Leitlinie für die Wahl der Therapiestrategien sind Klassifikationen entwickelt worden, die neben dem Frakturort auch Kriterien wie Implantatfestigkeit und Knochenqualität berücksichtigen (Sanchez-Sotelo et al. 2002; Abb. 9.5, Tab. 9.3).

Die operative Versorgung solcher Frakturen bedarf einer minutiösen präoperativen Abklärung und Vorbereitung. Häufig ist auch ein Knochenaufbau mit Allograft nötig, um eine sichere Verankerung der Implantate und eine Wiederherstellung der Anatomie zu gewährleisten. Es handelt sich hier um komplexe anspruchsvolle Eingriffe, die eine entsprechende Erfahrung des Operateurs und seiner Infrastruktur voraussetzen. Eigentliche standardisierte Empfehlungen für die Behandlung können nicht ausgesprochen werden, vielmehr muss jeweils individuell auf das Problem eingegangen werden. Bis heute gibt es keine eigentlichen Guidelines für das Management solcher komplexer Frakturen. Das Problem liegt in den kleinen Fallzahlen, die letztendlich auf wenige Zentren verteilt sind.

Die Ziele, die bei der Behandlung der periprothetischen Frakturen verfolgt werden, bestehen darin, die Heilung der Fraktur zu ermöglichen, den Knochen zu erhalten, eine korrekte Ausrichtung wiederherzustellen, eine stabile Verankerung der Prothese zu erreichen und – als Hauptmaxime – die Wiederherstellung der Funktion des Ellenbogengelenks zu erreichen.

Für die Prognose und Therapie entscheidend sind der Zeitpunkt für das Auftreten der Fraktur (intraoperativ, postoperativ), die Lokalisation der Fraktur im Bezug auf den Schaft und die Fixation der Prothese zum Zeitpunkt der Fraktur (vorbestehende aseptische Lockerung oder stabile Komponenten; Abb. 9.6, s. Tab. 9.3).

Die Weichteilverhältnisse bei häufig schon mehrfach voroperierten Patienten spielen eine entscheidende Rolle, auch für die Wahl des Zugangs, und nicht

Tab. 9.2 Inzidenz der periprothetischen Frakturen nach primärer Ellenbogenprothesenimplantation. (Aus: Tokunaga et al. 2006)

Autor	Jahr	Prothese	Primär/Revision	Anzahl	Fraktur Ulnaschaft	Fraktur Olekranon	Fraktur Humeruskondyle
Morrey und Adams	1992	Coonrad-Morrey	Primär	68	3 (2,9%)	–	–
Ruth und Wilde	1992	Capitellocondylar	Primär	51	–	–	2 (3,9%)
Kasten und Skimmer	1993	–	Primär	32	3 (10,3%)	–	4 (12,5%)
Ewald et al.	1993	Capitellocondylar	Primär	202	2 (0,9%)	–	–
Gill und Morrey	1998	Coonrad-Morrey	Primär	69	1 (1,4%)	1 (1,4%)	–
Woods et al.	1999	Souter-Strathclyde/Kudo	Primär	38	–	–	3 (7,9%)
Ikavalko et al.	2002	Souter-Strathclyde	Primär	525	2 (0,4%)	–	–
King et al.	1997	Coonrad-Morrey	Revision	47	1 (2,1%)	–	–
Redfern et al.	2001	Souter-Strathclyde/Kudo	Revision	52	1 (1,9%)	–	–

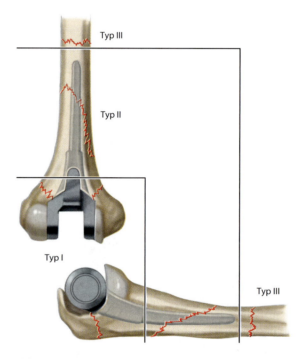

Abb. 9.5 Einteilung der periprothetischen Frakturen nach deren Lokalisation (Mayo-Klassifikation). (Aus: Sanchez-Sotelo et al. 2002)

zuletzt ist die Neurologie entscheidend. Vorbestehende Lockerungen der Komponenten können Hinweise sein für einen Infekt, so dass die septische Lockerung unbedingt ausgeschlossen werden sollte im Hinblick auf das festzulegende Therapiekonzept.

Eine Domäne der konservativen Therapie stellen isolierte Kondylusfrakturen dar sowie intraoperativ aufgetretene Fissuren. Nichtdislozierte Olekranonfrakturen bei intaktem Streckapparat können in der Regel auch konservativ behandelt werden. Das „functional bracing" (Sarmiento Brace) kann bei stabilem Humerusschaft in Betracht gezogen werden, sofern die Fraktur distal der Prothesenspitze liegt (O'Driscoll und Morrey 1999).

Für die operative Versorgung stehen uns verschiedene Implantate und verschiedene Kabelsysteme zur Verfügung (Abb. 9.7–9.14). Häufig bei mangelnder Knochenqualität muss auf Autografts oder Allograft zurückgegriffen werden. Implant-Allografts zur Überbrückung größerer Substanzdefekte in Kombination mit Custom-made-Implantaten werden in der Literatur erwähnt (Kamineni und Morrey 2004a, 2004b; Sanchez-Sotelo et al. 2002). Überlegungen müssen auch gemacht werden, inwieweit solche komplexen periprothetischen Frakturen einzeitig („one-stage procedure") versorgt werden können oder bei Bedarf auch ein zweizeitiges Vorgehen („two-stage procedure") nötig ist.

Die Resektionsarthroplastik sowie die Arthrodese des Ellenbogengelenks stellen häufig eine „salvage procedure" dar und kommen nur in desolaten Situationen in Frage. Sie sollten als Ultima Ratio in Betracht gezogen werden, weil sie doch mit einer beträchtlichen Funktionseinbusse einhergehen (Zarkadas et al. 2010).

Aus heutiger Sicht hat sich ein Prothesenkonzept für periprothetische Frakturen durchgesetzt, das als „sloppy hinge" bezeichnet wird. Bei diesem Prothesentyp sind Humerus und Ulnakomponente locker miteinander verkoppelt. Die Verbindung der beiden Prothesenkomponenten führt zu einer hohen Sicherheit in Bezug auf Instabilität und Luxation. Die reinen

9 Komplikationen und Management

Tab. 9.3 Einteilung der periprothetischen Frakturen unter Berücksichtigung des Knochenzustands und der Fixation der Prothesenkomponenten (aseptische Lockerung). (Aus: O'Driscoll und Morrey 1999)

Frakturtyp	Beschreibung
Humerusfrakturen	
H-I	Fracture of the column or the condyle
H-II	Fracture around the stem
H-II1	Implant well fixed
H-II2	Implant loose with acceptable bone stock
H-II3	Implant loose with severe bone loss
H-III	Fracture proximal th the stem
Ulnafrakturen	
U-I	Fracture of the olecranon
U-II	Fracture around the stem
U-II1	Implant well fixed
U-II2	Implant loose with acceptable bone stock
U-II3	Implant loose with severe bone loss
U-III	Fracture proximal th the stem

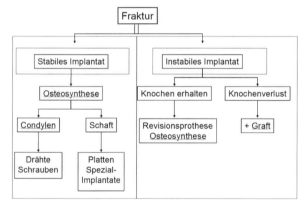

Abb. 9.6 Behandlungsalgorithmus bei periprothetischen Frakturen am Ellenbogengelenk in Abhängigkeit der Lokalisation der Fraktur, unter Berücksichtigung der Stabilität der liegenden Prothesenkomponenten und unter Berücksichtigung der Knochenqualität

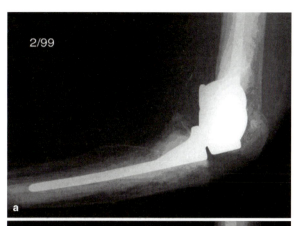
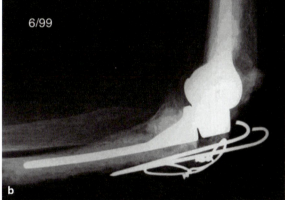
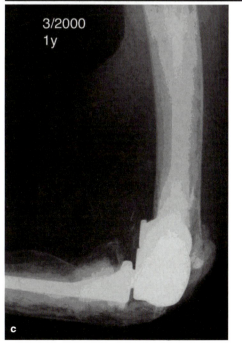

Abb. 9.7 a–c Zuggurtungsosteosynthese einer Olekranonfraktur, die mit einem insuffizienten Streckapparat endet

Oberflächenersatzprothesen spielen für diese Indikationsstellung keine Rolle.

Die periprothetische Fraktur am Ellenbogengelenk stellt höchste Ansprüche an den behandelnden Chirurgen bezüglich Komplikationen und Revisionsraten, die einheitlich in der Literatur erwähnt werden (Sanchez-Sotelo et al. 2002).

Insbesondere beim Einsatz von Allograft sind die Infektraten doch deutlich erhöht und eine Integration, d. h. eine Inkorporation des Fremdknochens, ist

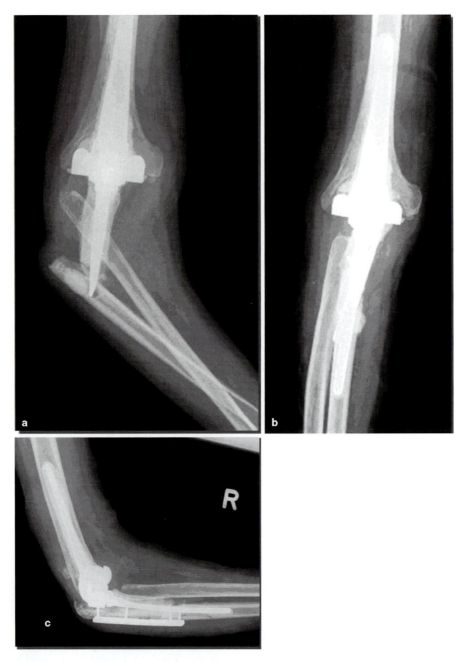

Abb. 9.8 a–c Diaphysäre Ulnaschaftfraktur bei Lockerung der Ulnakomponente. Revisionsoperation mit Ulnalangschaftprothese und Plattenosteosynthese

9 Komplikationen und Management

Abb. 9.9 a–d Überbrückungsosteosynthese einer periprothetischen Olekranonfraktur mit winkelstabiler Plattenosteosynthese (3,5 mm LCP-12-Loch-Platte)

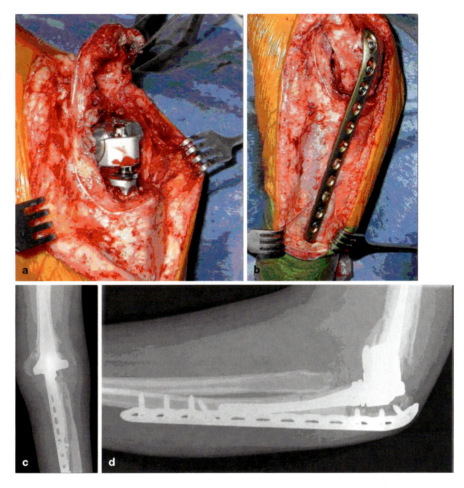

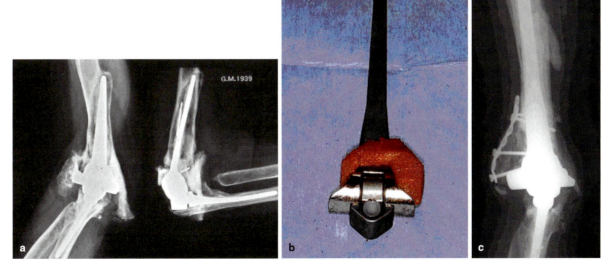

Abb. 9.10 a–c Periprothetische Fraktur (Condylus-radialis-Fraktur) auf dem Boden einer aseptischen Lockerung. Revision mit Custom-made-Langschaft-Humerus-Stem (GSB III) und kondylärem Allograft-Aufbau und Plattenosteosynthese

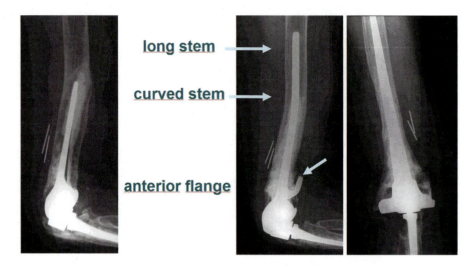

Abb. 9.11 a–c Aseptische Lockerung mit periprothetischer Fraktur an der Prothesenspitze der humeralen Komponente. Wechsel der humeralen Prothesenkomponente auf einen Custom-made-Langschaft

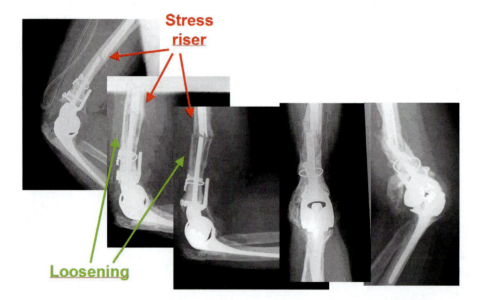

Abb. 9.12 a–e Posttraumatische Ellenbogenarthrose. Versorgung mit einer teilgekoppelten Prothese. Bei Zustand nach antegrader Marknagelung einer Humerusschaftfraktur musste nach Fenestrierung des distalen Humerus der Nagel gekürzt werden, da dieser nahezu 15 Jahre nach Primärimplantation nicht in toto extrahiert werden konnte. Sechs Monate postoperativ kommt es zu einer frühzeitigen Lockerung der humeralen Komponente und letztendlich zu einer periprothetischen Fraktur

9 Komplikationen und Management

Abb. 9.13 a–d Zweizeitige Revision mit langstreckiger Fenstrierung des Humerus, Kürzen des Nagels knapp subkapital, Titan-Spacer-Implantation, der eine Obliteration des Markraums verhindern soll, Strut-Allograft als biologische Schienung mit Kabel Fixation (**a, b**). Entfernen des temporären Titan-Spacer, Wiedereinbau einer zementierten, langschaftigen Humeruskomponente. Acht Monate postoperativ gute Integration des Allografts (**c, d**)

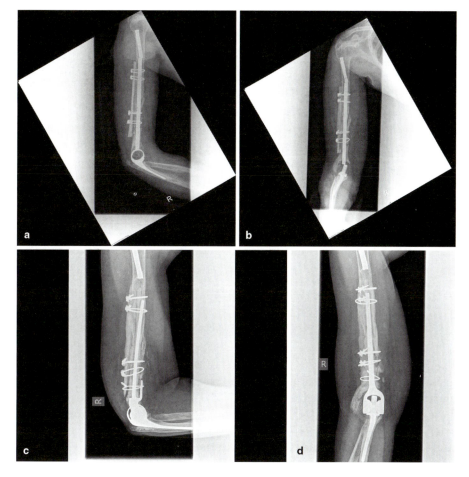

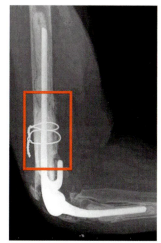

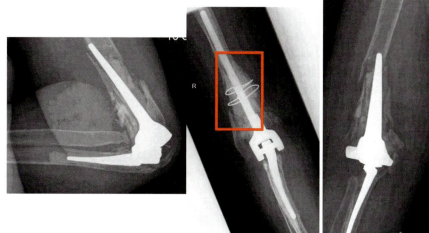

Abb. 9.14 a–d Periprothetische Fraktur Typ II nach Morrey auf dem Boden einer aseptischen Lockerung nach Primärimplantation einer GSB-III-Prothese bei rheumatoider Arthritis. Revisionsarthroplastik mit Coonrad-Morrey-Prothese mit langem Humerusschaft und Allograft. Metaphysär wurde der zirkuläre Defekt mit einem Humerusallograft für die Verankerung der Prothese und zur Überbrückung des Defekts verwendet (Allograft Prothesis Composite). Unter Verwendung von Cerclagen wurde der Allograft mit den erhaltenen schalenförmigen Restfragmenten des Humerus umwickelt, mit der Absicht, eine bessere Integration des Allografts zu erreichen

Tab. 9.4 Die Studienergebnisse spiegeln die hohe Infektrate bei kleiner Fallzahl wider

Allograft-Prosthesis Composite (Mansat et al. 2004)

~3,5 Jahre FU (2–6 Jahre)	MEPS	Extension	Flexion	Graft-to-host union	4 tiefe Infekte
13 Patienten (4 Humerus)	~67 Punkte (15–100 Punkte)	~28° (0–60)	~125° (100–140°)	9 Patienten	

Impaction Grafting (Loebenberg et al. 2005a, 2005b, 2005c)

~6 Jahre FU (2,1–9,4 Jahre)	MEPS	Extension	Flexion	Radiolucent line	1 tiefer Infekt – Resektionsarthroplastik
12 Patienten (6 Humerus) (2 beide)	~83 Punkte (55–100 Punkte)	~25° (0–30°)	~123° (110–114°)	6 no 4 < 2 mm 4 < 2 mm	

Tab. 9.5 Radiologisch nur teilweise dokumentierbare Integration des verwendeten Allografts

Periprothetische Humerusfraktur (Sanchez-Sotelo et al. 2002)

~3 Jahre FU (0,8–7,8 Jahre)	MEPS	Extension	Flexion	Graft-to-host union
11 Patienten	~79 Punkte 40–100 Punkte	~16° (0–30°)	~131° (110–114°)	Integration in 5 Patienten

Ulnarekonstruktion mit Strut-Allograft (Kamineni und Morrey 2004a, 2004b)

~4 Jahre FU (2–11 Jahre)	MEPS			Graft-Inkorporation
21 Ellenbogen	~79 Punkte (30–100 Punkte)	3 (26–50%)	5 (51–57%)	14 (76–100%)

radiologisch schwierig zu beurteilen und kann nicht immer dokumentiert werden (Tab. 9.4 und 9.5).

9.3 Aseptische Lockerung und Revision nach Ellenbogenarthroplastik

Matthias P. Flury

9.3.1 Einleitung

Die Revision einer gelockerten Ellenbogenprothese ist ein technisch anspruchsvoller Eingriff mit einer erheblichen Komplikationsrate. Eine minutiöse Operationsplanung, die alle Aspekte des Eingriffs wie Zugangsweg, Revisionsprothesenmodell, Knochengraft und Osteosynthese umfassen muss, ist unabdinglich. Gelingt die Revision, kann mit einer deutlichen Schmerzreduktion und einer guten Funktionsfähigkeit für das tägliche Leben gerechnet werden. Dadurch ist eine Wechseloperation mit den heutzutage zur Verfügung stehenden Mitteln den operativen Alternativen wie Resektionsarthroplastik oder Ellenbogenarthrodese klar vorzuziehen.

Inzidenz

In den letzten Jahren konnten die Langzeitresultate nach Ellenbogenprothese deutlich verbessert werden. Trotzdem bleibt die aseptische Lockerung der Implantate der häufigste Grund, der zu einer Ellenbogenrevision führt. Die Inzidenz wird für Semi-constrained-Prothesen zwischen 4 und 10% angegeben (Abb. 9.15; Gschwend et al. 1999; Hildebrand et al. 2000).

Somit muss auch in der Zukunft mit steigender Lebenserwartung der Patienten mit einer beträchtlichen Anzahl von lockerungsbedingten Problemen gerechnet werden.

9.3.2 Ätiologie

Mehrere Faktoren zeigen eine direkte Beeinflussung der Lockerungsrate:
- *Zugrunde liegende Diagnose:* Patienten mit einer rheumatoiden Arthritis weisen eine bessere Langlebigkeit der Prothese auf, während bei Patienten mit posttraumatischer Arthrose mit einer erhöhten Lockerungsrate gerechnet werden muss. Es werden dabei Werte bis 38% nach 3–10 Jahren beschrieben (Moro und King 2000).

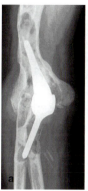 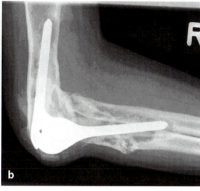

Abb. 9.15 a, b Komplette aseptische Lockerung einer Semiconstrained-Prothese 6 Jahre nach Implantation

- *Seitenbandführung:* Der normale Ellenbogen weist eine Seitenbandlaxität von ca. 2° sowohl für Varus- als auch für Valgusstress auf. Prothesen, die diese Laxität nicht zulassen, zeigen eine deutlich erhöhte Lockerungsrate. Für Full-constrained-Prothesen beträgt diese bis 25 % bereits nach 5 Jahren (Morrey et al. 1981). Wenn allerdings die Seitenbandführung uni- oder bilateral fehlt, ein häufiges posttraumatisches Problem, benötigt die Prothese eine entsprechende Führung. Ist diese nicht gegeben, wie dies bei komplett Unconstrained-Prothesen der Fall ist, muss mit erhöhten Friktionskräften auf die Prothese gerechnet werden, die entweder direkt durch die wirkenden Scherkräfte oder indirekt über einen erhöhten Polyethylenabrieb zur Komponentenlockerung führen können.
- *Fixation:* Im normalen Ellenbogen wirken während der Extension Kräfte bis zum dreifachen Körpergewicht in Form eines nach dorsal gerichteten Kraftvektors. Diesem Kraftvektor muss durch die Prothese entgegengewirkt werden z. B. durch eine ventrale Abstützung. Prothesen ohne diese ventrale Abstützung zeigen eine erhöhte Lockerung, es kommt zu einem typischen Tilt der Humeruskomponente in Extensionsrichtung.
- *Zementierung:* Speziell beim Vorliegen von posttraumatischen, postoperativen Veränderungen kann die Zementierung der Komponenten erschwert sein. Wenn daraus eine ungenügende Zementummantelung der Prothese resultiert, führt dies zum Auftreten von unregelmäßigen Belastungsspitzen um die Prothese und damit zu einer verfrühten Lockerung.
- *Implantatpositionierung:* Eine exakte Rekonstruktion des Rotationszentrums und der Seitenbandspannung sowie eine Wiederherstellung der anatomischen Gelenksachsen sind die Ziele jeden prothetischen Gelenksersatzes, denn nur so kann eine optimale Funktion gewährleistet werden. Gelingt dies nicht, wirken asymmetrische Kräfte auf das Gelenk, was unmittelbar postoperativ zu einer reduzierten Funktion und im längerfristigen Verlauf durch die ungleichmäßige Lastverteilung zu einer Lockerung führt.
- *Fraktur:* Eine periprothetische Fraktur kann bei ungünstiger Lage zu einer frakturbedingten Lockerung einer Komponente führen.

9.3.3 Klinik und Radiologie

Viele Lockerungen verlaufen speziell in der frühen Phase symptomlos. So lassen sich Lockerungen in der Anfangsphase oft nur radiologisch diagnostizieren, was die Wichtigkeit von postoperativen Kontrolluntersuchungsprogrammen unterstreicht. Neu auftretende Lysezonen, entweder zwischen Prothese und Zement oder im Interface zwischen Zement und Knochen, sind verdächtig und müssen weiter verfolgt werden. Von einer Komponentenlockerung spricht man aber erst bei Vorliegen eines Saumes von 1 mm oder mehr um die ganze Prothese. In der Folge kommt es dann typischerweise zum Einsinken der Prothese oder zu einem Abkippen – im Falle des Humerus meist in Extensionsrichtung. Zu diesem Zeitpunkt treten meist auch klinische Beschwerden wie Schwellung sowie bewegungs- und belastungsabhängige Schmerzen auf. Ein Dauer- und Ruheschmerz ist für eine aseptische Lockerung nicht typisch und muss immer den Verdacht auf einen Late-stage-Protheseninfekt wecken.

Solange der Patient asymptomatisch ist, wird meist ein abwartendes Vorgehen gewählt, allerdings muss der Ellenbogen in regelmäßigen Abständen radiologisch untersucht werden. Kommt es im Verlauf zu zunehmenden lockerungsbedingten Lysen, muss von einer steigenden Frakturgefährdung ausgegangen werden. In solchen Fällen muss gelegentlich auch bei einem sonst symptomlosen Patienten eine Wechseloperation ins Auge gefasst werden. Sobald Beschwerden mit entsprechenden radiologischen Lockerungszeichen auftreten, wird der Wechsel empfohlen.

9.3.4 Abklärungen

Neben der Erfassung der klinischen Symptome ist das konventionelle Röntgenbild in zwei Ebenen Standard. Hilfreich dabei ist das Vorliegen von Voraufnahmen, um Veränderungen im Verlauf beurteilen zu können. Es muss dabei auf das Auftreten von neuen Lysen sowie auf eine Lageänderung der Komponenten geachtet werden. Sind die konventionellen Röntgenbilder nicht konklusiv, muss eine Computertomographie durchgeführt werden. Wenn die Beschwerden des Patienten nicht genau mit den radiologischen Befunden in Übereinstimmung gebracht werden können, ist häufig eine Skelettszintigraphie hilfreich, evtl. auch in Form einer SPECT-Untersuchung. Speziell in der frühen Phase der Lockerung sind diese Untersuchungen deutlich sensitiver und spezifischer als die konventionellen Röntgenbilder.

Bei unklaren Fällen oder schon beim geringsten Verdacht auf einen Infekt muss eine Punktion des Gelenks durchgeführt werden.

9.3.5 Planung

Zeigt sich eine symptomatische Lockerung, muss nach Ausschluss eines Infekts ein Prothesenwechsel geplant werden. Solche Wechseloperationen sind in den wenigsten Fällen banal und müssen deshalb minutiös geplant werden, damit man intraoperativ auf alle Eventualitäten vorbereitet ist.

Der zu wählende Zugang hängt davon ab, ob die Humerusdiaphyse dargestellt werden muss. Ist dies nicht notwendig, kann ein Standardzugang von dorsal her gewählt werden, meist unter Ausnutzung des alten Zugangsweges. Wenn der Humerusschaft langstreckig freigelegt werden muss, hat sich der von Gerwin et al. (1996) beschriebene Triceps-reflecting-Zugang bewährt. Dadurch ist eine trizepserhaltende Darstellung des dorsalen Humerus bis weit nach proximal möglich, und die in diesen Fällen unerlässliche Darstellung des N. radialis gelingt leicht.

Wichtig ist es, eventuelle Knochendefekte dreidimensional zu erfassen. Dies erlaubt dann zu bestimmen, ob für die Revision ein Knochengraft benötigt wird. Wenn möglich, sind autologe Grafts zu bevorzugen, da diese ein deutlich besseres Einwachsverhalten als Allografts aufweisen.

Weil allerdings die Knochendefekte in vielen Fällen relativ ausgedehnt sind, muss der Aufbau häufig mit Fremdknochen erfolgen und ein solcher Allograft muss für die Operation verfügbar sein. Aufgrund der Bildgebung muss dann entschieden werden, welches Prothesenmodell gewählt wird. Auch dies muss präoperativ erfolgen, da meist eine passende Prothese vorbestellt werden muss.

Sämtliche für die Operation notwendigen Instrumente müssen steril verfügbar sein, so z. B. feine lange Klingenmeißel, Hochfrequenzfräsen etc.

9.3.6 Revision

Erster Schritt einer Wechseloperation ist die Entfernung des alten Implantats inklusive Knochenzement. Ist die Prothese komplett ausgelockert, gelingt dies meist mühelos, bei partieller Lockerung kann es jedoch schwierig sein. Lange feine Klingenmeißel und Hochfrequenzfräsen leisten gute Dienste in der Zemententfernung. Da es das Ziel sein muss, eine weitere Gewebeschädigung durch die Prothesenentfernung soweit als möglich zu vermeiden, wird bei gut fixiertem Zement und sicher aseptischer Situation Zement, der den Wiedereinbau nicht behindert, in situ belassen. Dies erleichtert die Situation sehr und verhindert zusätzliche Knochendefekte während der Zemententfernung. Gewährleistet sein muss, dass der Markkanal nach proximal frei ist, damit eine Revisionsprothese sicher verankert werden kann. Um die Orientierung des Markkanals zu bestimmen, ist eine Darstellung unter Bildverstärker ein gutes Hilfsmittel. Eine Via falsa kann damit vermieden werden.

Zweiter Schritt ist anschließend das Anpassen der neuen Prothese. Aufgrund der präoperativen Planung wird das Prothesenmodell festgelegt. Bei intakter Seitenbandführung und intakten Kondylen kann allenfalls ein ungekoppeltes System benützt werden. Sehr viel häufiger ist die Seitenbandführung jedoch aufgrund von lokalen Destruktionen oder fehlenden Kondylen defekt. In dieser Situation haben sich Prothesen mit einem gekoppelten Design sehr viel besser bewährt. Zudem muss berücksichtigt werden, dass die Humeruskomponente eine ventrale Abstützung benötigt, um den nach dorsal gerichteten Gelenkkräften widerstehen zu können. Dies kann entweder kondylär sein oder bei fehlenden Kondylen an der ventralen Kortikalis mit Hilfe eines Flanschs erreicht werden. Meh-

9 Komplikationen und Management

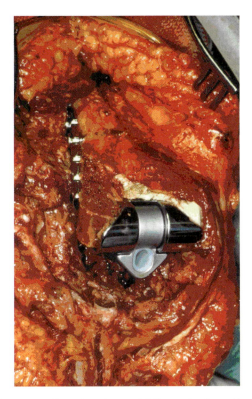

Abb. 9.16 Aufbau des ulnaren Pfeilers mit einem Beckenkamm-Autograft und Plattenfixation

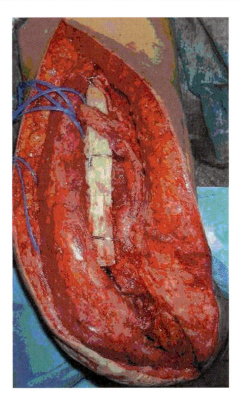

Abb. 9.17 Humerusschaftaufbau via Triceps-reflecting-Zugang mittels solidem Allograft. Nervus radialis über dem Graft

rere Prothesenmodelle bieten dazu verschieden lange Flanschs an, um eventuelle Defekte überbrücken zu können. Wenn immer möglich, sollte diese Abstützung in nativem Knochen erfolgen und nicht auf einem Allograft. Auch hier können lange ventrale Flanschs gute Dienste leisten, damit diese proximal auf der nativen Kortikalis abstützen können. Die Länge des Schafts definiert sich aufgrund der Knochendefekte. Bei gut erhaltener diaphysärer Knochenqualität ohne Defekte kann eine Standardprothese gewählt werden. Bei diaphysären Knochendefekten hat sich die Formel bewährt, dass die neue Prothese um den doppelten Schaftdurchmesser länger ist als die alte Prothese.

Mit in situ liegender Probeprothese kann dann die Stabilität der Implantate geprüft und das wahre Ausmaß der Knochendefekte bestimmt werden. Solange die ventrale Kortikalis erhalten ist und damit eine genügend ventrale Abstützung der Prothese besteht, können Defekte im Kondylenmassiv meist ohne Aufbau akzeptiert werden. Sobald auch die ventrale Kortikalis fehlt, muss ein distaler Aufbau erfolgen. Dazu kann ein solider Graft verwendet werden, der mit Hilfe von Platten an den proximalen Schaft fixiert wird (Mansat et al. 2004). Eine z-förmige Osteotomie des Schafts und des Grafts erleichtert eine stabile Fixation. Wenn möglich, ist ein autologer Graft zu bevorzugen; große Defekte müssen allerdings mit einem Allograft überbrückt werden (Abb. 9.16).

Defekte im Humerusschaft, die die Stabilität des Prothesenschafts beeinträchtigen, werden am besten mit Hilfe von palisadenartig angeordneten Strut-Grafts überbrückt. Damit diese eine langstreckige Überbrückung ermöglichen, ist es absolut unumgänglich, den N. radialis darzustellen (Abb. 9.17). Die Fixation der Allografts hat sich mittels Cerclagen bewährt. Um diese zu verankern, gibt es Systeme, die plattenabhängig aufgebaut werden können. Dies bietet den Vorteil, mit zusätzlichen plattenabhängigen Schrauben eine bessere Rotationsstabilität zu erzielen. Wird ein solches Verfahren gewählt, wird am besten der Humerus mit dem Graft über die Probeprothese aufgebaut und dann mit in situ liegender Probeprothese fixiert. Die Probeprothese wird anschließend durch die definitive Prothese ersetzt, die in den stabilisierten Schaft zementiert wird. Dies ermöglicht anschließend eine sichere Zementfixation der definitiven Komponente, ohne dass Osteosynthesematerial stört. Bei der Zementierung muss unbedingt der N. radialis am Humerus bzw. der N. ulnaris an der Ulna beachtet werden, um thermische Schäden durch Zementaustritt zu vermeiden.

Die genannten Prinzipien gelten im Grundsatz auch für Revisionen an der Ulna (Kamineni und Morrey 2004a, 2004b), wobei dort immer die meist schwierigen Hautverhältnisse berücksichtigt werden müssen. Eine sichere Weichteildeckung der Implantate und allenfalls des Grafts muss unter allen Umständen gewährleistet sein. Zudem muss bei einer langstreckigen Ulnarevision auch immer der N. ulnaris dargestellt und falls nötig vorverlagert werden, um iatrogene Schäden zu vermeiden. Da im Falle eines Knochendefekts an der Ulna diese meist kleiner sind als am Humerus, gelingt eine Überbrückung häufig mit einem autologen Graft.

Bei Vorliegen einer starken Aufweitung des Markkanals mit intakter Kortikalis, wie es gelegentlich bei einer Lockerung ohne Fraktur vorliegt, kann die Technik des Impaction Grafting gewählt werden, die im proximalen Femur gut etabliert ist und von Loebenberg et al. (2005a, 2005b, 2005c) für den Ellenbogen adaptiert wurde.

9.3.7 Resultate

Das zu erwartende Resultat nach einer Prothesenrevision hängt von vielen verschiedenen Faktoren ab und ist daher im Einzelfall schwierig vorherzusagen. Zwei Hauptfaktoren, die das Resultat bzw. die Komplikationshäufigkeit hauptsächlich beeinflussen, sind, ob ein Allograft verwendet wurde und die der Prothesenimplantation zugrunde liegende Diagnose. So müssen Patienten mit einer rheumatoiden Arthritis oder einer posttraumatischen Arthrose mit einem schlechteren Resultat und einer höheren Komplikationsrate rechnen. Das hängt unter anderem damit zusammen, dass diese Patienten häufig noch unter Spätfolgen des initialen Traumas, der Grunddiagnose oder der Indexoperation leiden und dadurch schon erheblich vorbelastet sind (King et al. 1997).

Die Hauptkomplikation nach Verwendung eines Allografts ist die tiefe Infektion, damit muss in bis zu 31% der Fälle gerechnet werden. Zudem zeigt

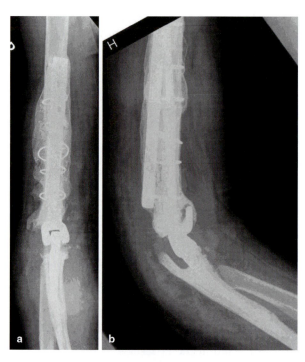

Abb. 9.18 a, b Stabile Implantatlage mit stabiler Integration eines Strutgrafts 2 Jahre nach Schaftrevision

sich eine Non-union-Rate der Allografts von ca. 15% (Mansat et al. 2004).

Weitere Komplikationen sind Nervenverletzungen des N. radialis oder des N. ulnaris, entweder direkt oder in Folge eines Zementaustritts, heterotope Ossifikationen und erneute Komponentenlockerung. Die Rate dieser Komplikationen ist ebenfalls stark mit der zugrunde liegenden Diagnose verknüpft.

Dies alles zusammengenommen ergibt sich daraus eine 5-Jahres-Überlebensrate von 54–90% (King et al. 1997; Mansat et al. 2004; Shi et al. 2007).

Wenn allerdings intra- und postoperativ keine Komplikation auftritt, kann mit einer erheblichen Schmerzreduktion gerechnet werden. So hatten in einer Studie der Mayo-Klinik 93% der Patienten keine oder nur noch milde Schmerzen 6 Jahre nach der Wechseloperation (King et al. 1997). Bei Shi et al. (2007) betrug dieser Wert 83% nach 5 Jahren. Der Bewegungsumfang kann verbessert werden, so dass ein funktioneller Bewegungsbogen erreicht wird; meist verbleibt jedoch ein signifikantes Extensionsdefizit von 20–30° sowie ein Kraftdefizit für die Extension, bedingt durch Vernarbungen in der Trizepsmuskulatur (Abb. 9.18).

9.4 Revisionsarthroplastik des Ellenbogengelenks bei Knochendefekten[1]

Rouin Amirfeyz, David Stanley

9.4.1 Einleitung

Eines der größten und schwierigsten Probleme in der rekonstruktiven Ellenbogenchirurgie stellt die Wiederherstellung nach einer fehlgeschlagenen Ellenbogenarthroplastik mit großen Knochendefekten dar. Zu den potentiellen Problemen gehören nicht nur die fehlenden ossären Verankerungsmöglichkeiten für das Implantat, sondern auch die prekären Weichteilverhältnisse zur Deckung des Implantats, die Integrität des Streckapparats und eventuelle Nervenschädigungen. Die Trizepssehne und die umliegenden Nerven, vor allem der N. ulnaris, sind oft in das Narbengewebe eingewachsen, insbesondere nach vorausgegangenen operativen Revisionsversuchen. Ursache der Revision ist häufig eine Infektion. Deshalb ist präoperativ eine eingehende Abklärung und eine adäquate restistenzgerechte Behandlung erforderlich, bevor ein operatives Vorgehen geplant und durchgeführt werden kann.

9.4.2 Klassifikation

In unserer Institution (Upper Limb Unit, Northern General Hospital, Sheffield) wird die Klassifikation der Knochendefekte des Senior-Autors verwendet, die im Verlauf der langen Erfahrung mit diesen schwierigen Fällen entwickelt wurde. Die Einteilung berücksichtigt den Knochenverlust und die potentiellen technischen Schwierigkeiten bei der Behandlung der Knochendefekte. Die Klassifikation umfasst drei Typen:
- Typ 1: kleiner Knochenverlust,
- Typ 2: intramedullärer Knochenverlust,
- Typ 3: struktureller Verlust des kortikalen Knochens.

Die Klassifikation der Mayo-Klinik (Morrey und Sanchez-Sotelo 2009) bietet eine gute Übersicht der verschiedenen Arten von Knochendefekten, ermöglicht dem Chirurgen jedoch nicht, die Komplexität der Rekonstruktion aufgrund der Klassifikation einzuschätzen und erleichtert deshalb die Planung der Rekonstruktion nicht. Auch die Klassifikation der Mayo-Klinik unterscheidet drei Typen:
1. Verlust an humeraler und/oder ulnarer Knochenlänge,
2. verminderte Knochenqualität mit „Ballooning" der erhaltenen Kortikalis,
3. periprothetische Frakturen.

9.4.3 Präoperative Diagnostik

Eine angemessene allgemeinmedizinische Abklärung dieser Patienten ist wesentlicher Bestandteil der präoperativen Diagnostik, da es sich häufig um ältere Personen mit multiplen Nebenerkrankungen handelt. Diese müssen adäquat behandelt sein, bevor eine Ellenbogenrekonstruktion durchgeführt werden kann.

Besteht der Verdacht auf eine Infektion der Ellenbogenprothese, wird das Gelenk unter radiologischer Kontrolle unter sterilen Verhältnissen punktiert. Eine eventuelle antibiotische Therapie sollte mindestens 6 Wochen vor der geplanten Gelenkpunktion abgesetzt werden, um die Chancen auf eine erfolgreiche Isolierung des Erregers zu erhöhen. Das Punktat wird zur direkten Untersuchung und Kultivierung eingeschickt, wobei auch nach „ungewöhnlichen" Erregern gesucht wird.

Wenn eine Gelenkinfektion im Punktat bestätigt bzw. nachgewiesen werden kann, erfolgt der Revisionseingriff zweizeitig. Im ersten Schritt werden das Implantat und der gesamte Zementmantel entfernt. Der Gelenkraum wird anschließend mit Gentamycin-enthaltenden Antibiotikakugeln aufgefüllt, denen zusätzlich ein Antibiotikum, das sich aus der Resistenzprüfung des Erregers ergibt, beigemischt wird. Im zweiten Operationsschritt erfolgt die definitive Rekonstruktion erst dann, wenn es in den Routineblutuntersuchungen (Leukozytenzahl, Blutsenkungsreaktion und C-reaktives Protein) keine Hinweise auf einen persistierenden Infekt mehr gibt und eine Abheilung der Infektsituation angenommen werden darf.

9.4.4 Mechanismus des Prothesenversagens

Der Mechanismus des Prothesenversagens auf der humeralen Seite beginnt im Bereich der Knochen-Zement-Grenze mit Lockerung des Implantats und progredienter Wanderung der Prothese im Extensions-

---
[1] Übersetzung Priv.-Doz. Dr. B. R. Simmen, Dr. Ch. Kolling.

sinn. Ursache für diese Extensionsbewegung/Rotation der Humerusprothesenkomponente sind die im Gelenk nach dorsal wirkenden Kräfte (Amiss et al. 1980). Diese Rotation im Extensionssinn kann zur ventralen Penetration der proximalen Prothesenspitze führen.

Auf der ulnaren Seite des Gelenks ist der genaue Mechanismus des Prothesenversagens unklar. In einigen Fällen wurde ein anteriores Impingement zwischen Koronoid und Implantat in endgradiger Flexion als Ursache für ein „Pistoning" und damit der mechanischen Lockerung vermutet (Cheung und O'Driscoll 2007). Auch ein kräftiger ventraler Weichteilmantel kann bei kraftvoller Ellenbogenflexion in der Endstellung zu Zugkräften auf die Ulnaprothesenkomponente führen. Dieser Mechanismus ist zwar nicht eine allgemein akzeptierte Hauptursache für die Lockerung der Ulnaprothesenkomponente, in einzelnen Fällen dürfte er aber zutreffen.

9.4.5 Behandlung

Ein frühzeitiges und rasches Vorgehen hat höchste Priorität. Eine frühe Behandlung der Prothesenlockerung bietet den Vorteil des Knochenerhalts und hilft, sekundäre Weichteilschäden zu vermeiden. Damit können auch sekundäre Kontrakturen und Narbenbildungen verhindert werden. Ein frühzeitiges Vorgehen wirkt sich deshalb auch positiv auf die spätere Funktion aus.

Abhängig vom Schweregrad des Knochenverlusts kann die Revisionsoperation folgendermaßen aussehen:
- Revision mit einer „Standard-Ellenbogenprothese",
- Revision mit einer Spezialanfertigung der „Standard-Ellenbogenprothese" (Custom-made-Prothese),
- Impaktierung von zerkleinertem Knochentransplantatmaterial in den Markraum („impaction grafting") mit anschließender Implantation der Ellenbogengelenksprothese,
- kombinierte Ellenbogenrekonstruktion mit Allograft und Ellenbogengelenksprothese („implant-allograft composite transplant").

9.4.6 Geringer Knochenverlust

Diese Situation wird am häufigsten angetroffen. Die verbleibende Knochensubstanz ist zumeist ausreichend und erlaubt eine Revision mit einer Standardellenbogenprothese. Dazu gibt es jedoch drei Ausnahmesituationen:
1. eine fortgeschrittene und aggressiv verlaufende Infektionssituation mit erheblichem Knochenverlust,
2. wenn die Primärimplantation in einem fortgeschrittenen Stadium einer entzündlichen Gelenkserkrankung mit bereits etabliertem Knochenverlust durchgeführt wurde (rheumatoide Arthritis im Stadium 4 oder 5; Larsen et al. 1977),
3. wenn eine Ellenbogenarthroplastik im Rahmen einer Tumoroperation durchgeführt wird.

9.4.7 Intramedullärer Knochenverlust (erhaltene Kavität/erhaltenes Containment)

Häufig stößt man bei einer Revision auf eine erhebliche Osteolyse. Die verbliebene Kortikalis kann dann sehr dünn sein, und es treten Zweifel auf, ob die einfach in den vorhandenen Knochen zementierte neue Ellenbogenprothese den auftretenden Kräften standhalten kann. Eine mögliche Fraktur würde in diesem Falle zu einer schmerzhaften Instabilität und schließlich zur Lockerung führen.

Nachdem man die Prothese und den gesamten Knochenzement entfernt hat und die verbleibende Kavität einigermaßen erhalten geblieben ist, kann zerkleinertes Knochentransplantatmaterial (Auto- oder Allograft) an die Defekte angelagert und impaktiert werden. Ziel dieser Maßnahme ist es, die Knochensubstanz zu erhöhen und damit die Knochen-Zement-Verbindung zu verbessern.

Diese Technik wurde ursprünglich für Revisionen von gelockerten Hüftprothesen empfohlen, sowohl auf der azetabulären wie auch auf der femoralen Seite. Obwohl die ersten Ergebnisse mit einer hohen Rate von erfolgreichen Transplantateinheilungen vielversprechend waren (Gie et al. 1993), konnten die nachfolgenden Studien diesen Erfolg nicht bestätigen. Diese konnten ein häufiges Nachsinken der Prothese nachweisen (Eldridge et al. 1997).

Am Ellenbogen wurde diese Rekonstruktionstechnik erstmals von Loebenberg et al. (2005a, 2005b, 2005c) beschrieben. Die Technik umfasste die Insertion einer Zementröhre, um die dann das Knochentransplantatmaterial platziert wird (Loebenberg et al.

9 Komplikationen und Management

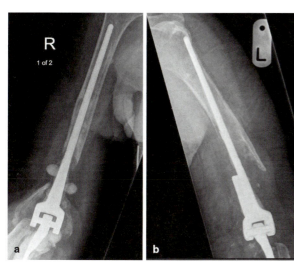

Abb. 9.19 a, b Röntgenbilder von gelockerten Ellenbogenprothesen mit substantiellem strukturellem Knochenverlust

2005a, 2005b, 2005c). Sowohl auf der ulnaren wie auch auf der humeralen Seite kann diese Technik zur Knochenaugmentation verwendet werden. In der erwähnten Studie wurde die Technik des „impaction grafting" in 14 Markräumen bei 12 Patienten verwendet. In zwei Fällen kam es zur Lockerung, in je einem weiteren Fall kam es zu einer Infektion bzw. zu einer periprothetischen Fraktur. Nach einem Nachkontrollzeitraum von 72 Monaten zeigten zwei Drittel der Patienten ein zufriedenstellendes Ergebnis.

9.4.8 Struktureller kortikaler Knochendefekt

Diese Fälle stellen die technisch schwierigsten und anspruchvollsten Probleme in der Ellenbogenrevisionschirurgie dar (Abb. 9.19). Die Integrität des kortikalen Knochens ist geschädigt und macht es unmöglich, eine stabile Fixation mit herkömmlichen Standardellenbogenimplantaten zu erzielen. Die auf das Implantat einwirkenden Kräfte werden nicht über den Knochen geleitet; daher ist ein Frühversagen einer solchen Standardellenbogenrevisionsarthroplastik unausweichlich. In dieser Situation kommen schlussendlich nur die zwei folgenden Optionen ernsthaft in Betracht.

Custom-made-Implantate

Custom-made-Implantate erlauben die maximale Ausnützung der vorhandenen Knochensubstanz. Der zur Verfügung stehende vitale Knochen muss zum Zeitpunkt des ersten Schritts der Wechseloperation exakt erfasst werden. Zusätzliche radiologische Abklärungen sind hilfreich, um die Anatomie des Patienten exakt beurteilen zu können und die Prothese den Verhältnissen entsprechend anzupassen. Figgie et al. (1986) berichtete über 16 solcher Fälle mit einem durchschnittlichen Nachkontrollzeitraum von 4 Jahren. Innerhalb dieses frühen Zeitraums waren 3 Revisionen nötig, eine 4. Revision musste aufgrund einer radiologisch verifizierten Lockerung geplant werden. Die Stanmore-Erfahrung zeigte dagegen nur eine einzige Lockerung in 8 beschriebenen Fällen (Anmin et al. 2008). Nachteil der Spezialanfertigung von Ellenbogenprothesen sind deren Kosten und der Umstand, dass solche Spezialanfertigungen nicht überall in gleichem Maße verfügbar sind. Zudem wird eine zusätzliche Konstruktionsplanung benötigt, die sehr zeitaufwendig sein kann. Am wichtigsten ist jedoch, dass solche Ellenbogengelenkprothesen starre Konstrukte sind. Wenn intraoperativ Anpassungen an die individuelle Situation des Patienten notwendig werden, muss die Anatomie des Patienten dem Implantat angepasst werden. Dies kann bedeuten, dass ein zusätzliches Entfernen von vitaler Knochensubstanz notwendig wird, was aus verständlichen Gründen unbedingt vermieden werden sollte. Dennoch bleibt diese Technik eine echte Option und kann erfolgreich angewendet werden. Einen besonderen Stellenwert hat die Technik in der Tumorchirurgie, bei der die radikale Exzision von Weichteilen und Knochen unabdingbar für die Steigerung der Überlebensquote des Patienten sind.

Rekonstruktion mit Knochenaufbau

Das Verbessern der vorhandenen Knochensituation und das Verwenden einer Standardellenbogenprothese haben den Vorteil, dass die auftretenden Kräfte zwischen dem Implantat-Zement-Verbund und dem umgebenden Knochen verteilt werden können. Der größte Nutzen dieser Technik wird beobachtet, wenn es zu einem Einwachsen und zu einer Inkorporation des Knochentransplantats kommt. Zur Rekonstruktion von kleineren Defekten sind autologe Knochentransplantate in Form von Spongiosa (vom Beckenkamm) oder Kortikalisspänen (von der Fibula) möglich. Die Morbidität der Knochenentnahmestelle muss jedoch sorgfältig abgewogen und mit dem Patienten diskutiert werden, bevor man sich zu einem solchen Schritt entscheidet.

Zur Rekonstruktion bei größeren Knochendefekten ist diese Variante aufgrund der beschränkten Möglichkeiten zur Entnahme von autologen Knochenspänen jedoch kaum praktikabel. Daher sollten „Allografts" in Form von zerkleinertem Spanmaterial, kortikospongiösen oder kortikalen strukturellen Transplantaten (in Form eines Allograft-Implantat-Composit-Transplantats) in Betracht gezogen werden.

Frühe Berichte von kompletten allogenen Gelenkstransplantationen (ohne Implantation einer Gelenksprothese) gehen zurück auf den Beginn des letzten Jahrhunderts (Lexer 1925). Die Erfolgsquote lag nicht höher als 50%, wobei detaillierte Nachkontrolldaten dazu fehlen. Spätere Versuche mit dieser Technik erzielten nur wenig bessere Ergebnisse. Infektionen, Frakturen und fehlendes Einwachsen der Transplantate blieben jedoch gefürchtete Komplikationen (Gross et al. 1975; Mankin et al. 1982). Eine ausführliche Studie in der Mitte der achtziger Jahre zeigte sekundäre degenerative Gelenkveränderungen bereits innerhalb der ersten 2 Jahre nach der Operation, so dass die allogenen Totalgelenkstransplantationen eine nicht zufriedenstellende Option blieben (Urbaniak und Black 1985). In späteren Studien wurde zudem über Komplikationen wie Läsionen des N. radialis, Infektionen, Instabilitäten, Resorptionen und fehlende Transplantatinkorporation berichtet (Dean et al. 1997).

Die Transplantation eines Allograft-Implantat-Verbunds ist ein eher neueres Konzept, das eine erfolgreiche Alternative im Sinne einer „Salvage procedure" zu sein scheint (Mansat et al. 2004). In dieser Studie wird über 13 Patienten mit einem mittleren Nachkontrollverlauf von 42 Monaten berichtet, von denen bei 4 von 5 nötigen Revisionen eine tiefe Infektion vorlag. Unsere eigenen Erfahrungen mit 12 Patienten, die nach durchschnittlich 67 Monaten nachkontrolliert wurden, zeigen vielversprechende Ergebnisse mit nur einer Revision aufgrund einer tiefen Infektion (unpublizierte Daten – derzeit in Bearbeitung zur Publikation). Aus diesen Gründen ist die Technik zur Behandlung von Ellenbogenrevisionen mit ausgedehnten strukturellen Knochendefekten zu unserem Standardvorgehen geworden.

9.4.9 Operationstechnik

Die eingehende internmedizinische Vorbereitung des Patienten für den geplanten Eingriff wird vorausgesetzt. Die medizinische Abdeckung von meistens multiplen Komorbiditäten hilft bei der Vorbereitung auf einen möglicherweise länger dauernden operativen Eingriff. Zudem wird üblicherweise eine intensive, frühpostoperative Betreuung nach solchen Interventionen benötigt.

Die Operation wird in Allgemeinanästhesie mit unterstützender Regionalanästhesie (Plexusanästhesie) durchgeführt. Auf eine pneumatische Blutsperre wird, wenn möglich, verzichtet, da eine Weiterführung der Operationsinzision nach proximal durch eine Blutsperre eingeschränkt ist. Der Patient wird in Seitenlage gelagert, wobei der Arm auf einem gut gepolsterten Armbänkchen liegt. Die Polsterung ist wesentlich, um Druckstellen zu vermeiden.

Für den Operationszugang wird die vorliegende alte Operationsnarbe erneut eröffnet und der N. ulnaris aufgesucht und identifiziert. Es wird darauf geachtet, die Eigenblutversorgung des N. ulnaris nicht zu beeinträchtigen und zu erhalten. Nach der Dekompression des N. ulnaris wird dieser in seinem Bett belassen und zusammen mit dem umgebenden Weichteilgewebe mobilisiert. In unserer Institution wird das Ellenbogengelenk durch den Shahane-Stanley-Zugang dargestellt (Shahane und Stanley 1999). Dieser Zugang stellt eine Modifikation des vorgängig publizierten posterioren Zugangs nach Gschwend dar (Steiger et al. 1985).

Im folgenden Schritt wird der N. radialis aufgesucht, identifiziert, freigelegt und sorgfältig geschützt, da bei den größeren humeralen Knochenverlusten die vitalen Knochenränder des distalen Humerus dargestellt werden müssen.

Der Eingriff wird immer zweistufig durchgeführt. Der Eingriff beginnt mit der vollständigen Entfernung von Implantat und Knochenzement in der ersten Sitzung. Antibiotikaimprägnierte Zementketten werden in die Gelenkhöhle eingelegt und die Wunde verschlossen. Am Ende der Operation wird der Arm in einer dorsalen Ellenbogenschiene bis zum Folgeeingriff ruhiggestellt.

Der zweite Eingriff bzw. die definitive Ellenbogenrekonstruktion findet erst statt, wenn klinische und hämatologische Befunde eine vollständige Abheilung einer Infektsituation erwarten lassen.

9 Komplikationen und Management

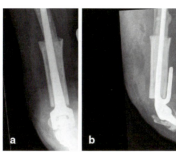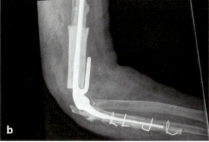

Abb. 9.20 a, b Teleskopartiges Übereinanderschieben des Allografts über den autochtonen Humerusschaftknochen

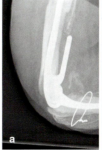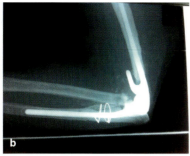

Abb. 9.21 a Seitliches Röntgenbild 9,5 Jahre nach Rekonstruktion des distalen Humerus mit einem großen Allograft und gleichzeitigem Prothesenwechsel. Der Allograft ist eingeheilt mit eindrücklicher Kallusbildung ventralseitig am Übergang zum normalen Humerus. b Seitliche Röntgenaufnahme 7 Jahre nach Ellenbogenrekonstruktion mit Prothesenwechsel und Rekonstruktion der proximalen Ulna mit einem Allograft. Dieser ist eingeheilt ohne jegliche Resorptionszeichen

Beim zweiten Eingriff in analoger Lagerung und Anästhesie wird die Zementkette entfernt und anschließend das homologe Knochentransplantat der Anatomie und den Defektverhältnissen des Patienten angepasst. Dabei ist darauf zu achten, keine weitere Knochensubstanz zu entfernen, sondern notwendige Anpassungen im Bereich des Allografts durchzuführen.

Unsere Operationstechnik hat sich im Laufe der Zeit immer weiterentwickelt. Anfänglich wurden die Transplantationen nach dem Prinzip „Gleiches für Gleiches" durchgeführt. Distale Humerusallografts wurden zum Ersatz des humeralen Knochendefekts und proximale Ulnaallografts zum Ersatz der ulnarseitigen Knochendefekte verwendet. Die Prothese wird mit Knochenzement im Allograft fixiert, und anschließend wird dieser Verbund im Patienten in die vorhandene Knochenmarkshöhle einzementiert. Zur zusätzlichen Fixation zwischen Allograft und autochtonem Knochengewebe wurden Drahtcerclagen verwendet.

In letzter Zeit haben wir begonnen, proximale Humerusallografts zu verwenden (Abb. 9.20). Der größere intramedulläre Durchmesser des proximalen Humerus bietet eine ideale Form, um den distalen Humerus in den Allograft zu impaktieren. Damit kann der Einsatz von zusätzlichen Cerclagen zur Stabilisierung vermieden werden. Gleichzeitig kommt es durch die teleskopartige Impaktion des patienteneigenen Knochengewebes in den Allograft zu einer größeren Kontaktzone zwischen vitalem Knochen und Knochentransplantat und damit möglicherweise zu besseren Einheilungsverhältnissen. Bei Bedarf kann die Verbundzone auch noch mit BMP („bone morphogenetic protein") augmentiert werden.

Am Operationsende werden die Trizepssehne und der Streckapparat wieder hergestellt, die Wunde über einer Saugdrainage verschlossen und der Arm in einem Gipsschienenverband in Streckstellung ruhiggestellt. Die Drainage wird am folgenden Tag entfernt, die Wunde nach 48 h kontrolliert und eine radiologische Verlaufskontrolle durchgeführt. Unter günstigen Verhältnissen kann dann mit einer schonenden Mobilisation des Ellenbogengelenks begonnen werden. Die postoperativen Nachkontrollen erfolgen ohne zeitliche Begrenzung.

Bei stabilen Verhältnissen nach Prothesenwechsel und Knochenaufbau mit Allografts, sowohl auf der humeralen als auch auf der ulnaren Seite, darf mit einer Einheilung an den Kontaktstellen zum erhaltenen Knochengewebe gerechnet werden, ohne dass es zur Resorption der Transplantate kommt (Abb. 9.21).

Literatur

Infektionen nach Ellenbogenarthroplastik

Achermann Y, Vogt M, Leunig M, Wüst J, Trampuz A (2010) Improved diagnosis of periprosthetic joint infection by multiplex PCR of sonication fluid from removed implants. J Clin Microbiol 48:1208–1214

Achermann Y, Vogt M, Spormann C, Kolling C, Remschmidt C, Wüst J, Simmen B, Trampuz A (2011) Characteristics and outcome of 27 elbow periprosthetic joint infections: results from a 14-year cohort study of 358 elbow prostheses. Clin Microbiol Infect 17:432–438

Atkins BL, Athanasou N, Deeks JJ, Crook DWM, Simpson H, Peto TEA, McLardy-Smith P, Berendt AR, and the Osiris Collaborative Study Group (1998) Prospective evaluation of criteria for microbiological diagnosis of prosthetic-joint infection at revision arthroplasty. J Clin Microbiol 36:2932–2939

Berbari EF, Marculescu C, Sia I, Lahr BD, Hanssen AD, Steckelberg JM, Gullerud R, Osmon DR (2007) Culture-negative prosthetic joint infection. Clin Infect Dis 45:1113–1119

Brandt CM, Duffy MC, Berbari EF, Hanssen AD, Steckelberg JM, Osmon DR (1999) Staphylococcus aureus prosthetic joint infection treated with prosthesis removal and delayed reimplantation arthroplasty. Mayo Clin Proc 74:553–558

Cheung EV, Adams RA, Morrey BF (2008) Reimplantation of a total elbow prosthesis following resection arthroplasty for infection. J Bone Joint Surg Am 90-A:589–594

Curtis JR, Patkar N, Xie A, Martin C, Allison JJ, Saag M, Shatin D, Saag KG (2007) Risk of serious bacterial infections among rheumatoid arthritis patients exposed to tumor necrosis factor alpha antagonists. Arthritis Rheum 56:1125–1133

Figgie MP, Gerwin M, Weiland AJ (1994) Revision total elbow replacement. Hand Clin 10:507–520

Gille J, Ince A, Gonzalez O, Katzer A, Loehr JF (2006) Single-stage revision of peri-prosthetic infection following total elbow replacement. J Bone Joint Surg 88-B:1341–1346

Gschwend N (1980) Ellbogenarthroplastik. Orthopäde 9:158–168

Gschwend N, Loehr J, Ivosevic-Radovanovic D, Scheier H, Munzinger U (1988) Semi-constrained elbow prosthesis with special reference to the GSB III prosthesis. Clin Orthop 232:104–111

Gschwend N, Scheier NH, Baehler A (1999) Long term results of the GSB III elbow arthroplasty. J Bone Joint Surg 81-B:1005–1012

Hildebrand KA, Patterson SD, Regan WD, MacDermid JC, King GJW (2000) Functional outcome of semiconstrained total elbow arthroplasty. J Bone Joint Surg 82-A:1379–1386

Mansat P, Adams RA, Morrey BF (2004) Allograft-prosthesis composite for revision of catastrophic failure of total elbow arthroplasty. J Bone Joint Surg Am 86-A:724–735

Marculescu CE, Berbari EF, Hanssen AD, Steckelberg JM, Harmsen SW, Mandrekar JN, Osmon DR (2006) Outcome of prosthetic joint infections treated with debridement and retention of components. Clin Infect Dis 42:471–478

Mont MA, Waldman BJ, Hungerford DS (2000) Evaluation of preoperative cultures before second-stage reimplantation of a total knee prosthesis complicated by infection. J Bone Joint Surg Am 82-A:1552–1557

Morrey BF, Bryan RS (1982) Complications of total elbow arthroplasty. Clin Orthop Relat Res 170:204–212

Morrey BF, Bryan RS (1983) Infection after total elbow arthroplasty. J Bone Joint Surg 65-A:330–338

Piper KE, Jacobson MJ, Cofield RH, Sperling JW, Sanchez-Sotélo J, Osmon DR, Steckelberg JM, Mandrekar JN, Fernandez SM, Patel R (2009) Microbiologic diagnosis of prosthetic shoulder infection using implant sonication. J Clin Microbiol 47:1878–1884

Rand JA, Morrey B, Bryan RS (1984) Management of the infected total joint arthroplasty. Orthop Clin North Am 15:491–504

Tattevin P, Crémieux AC, Pottier P, Huten D, Carbon C (1999) Prosthetic joint infection: when can prosthesis salvage be considered? Clin Infect Dis 29:292–295

Throckmorton T, Zarkadas P, Sanchez-Sotelo J, Morrey B (2010) Failure patterns after linked semiconstrained total elbow arthroplasty for posttraumatic arthritis. J Bone Joint Surg Am 92:1432–1441

Trampuz A, Steckelberg JM, Osmon DR, Cockerill FR, Hanssen AD, Patel R (2003) Advances in the laboratory diagnosis of prosthetic joint infection. Rev Med Microbiol 14:1–14

Trampuz A, Hanssen AD, Osmon DR, Mandrekar J, Steckelberg JM, Patel R (2004) Synovial fluid leukocyte count and differential for the diagnosis of prosthetic knee infection. Am J Med 117:556–562

Trampuz A, Piper KE, Jacobson MJ, Hanssen AD, Unni KK, Osmon DR, Mandrekar JN, Cockerill FR, Steckelberg JM, Greenleaf JF, Patel R (2007) Sonication of removed hip and knee prostheses for diagnosis of infection. N Engl J Med 357:654–663

Trebse R, Pisot V, Trampuz A (2005) Treatment of infected retained implants. J Bone Joint Surg Br 87:249–256

Ure KJ, Amstutz HC, Nasser S, Schmalzried TP (1998) Direct-exchange arthroplasty for the treatment of infection after total hip replacement. An average ten-year follow-up. J Bone Joint Surg Am 80:961–968

Volin SJ, Hinrichs SA, Garvin KL (2004) Two-stage reimplantation of total joint infections. Clin Orthop Relat Res 427:94–100

Widmer AF, Gaechter A, Ochsner PE, Zimmerli W (1992) Antimicrobial treatment of orthopaedic implant-related infections with rifampin combinations. Clin Infect Dis 14:1251–1253

Wolfe SW, Figgie MP, Inglis AE, Bohn WW, Ranawat CS (1990) Management of infection about elbow prostheses. J Bone Joint Surg 72-A:198–212

Yamaguchi K, Adams RA, Morrey BF (1998) Infection after total elbow arthroplasty. J. Bone Joint Surg 80-A:481–491

Zimmerli W, Ochsner PE (2003) Management of infections associated with prosthetic joints. Infection 31:99–108

Zimmerli W, Widmer AF, Blatter M, Frei R, Ochsner PE (1998) Role of rifampin for treatment of orthopedic implant-related staphylococcal infections. JAMA 279:1537–1541

Zimmerli W, Trampuz A, Ochsner PE (2004) Prosthetic joint infections. N Engl J Med 351:1645–1654

Periprothetische Frakturen nach Ellenbogenarthroplastik

Berry DJ (1999) Epidemiology of periprosthetic fractures after major joint replacements: hip an knee. Orthop Clin North Am 30:183–190

Hanyu T, Nakazono K, Ischikawa H (1998) Humeral shaft fracture after a total elbow arthroplasty. J Shoulder Elbow Surg 7:541–544

Kamineni S, Morrey BF (2004a) Proximal ulnar reconstruction with strut allograft in revision total elbow arthroplasty. J Bone Joint Surg Am 86:1223–1229

Loebenberg MI, Adams R, O'Driscoll SW, Morrey BF (2005a) Impaction grafting in total elbow arthroplasty. J Bone Joint Surg Am 87:99–106

Mansat P, Adams RA, Morrey BF (2004) Allograft prosthesis composite for revision of catastrophic failure of total elbow arthroplasty. J Bone Joint Surg Am 86-A:724–735

O'Driscoll SW, Morrey BF (1999) Periprosthetic fractures about the elbow. Orthop Clin North Am 30:319–325

Preiss R, Wigderowitz C (2011) Vascularized fibular graft arthrodesis as salvage for severe bone loss following failed revsion total elbow replacement. Europ J Orthop Surg Traumatol 21:189

Sanchez-Sotelo J, O'Driscoll S, Morrey BF (2002) Periprosthetic humeral fractures after total elbow arthroplasty: treatment with implant revision and strut allograft augmentation. J Bone Joint Surg Am 84:1651–1658

Schmidt K, Hilker A, Miehlke RK (2007) Vergleichende Endoprothetik des rheumatischen Ellenbogengelenks. Orthopäde 36:714–722

Thillemann TM, Olsen BS Johansen HV, Sojbjerg JO (2006) Long-term results with the Kudo type 3 total elbow arthroplasty. J Shoulder Elbow Surg 15:495–499

Tokunaga D, Hojo T, Ohashi S, Hirata M, Tokumoto Y, Nagashima S, Kubo T (2006) Periprosthetic ulnar fracture after loosening of total elbow arthroplasty treated by two stage implant revision: a case report. J Shoulder Elbow Surg 15:649–792

Zarkadas PC, Cass B, Throckmorton T, Adams R, Sanchez-Sotelo J, Morrey BF (2010) Long-term outcome of resection arthroplasty for the failed total elbow arthroplasty. J Bone Joint Surg Am 92:2576–2582

Aseptische Lockerung und Revision nach Ellbogenarthroplastik

Gerwin M, Hotchkiss RN, Weiland AJ (1996) Alternative operative exposures of the posterior aspect of the humeral diaphysis with reference to the radial nerve. J Bone Joint Surg Am 78:1690–1695

Gschwend N, Scheier NH, Baehler AR (1999) Long-term results of the GSB III elbow arthroplasty. J Bone Joint Surg Br 81:1005–1012

Hildebrand KA, Patterson SD, Regan WD, MacDermid JC, King GJ (2000) Functional outcome of semiconstrained total elbow arthroplasty. J Bone Joint Surg Am 82-A:1379–1386

Kamineni S, Morrey BF (2004b) Proximal ulnar reconstruction with strut allograft in revision total elbow arthroplasty. J Bone Joint Surg Am 86-A:1223–1229

King GJ, Adams RA, Morrey BF (1997) Total elbow arthroplasty: revision with use of a non-custom semiconstrained prosthesis. J Bone Joint Surg Am 79:394–400

Loebenberg MI, Adams R, O'Driscoll SW, Morrey BF (2005b) Impaction grafting in revision total elbow arthroplasty. J Bone Joint Surg Am 87:99–106

Mansat P, Adams RA, Morrey BF (2004) Allograft-prosthesis composite for revision of catastrophic failure of total elbow arthroplasty. J Bone Joint Surg Am 86-A:724–735

Moro JK, King GJ (2000) Total elbow arthroplasty in the treatment of posttraumatic conditions of the elbow. Clin Orthop Relat Res 370:102–114

Morrey BF, Bryan RS, Dobyns JH, Linscheid RL (1981) Total elbow arthroplasty. A five-year experience at the Mayo Clinic. J Bone Joint Surg Am 63:1050–1063

Shi LL, Zurakowski D, Jones DG, Koris MJ, Thornhill TS (2007) Semiconstrained primary and revision total elbow arthroplasty with use of the Coonrad-Morrey prosthesis. J Bone Joint Surg Am 89:1467–1475

Revisionsarthroplastik des Ellbogengelenks bei Knochendefekten

Amiss AA, Dowson D, Wright V (1980) Elbow joint force predictions for some strenuous isometric actions. J Biomech 13:765–775

Anmin A, Suresh S, Sanghrajka A, Cannon SR, Briggs TW, Unwin P (2008) Custom-made endoprosthetic reconstruction of the distal humerus for non-tumorous pathology. Acta Orthop Belg 74:446–450

Cheung EV, O'Driscoll SW (2007) Total elbow prosthesis loosening caused by ulnar component pistoning. J Bone Joint Surg Am 89-A:1269–1274

Dean GS, Holliger EH, Urbaniak JR (1997) Elbow allograft for reconstruction of the elbow with massive bone loss. Long term results. Clin Orthop Relat Res 341:12–22

Eldridge JD, Smith EJ, Hubble MJ, Whitehouse SL, Learmonth ID (1997) Massive early subsidence following femoral impaction grafting. J Arthroplasty 12:535–540

Figgie HE, Inglis AE, Mow C (1986) Total elbow arthroplasty in the face of significant bone stock or soft tissue losses: preliminary results of custom-fit arthroplasty. J Artroplasty 1:71–81

Gie GA, Linder L, Ling RS, Simon JP, Slooff TJ, Timperley AJ (1993) Impacted cancellous allografts and cement for revision total hip arthroplasty. J Bone Joint Surg Br 75:14–21

Gross AE, Silverstein EA, Falk J, Falk R, Langer F (1975) The allotransplantation of partial joints in the treatment of osteoarthritis of the knee. Clin Orthop 108:7–14

Larsen A, Dale K, Eek M (1977) Radiographic evaluation of rheumatoid arthritis and related conditions by standard reference films. Acta Radiol Diagn (Stockh) 18:481–491

Lexer E (1925) Joint transplantations and arthroplasty. Surg Gynecol Obstet 60:782–809

Loebenberg MI, Adams RA, O'Driscoll SW, Morrey BF (2005c) Impaction grafting in revision total elbow arthroplasty. J Bone Joint Surg Am 87-A:99–106

Mankin HJ, Doppelt SH, Sullivan TR, Tomford WW (1982) Osteoarticular and intercalary allograft transplantation in the management of malignant tumours of bone. Cancer 50:613–630

Mansat P, Adams RA, Morrey BF (2004) Allograft-prosthesis composite for revision of catastrophic failure of total elbow arthroplasty. J Bone Joint Surg 86A:724–735

Morrey BF, Sanchez-Sotelo J (2009) Revision of failed total elbow arthroplasty with osseous deficiency. In: Morrey BF, Sanchez-Sotelo J (Hrsg) The elbow and its disorders. Saunders, Philadelphia, S 899–910

Shahane SA, Stanley D (1999) A posterior approach to the elbow joint. J Bone Joint Surg 81B:1020–1022

Steiger JU, Gschwend N, Bell S (1985) GSB elbow arthroplasty: a new concept and six years experience. In: Kashiwagi D (Hrsg) Elbow joint. Elsevier Science, Amsterdam, S 285–294

Urbaniak JR, Black KE (1985) Cadaveric elbow allografts. Clin Orthop 197:131–140

10 Begleitende Messungen zur Qualitätssicherung bei Ellenbogenprothetik

Felix Angst, Jörg Goldhahn und Miriam Marks

10.1 Einleitung

Das Ellenbogengelenk nimmt unter den Gelenken des Arms eine herausragende Stellung ein. Es ist an fast allen Alltagstätigkeiten der oberen Extremität beteiligt. Uneingeschränkte Pro- und Supination sind Voraussetzung für die Zubereitung und den Verzehr von Mahlzeiten. Eine ausreichende Flexionsfähigkeit ist unabdingbar, um Essen und Trinken zum Mund zu führen sowie für die Körperhygiene im Gesichtsbereich. Haare kämmen, Zähne putzen, Augen reiben und Hemdknöpfe schließen sind alles Beispiele für Alltagstätigkeiten, die eine uneingeschränkte Ellenbogenfunktion voraussetzen. Das Ellenbogengelenk spielt ebenfalls eine zentrale Rolle bei vielen beruflichen Tätigkeiten, z. B. bei fast allen körperlich fordernden Arbeiten, aber auch bei Bürotätigkeiten (Morrey et al. 1981; Werner und An 1994).

Einschränkungen und Pathologien des Ellenbogengelenks haben demzufolge auch große Auswirkungen auf die oben beschriebenen Tätigkeiten. Einschränkungen können ab einem bestimmten Ausmaß nicht mehr kompensiert werden, was im schlimmsten Fall zum Verlust der Selbstständigkeit eines Patienten führen kann (O'Neill et al. 1992). Diese Einschränkungen sowie das damit verbundene Schmerzbild führen Patienten gewöhnlich zum Arzt. Daher ist es erforderlich, vor einer orthopädischen Intervention neben den erforderlichen klinischen Parametern ebenfalls die funktionellen Defizite zu bestimmen. Diese dienen einerseits als Grundlage für Therapieentscheidungen, andererseits aber auch der Erfolgskontrolle (Simmen et al. 2009). Insbesondere bei Grunderkrankungen mit mehreren Gelenkbeteiligungen, wie z. B. der rheumatoiden Arthritis, sollte die therapeutische Intervention mit dem größten funktionellen Gewinn zuerst durchgeführt werden (Simmen et al. 2008). Dieses „Start-with-a-winner"-Konzept sichert die Patienten-Compliance und gewährleistet ein kosteneffektives Vorgehen. Aufgrund des oben erwähnten Stellenwerts des Ellenbogengelenks in der biomechanischen Kette der oberen Extremität kann mit einem Eingriff am Ellenbogen häufig der größte Gewinn an Funktion und Lebensqualität erzielt werden (Goldhahn et al. 2007).

Um also das Resultat einer orthopädischen Intervention, z. B. eines Prothesentyps, einschätzen zu können, müssen Messinstrumente zur Verfügung stehen, mit denen eine differenzierte Erfassung der spezifischen Funktion des Gelenks und der gesamten Extremität möglich ist. Die daraus resultierenden Defizite bei Alltagsfunktionen und Lebensqualität sollten präoperativ und im weiteren Behandlungsverlauf quantifiziert werden. Damit kann einerseits der Patientennutzen quantifiziert werden, andererseits können Ergebnisse von Normwerten und anderen Kohorten verglichen werden (Benchmarking). Zusätzlich müssen verbleibende Defizite in der Lebensqualität detailliert erfassbar sein, damit diese durch weitere gezielte chirurgische oder rehabilitative Interventionen behoben oder mindestens verbessert werden können (Angst et al. 2005a).

F. Angst (✉)
Rehaclinic Zurzach, Bad Zurzach, Schweiz
E-Mail: fangst@vtxmail.ch

J. Goldhahn · M. Marks
Schulthess Klinik, Lengghalde 2, 8008, Zürich, Schweiz
E-Mail: jgoldhahn@ethz.ch

M. Marks
E-Mail: miriam.marks@kws.ch

Abb. 10.1 Klassifizierung der verschiedenen Messinstrumente in das ICF-Konzept, adaptiert mit freundlicher Genehmigung der WHO (ICF 2005)

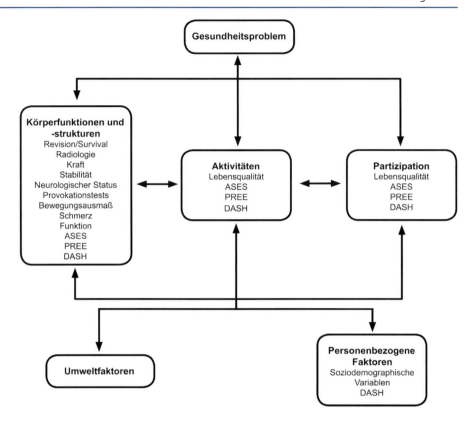

10.2 Messkonzept – subjektive Parameter

Bis vor einigen Jahren hat sich die Befunderhebung in der Orthopädie hauptsächlich auf die Evaluation von objektiven Parametern wie z. B. Kraft, Bewegungsausmaß und bildgebende Verfahren konzentriert. Jedoch rückt die Erhebung des subjektiven Gesundheitszustandes des Patienten immer stärker in den Mittelpunkt. In diesem Zusammenhang wurde im Jahr 2001 die Internationale Klassifikation der Funktionsfähigkeit, Behinderung und Gesundheit (ICF) von der Weltgesundheitsorganisation (WHO) herausgeben. Basierend auf dem biopsychosozialen Modell dient sie dem Zweck einer standardisierten Beschreibung und Klassifizierung des individuellen Gesundheitszustandes bzw. der Gesundheitsbeeinträchtigung einer Person.

Die ICF gliedert sich in die fünf Hauptkategorien Körperfunktionen und -strukturen, Aktivitäten, Partizipation, Umweltfaktoren und personenbezogene Faktoren. Körperfunktionen sind die physiologischen Funktionen von Körpersystemen, wohingegen die Körperstrukturen die anatomischen Teile des Körpers wie Muskeln, Knochen und Organe repräsentieren. Eine Aktivität ist die Durchführung einer Aufgabe oder einer Handlung, die Partizipation das Einbezogensein in eine Lebenssituation. Umweltfaktoren sind beispielsweise die Wohnsituation, die finanzielle und familiäre Situation eines Menschen, wohingegen personbezogene Faktoren sich auf die Person an sich beziehen und Geschlecht, ethnische Zugehörigkeit, Alter, sozialer Hintergrund, Bildung, individuelles psychisches Leistungsvermögen und andere Merkmale umfassen (WHO 2005). Schädigungen oder Beeinträchtigungen in einem dieser Bereiche beeinflussen den individuellen Gesundheitszustand einer Person (Abb. 10.1).

In der Evaluation einer Behandlung, sei dies im klinischen Alltag oder zu Forschungszwecken, sollten alle oben genannten Komponenten berücksichtigt werden. Neben den bewährten Verfahren zur Messung der Körperfunktionen und -strukturen existieren zahlreiche Fragebögen zur Patientenselbsteinschätzung,

Tab. 10.1 Übersicht Ellenbogenscores

Name	Typ	Eigenschaften	Validität	Reliabilität	Responsiveness	Deutsche Version
American Shoulder and Elbow Surgeons – Elbow (ASES) (King et al. 1999)	Klinische Beurteilung und Patientenselbsteinschätzung	Erfassung von Schmerz, Funktion, Zufriedenheit, Bewegungsausmaß, Stabilität, Kraft, klinische Zeichen	Inhaltsvalidität: gegeben (pmASES) (Angst et al. 2005b) Konstruktvalidität: pmASES: gute konvergente Validität (Angst et al. 2005b)	mASES: Test-Retest: ICC=0,79 (Turchin et al. 1998)	Leichter „floor effect" (Angst et al. 2005b), deutlicher „ceiling effect" (Angst et al. 2005b)	Ja (John et al. 2010)
Broberg and Morrey Functional Rating Index (Broberg und Morrey 1986)	Klinische Beurteilung	Erfassung von Bewegungsausmaß, Kraft, Stabilität, Schmerz. Je höher die Punktzahl (max. 100), desto geringer sind die Einschränkungen	Konstruktvalidität: mittlere bis exzellente diskriminierende Konstruktvalidität (Turchin et al. 1998)	Nicht untersucht	„Ceiling effect" (Turchin et al. 1998)	Nein
Disability of Arm, Shoulder and Hand Questionnaire (DASH) (Hudak et al. 1996)	Patientenselbsteinschätzung	Modul 1 (30 Fragen): Erfassung von Funktionen, Symptomen, ADLs, soziale Aktivitäten, Partizipation Modul 2 (optional, 4 Fragen): Sportliche-/musikalische Aktivitäten Modul 3 (optional, 4 Fragen) Arbeit Je höher die Punktzahl (max. 100), desto größer ist die Einschränkung	Inhaltsvalidität: gegeben (Angst et al. 2005b; Raven et al. 2008) Kriteriumsvalidität: schwach bis gut (Germann et al. 2003) Konstruktvalidität: moderate bis starke konvergente Validität (Raven et al. 2008; Offenbacher et al. 2003), moderate diskriminierende Validität (Offenbacher et al. 2003)	Interne Konsistenz: Cronbachs α=0,67–0,98 (Raven et al. 2008; Offenbacher et al. 2003; Gummesson et al. 2003; Westphal 2007)	Geringer „ceiling effect" (Angst et al. 2005b) SRM 0,55–0,6 (Gummesson et al. 2003; Westphal 2007) MCID=9,11–10,32 (Dawson et al. 2008a; Gummesson et al. 2003) MDC=9,33 (Dawson et al. 2008a) ES=0,74–0,76 (Dawson et al. 2008a, b)	Ja (Germann et al. 2003)
QuickDASH (Beaton et al. 2005)	Patientenselbsteinschätzung	Kurzfassung (11 Fragen) des DASH. Erfassung von Funktionen, Symptomen, ADLs, soziale Aktivitäten, Partizipation. Je höher die Punktzahl (max. 100), desto größer ist die Einschränkung	Kriteriumsvalidität: gut bis exzellent (Wu et al. 2007) Konstruktvalidität: gute konvergente Validität (Matheson et al. 2006); gute diskriminierende Validität (Fan et al. 2008; Gummesson et al. 2006; Wu et al. 2007)	Interne Konsistenz: Cronbachs α=0,87–0,92 (Gummesson et al. 2006; Matheson et al. 2006; Stover et al. 2007) Test-Retest: ICC=0,94–0,97 (Gummesson et al. 2006; Matheson et al. 2006; Wu et al. 2007)	„Floor effect" (Stover et al. 2007) SRM=0,64–1,08 (Matheson et al. 2006) SRM=0,63 (Gummesson et al. 2006) ES=0,59–0,82 (Wu et al. 2007)	Ja (Germann et al. 2003). Die Fragen aus dem DASH werden verwendet

Tab. 10.1 (Fortsetzung)

Name	Typ	Eigenschaften	Validität	Reliabilität	Responsiveness	Deutsche Version
Elbow Functional Assessment (EFA) (de Boer et al. 1999)	Klinische Beurteilung	Erfassung von Schmerz, Funktion, Bewegungsausmaß, Deformität. Je höher die Punktzahl (max. 100), desto geringer sind die Einschränkungen	Kriteriumsvalidität: gut bis exzellent (de Boer et al. 1999) Konstruktvalidität: hohe diskriminierende Validität (de Boer et al. 1999)	Interne Konsistenz: Cronbachs α = 0,68 (de Boer et al. 1999) Test-retest: ICC = 0,89 (de Boer et al. 1999) Intrarater: ICC = 0,97 (de Boer et al. 1999) Interrater: ICC = 0,96 (de Boer et al. 1999)	SRM = 0,87–2,61 (de Boer et al. 2001) MCID = 21,5 (de Boer et al. 2001)	Nein
Ewald Elbow Score (Ewald 1975)	Klinische Beurteilung	Erfassung von Schmerz, Funktion, Bewegungsausmaß, Deformität. Je höher die Punktzahl (max. 100), desto geringer sind die Einschränkungen.	Konstruktvalidität: gute bis exzellente diskriminierende Validität (Turchin et al. 1998)	Nicht untersucht	„Ceiling effect" (Turchin et al. 1998)	Nein
Hospital for Special Surgery Assessment Scale (HSS) (Inglis und Pellicci 1980)	Klinische Beurteilung	Erfassung von Schmerz, Funktion, Bewegungsausmaß, Kraft, Kontrakturen. Je höher die Punktzahl (max. 100), desto geringer sind die Einschränkungen.	Konstruktvalidität: mittlere (Turchin et al. 1998) bis hohe (de Boer et al. 1999) diskriminierende Validität. Kriteriumsvalidität: mittel bis gut (de Boer et al. 1999)	Interne Konsistenz: Cronbachs α = 0,73 (de Boer et al. 1999) Test-Retest: ICC = 0,80 (de Boer et al. 1999) Intrarater: ICC = 0,96 (de Boer et al. 1999) Interrater: ICC = 0,97 (de Boer et al. 1999)	SRM = 0,79–1,86 (de Boer et al. 2001) MCID 12 (de Boer et al. 2001)	Nein
Hospital for Special Surgery Total Elbow Scoring System (HSS 2) (Figgie et al. 1990)	Patientenselbsteinschätzung	Erfassung von Schmerz, Funktion, Aktivitäten, Gebrauch. Je höher die Punktzahl (max. 100), desto geringer sind die Einschränkungen.	Konstruktvalidität: mittlere diskriminierende Validität (de Boer et al. 1999). Kriteriumsvalidität: mittel bis gut (de Boer et al. 1999)	Interne Konsistenz: Cronbachs α = 0,64 (de Boer et al. 1999) Test-Retest: ICC 0,74 (de Boer et al. 1999)	SRM = 0,5–1,7 (de Boer et al. 2001) MCID = 12 (de Boer et al. 2001)	Nein
Liverpool Elbow Score (LES) (Sathyamoorthy et al. 2004)	Klinische Beurteilung und Patientenselbsteinschätzung	Erfassung von Funktion, Schmerz, Bewegungsausmaß, Kraft, Nervenleitung. Je höher die Punktzahl (max. 100), desto geringer sind die Einschränkungen.	Konstruktvalidität: gute konvergente Validität (Sathyamoorthy et al. 2004) Kriteriumsvalidität: gut (Ashmore et al. 2007)	Interne Konsistenz: Cronbachs α = 0,98 (Sathyamoorthy et al. 2004) Test-Retest: R^2 = 0,93 (Sathyamoorthy et al. 2004)	Nicht untersucht	Nein

Tab. 10.1 (Fortsetzung)

Name	Typ	Eigenschaften	Validität	Reliabilität	Responsiveness	Deutsche Version
Mayo Clinic Performance Index for the Elbow (Morrey und Adams 1992)	Klinische Beurteilung	Erfassung von Schmerz, Bewegungsausmaß, Stabilität, Funktion. Je höher die Punktzahl (max. 100), desto geringer sind die Einschränkungen.	Konstruktvalidität: mittlere (de Boer et al. 1999) bis hohe (Turchin et al. 1998) diskriminierende Validität, mittlere bis moderate konvergente Validität (Gosling et al. 2004) Kriteriumsvalidität: gering bis mittel (de Boer et al. 1999)	Interne Konsistenz: Cronbachs α = 0,39 (de Boer et al. 1999) Test-Retest: ICC = 0,72 (de Boer et al. 1999) Intrarater: ICC = 0,99 (de Boer et al. 1999) Interrater: ICC = 0,96 (de Boer et al. 1999)	"Ceiling effect" (Turchin et al. 1998) SRM = 0,97–2,19 (de Boer et al. 2001) MCID = 15 (de Boer et al. 2001) ES = 1,12 (Dawson et al. 2008b)	Nein
Oxford Elbow Score (Dawson et al. 2008b)	Patientenselbsteinschätzung	Erfassung von Funktion, Schmerz, soziopsychologische Aspekte. Je höher die Punktzahl (max. 100), desto geringer sind die Einschränkungen.	Konstruktvalidität: gute konvergente Validität (Dawson et al. 2008b) Moderate divergente Validität (Dawson et al. 2008b)	Interne Konsistenz: Cronbachs α = 0,84–0,90 (Dawson et al. 2008b) Test-Retest: ICC = 0,87–0,98	ES = 0,84–1,15 (Dawson et al. 2008b); 0,79–1,18 (Dawson et al. 2008a) MCID = 9,23–18,3 (Dawson et al. 2008a) MDC = 8,25–18,85 (Dawson et al. 2008a)	Nein
Patient-Rated Elbow Evaluation (PREE) (MacDermid 2001)	Patientenselbsteinschätzung	Erfassung von Schmerz, Funktion. Je höher die Punktzahl (max. 100), desto größer ist die Einschränkung	Inhaltsvalidität: gegeben (Angst et al. 2005b) Kriteriumsvalidität: moderat bis gut (John et al. 2007) Konstruktvalidität: moderate (John et al. 2007) bis gute (Angst et al. 2005b) konvergente Validität	Interne Konsistenz: Cronbachs α = 0,93–0,96 (John et al. 2007) Test-Retest: ICC = 0,48–0,83 (John et al. 2007)	Leichter „ceiling effect" (Angst et al. 2005b; John et al. 2007)	Ja (John et al. 2007)
Pritchard Scoring System (Pritchard 1977)	Klinische Beurteilung	Erfassung von Bewegungsausmaß, Schmerz, Kraft. Je höher die Punktzahl (max. 100), desto geringer sind die Einschränkungen.	Konstruktvalidität: schlechte bis exzellente (Turchin et al. 1998) diskriminierende Validität	Nicht untersucht	„Ceiling effect" (Turchin et al. 1998)	Nein
Upper Extremity Function Scale (Pransky et al. 1997)	Patientenselbsteinschätzung	Erfassung von ADLs. Je höher die Punktzahl (max. 80), desto größer sind die Einschränkungen	Konstruktvalidität: gute konvergente und diskriminierende Validität (Pransky et al. 1997)	Interne Konsistenz: Cronbachs α = 0,83–0,93 (Pransky et al. 1997)	Geringer „floor effect" (Pransky et al. 1997) SRM = 0,81–1,33 (Pransky et al. 1997)	Nein

pmASES patient and clinical modified ASES; *mASES* modified ASES self evaluation form; *ICC* intra-class-correlation coefficient; *r* Korrelationskoeffizient; *SRM* standardized response mean; *MCID* minimal clinically important difference; *MDC* minimal detectable change; *ES* Effektstärke; R^2 Bestimmtheitsmaß

die die Bereiche Aktivitäten und Partizipation abdecken. Weiterhin sollte der Untersucher persönliche und umweltbezogene Faktoren erheben, da diese einen nicht zu unterschätzenden Einfluss auf den Gesundheitszustand einer Person sowie deren Zufriedenheit mit einer Behandlung haben können. Abbildung 10.1 gibt einen Überblick über die am häufigsten verwendeten Untersuchungsinstrumente bei Patienten mit Ellenbogenpathologien und deren Einordnung in das ICF-Konzept. Es fällt auf, dass der Bereich der Körperfunktionen und -strukturen durch zahlreiche verschiedene Untersuchungsinstrumente gut abgedeckt ist. Auch die Einschränkungen auf Aktivitäts- und Partizipationsebene werden durch gängige Fragebögen erfasst. Persönliche Faktoren, wie beispielsweise soziodemographische Daten, werden im Klinikalltag standardmäßig erhoben. Jedoch sollte man auch an erweiterte persönliche Faktoren denken, wie z. B. den psychologischen Zustand eines Patienten. Studien zeigen, dass Patienten mit Depressionen, Angstzuständen und ineffektiven Coping-Fähigkeiten schlechtere Behandlungsresultate aufweisen (Ring et al. 2005, 2006; Spies-Dorgelo et al. 2008).

Auch der Einfluss der Umweltfaktoren wird oft vernachlässigt. Ein wichtiger Faktor hierbei ist die Krankheitsentschädigung. Bekommt ein Patient während seiner Arbeitsunfähigkeit Entschädigungszahlungen, so ist sowohl das klinische als auch das subjektive Behandlungsergebnis dieses Patienten signifikant schlechter als das eines Patienten, der keine Ausgleichszahlungen erhält (Balyk et al. 2008; Hudak et al. 2004; Lee et al. 2008). Weitere Umweltfaktoren, die einen erheblichen Einfluss auf das Behandlungsergebnis und die Patientenzufriedenheit haben, sind die Informationen, die ein Patient über seine Erkrankung erhält (Jackson et al. 2001; Mira et al. 2009) und ob seine Erwartungen an die Behandlung erfüllt wurden (Jackson et al. 2001; Mahomed et al. 2002; McKinley et al. 2002; Svensson et al. 2001). Des Weiteren sollte auch die Bedeutung der Krankenhausumgebung und des Personals nicht außer Acht gelassen werden. So konnte in Studien nachgewiesen werden, dass die Freundlichkeit des Personals, die Dauer der Wartezeit, die Zeit, die effektiv beim Arzt verbracht wurde, die Ausstattung sowie das Essen im Krankenhaus die Zufriedenheit des Patienten beeinflussen (Kong et al. 2007; Lin et al. 2001; Mira et al. 2009; Tarazi et al. 1998).

Eine Übersicht über die gebräuchlichsten Assessments und Scores bei Ellenbogenpatienten gibt Tab. 10.1. Für den wissenschaftlich interessierten Leser bietet diese Tabelle einen guten Überblick über die Gütekriterien dieser Assessments mit einem Exkurs in die wissenschaftliche Terminologie.

10.3 Objektive Parameter

10.3.1 Überlebensrate

Der einfachste Parameter in der Ellenbogenprothetik ist die Aussage über den Verbleib der Prothese in situ. Diese binäre Angabe ermöglicht die Berechnung von Implantatüberlebenskurven. Als Revision wird allgemein der Austausch von einem oder mehreren Prothesenteilen angenommen (Fevang et al. 2009; Throckmorton et al. 2010). Patienten, die versterben oder von denen keine Informationen mehr verfügbar sind, gehen in die Analyse mit dem zuletzt bekannten Status ein (zensierte Daten). Die mit diesen Angaben erstellte Kaplan-Meier-Überlebenskurve ermöglicht Aussagen über den langfristigen Prothesenerfolg und kann nach Grundkrankheit und weiteren Faktoren stratifiziert werden (Hassenpflug et al. 1992). Anhand dieser Kurven können allerdings weder Aussagen über den Funktionszustand des Ellenbogengelenks noch die damit verbundene Lebensqualität getroffen werden. Wenn schlecht funktionierende Prothesen nicht ausgetauscht werden, kann die Revisionsrate künstlich niedrig gehalten werden.

10.3.2 Bewegungsausmaß

Die Testung des aktiven bzw. passiven Bewegungsausmaßes erfolgt vorzugsweise nach der Neutral-Null-Methode (Gerhardt 1983). Mit dieser Untersuchungsmethode kann im Gegensatz zur im amerikanischen Raum gebräuchlichen Bestimmung des Gesamtbewegungsumfangs auch eine Fehlstellung beschrieben werden. Als Normalwerte gelten für die Flexion/Extension 150°/0/0° und für die Pro-/Supination 90/0/90°. Häufig wird auch nur ein Extensionsdefizit angegeben, das in den meisten Fällen auch gleich der Fehlstellung entspricht. Bei muskulären Defiziten kann die Testung der Ellenbogenstreckung gegen die

Schwerkraft in 90°Abduktion Hinweise auf Defizite liefern. Im Allgemeinen sind nur geringe Differenzen zwischen aktivem und passivem Bewegungsausmaß zu erwarten.

10.3.3 Kraft

Die Bestimmung der Greifkraft liefert einen wichtigen, unabhängigen Messparameter, der insbesondere als Verlaufskontrolle geeignet ist. Die Messung sollte mit einem validierten und geeichten Messinstrument wie dem Jamar Dynamometer vorgenommen werden. Dabei sollte im Sitzen mit jeweils gleicher Einstellung des Griffabstands gemessen werden (Mathiowetz et al. 1984). Das ermöglicht den Vergleich mit Normwerten, wenn die Gegenseite als gesunde Kontrolle nicht zur Verfügung steht (Mathiowetz et al. 1986).

Die untersucherabhängige Einschätzung der Kraft bei den verschiedenen aktiven Bewegungen ist nicht verlässlich und ermöglicht keine Messung von Veränderungen im Behandlungsverlauf. Wenn, z. B. im Rahmen einer Studie, eine dieser Kraftformen gemessen werden soll, können andere Arten von Dynamometern zum Einsatz kommen.

10.3.4 Weitere klinische Parameter

Die Einschätzung der Stabilität kann zwar wichtige Hinweise auf den Gelenkzustand vor einer Prothesenimplantation liefern, sie ist allerdings stark von der klinischen Erfahrung des Untersuchers abhängig. Einschätzungen wie „federnder Anschlag" oder die Feststellung, in welche Richtung ein Ellenbogengelenk instabil ist, erfordert eine langjährige klinische Erfahrung. Die gleiche Aussage trifft auf weitere klinische Tests zu, sodass die exakte klinische Untersuchung eine Domäne von Spezialisten bleibt.

10.3.5 Radiologische Beurteilung

Die radiologische Verlaufsbeobachtung nach Ellenbogenarthroplastik dient vor allem der Beurteilung von möglichen Lockerungen bzw. Migrationen von Prothesenteilen. Luxationen, z. B. in den ersten Jahren der GSB-Modelle, können schnell erkannt werden.

Demgegenüber ist die Quantifizierung von Lockerungszonen um Schaft, Zement oder Gelenkanteilen schwierig, wenig verlässlich und stark von der Qualität der Röntgenaufnahmen abhängig. Durch eine zugrunde liegende rheumatische Erkrankung kann die Beurteilung des Prothesensitzes zusätzlich erschwert werden. Im Allgemeinen werden Lockerungen bzw. Lysesäume um den humeralen Schaft, den ulnaren Schaft bzw. Zement unterschieden. Migrationen werden insbesondere im ulnaren Segment beobachtet. Standardisierte Parameter, wie z. B. die Gruen-Zonen bei Hüftprothetik, sind am Ellenbogen nicht etabliert. Daher ist die Interpretation der radiologischen Befunde stark von der Erfahrung des Untersuchers abhängig.

10.4 Schlussfolgerungen

Da das Ellenbogengelenk eine zentrale Rolle bei wichtigen Aktivitäten des täglichen Lebens und der daraus resultierenden Lebensqualität spielt, sollten diese Aspekte auch bei der initialen Befunderhebung sowie im weiteren Verlauf erhoben werden. Publizierte Richtlinien geben einen guten Anhalt über die in Frage kommenden Messinstrumente. In unserer Klinik hat sich eine Kombination von objektiven Parametern wie z. B. Greifkraft, aktiver Beweglichkeit und radiologischen Parametern sowie subjektiven Scores wie dem QuickDASH als Einschätzung der gesamten oberen Extremität, dem PREE als Einschätzung der Gelenkfunktion sowie dem Teil der psychischen Gesundheit aus dem SF-36 bewährt (Angst et al. 2005b und 2012).

> **Definitionen der statistischen Begriffe**
> - Validität:
> Die Validität eines Tests gibt an, inwiefern er das misst, was er messen sollte (Fitzpatrick et al. 1998). Man kann zwischen verschiedenen Arten der Validität unterscheiden:
>   – Inhaltsvalidität: Sie ist gegeben, wenn die verschiedenen Items des Tests das zu messende Konstrukt vollumfänglich erfassen (Bortz und Döring 2006). Sie wird anhand der Entwicklung des Tests beurteilt, beispielsweise, ob Experten und Personen aus der Zielgruppe an der Entwicklung beteiligt waren (Fitzpatrick et al. 1998).

Die Quantifizierung der Inhaltsvalidität ist relativ komplex und wird in Studien oft nicht dargestellt. Ein Versuch der Quantifizierung besteht in der Berechnung des „content validity index" oder Cohen's kappa (Beckstead 2009).
– Konstruktvalidität (konvergent und divergent): Der Test, der ein Konstrukt untersucht, korreliert mit anderen Test, die dasselbe Konstrukt untersuchen. Konvergente Validität ist hierbei, dass der zu untersuchende Test eine positive Korrelation mit anderen Tests aufweist. Bei einer starken Einschränkung des Ellenbogens beispielsweise, weist der Patient höchstwahrscheinlich hohe Werte im DASH und PREE auf. Von einer divergenten Validität spricht man, wenn die Ergebnisse zweier Tests, die ein gegensätzliches Konstrukt messen, nicht miteinander korrelieren. Quantifiziert wird die Konstruktvalidität mit dem Pearson oder Spearman-Korrelationskoeffizienten (Fitzpatrick et al. 1998).
– Kriteriumsvalidität: Sie ist gegeben, wenn das Ergebnis dieses Tests mit dem Ergebnis eines akzeptierten bestehenden Tests (Goldstandard) korreliert (Fitzpatrick et al. 1998).
• Reliabilität:
– Test-Retest: Das Ausmaß der Übereinstimmung des Tests bei zwei zeitlich voneinander getrennten Messungen. Zur Quantifizierung wird eine Korrelation zwischen dem ersten und dem zweiten Test berechnet. Die Länge des Intervalls zwischen beiden Messungen muss lang genug sein, damit sich die Testpersonen nicht mehr an die Antworten, die sie beim ersten Test gegeben haben, erinnern, es darf jedoch nicht so lang sein, dass während dieser Zeit Veränderungen des zu messenden Zustands aufgetreten sein könnten. Eine Intervalllänge von 2–14 Tagen wird empfohlen (Fitzpatrick et al. 1998).
– Intrarater: Bezeichnet das Maß der Übereinstimmung der Urteile über eine Merkmalsausprägung bei mehrfachen Messungen durch denselben Untersucher. Zur Bestimmung der Intrarater-Reliabilität wird die gewünschte Größe mehrfach durch denselben Untersucher erhoben und je nach Design die statistischen Kennwerte Kappa-Koeffizient, Spearmans Rho, Pearsons r oder die Intraklassenkorrelation berechnet (Physiolexikon – Physiotherapie von A–Z 2010).
– Interrater: Gütemaß für die Zuverlässigkeit einer Messmethode. Bezeichnet das Maß der Übereinstimmung der Urteile über eine Merkmalsausprägung durch verschiedene Untersucher. Von einer Messmethode wird i. d. R. erwartet, dass die zu bestimmende Größe gleich ausfällt, unabhängig davon, wer diese Größe misst. Statistische Kennwerte für die Interraterreliabilität sind beispielsweise Spearmans Rho, Pearsons r oder die Intraklassenkorrelation (ICC; Physiolexikon – Physiotherapie von A–Z 2010).
• Responsiveness:
Sie gibt an, inwiefern sich mit einem Test Veränderungen dokumentieren lassen, die auf einen therapeutischen Effekt zurückgeführt werden können. Kenngrößen sind Effektstärke und „standardized response mean" (Fitzpatrick et al. 1998).
• Intra-Class-Correlation-Koeffizient (ICC):
Zusammenhangsmaß für Rangdaten einer Stichprobe von Paaren. Der ICC berücksichtigt die Paarzusammengehörigkeit von Messwerten. Anwendung findet der ICC u. a. in Reliabilitätsuntersuchungen, z. B. zur Bestimmung der Zuverlässigkeit einer Messmethode. Ein hoher ICC bedeutet hohe Zuverlässigkeit (Physiolexikon – Physiotherapie von A–Z 2010).
• Korrelationskoeffizient (r):
Zusammenhangsmaß für zwei Merkmale. Er drückt die Vorhersehbarkeit einer Variablen x durch die Kenntnis von Variable y aus. Er stellt einen maßstabsunabhängigen Kennwert für den linearen Zusammenhang zweier Merkmale miteinander dar. Für r=0 besteht zwischen den Merkmalen kein Zusammenhang, r=±1 bedeutet einen perfekten positiven/negativen Zusammenhang. Als Richtwerte gelten: r<0,5=geringe Korrelation, r<0,7=mittlere

Korrelation, r>0,7=hohe Korrelation (Physiolexikon – Physiotherapie von A–Z 2010).
- Bestimmtheitsmaß (R^2):

Das Quadrat des Korrelationskoeffizienten wird als Bestimmtheitsmaß oder „coefficient of determination" bezeichnet (Kaplan und Saccuzzo 2008).
- Interne Konsistenz:

Unter der internen Konsistenz eines Tests bzw. Messinstruments versteht man das Verhalten der einzelnen Testfragen zueinander. Von einem guten Messinstrument (z. B. einem Fragebogen) erwartet man, dass bei geringerer Ausprägung des gemessenen Merkmals jedes einzelne Item dieselbe Tendenz zu geringen Kategorien zeigt. Zur Berechnung der internen Konsistenz wird Cronbachs alpha verwendet (Physiolexikon – Physiotherapie von A–Z 2010).
- Effektstärke(ES):

Die ES gibt an, ab welcher Größe ein Unterschied einen tatsächlichen Effekt darstellt. Die Bedeutung der ES liegt in der Abgrenzung einer (rein mathematischen) statistischen Signifikanz gegenüber einer klinischen Signifikanz. Wenn die Stichprobe groß genug ist, kann die statistische Signifikanz jeden noch so geringen Unterschied darstellen, wohingegen die ES regelt, wie groß ein Unterschied mindestens sein muss, um von praktischer Bedeutung zu sein (Physiolexikon – Physiotherapie von A–Z 2010).
- Standardized Response Mean (SRM):

Diese Kenngröße wird verwendet, um die Responsiveness eines Tests anzugeben. Sie ist eine Alternative zur Effektstärke und wird aufgrund ihrer höheren Aussagekraft für die Darstellung der Responsiveness empfohlen (Fitzpatrick et al. 1998).
- Minimal Clinically Important Difference (MCID):

Die minimal klinisch bedeutsame Veränderung gibt an, inwiefern eine gemessene Veränderung für den Patienten oder den Kliniker relevant ist (de Vet et al. 2006).
- Minimal Detectable Change (MDC):

Die MDC ist eine statistische Kenngröße, die angibt, ob die mit einem Test gemessene Veränderung außerhalb des Messfehlers liegt (de Vet et al. 2006).
- Floor und Ceiling Effect:

Boden- und Deckeneffekte treten bei Tests auf, die auf der Seite der niedrigeren (höheren) Testergebnisse nicht mehr adäquat differenzieren können, so dass tatsächlich unterschiedliche Ausprägungen eines Merkmals zu gleichen niedrigen (hohen) Testergebnissen führen. Beispielsweise endet die Skala beim Intelligenztest bei 140. Personen, die 140 Punkte gerade so erreichen und Personen, die noch mehr erreichen würden, fallen in dieselbe Kategorie unter IQ 140 (Physiolexikon – Physiotherapie von A–Z 2010).

Literatur

Angst F, Goldhahn J, John M, Herren DB, Simmen BR (2005a) Vergleich des rheumatischen und posttraumatischen Ellenbogengelenks nach Totalprothese. Eine umfassende sowie spezifische Beurteilung von Klinik, Funktion und Lebensqualität. Orthopäde 34:794–800

Angst F, John M, Pap G et al (2005b) Comprehensive assessment of clinical outcome and quality of life after total elbow arthroplasty. Arthritis Rheum 53:73–82

Angst F, Goldhahn J, Drerup S, Kolling C, Aeschlimann A, Simmen BR, Schwyzer HK (2012) Responsiveness of five outcome measurement instruments in total elbow arthroplasty. Arthritis Care Res (Hoboken) 64:1749–1755

Ashmore AM, Gozzard C, Blewitt N (2007) Use of the Liverpool Elbow Score as a postal questionnaire for the assessment of outcome after total elbow arthroplasty. J Shoulder Elbow Surg 16(Suppl):S 55–58

Balyk R, Luciak-Corea C, Otto D, Baysal D, Beaupre L (2008) Do outcomes differ after rotator cuff repair for patients receiving workers' compensation? Clin Orthop Relat Res 466:3025–3033

Beaton DE, Wright JG, Katz JN (2005) Development of the QuickDASH: comparison of three item-reduction approaches. J Bone Joint Surg Am 87:1038–1046

Beckstead JW (2009) Content validity is naught. Int J Nurs Stud 46:1274–1283

Bortz J, Döring N (2006) Forschungsmethoden und Evaluation: für Human- und Sozialwissenschaftler, 4. Aufl. Springer, Berlin

Broberg MA, Morrey BF (1986) Results of delayed excision of the radial head after fracture. J Bone Joint Surg Am 68:669–674

Dawson J, Doll H, Boller I et al (2008a) Comparative responsiveness and minimal change for the Oxford Elbow Score following surgery. Qual Life Res 17:1257–1267

Dawson J, Doll H, Boller I et al (2008b) The development and validation of a patient-reported questionnaire to assess outcomes of elbow surgery. J Bone Joint Surg Br 90:466–473 de Boer YA, Hazes JM, Winia PC, Brand R, Rozing PM (2001) Comparative responsiveness of four elbow scoring instruments in patients with rheumatoid arthritis. J Rheumatol 28:2616–2623

de Boer YA, van den Ende CH, Eygendaal D, Jolie IM, Hazes JM, Rozing PM (1999) Clinical reliability and validity of elbow functional assessment in rheumatoid arthritis. J Rheumatol 26:1909–1917

de Vet HC, Terwee CB, Ostelo RW, Beckerman H, Knol DL, Bouter LM (2006) Minimal changes in health status questionnaires: distinction between minimally detectable change and minimally important change. Health Qual Life Outcomes 4:54

Ewald FC (1975) Total elbow replacement. Orthop Clin North Am 6:685–696

Fan ZJ, Smith CK, Silverstein BA (2008) Assessing validity of the QuickDASH and SF-12 as surveillance tools among workers with neck or upper extremity musculoskeletal disorders. J Hand Ther 21:354–365

Fevang BT, Lie SA, Havelin LI, Skredderstuen A, Furnes O (2009) Results after 562 total elbow replacements: a report from the Norwegian Arthroplasty Register. J Shoulder Elbow Surg 18:449–456

Figgie MP, Inglis AE, Mow CS, Wolfe SW, Sculco TP, Figgie HE 3rd (1990) Results of reconstruction for failed total elbow arthroplasty. Clin Orthop Relat Res 253:123–132

Fitzpatrick R, Davey C, Buxton MJ, Jones DR (1998) Evaluating patient-based outcome measures for use in clinical trials. Health Technol Assess 2: i–iv, 1–74

Gerhardt JJ (1983) Clinical measurements of joint motion and position in the neutral-zero method and SFTR recording: basic principles. Int Rehabil Med 5:161–164

Germann G, Harth A, Wind G, Demir E (2003) Standardisation and validation of the German version 2.0 of the Disability of Arm, Shoulder, Hand (DASH) questionnaire. Unfallchirurg 106:13–19

Goldhahn J, Kolling C, Gay S, Simmen BR (2007) Functional staging and surgical intervention of the elbow and shoulder joints in a patient with rheumatoid arthritis. Nat Clin Pract Rheumatol 3:112–117

Gosling T, Blauth M, Lange T, Richter M, Bastian L, Krettek C (2004) Outcome assessment after arthrolysis of the elbow. Arch Orthop Trauma Surg 124:232–236

Gummesson C, Atroshi I, Ekdahl C (2003) The disabilities of the arm, shoulder and hand (DASH) outcome questionnaire: longitudinal construct validity and measuring self-rated health change after surgery. BMC Musculoskelet Disord 4:11

Gummesson C, Ward MM, Atroshi I (2006) The shortened disabilities of the arm, shoulder and hand questionnaire (QuickDASH): validity and reliability based on responses within the full-length DASH. BMC Musculoskelet Disord 7:44

Hassenpflug J, Hahne HJ, Hedderich J (1992) Comments on the use of the „life-table method" in orthopedics. Z Orthop Ihre Grenzgeb 130:223–229

Hudak PL, Amadio PC, Bombardier C (1996) Development of an upper extremity outcome measure: the DASH (disabilities of the arm, shoulder and hand) [corrected]. The Upper Extremity Collaborative Group (UECG). Am J Ind Med 29:602–608

Hudak PL, Hogg-Johnson S, Bombardier C, McKeever PD, Wright JG (2004) Testing a new theory of patient satisfaction with treatment outcome. Med Care 42:726–739

Inglis AE, Pellicci PM (1980) Total elbow replacement. J Bone Joint Surg Am 62:1252–1258

Jackson JL, Chamberlin J, Kroenke K (2001) Predictors of patient satisfaction. Soc Sci Med 52:609–620

John M, Angst F, Pap G, Junge A, Mannion AF (2007) Cross-cultural adaptation, reliability and validity of the Patient Rated Elbow Evaluation (PREE) for German-speaking patients. Clin Exp Rheumatol 25:195–205

John M, Angst F, Awiszus F, King GJ, MacDermid JC, Simmen BR (2010) The American Shoulder and Elbow Surgeons Elbow Questionnaire: cross-cultural adaptation into German and evaluation of its psychometric properties. J Hand Ther 23:301–313; quiz 314

Kaplan RM, Saccuzzo DP (2008) Psychological testing: principles, applications, and issues, 7. Aufl. Wadsworth, Cengage Learning, Belmont

King GJ, Richards RR, Zuckerman JD et al (1999) A standardized method for assessment of elbow function. Research Committee, American Shoulder and Elbow Surgeons. J Shoulder Elbow Surg 8:351–354

Kong MC, Camacho FT, Feldman SR, Anderson RT, Balkrishnan R (2007) Correlates of patient satisfaction with physician visit: differences between elderly and non-elderly survey respondents. Health Qual Life Outcomes 5:62

Lee JT, Azari K, Jones N (2008) Long term results of radial tunnel release–the effect of co-existing tennis elbow, multiple compression syndromes and workers' compensation. J Plast Reconstr Aesthet Surg 61:1095–1099

Lin CT, Albertson GA, Schilling LM et al (2001) Is patients' perception of time spent with the physician a determinant of ambulatory patient satisfaction? Arch Intern Med 161:1437–1442

MacDermid JC (2001) Outcome evaluation in patients with elbow pathology: issues in instrument development and evaluation. J Hand Ther 14:105–114

Mahomed NN, Liang MH, Cook EF et al (2002) The importance of patient expectations in predicting functional outcomes after total joint arthroplasty. J Rheumatol 29:1273–1279

Matheson LN, Melhorn JM, Mayer TG, Theodore BR, Gatchel RJ (2006) Reliability of a visual analog version of the QuickDASH. J Bone Joint Surg Am 88:1782–1787

Mathiowetz V, Weber K, Volland G, Kashman N (1984) Reliability and validity of grip and pinch strength evaluations. J Hand Surg Am 9:222–226

Mathiowetz V, Wiemer DM, Federman SM (1986) Grip and pinch strength: norms for 6- to 19-year-olds. Am J Occup Ther 40:705–711

McKinley RK, Stevenson K, Adams S, Manku-Scott TK (2002) Meeting patient expectations of care: the major determinant of satisfaction with out-of-hours primary medical care? Fam Pract 19:333–338

Mira JJ, Tomas O, Virtudes-Perez M, Nebot C, Rodriguez-Marin J (2009) Predictors of patient satisfaction in surgery. Surgery 145:536–541

Morrey BF, Askew LJ, Chao EY (1981) A biomechanical study of normal functional elbow motion. J Bone Joint Surg Am 63:872–877

Morrey BF, Adams RA (1992) Semiconstrained arthroplasty for the treatment of rheumatoid arthritis of the elbow. J Bone Joint Surg Am 74:479–490

O'Neill OR, Morrey BF, Tanaka S, An KN (1992) Compensatory motion in the upper extremity after elbow arthrodesis. Clin Orthop 281:89–96

Offenbacher M, Ewert T, Sangha O, Stucki G (2003) Validation of a German version of the ‚Disabilities of Arm, Shoulder and Hand' questionnaire (DASH-G). Z Rheumatol 62:168–177

Physiolexikon – Physiotherapie von A–Z. (2010) Thieme, Stuttgart

Pransky G, Feuerstein M, Himmelstein J, Katz JN, Vickers-Lahti M (1997) Measuring functional outcomes in work-related upper extremity disorders. Development and validation of the Upper Extremity Function Scale. J Occup Environ Med 39:1195–1202

Pritchard R (1977) Total elbow arthroplasty. Joint replacement in the upper extremity. Mechanical Engineering Publications, London

Raven EE, Haverkamp D, Sierevelt IN et al (2008) Construct validity and reliability of the disability of arm, shoulder and hand questionnaire for upper extremity complaints in rheumatoid arthritis. J Rheumatol 35:2334–2338

Ring D, Kadzielski J, Malhotra L, Lee SG, Jupiter JB (2005) Psychological factors associated with idiopathic arm pain. J Bone Joint Surg Am 87:374–380

Ring D, Kadzielski J, Fabian L, Zurakowski D, Malhotra LR, Jupiter JB (2006) Self-reported upper extremity health status correlates with depression. J Bone Joint Surg Am 88:1983–1988

Sathyamoorthy P, Kemp GJ, Rawal A, Rayner V, Frostick SP (2004) Development and validation of an elbow score. Rheumatology (Oxford) 43:1434–1440

Simmen BR, Bogoch ER, Goldhahn J (2008) Surgery Insight: orthopedic treatment options in rheumatoid arthritis. Nat Clin Pract Rheumatol 4:266–273

Simmen BR, Angst F, Schwyzer HK et al (2009) A concept for comprehensively measuring health, function and quality of life following orthopaedic interventions of the upper extremity. Arch Orthop Trauma Surg 129:113–118

Spies-Dorgelo MN, van der Windt DA, Prins AP, Dziedzic KS, van der Horst HE (2008) Clinical course and prognosis of hand and wrist problems in primary care. Arthritis Rheum 59:1349–1357

Stover B, Silverstein B, Wickizer T, Martin DP, Kaufman J (2007) Accuracy of a disability instrument to identify workers likely to develop upper extremity musculoskeletal disorders. J Occup Rehabil 17:227–245

Svensson I, Sjostrom B, Haljamae H (2001) Influence of expectations and actual pain experiences on satisfaction with postoperative pain management. Eur J Pain 5:125–133

Tarazi EM, Philip BK (1998) Friendliness of OR staff is top determinant of patient satisfaction with outpatient surgery. Am J Anesthesiol 25:154–157

Throckmorton T, Zarkadas P, Sanchez-Sotelo J, Morrey B (2010) Failure patterns after linked semiconstrained total elbow arthroplasty for posttraumatic arthritis. J Bone Joint Surg Am 92:1432–1441

Turchin DC, Beaton DE, Richards RR (1998) Validity of observer-based aggregate scoring systems as descriptors of elbow pain, function, and disability. J Bone Joint Surg Am 80:154–162

Werner FW, An KN (1994) Biomechanics of the elbow and forearm. Hand Clin 10:357–373

Westphal T (2007) Reliability and responsiveness of the German version of the Disabilities of the Arm, Shoulder and Hand questionnaire (DASH). Unfallchirurg 110:548–552

WHO (2005) Internationale Klassifikation der Funktionsfähigkeit, Behinderung und Gesundheit: ICF. World Health Organisation, Genf

Wu A, Edgar DW, Wood FM (2007) The QuickDASH is an appropriate tool for measuring the quality of recovery after upper limb burn injury. Burns 33:843–849

11 Langzeitergebnisse mit spezifischen Implantaten – Unverblockte und halbverblockte Ellenbogenprothesen

Felix Angst, Susann Drerup, Jörg Goldhahn, Christoph Kolling, M. Schoeni, Beat R. Simmen und Ian Trail

11.1 Oberflächengelenkersatz am Ellenbogen (Souter-Strathclyde-Prothese)[1]

Ian Trail

11.1.1 Einleitung

Zur Behandlung eines zerstörten Ellenbogens gibt es viele Operationsmöglichkeiten, abhängig von Diagnose, Alter und Aktivitätslevel. Dieses Kapitel behandelt Indikationen, Planung, Operationstechnik und Resultate der Resurfacing-Arthroplastik am Ellenbogen. Auch wenn mehrere Ellenbogen-Resurfacing-Prothesen zur Verfügung stehen, so beschreibt vorliegendes Kapitel eine besonders in Großbritannien populäre Prothese: die Souter-Strathclyde-Prothese. Dieses Implantat wurde in den 1970ern entwickelt und in den letzten vier Jahrzehnten weltweit verwendet, hauptsächlich jedoch in Großbritannien. Im Folgenden werden Indikationen, Operationstechniken und Langzeitergebnisse beschrieben und der Leser erhält Ratschläge, wie das klinische Outcome und die Langzeitüberlebensrate verbessert werden können.

11.1.2 Indikationen und Kontraindikationen

Die Indikationen für den Gebrauch der Ellenbogen-Resurfacing-Arthroplastik liegen bei Patienten mit rheumatoider Arthritis, die nicht auf konservative Maßnahmen ansprechen, persistierende Schmerzen haben, in der Ellenbogenbeweglichkeit eingeschränkt sind und radiologisch Zeichen von Gelenksdestruktion zeigen. Es muss genügend Knochenbestand vorhanden sein, damit die humerale Komponente auf dem Kapitellum und der Trochlea sitzen und verankert werden kann sowie die ulnare Komponente mit Knochenzement im trochlearen Notch der Ulna (Abb. 11.1). Ältere, weniger anspruchsvolle Patienten mit Arthrose oder posttraumatischer Degeneration des Ellenbogengelenks sind ebenfalls geeignete Indikationen, solange der Knochenbestand adäquat ist, die Ligamente und die Kapsel intakt sind und das Gelenk noch einigermaßen kongruent ist.

Kontraindikationen für dieses Implantat beinhalten eine ungenügende Knochensubstanz für den Prothesensitz, vorhergegangene Sepsis, anspruchsvolle, junge Patienten und ein fehlendes oder ausgedünntes Olekranon. Außerdem ist dieser Prothesentyp nicht für Revisionen geeignet.

F. Angst (✉) · S. Drerup · J. Goldhahn · C. Kolling · M. Schoeni · B. R. Simmen
Schulthess Klinik, Lengghalde 2, 8008 Zürich, Schweiz
E-Mail: felix.angst@kws.ch

S. Drerup
E-Mail: susann.drerup@kws.ch

J. Goldhahn
E-Mail: joerg.goldhahn@novartis.com

C. Kolling
E-Mail: christoph.spormann@kws.ch

B. R. Simmen
E-Mail: beat.simmen@simmenzh.ch

I. Trail
Centre for Hand and Upper Limb Surgery, Wrightington Hospital Hall Lane, Appley Bridge Wigan, Lancashire WN6 9EP, England, UK
E-Mail: ian.trail@wwl.nhs.uk

---

[1] Übersetzung: Priv.-Doz. Dr. B. R. Simmen, Dr. C. Kolling.

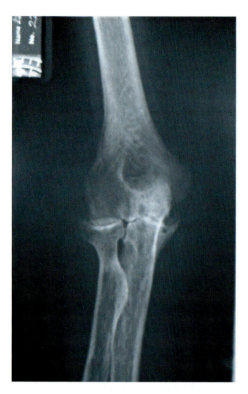

Abb. 11.1 Rheumatoide Arthritis am Ellenbogen

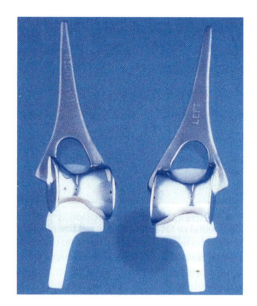

Abb. 11.2 Souter-Strathclyde-Prothese

11.1.3 Präoperatives Planen

In Bezug auf den einzelnen Patienten sind drei Kriterien zu beachten: Erstens sollte genügend Knochensubstanz vorhanden sein, um das Implantat abzustützen. Das bedeutet, dass sowohl beide Epikondylen als auch die Cristae supracondylares des Humerus vorhanden sein müssen. Zweitens sollte eine mögliche Erosion des Olekranons nicht die benötigte Unterstützung und Fixation der Olekranonkomponente ausschließen. Und drittens sollte der Ellenbogen vor der Operation stabil sein. Wie man sich vorstellen kann, ist diese Art der unverbundenen Arthroplastik vollständig auf die Weichteile und speziell auf die Kollateralbänder angewiesen, um postoperativ die Stabilität zu gewährleisten. Daher ist es essentiell, dass diese Vorraussetzungen in einem ausreichenden Maße erfüllt sind. Allerdings kann die Einschätzung der nötigen Integrität je nach Operateur individuell unterschiedlich ausfallen.

Es ist ebenso wichtig, dass der Patient über die Einschränkungen und die postoperative Pflege ausführlich informiert wurde. Der Ellenbogen sollte sorgfältig gebraucht werden und wiederholtes schweres Heben oder der übermäßige Gebrauch von Gehhilfen sowie Spazierstöcken ist daher zu vermeiden. Dementsprechend würde man geplante Hüft- oder Knie-Arthroplastiken zeitlich vor dem Ellenbogenersatz ansetzen.

11.1.4 Radiologisches Assessment

Patienten, die für die Souter-Strathclyde-Ellenbogen-Arthroplastik in Frage kommen, liegen üblicherweise in der Klassifikation nach Larsen et al. zwischen Grad II und V. Präoperativ können Schablonen verwendet werden, um die genauen Größen der einzelnen Komponenten zu bestimmen. Die definitive Entscheidung wird wie üblich erst intraoperativ gefällt.

11.1.5 Design Features

Die Souter-Strathclyde-Ellenbogen-Arthroplastik wurde in den 1970er Jahren entwickelt. Ihre kongruente Gelenkverbindung spiegelt die Anatomie der Ulna und des Humerus wider (Abb. 11.2). Ähnlich wie bei anderen unverbundenen Implantaten ist auch diese Prothese in Bezug auf Stabilität auf die umliegenden Weichteile angewiesen, speziell die Ligamente. Die humerale Komponente wird aus Vitallium hergestellt und zur Fixation mit einem kürzeren 3,5 cm langen oder einem 7 cm langen Schaft angeboten. Zudem befinden sich Flansche auf der humeralen Komponente, die innerhalb der Cristae supracondylares liegen. Die Ulnakomponente wird aus „ultra-high molecular weight polyethylene" (UHMWPE) hergestellt und besteht aus einem kurzen Schaft mit einem Kiel. Beide Komponenten werden zementiert. Es sind verschiedene Größen für beide Komponenten vorhanden, ein Radiusköpfchenersatz fehlt jedoch bis jetzt.

11.1.6 Operationstechnik

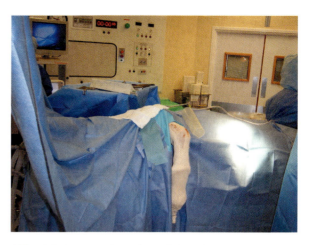

Abb. 11.3 Lagerung des Patienten in lateraler Dekubitusstellung

Die Operation findet immer unter Generalanästhesie statt. Der Patient wird in der lateralen Dekubitusstellung in den Operationssaal gebracht. Dabei ist der Arm über eine Abstützung aufgehängt, so dass eine freie Flexion/Extension und Pro-/Supination des Vorderarms möglich ist (Abb. 11.3). Ein hoher Stauschlauch wird angebracht und die Operation findet unter strikten aseptischen Bedingungen mittels „body exhaust suits" und antibiotischer Abdeckung statt.

Eine dorsale, longitudinale Hautinzision wird ohne Einschluss des Olekranons durchgeführt. Die Inzision geht bis zur Ebene des Trizeps und der tiefen Faszie. Die Hautlappen werden über beide Epikondylen zurückgeklappt und ein selbsthaltender Retraktor wird eingeführt. Der N. ulnaris wird proximal präpariert und markiert.

Der Nerv wird bis hinunter zum Kubitaltunnel im Vorderarm vollständig dekomprimiert, indem man das Osbourne-Band löst. Zu beachten ist, dass der Nerv nicht verlagert wird, da dies in Anbetracht unserer Resultate zu einer erhöhten Morbidität des Nerven führt.

Anschließend wird ein umgedrehter Trizeps-Flap mit Basis auf der Olekranonspitze durchgeführt. Wichtig dabei ist, dass man ca. 5 mm breite Streifen der Trizepssehne lateral und medial für das Zunähen belässt (Abb. 11.4). Der Trizepsmuskel wird danach in der Mittellinie gesplittet und ebenfalls nach medial und lateral in Richtung der Epikondylen gelegt. Das dorsale Fettpolster wird präpariert und geschont.

Die initiale Inzision in die Trizepssehne wird distal auf der radialen Seite unter dem lateralen Olekranonrand durchgeführt, über eine Distanz von etwa einem halben Zentimeter vom Knochen. Dieser verbleibende Lappen wird am Schluss wieder zum Zunähen verwendet. Der Schnitt wird weiter bis zum Hals des Radiusköpfchens gezogen, das durch ein scharfes Präparieren isoliert wird. Das Köpfchen wird dann proximal vom Ringband mit einer oszillierenden Säge reseziert.

Auf der medialen Seite wird der Trizepsschnitt distal weitergeführt, jedoch diesmal über eine kürzere Distanz bis zum dorsalen Rand des medialen Kollateralbandes. Aus Sicht des Autors sollte bei dieser speziellen Prothese der anteriore Teil des medialen Kollateralbandes *niemals* beeinträchtigt werden. Im Anschluss an dieses Präparieren und das Entfernen der Olekranonspitze mit einer oszillierenden Säge sollte ein Dislozieren des Ellenbogens möglich sein. Ansonsten kann manchmal eine Koronoidosteotomie und möglicherweise ein anteriorer Kapsel-Release das Dislozieren erleichtern.

Bei luxiertem Ellenbogen und zum Kopf des Patienten gedrehtem Vorderarm wird der Humerus zur Implantation der humeralen Komponente präpariert. Zunächst wird ein Teil der Trochleagelenkfläche zusammen mit dem Trochlea-Notch entfernt (Abb. 11.5) und dann ein kleiner Reamer in den intramedullären Kanal eingeführt. Mithilfe einer Power-Fräse wird die Spongiosa aus beiden Cristae supracondylares und den Epykondylen entfernt. Dies ist der mühsamste Teil der Operation. Eine Ausrichtungsvorrichtung und ein Sägeblock erleichtern es, den Humerus passend zum Body der humeralen Komponente zurechtzuschneiden. Anschließend wird die Probeprothese eingesetzt. Zu diesem Zeitpunkt ist es

Abb. 11.4 Posteriorer Trizeps-Flap

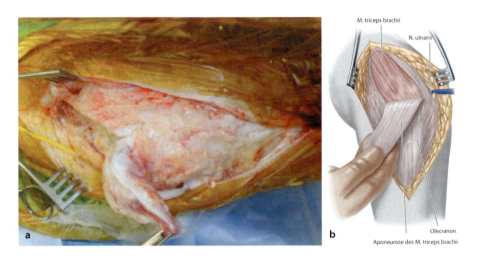

Abb. 11.5 Entfernung der Trochlea mit einer oszillierenden Säge

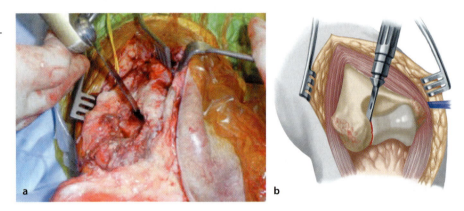

entscheidend, dass das Implantat in der anterior-posterioren und der lateralen Ebene korrekt ausgerichtet ist, aber auch in der Tiefe und in der Rotation. Ersteres wird durch den Einsatz von Sägeschablonen erreicht, Letzteres durch die Kontrolle der Anatomie des Patienten. Die Gelenksfläche muss also passen und gleichzeitig auf Höhe des Kapitellums liegen.

Danach wird sich der Ulna zugewandt, die von den Weichteilen befreit wird. Ein Loch wird in die Basis des Koronoids gebohrt, um Zugang zum intramedullären Kanal zu bekommen und eine Verbindung zwischen dem Koronoid und dem Olekranon herzustellen (Abb. 11.6). Eine intramedulläre Bohrstange und ein Sägeblock werden angebracht und anschließend wird die Gelenkfläche mithilfe einer oszillierenden Säge entfernt. Eine Power-Fräse sorgt für letzte Anpassungen. Wichtig ist, dass die Ulnakomponente bis zur korrekten Tiefe in das Olekranon eingeführt werden kann

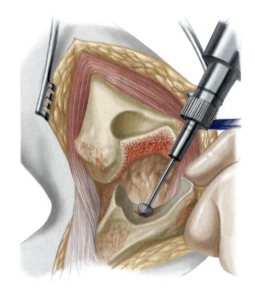

Abb. 11.6 Präparation der Ulna

11 Langzeitergebnisse mit spezifischen Implantaten... 233

Abb. 11.7 Probeprothese in situ

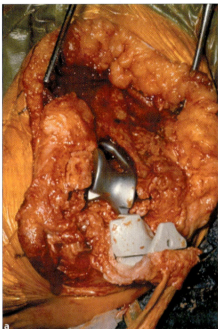
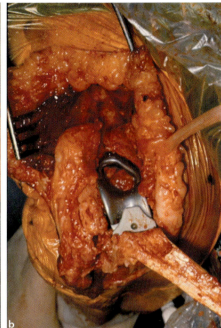

und dass es vollständig von Knochen unterstützt wird. Zudem sollte nochmals die Ausrichtung in der a.p.- und der Lateralebene überprüft werden. Zu diesem Zeitpunkt wird eine Probereposition durchgeführt, um die Stabilität in allen Positionen zu erfassen und die uneingeschränkte Flexion und Extension zu prüfen (Abb. 11.7). Die intramedullären Kanäle werden mit Wasserstoffperoxyd und Kochsalzlösung gespült, danach getrocknet. Knochenblöcke werden vorbereitet und dann als Zementblocker in den Humerusschaft eingeführt. Anschließend wird der Zement unter Druck mit einer Spritze eingebracht und danach werden die Komponenten eingesetzt. Klemmen sind vorhanden, speziell für die Ulnakomponente, um die Implantate in ihrer Position zu halten, während der Zement trocknet. Sobald dies erfolgt ist, wird die Prothese eingebracht.

Im Anschluss an die Reposition empfehlen die Autoren die sorgfältige Wiederherstellung der Weichteile. Die Inzisionen am lateralen und medialen Rand des Olekranons und des Trizeps werden bis zur Spitze des Olekranons zugenäht. Eine tiefe Drainage wird eingesetzt und dann die Zunge der Trizepsfaszie mit einer soliden Naht wieder befestigt. Zu diesem Zeitpunkt kann man eine eventuell präoperativ bestehende Flexionskontraktur angehen, indem man die Zunge nach distal rutschen lässt. Dann wird eine zweite, mehr oberflächliche Drainage angebracht und darüber die Hautnaht zusammengeschlossen. Abschließend wird eine dorsale Gipslongette angepasst, in der der Ellenbogen in 90° flektiert und der Vorderarm in neutraler Rotationsstellung ist.

11.1.7 Postoperative Nachbehandlung

Nach 2 Tagen werden die Drainagen gezogen und die Wunde wird inspiziert. Ein Röntgenbild wird zur Kontrolle der Implantatlage und der Prothesenverhältnisse durchgeführt. Bei Zufriedenheit wird mit der aktiven Frühmobilisation begonnen. Beinahe ausnahmslos wird dies beim ersten Mal in Zusammenarbeit mit dem Therapeuten gemacht. Gleichzeitig wird dem Patienten eine Ruheschiene in 90° Flexion angepasst. Nach 6 Wochen sollte diese Schiene nur noch nachts getragen werden. Die volle Beweglichkeit sowie das Heben leichter Lasten sind nach 3 Monaten freigegeben. Abschließend empfiehlt der Autor bei unsicheren Weichteilverhältnissen eine Immobilisation des Ellenbogens in 90° Flexion und neutraler Rotationsstellung für 3 Wochen.

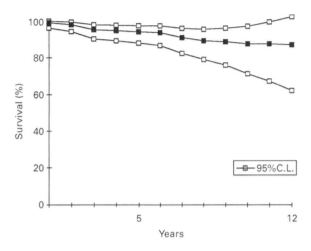

Abb. 11.8 Darstellung der kumulativen Überlebensrate der Standard-Souter-Prothese ($n=186$) mit Versagen, definiert als Revision

11.1.8 Ergebnisse

In der Literatur findet man einige Artikel über dieses Prothesenmodell. Die meisten beruhen jedoch auf niedrigen Fallzahlen und einem kurzen Nachkontrollzeitraum. Die erste und detaillierteste Analyse ist die von Trail et al. (1999), der eine radiologische Auswertung von 186 Implantaten in einem Zeitraum von über 12 Jahren durchgeführt hat (Abb. 11.8). Sie errechneten eine Überlebensrate nach 12 Jahren von 87%. Wenn man jedoch die Revision und die Lockerung der Humerusprothese als Endpunkt nimmt, sinkt die Rate auf 80%: Die Hauptindikation zur Revision war die Lockerung der Humeruskomponente. Anscheinend migriert dieser Prothesenteil immer in der gleichen Weise. Folgearbeiten (Shah et al. 2000; Trail et al. 2002) zeigten: Je besser die Stellung der Prothese auf dem initialen postoperativen Röntgenbild bewertet wurde, desto geringer war die Wahrscheinlichkeit, dass die humerale Prothesenkomponente lockerte. Gleichzeitig wurde bei einem längeren humeralen Prothesenschaft mit 7 cm ein besseres Outcome beobachtet als bei der Standardvariante mit 3,5 cm.

Malone et al. (2004) berichteten von ihrer Studie mit 68 Implantaten bei Patienten hauptsächlich mit rheumatoider Arthritis. Hier wurde eine Überlebensrate von 74% in 10 Jahren beobachtet. Bei den meisten Patienten mit der Prothese in situ fand man ein klinisch zufriedenstellendes Ergebnis. Ähnliche Resultate präsentierte van der Lugt (2004). Patienten mit präoperativem Flexionsdefizit von durchschnittlich 30° erreichten postoperativ 130° und mehr in aktiver Flexion.

Schließlich berichtete Espag et al. (2003) von einer kleinen Patientengruppe, bei der das Implantat zur Behandlung einer Arthrose verwendet wurde. Der mittlere Nachkontrollzeitraum lag bei 68 Monaten. Alle Patienten zeigten eine deutliche Schmerzbefreiung und eine gute Beweglichkeit, obwohl eine Reihe von Implantaten radiologisch gelockert erschien.

Eine weitere Publikation erschien in 2005, die zwei Patientengruppen mit inflammatorischer Arthritis verglich, und zwar eine mit einem Durchschnittsalter von 64 Jahren und eine andere von 42 Jahren, jedoch ohne signifikante Unterschiede zwischen beiden Gruppen in der Inzidenz von Lockerungen. Das Implantat wurde in einer jüngeren Altersgruppe verwendet.

11.2 Langzeitergebnisse von halbverblockten Ellenbogenarthroplastiken anhand der GSB-III-Ellenbogenprothese

Christoph Kolling, M. Schoeni, Beat R. Simmen, Felix Angst, Susann Drerup, Jörg Goldhahn

11.2.1 Einleitung

Der totale Gelenkersatz des Ellenbogens ist mittlerweile ein etabliertes Verfahren in der Behandlung von posttraumatischen und inflammatorischen Pathologien des Ellenbogens. Mehrere Studien berichten jedoch über eine hohe Komplikationsrate im Vergleich zu Arthroplastiken an den anderen Gelenken. Detaillierte Ergebnisse von Überlebensraten bleiben jedoch selten und sind auf einzelne Implantate begrenzt (Malone et al. 2004; Rozing 2000; Trail et al. 1999; van der Lugt et al. 2004).

In unserer Klinik wird hauptsächlich die GSB-III-Prothese verwendet, eine geführte, halbverblockte Prothese mit lockerem Scharniergelenk, die unverändert seit 1978 als Standardprothese eingesetzt wird (Gschwend et al. 1988; Gschwend 2002). Im Folgenden berichten wir über die Überlebensrate der GSB-III-Ellenbogenprothese aus unserer langen und umfangreichen Patientenkohorte. Eine genaue Analyse des Patientengutes ermöglicht detaillierte Aus-

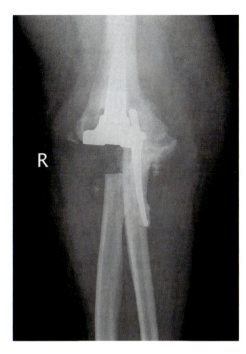

Abb. 11.9 Entkoppelung einer GSB-III-Prothese nach 1 Monat postoperativ

sagen über die Revisionsrate und den möglichen Risikofaktoren.

11.2.2 Die Prothese

Die GSB-III-Ellenbogen Prothese (Fa. Zimmer GmbH, Winterthur, Schweiz) zeichnet sich durch eine humerale Komponente aus, die so weit wie möglich an die normale Anatomie angepasst wurde, mit einer großen Oberfläche für die Abstützung an den Kondylen und einem breiten Schaft für die Übertragung von Rotationsstress (Herren et al. 2001).

Die kombinierte intra- und extramedulläre Abstützung resultiert in einer hohen Rotationsstabilität. Das mechanische Prinzip der Prothese bietet durch das Gleiten der Ulna in der Polyethylenbüchse der humeralen Komponente einen gewissen Spielraum in Varus/Valgus, aber auch in der Rotations- und Axialebene (Herren et al. 2001).

Im Vergleich zu der voll geführten Ellenbogenprothese sind aseptische Lockerungen bei diesem Prothesentyp selten. Dagegen kann es jedoch zu Entkoppelungen kommen, bei denen der ovale ulnare Zapfen aus der Polyethylenhülse vom Scharnier der humeralen Komponente rutscht (Abb. 11.9).

Insgesamt ist das Konzept der GSB-III-Prothese intensiv und langfristig getestet worden und hat sich daher in den letzten Jahren nur wenig geändert. Jedoch wurde, um die Gefahr einer Entkopplung zu minimieren, der ulnare Zapfen noch geringfügig verlängert und etwas weniger rund gestaltet. Insbesondere wenn der Streckapparat noch intakt ist, sollte diese Komplikation damit der Vergangenheit angehören.

Außerdem wurde noch einmal der Schaft der Ulnarkomponente vermehrt der anatomischen Form angepasst (mit unterschiedlichen Versionen für den linken und rechten Ellenbogen), um damit auch den „carrying angle" anatomischer zu gestalten.

Das Gelenk selbst blieb aber über die Jahre unverändert.

11.2.3 Die Kohorte

Für die Analyse wurden alle Patienten eingeschlossen, die in unserer Klinik von 1978 bis Ende 1998 eine primäre Ellenbogenarthroplastik vom Typ GSB III implantiert bekommen haben. Wechseloperationen und Patienten mit dem Vorgängermodell des GSB-III-Designs wurden ausgeschlossen. Somit konnten insgesamt 293 primäre GSB-III-Ellenbogenprothesen in 253 Patienten eingeschlossen werden.

Es waren mehrheitlich Frauen betroffen (75,4 %) und das mittlere Alter zum Zeitpunkt der Operation lag bei 56,9 Jahren (17,5–84 Jahre). Die zugrunde liegende Pathologie, die zur Implantation der Prothese führte, war in 69,3 % der Fälle eine rheumatoide Arthritis (auch juvenile Arthritis und Psoriasis), in 19,1 % eine posttraumatische Arthrose (auch Pseudarthrosen und Ankylosen nach Frakturen) und in 11,6 % lag eine andere Diagnose vor. Die Kategorie „andere Diagnosen" umfasste dabei frische Frakturen, degenerative Arthrosen und ein breites Spektrum von sonstigen Ursachen: u. a. pathologische Frakturen bei multiplen Myelomen, postkomatöse Ankylose und Ankylose nach iatrogener Infektion (Tab. 11.1 und 11.2).

Die Patientendaten zur Berechnung der Überlebensrate wurden, soweit möglich, aus den Krankengeschichten entnommen. Ansonsten wurde über den Patienten selbst oder über den Hausarzt oder Verwandte nach einer möglichen Wechseloperation gefragt.

Tab. 11.1 Demografische Details and Diagnosen

Geschlecht		w: 186 (221 Ellenbogen)	m: 67 (72 Ellenbogen)	Total: 253 (293 Ellenbogen)
Seite der Prothese	Rechts: 138	Links: 75	Bilateral: 40	Total: 253 (293 Ellenbogen)
Diagnosis	RA: 253	PT: 56	Andere: 34	Total: 293
Durchschnittsalter (Jahre)	RA: 57,6	PT: 53,7	Andere: 58,4	Alle: 56,9 Jahre

Tab. 11.2 Demografische Details der Patienten mit Implantation einer Ellenbogenarthroplastik

	Ja	Nein	Keine Information
Ellenbogen voroperiert	96	192	5
Andere Arthroplastiken[*]	162	131	0
Komorbiditäten	272	16	5
Steroideinnahme	133	109	51

[*] beinhaltet Resektionsarthroplastik, Arthrodese

Für die Nachkontrollen gingen 75 Prothesen (25,6 %) verloren, von denen in 44 Fällen die Patienten verstorben waren.

Der effektive Median des Nachkontrollzeitraums lag bei 9,1 Jahren (0 Monate bis 29,3 Jahre).

11.2.4 Berechnung der Überlebensrate

Für die Bestimmung der Überlebensrate wurde die Kaplan-Meier-Schätzung benutzt. Als primärer Endpunkt wurden nur Revisionen mit mindestens einem Wechsel einer Prothesenkomponente gewertet. Revisionen ohne Komponentenwechsel wurden als Folgeoperation gewertet und daher nicht in die Überlebenskurve eingeschlossen. Das beinhaltet unter anderem die Exzision von Rheumaknoten, Osteosynthesematerialentfernung nach intraoperativer Fraktur, Débridement, Weichteilrevision etc.

Für die Zensierung wurden folgende Ereignisse bewertet: Tod mit Prothese in situ, das letzte bekannte Datum ohne Revision, bevor der Patient für die Nachkontrollen verloren ging und das Datum der Auswertung bei Patienten mit der Prothese in situ. Falls wir nicht sicher wussten, ob der Patient bei seinem Tod noch die Prothese in situ hatte, wurde das Datum der letzten Nachkontrolle für die Zensierung genommen.

11.2.5 Revisionen

Von den 293 Prothesen mussten 61 (20,8 %) revidiert werden, was im Schnitt 69,5 Monate nach der Implantation geschah (0–269 Monate). Eine Prothese musste nach nur 8 Tagen wegen Entkopplung nach einer Traktionsverletzung revidiert werden.

Die humerale Komponente war in 13 Revisionen (21 %) betroffen, die ulnare Komponente in 7 Fällen (11 %) und das Schloss in 21 Fällen (34 %). Die gesamte Prothese wurde in 9 Fällen komplett ausgewechselt und in weiteren 11 Fällen einfach entfernt.

Die Hauptgründe für die insgesamt 61 Revisionen waren Entkopplung (20 Fälle) und Lockerung (11 Fälle), die auch jeweils eher zu den Frühkomplikationen gehörten: Eine Entkopplung geschah im Schnitt 46 Monate postoperativ und eine Revision aufgrund einer Prothesenlockerung nach ca. 60 Monaten. Die übrigen Probleme sind in Tab. 11.3 detailliert aufgeführt.

Insgesamt mussten 14 Prothesen innerhalb des ersten Jahres revidiert werden, 20 Prothesen zwischen dem ersten und fünften Jahr, 15 Prothesen zwischen dem sechsten und zehnten Jahr, 10 Prothesen zwischen dem zehnten und zwanzigsten Jahr und 2 Prothesen erst nach mehr als 20 Jahren. Die einzelnen Revisionsgründe, stratifiziert nach dem Zeitpunkt, sind in Abb. 11.10 dargestellt.

Tab. 11.3 Ursachen für eine Revision stratifiziert nach Diagnose

	Rheumatoide Arthritis ($n=203$)	Posttraumatische Arthrose ($n=56$)	Andere Diagnosen ($n=34$)	Total ($n=293$)
Infektion	7 (21,9%)	2 (9,1%)	1 (14,3%)	10 (16,4%)
Entkoppelung der Prothesenkomponenten	8 (25,0%)	11 (50,0%)	1 (14,3%)	20 (32,8%)
Bruch der Komponenten	1 (3,1%)	3 (13,6%)	2 (28,5%)	6 (9,8%)
Aseptische Lockerung	9 (28,1%)	1 (4,5%)	1 (14,3%)	11 (18,0%)
Periprosthetische Fraktur mit Lockerung	5 (15,6%)	1 (4,5%)	1 (14,3%)	7 (11,5%)
Gelenksprobleme, z. B. Abrieb[*]	2 (6,2%)	2 (9,1%)	0 (0,0%)	4 (6,6%)
Andere Ursachen[°]	0 (0,0%)	2 (9,1%)	1 (14,3%)	3 (4,9%)
Total	32 (100%)	22 (100%)	7 (100%)	61 (100%)

[*] beinhaltet: 2-mal Revision wegen Abrieb des Polyethylens innerhalb der Scharnierhülle und anschließender Instabilität, 1-mal Revision wegen Blockade in dem Rotationsgehäuse (in Kombination mit verknöchernder Ankylose), 1-mal Revision wegen Abrieb des Polyethylens innerhalb der Scharnierhülle und anschließender Fraktur des Olekranons. [°] beinhaltet: 2-mal Revision wegen Lockerung und Entkoppelung der Prothesenkomponenten, 1-mal Revision wegen Weichteilnekrose aufgrund zu hoher Spannung, d. h. die humerale Komponente musste nach weiter proximal ersetzt werden

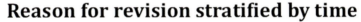

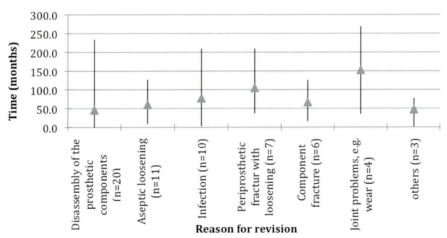

Abb. 11.10 Ursache für Revisionen und Zeitpunkt der Revision (Maximum, arithmetisches Mittel und Minimum in Monaten). (* beinhaltet: 2-mal Revision wegen Abrieb des Polyethylens innerhalb der Scharnierhülle und anschließender Instabilität, 1-mal Revision wegen Blockade in dem Rotationsgehäuse (in Kombination mit verknöchernder Ankylose), 1-mal Revision wegen Abrieb des Polyethylens innerhalb der Scharnierhülle und anschließender Fraktur des Olekranon. ° beinhaltet: 2-mal Revision wegen Lockerung und Entkoppelung der Prothesenkomponenten, 1-mal Revision wegen Weichteilnekrose aufgrund zu hoher Spannung, d. h. die humerale Komponente musste nach weiter proximal ersetzt werden)

Unsere Ergebnisse bedeuteten eine 10-Jahres-Überlebensrate von 80% (95%-Konfidenzintervall 74–85%) und eine 20-Jahres-Überlebensrate von 67% (95%-Konfidenzintervall 57–76%), wie in Abb. 11.11 gezeigt.

11.2.6 Risikofaktoren

Mögliche Risikofaktoren für die Überlebensrate wurden aus der Krankengeschichte erfasst und zur Berechnung des Revisionsrisikos statistisch ausgewertet:

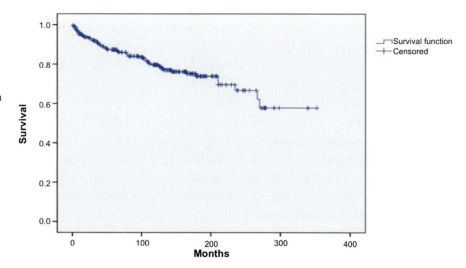

Abb. 11.11 Die Überlebenskurve der Kaplan-Meier-Analyse zeigt eine 10-Jahres-Überlebensrate von 0,80 (95%-Konfidenzintervall 0,74–0,85) und eine 20-Jahres-Überlebensrate von 0,67 (0,57–0,76)

Demografische Details

Weder für das Geschlecht ($p=0,390$) noch für das Alter bei der Operation ($p=0,169$) konnte ein signifikanter Effekt auf die Überlebensrate festgestellt werden. Diese Ergebnisse entsprechen nicht der Erfahrung von Bernard Morrey, der ein junges Alter als Risikofaktor in posttraumatischen Fällen für die Coonrad-Morrey-Prothese erachtet und somit die Implantation nur Patienten über 60 empfiehlt (Morrey et al. 1991).

Voroperationen

Insgesamt waren 96 Ellenbogen der Kohorte zum Operationszeitpunkt bereits voroperiert (z. B. Débridement, Osteosynthese etc.). Von diesen mussten 35 nochmals revidiert werden (36,5%).

Dagegen wurden von den 192 nicht voroperierten Ellenbogen nur 25 Fälle operiert (13%), was einen signifikanten Unterschied bedeutet ($p<0,001$). Es ergab es ein 2,77fach höheres relatives Risiko für einen Prothesenwechsel, wenn das operierte Gelenk bereits voroperiert war ($p=0,004$). Diese Beobachtung entspricht auch der Literatur, in der insbesondere bei voroperierten Ellenbogenarthroplastiken in rheumatoider Arthritis über hohe peri- und postoperative Komplikationsraten berichtet wird (Fink et al. 2002). Die Implantation einer Prothese erscheint daher eher bei Rheumapatienten mit einem hohen Stadium der Larsen-Klassifikation günstig, da hier noch die Resektionsarthroplastik als mögliche Reserve vorhanden ist und es umgekehrt eher zu Komplikationen kommen kann.

Diagnose

Die Indikationen für die primäre Ellenbogenarthroplastik wurden in unserer Kohorte in drei Gruppen unterteilt, die teilweise signifikante Unterschiede in der Überlebensrate zeigten. Die 10-Jahres-Überlebenskurve lag für posttraumatische Konditionen bei 56% und für rheumatoide Arthritis bei 87%. Eine ähnlich große und ebenfalls signifikante Diskrepanz zeigte sich auch bei der 20-Jahres-Überlebenskurve mit jeweils 46 und 69%. Bei den „anderen Diagnosen" lag die Überlebensrate zu beiden Zeitpunkten bei 78%. Zwischen allen drei Gruppen erbrachte die Auswertung der Cox-Regression keine signifikanten Unterschiede.

Auffällig sind jedoch die unterschiedlichen Gründe für die Revision in Relation zur Grunderkrankung: Eine aseptische Lockerung war die Hauptindikation zur Revision bei den Rheumatikern (28%), während der Hauptgrund bei den posttraumatischen Fällen in 50% eine Entkoppelung bedeutete.

Morrey erklärt für seine Kohorte die niedrigere Überlebensrate bei posttraumatischen Fällen mit dem deutlich niedrigeren Durchschnittsalter, mit den häufig durchgeführten Voroperationen und der höheren mechanischen Beanspruchung von den meist nur an einem Gelenk betroffen Patienten (Morrey und Adams 1992).

In unserer Kohorte lag jedoch das Durchschnittsalter der Patienten mit rheumatoider Arthritis bei 58 Jahren, bei posttraumatischen Verhältnissen bei 54 Jahren und bei den anderen Diagnosen bei 58 Jahren, wodurch in der Cox-Regression das Alter nicht als signifikanter Risikofaktor gewertet wurde. Wie oben gezeigt ging bei uns allerdings ebenfalls eine vorangegangene Operation mit einem höheren Revisionsrisiko einher, was nach unserer Ansicht eher ein entscheidender Risikofaktor ist – zusätzlich und kumulativ zu weiteren Nebenfaktoren.

Medikation
In unserer Analyse entdeckten wir einen eher unerwarteten Zusammenhang zwischen Glukokortikoiden und der Anzahl von Revisionen. Die Cox-Regressionsanalyse zeigte ein 2,8fach höheres relatives Risiko für einen Prothesenwechsel, wenn der Patient beim Gelenkersatz nicht unter Glukokortikoidmedikation stand ($p=0,005$). Von den 109 Fällen, bei denen die Patienten keine Glukokortikoide zum Zeitpunkt der Operation nahmen, mussten 34 revidiert werden (31,2%), während von den 133 Fällen mit Glukokortikoiden nur 14 Prothesen revidiert werden mussten (10,5%). Eine mögliche Erklärung könnte sein, dass die positiven Effekte der Steroide überwiegen im Vergleich zu den rheumaspezifischen Veränderungen im Knochen und durch die Synovitiden. Es könnte aber auch daran liegen, dass die schwerstbetroffenen Rheumapatienten, die auf regelmäßige Einnahme von Glukokortikoiden angewiesen sind, die Prothese weniger stark im Alltag beanspruchen, und es so zu einer höheren Überlebensrate des Implantats kommt. Ganz auszuschließen sind auch nicht Einflüsse anderer Basismedikamente wie z. B. Methotrexat.

Literaturvergleich
Wenn man die Literatur nach Überlebensraten der GSB-III-Prothese durchsucht, findet man insgesamt nur wenige Quellen. Die vorhandenen Studien berichten dabei teilweise über deutlich höhere Revisionsraten insbesondere im früh- bis mittelfristigen Verlauf (Kelly et al. 2004; Cesar et al. 2007; Schneeberger et al. 2000; Fink et al. 2002). Dies könnte in der unterschiedlichen Indikationsstellung der anderen Kliniken begründet sein, in denen die Prothese nur eingesetzt wird, wenn die ligamentären und knöchernen Strukturen die Implantation einer nichtgeführten Prothese nicht zulassen. In unserer Klinik wird nahezu in allen Situationen eine GSB-III-Prothese eingesetzt, was bedeutet, dass die anatomischen Vorraussetzungen beim Ellenbogen im Vergleich durchschnittlich eher günstiger sind.

Neben der GSB-III-Prothese ist die Coonrad-Morrey-Prothese die in Europa meist verbreitete „linked" und „semiconstrained" Prothese (van der Lugt und Rozing 2004; Mackay et al. 2001). Beide Designs sind weitgehend miteinander vergleichbar, da beide auf einer kombinierten intra- und extramedullären Fixation im Humerus aufbauen.

Die in der Literatur berichtete Überlebenswahrscheinlichkeit der Coonrad-Morrey-Prothese liegt bei rheumatoider Arthritis im mittelfristigen Verlauf von 5 bzw. 7 Jahren ungefähr zwischen 90 und 94% (Gill und Morrey 1998; Morrey und Adams 1992; Little et al. 2005).

Generell müssen Vergleiche mit der Literatur vorsichtig betrachtet werden, da teilweise für die Berechnung der Überlebensrate auch schon eine reine Weichteilrekonstruktion, ein Débridement oder sogar eine radiologische, aseptische Lockerung als primärer Endpunkt definiert wurden.

11.2.7 Schlussfolgerung

Die GSB-III-Prothese kann prinzipiell bei jeder Ellenbogenpathologie implantiert werden. Das halbgeführte Scharniergelenk ermöglicht eine gute Stabilität auch bei extremer Gelenkszerstörung.

Auf Dauer kann bei Patienten mit rheumatoider Arthritis eine Knochenresorption zu einem Problem werden, während für die posttraumatischen Patienten die eher überdurchschnittliche mechanische Belastung und die veränderte Anatomie die limitierende Rolle spielen. Falls es zu einer Entkoppelung kommen sollte, kann diese jedoch recht einfach mit dem Austausch der PE-Komponenten und dem Einsetzen eines verlängerten ulnaren Stifts versorgt werden, was die insgesamt höhere Revisionsrate bei posttraumatischen Fällen wiederum in ein besseres Licht setzt.

Das weite Indikationsfeld der GSB-III-Prothese führt schlussendlich auch zu einer erhöhten Anzahl von Fällen, was bei der ansonsten eher selten durchgeführten Ellenbogenarthroplastik durchaus ein Vorteil sein kann, wenn der Operateur dadurch mehr Erfahrung mit nur einer Prothese erhält.

Danksagung
Wir bedanken uns bei Professor N. Gschwend für seine außerordentliche Mithilfe bei der Datenakquisition der zugrunde liegenden Studie.

Literatur

Oberflächengelenkersatz am Ellenbogen

Espag MP, Back DL, Clark DI, Lunn PG (2003) Early results of the Souter-Strathclyde unlinked total elbow arthroplasty in patients with osteoarthritis. J Bone Joint Surg Br 85:351–353

Malone AA, Taylor AJN, Fyfe IS (2004) Successful outcome of the Souter-Strathclyde elbow arthroplasty. J Shoulder Elbow Surg 13:548–554

Shah BM, Trail IA, Nuttall D, Stanley JK (2000) The effect of epidemiologic and intraoperative factors on survival of the standard Souter-Strathclyde total elbow arthroplasty. J Arthrop 15:994–998

Talwalkar SC, Givissis PK, Trail IA, Nuttall D, Stanley JK (2005) Survivorship of the Souter-Strathclyde elbow replacement in the young inflammatory arthritis elbow. J Bone Joint Surg Br 87:946–949

Trail IA, Nuttall D, Stanley JK (1999) Survivorship and radiological analysis of the standard Souter-Strathclyde total elbow arthroplasty. J Bone Joint Surg Br 81:80–84

Trail IA, Nuttall D, Stanley JK (2002) Comparison of survivorship between standard and long-stem Souter-Strathclyde total elbow arthroplasty. J Shoulder Elbow Surg 11:373–376

Van Der Lugt JCT, Geskus RB, Rozing PM (2004) Primary Souter-Strathclyde total elbow prosthesis in rheumatoid arthritis. J Bone Joint Surg Am 86:465–473

Langzeitergebnisse von halbverblockten Ellenbogenarthroplastiken anhand der GSBIII Ellenbogenprothese

Cesar M, Rousanne Y, Bonnel F, Canovas F (2007) GSB III total elbow replacement in rheumatoid arthritis. J Bone Joint Surg Br 89B:330–334

Fink B, Krey D, Schmielau G, Tillmann K, Rüther W (2002) Results of elbow endoprostheses in patient with rheumatoid arthritis in correlation with previous operations. J Shoulder Elbow Surg 11:360–367

Gill DRJ, Morrey BF (1998) The Coonrad-Morrey total elbow arthroplasty in patients who have rheumatoid arthritis. J Bone Joint Surg 80-A:1327–1335

Gschwend N (2002) Present state-of-the-art in elbow arthroplasty. Acta Orthop Belg 68:100–117

Gschwend N, Loehr J, Ivosevic-Radovanovic D, Scheier H, Munzinger U (1988) Semiconstrainded elbow prostheses with special reference to the GSB III prosthesis. Clin Orthop 232:104–111

Herren DB, O'Driscoll SW, An K-N (2001) Role of collateral ligaments in the GSB-linked total elbow prosthesis. J Shoulder Elbow Surg 10:260–264

Kelly EW, Coghlan J, Bell S (2004) Five- to thirteen-year follow-up of the GSB III total elbow arthroplasty. J Shoulder Elbow Surg 13:434–440

Little CP, Graham AJ, Karatzas G, Woods DA, Carr AJ (2005) Outcomes of total elbow arthroplasty for rheumatoid arthritis: comparative study of three implants. J Bone Joint Surg Am 87:2439–2448

Lugt JC van der, Geskus RB, Rozing PM (2004) Primary Souter-Strathclyde total elbow prosthesis in rheumatoid arthritis. J Bone Joint Surg Am 86:465–473

Lugt JCT van der, Rozing PM (2004) Systematic review of primary total elbow prostheses used for the rheumatoid elbow. Clin Rheumatol 23:291–298

Mackay DC, Hudson B, Williams JR (2001) Which primary shoulder and elbow replacement? A review of the results of prostheses available in the UK. Ann R Coll Surg Engl 83:258–265

Malone AA, Taylor AJ, Fyfe IS (2004) Successful outcome of the Souter-Strathclyde elbow arthroplasty. J Shoulder Elbow Surgery 13:548–554

Morrey BF, Adams RA, Bryan RS (1991) Total replacement for post-traumatic arthritis of the elbow. J Bone Joint Surg Br 73B:607–612

Morrey BF, Adams RA (1992) Semiconstrained arthroplasty for the treatment of rheumatoid arthritis of the elbow. J Bone Joint Surg 74-A:479–490

Rozing P (2000) Souter-Strathclyde total elbow arthroplasty. J Bone Joint Surg Br 82:1129–1134

Schneeberger AG, Hertel R, Gerber C (2000) Total elbow replacement with the GSB III prosthesis. J Shoulder Elbow Surg 9:135–139

Trail IA, Nuttall D, Stanley JK (1999) Survivorship and radiological analysis of the standard Souter-Strathclyde total elbow arthroplasty. J Bone Joint Surg Br 81:80–84

12 Distale humerale Hemiarthroplastik

J. S. Hughes

12.1 Einleitung

Die distale humerale Hemiarthroplastik (DHH), erstmalig im Jahr 1947 beschrieben, ist in letzter Zeit zu einer chirurgischen Option geworden, wenn die distale humerale Gelenkfläche unwiederbringlich zerstört ist. Aufgrund des besseren Verständnisses von Anatomie und Biomechanik des Ellenbogens und der Verfügbarkeit von anatomischen Prothesen kann die DHH Vorteile gegenüber gegenwärtigen Behandlungsstrategien bei komplexen Frakturen oder Pathologien bieten, die große Segmente der distalen Humerusgelenkfläche zerstört haben. Erste Studien berichteten über einige wenige Fälle mit verschiedensten Pathologien wie frischen Traumasituationen, entzündlichen Arthritiden und Knochentumoren (Barr und Eaton 1964; MacAusland 1954; Mellen und Phalen 1947; Shifrin und Johnson 1990; Street und Stevens 1974; Swoboda und Scott 1999; Venable 1952). Die verwendeten Prothesentypen waren Custom-made-Implantate, nichtanatomische Komponenten (Capitellocondyllar, Kudo) oder anatomisch geformte Prothesen (Street). Die DHH bietet bei komplexen Ellbogenpathologien neue Möglichkeiten, die über Osteosynthesen, Interpositionsarthroplastiken, Arthrodesen und die totale Ellenbogenarthroplastik (TEA) hinausgehen (Frankle et al. 2003; Gambirasio et al. 2001; Ray et al. 2000).

Übersetzung B. R. Simmen.

J. S. Hughes
Sydney Shoulder and Elbow Associates, The Gallery, 445 Victora Avenue, Chatswood, Sydney, NSW 2067, Australia
E-Mail: jshughes@sydneyortho.com.au

12.2 Indikationen

Die Indikationsstellung zur DHH entwickelt sich kontinuierlich, und diese Entwicklung wird weitergehen, sobald weitere Studien mehr klinische Daten hervorbringen. Die ersten Erfahrungen des Autors entstanden zunächst bei Patientinnen mittleren Alters mit einer Trümmerfraktur der distalen Humerusgelenkfläche, manchmal kombiniert mit einer Säulenfraktur (üblicherweise lateral). Dies bedeutet zumeist einen kompletten Verlust der lateralen oder der medialen Säule oder sogar beider Säulen kombiniert (Abb. 12.1a). Auch durch den vermehrten Einsatz der TEA zur Behandlung von distalen Humerustrümmerfrakturen bei älteren Patienten ist offensichtlich geworden, dass einige ältere Patienten dadurch zu hohe Erwartungen an diese TEA stellten; demgegenüber bietet die DHH mehrere Vorteile.

Aktuelle Indikationen für die DHH sind:
- akutes Trauma ohne Möglichkeit einer kompletten Rekonstruktion der lateralen und/oder der medialen Säule,
- Behandlung von fehlgeschlagenen Osteosynthesen,
- chronische Malunion oder Nonunion,
- avaskuläre Nekrose der Trochlea mit Kollaps der subchondralen Platte,
- Tumoren der Trochlea, bei denen durch eine adäquate Resektion die Knochensäulen, die Epikondylen und die kollateralen Ligamente erhalten werden können.

In ersten DHH-Studien klagten Patienten mit rheumatoider Arthritis über steife, schmerzhafte Gelenke. Die DHH hat aber möglicherweise einen Platz bei jungen Patienten in einem ausgebrannten Krankheitsstadium oder bei Patienten mit „disease-modifying" Therapeutika, die ein ausgebranntes *und* kongruentes Gelenk

Abb. 12.1 a Schwere, nicht rekonstruierbare Destruktion der humeralen Gelenkfläche. b DHH mit guter Kongruenz im humeroulnaren und im kapitelloradialen Gelenk. c Korrekte Wiederherstellung der anatomischen Gelenkachse unter Vermeidung von Instabilität und „overstuffing"

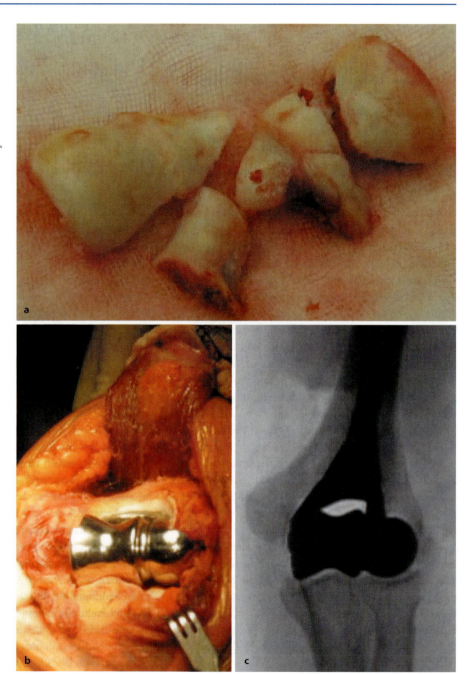

haben. Die Entscheidung zu Osteosynthese, Knochenaufbau, DHH, TEA oder sogar zu einer humeroradialen Hemiarthroplastik (radio-capitellar arthroplasty, RCA) hängt insbesondere vom Zustand der betroffenen krafttragenden Säule, vom Patientenalter und vom Aktivitätsgrad ab, wie im Behandlungsalgorithmus beschrieben.

Kontraindikationen der DHH sind Infektionen, beeinträchtigte neurovaskuläre Verhältnisse, ungenügende Knochensubstanz und Tragfähigkeit der Säulen zur Abstützung der Prothese, Beeinträchtigung der Kollateralbänder und der dazugehörigen Epikondylen, Schädigung des Radiusköpfchens und der knöchernen Koronoidstrukturen. Defekte der Radiusköpfchengelenkfläche oder der Fossa sigmoidea infolge eines Traumas oder inflammatorischer Gelenkerkrankungen können verantwortlich sein für unvollständige Schmerzbefreiung, Funktionsdefizite oder ein langfristig unsicheres funktionelles Ergebnis der Arthroplastik. Eine nichtanatomisch ausgebildete Fossa sigmoidea als Folge von humeralen Entwicklungsstörungen (z. B. „Fishtail"-Deformität) kann zu einer ungenügenden Kongruenz mit der DDH führen.

12.3 Implantate

Street entwickelte schon 1974 eine fast anatomische DHH-Prothese ohne Schaft, d. h. ohne intramedulläre Verankerung (Street und Stevens 1974). Die Erfahrungen mit der TEA und den Mechanismen bei der humeralen Komponentenlockerung lassen jedoch vermuten, dass die DHH-Implantate eine intramedulläre Verankerung durch einen Schaft sowie einen anterioren Flansch aufweisen sollten, um die Belastungen auf die Gelenkflächen aufnehmen zu können. Momentan stehen zwei TEA-Systeme zur Verfügung (Abb. 12.2a, b), die eine DHH ermöglichen (*Sorbie Questor* Elbow – Wright Medical Technologies – und das *Latitude Elbow System* von *Tornier*). Neue Erkenntnisse in der Anatomie und der Biomechanik des Ellenbogens halfen bei der Entwicklung einer anatomisch korrekten und größenangepassten Gelenkfläche, was mit Hilfe von Orientierungspunkten eine anatomisch exakte Implantation ermöglicht und damit gleichzeitig zu verbesserter Stabilität und Funktion führt (Beckett et al. 2000; Cohen und Bruno 2001; Malone et al. 2006).

Die Sorbie-Questor-Humeruskomponente ist eine Monoblock-Komponente, die eine optimale Passform in 95 % aller Ellbogen ermöglicht (Inagaki et al. 2002). Ihre muldenförmige kondyläre Form erlaubt das Einschlagen in die suprakondylären Säulen und den Humerusschaft, mit gleichzeitig ausreichendem Platz für eventuell notwendige periartikuläre Platten zur Stabilisierung der Säulen. Der Schaft ist jedoch relativ kurz und hat keinen anterioren Flansch, der anteroposterioren Kräften entgegenwirkt. Somit ist eine kondyläre Fixation zwingend, um Implantatlockerungen zu vermeiden.

Das Latitude-System hat einen anterioren Flansch und sechs modulare anatomische Gelenkkomponenten (Gramstad et al. 2005). Obschon die Rekonstruktion der Epikondylen die bevorzugte Technik darstellt, bietet ein zentrales Achsenloch die Möglichkeit zu einer Nahtfixation der kollateralen Ligamente. Obwohl beide Systeme die Konversion zu einer TEA erlauben, muss deren Praktikabilität noch gezeigt werden.

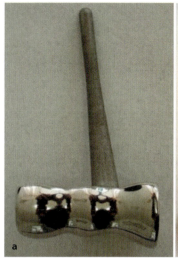
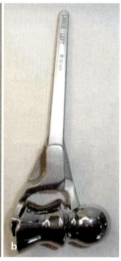

Abb. 12.2 a Die Sorbie-Questor-Humerusprothesenkomponente ist eine Monoblockkonstruktion mit medialen und lateralen Kondylen, die den beiden knöchernen Säulen aufliegen und diese partiell umfassen. **b** Die Latidude-(Tornier-)Humerusprothesenkomponente mit anatomischer Kondylenrolle

12.4 Präoperative Abklärung and operative Planung

Voraussetzungen für die Implantation einer DHH sind
- die Möglichkeit zur Rekonstruktion beider humeralen Säulen,
- ein intaktes oder stabil wiederhergestelltes Radiusköpfchen und ein erhaltenes Koronoid,
- ein intaktes oder reparables mediales/ulnares Kollateralligament (MCL) und ein ebensolches laterales/radiales Kollateralligament (LCL).

Die präoperative Diagnostik sollte eine a.p.- und exakt seitliche Röntgenaufnahme des Ellenbogens umfassen. Oft ist unklar, ob eine Fraktur rekonstruierbar ist oder ob es eher eine DHH benötigt. Ein CT könnte Antworten geben, die endgültige Entscheidung jedoch kann erst nach dem Versuch einer Osteosynthese getroffen werden. Bei Problemen mit dem genauen Schablonieren kann ein Röntgenbild des kontralateralen Ellenbogens helfen (Abb. 12.3). Die Größenbestimmung basiert auf der direkten Korrelation zwischen der a.p.-Ausdehnung der normalen Gelenkfläche sowie den Radien des Kapitellums und der Trochlea. Zudem sollte in der a.p.-Ansicht die longitudinale Achse des Radiushalses auf das Zentrum des Kapitellums ausgerichtet sein. Die Prothesentrochlea soll zudem kongruent zur Trochlea oder der Fossa sigmoidea zu liegen kommen.

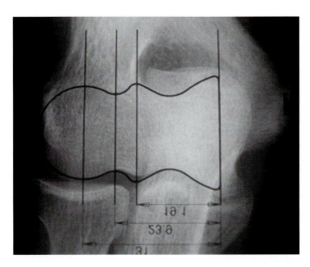

Abb. 12.3 Die Achse durch den radialen Prothesenkondylus soll kongruent über das Zentrum des Kapitellums zu liegen kommen, bei gleichzeitiger Kongruenz der Prothese in der Fossa sigmoidea

12.5 Operationstechnik

Das Timing der Operation im Verhältnis zum akuten Trauma scheint nicht von besonderer Bedeutung zu sein, solange die Operation innerhalb der ersten 7 bis 10 Tage stattfindet. Wenn immer möglich, sollte der Patient in ein entsprechendes Kompetenzzentrum im Bereich Ellenbogen und Trauma überwiesen werden. Gelegentlich lassen Weichteilverletzungen eine unmittelbare Implantation einer DHH nicht zu. In einer derartigen Situation ermöglicht die temporäre Stabilisation des Ellenbogens mit einem Fixateur externe den späteren Einbau einer DHH. Diese Option bleibt immer offen (Abb. 12.4). Bei extremen Trümmerfrakturen sollte eine eventuelle Kombination von einer DHH-Implantation mit gleichzeitiger Osteosynthese in die Planung miteinbezogen werden.

Der bevorzugte chirurgische Zugang erfolgt durch eine Chevron-Osteotomie des Olekranons. Der Nervus ulnaris wird freigelegt und mobilisiert, jedoch nicht unbedingt verlagert, abhängig von einer Frakturbeteiligung der Säulen. Dieser Zugang erlaubt ein adäquate Darstellung sowohl für eine Osteosynthese als auch für die DHH und schont gleichzeitig die Kollateralbänder, um eine frühe postoperative Mobilisation zu ermöglichen. „Triceps-on"- Zugänge mit Erhaltung der Trizepsinsertion am Olekranon sind unzureichend und scheinen mit einem erhöhten Risiko einer Instabilität einherzugehen.

Der Patient wird in Seitenlage mit dem Arm auf einem Armbänkchen gelagert; am proximalen Oberarm wird eine Esmarch-Manschette angelegt. Dies ermöglicht den freien intraoperativen Einsatz eines Bildverstärkers und gibt einen ausreichenden Freiraum zur Flexion des Ellenbogens bis 120°, um das Einbringen der Prothesenkomponenten zu erleichtern. Nach der Chevron-Osteotomie des Olekranons wird der Trizeps abgelöst und das gelenksseitige Segment mit einer NaCl-getränkten Gaze umwickelt, um den Gelenkknorpel zu schützen. Die Fraktur wird beurteilt, und bei der Indikation zur DHH wird der Humerus präpariert sowie zur Implantation der Prothese vorbereitet. Ist eine gleichzeitige Humerusosteosynthese notwendig und geplant, muss dazu eine Probekomponente oder eine Reibahle in situ belassen werden, um den Platz für die Prothese frei zu halten.

Wenn die Säulen rekonstruiert werden müssen, muss die Rekonstruktion in Bezug auf Länge, Insertion der Kollateralligamente und der Gelenkachse absolut anatomisch erfolgen. Periartikuläre Plattensysteme können verwendet werden und erleichtern die Osteosynthese; es ist jedoch zu beachten, dass mit jeder zusätzlichen Säulenrekonstruktion auch die Komplexität der Operation signifikant zunimmt. Die korrekte Tiefe und die korrekte Rotation bei der Insertion der Prothese sind entscheidend für das funktionelle Ergebnis. Die Stellung wird bestimmt, indem die Prothese an den Ursprüngen des MCL (anterior-inferiorer Rand des medialen Epikondylus) und den humeralen Insertionspunkten des LCL (Zentrum des lateralen Epikondylus) ausgerichtet wird. Das Varus-Valgus-Alignment wird festgelegt, indem die Prothese im Humerusmarkraum zentriert wird und die oben beschriebenen Landmarken respektiert werden. Auf diese Weise können die Tiefe, die Rotation und die Varus-Valgus-Achse der Prothese bzw. die Rotationsorientierung des Gelenks korrekt wiederhergestellt werden.

Die Auswahl der korrekten Größe der Prothese wird mit Hilfe von Schablonen bei der präoperativen Planung getroffen und diese intraoperativ kontrolliert, indem verschieden große Probeimplantate eingesetzt und an der vorderen Fossa sigmoidea und am Radiusköpfchen ausgerichtet werden. Dabei ist sicherzustellen, dass das Zentrum des Radiusköpfchens mit dem Zentrum des Kapitellums harmoniert, und zwar bei gleichzeitig korrekter Kongruenz im Bereich der Trochlea.

Zuletzt sollte die volle Ellenbogenflexion getestet werden, um so ein „overstuffing" des Gelenks aus-

12 Distale humerale Hemiarthroplastik

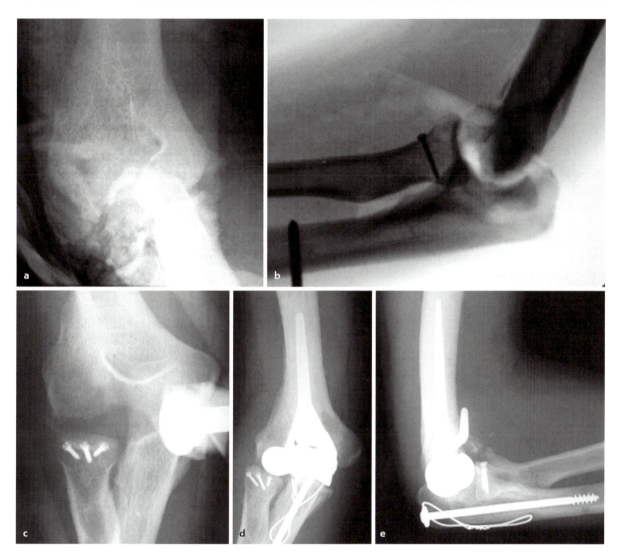

Abb. 12.4 Zustand nach komplexem Trauma bei einem 26-jährigen Mann mit vollständiger Destruktion/Verlust von Trochlea und Kapitellum, Radiusköpfchenfraktur und segmentalem Verlust des N. radialis von 10 cm. Die Erstversorgung beinhaltete ein Débridement mit Rekonstruktion der korrekten Länge und Fixation mit Fixateur externe. Nach Weichteilrekonstruktion mit Hautdeckung und Konsolidation der Radiusköpfchenfraktur erfolgte die Ellbogenrekonstruktion mit einer DHH 3 Monate nach Unfall. Um die Seitenbänder zu erhalten, wurde die Arthoplastik über eine Olekranonosteomie durchgeführt. Sechs Monate nach dem Trauma wurde die Radialisersatzplastik mit multiplen Sehnentransfers angeschlossen. **a** Initiale Ellenbogenröntgenbilder. **b, c** Initiale Versorgung mit Fixateur externe für den Ellenbogen und Osteosynthese des Radiusköpfchens. **d, e** Die DHH ermöglichte eine Ellenbogenfunktion von 90° mit Extension-Flexion 0–30–120° und einer geringgradigen Einschränkung der Unterarmrotation aufgrund von herotopen Ossifikationen im Bereich des Radiushalses

zuschließen (aufgrund einer zu großen Prothese oder einer zu distal platzierten Gelenksachse). Jegliche Tendenz zur Rotationsinstabilität oder Translokation des Gelenks ist ein Hinweis auf eine Fehlstellung bzw. ein Malalignment der Prothese in Relation zu den Seitenbandinsertionsstellen.

Das Zementieren der Prothese sollte mit einer Markraumsperre und antibiotikahaltigem Knochenzement durchgeführt werden (Faber et al. 1997). Manchmal ist der Knochenspan unter dem anterioren Prothesenflansch zu dick und kann dadurch die Rotationsachse zu weit nach ventral/anterior verschieben. In diesem Fall muss zuerst die Prothese in anatomisch korrekter Stellung zementiert und der Span dann nach Aushärten des Knochenzements unter dem ventralen Flansch platziert werden.

Die Olekranonosteotomie wird entweder mit einem starken Zuggurtungskonstrukt oder einer Olekranonplatte osteosynthetisiert. Medial und lateral werden immer spongiöse Knochenspäne aus den distalen Humerusfragmenten an die Osteotomiestelle angelagert. Fixation und Stellung der Arthroplastik sowie das Bewegungsverhalten des Ellenbogens werden immer anhand von Röntgenaufnahmen vor dem Wundverschluss beurteilt, um so die Gelenksstabilität zu kontrollieren und sicherzustellen, dass keine Osteosyntheseelemente die Artikulation behindern. Das Gelenk sollte in vollem Umfang frei beweglich sein, und der N. ulnaris darf in keiner Stellung des Ellenbogens unter einer zu hohen Spannung stehen. Wenn die Operationsziele erreicht wurden, sollte eine frühe passive bzw. aktiv unterstützte Mobilisation des Ellenbogens möglich sein, ähnlich der Rehabilitation nach Osteosynthese einer Olekranonfraktur.

12.6 Nichtakute Pathologien

Die DHH kann bei Malunion, Nonunion, avaskulärer Nekrose oder Tumoren des distalen Humerus eingesetzt werden, in Situationen, in denen mit Hilfe von Osteotomie und Osteosynthese keine genügende Wiederherstellung des distalen Humerus mehr möglich ist. Bei Pseudarthrosen wird ein vollständiges chirurgisches Débridement durchgeführt und Gewebeproben zur erweiterten bakteriologischen und histopathologischen Untersuchung eingesandt. Die Prinzipien der Säulenrekonstruktion, Wiederherstellen der Gelenksachse und dem akkuraten Platzieren der Gelenkprothese sind unverändert. Eine verkürzende Osteotomie mit anschließendem Einsetzen eines autologen Knochenspans kann nötig sein. Der mögliche Kompromiss in Bezug auf Stabilität der Prothesenverankerung in komplexen Fällen bedeutet, dass der Einsatz einer Prothese mit anteriorem Flansch in Verbindung mit einem Knochenspan ein wichtiger Bestandteil zur langfristig guten Fixation der Prothese ist.

12.7 Rehabilitation

Die Patienten beginnen unmittelbar postoperativ mit einem Programm, das Elevation, Kompression, Kälteapplikation sowie passive Bewegungsübungen im Umfange von 20–100° im Rahmen eines selbstgeführten Programms beinhaltet. Zusätzlich kann eine CPM-Schiene („continuous passive motion") eingesetzt werden. Nachts wird der Ellenbogen in einer statischen Schiene in Extension ruhiggestellt, vor allem bei Tendenz zu Ausbildung einer Flexionskontraktur. Nach 4–6 Wochen wird mit fortschreitender Einheilung der Osteotomie mit aktiven Übungen begonnen. Langzeiteinschränkungen sind empirisch; die Patienten werden jedoch angehalten, große und vor allem repetitive Belastungen des Ellenbogens zu vermeiden und keine vibrierenden oder schlagenden Werkzeuge zu verwenden.

12.8 Outcome

Die längste Beobachtungszeit einer maßangefertigten Hemiarthroplastik beträgt 20 Jahre mit einer insgesamt guten Schmerzbefreiung und einer guten Funktion (Shifrin und Johnson 1990). Street und Stevens (1974) präsentierten 10 Patienten, die mit einer anatomischen schaftlosen Gelenkprothese versorgt wurden. Bei fünf Patienten mit entzündlicher Arthritis wurde über eine schlechte Beweglichkeit mit/bei Instabilität des Implantats berichtet. Vier der fünf posttraumatischen Patienten waren schmerzfrei und verfügten über eine gute funktionelle Beweglichkeit. Swoboda und Scott (1999) beobachteten unterschiedliche Ergebnisse nach der Implantation einer kapitokondylären humeralen Prothese (nichtanatomisch) bei Patienten mit rheumatoider Arthritis. Parsons et al. (2005) publizierten ihre ersten Erfahrungen mit der DHH bei Traumapatienten (4 akute und 4 chronische Fälle) mit der *Sorbie-Questor*-Prothese. Der mittlere Bewegungsumfang betrug 22–126° (Extension/Flexion), mit Schmerzreduktion in allen Fällen.

Unsere derzeitige Erfahrung mit der DHH umfasst 29 Patienten (23 akute und 6 chronische Frakturen) mit Beobachtungszeiten zwischen 2 und 5 Jahren. Es handelt sich um 4 Männer und 25 Frauen im Alter von 29–89 Jahren. Der mittlere Bewegungsumfang reichte von 26–129° für Extension/Flexion und betrug 164° für die Bewegungsspanne in Pronation/Supination. 17 Patienten sind schmerzfrei (alles akute Frakturen). Der mittlere Schmerz-Score beträgt 17,6 von maximal 25 Punkten. Der Funktions-Score beläuft sich auf 27,5 von 30 Punkten. Der mittlere ASES-Score liegt bei 82,4 von 100 Punkten. Alle Chevron-Osteotomien sind verheilt. Zwei Patienten benötigten eine Revision

Tab. 12.1 Komplikationen der Ellenbogenhemiarthroplastik, deren Ursachen und Korrekturmöglichkeiten

Problem	Ursache	Lösung
Flexionskontraktur (intraoperativ)	Zu große Prothese	Schablonenvergleich, Probeprothese direkt auf das Radiusköpfchen und Koronoid ausrichten
	Prothesenachse distal zur anatomischen Ligamentachse	Tiefere Insertion des Implantats
	Kapselkontraktur	Anteriorer Kapsel-Release
Gelenktranslokation	Zu geringe Spannung oder Überdehnung der Rekonstruktion der Kollateralligamente bzw. zu hohe Spannung der rekonstruierten Kollateralligamente	Neubeurteilung der Spannung/Rekonstruktion der Kollateralbänder
Rotationsinstabilität	Malrotation der Prothese	EUA mit Röntgenbild
	Inkomplette Wiederherstellung der Säulenlänge	Korrektur von möglichen Ursachen
	Ungenügende Rekonstruktion des LCL	
Kapitelloradiale Inkongruenz	Falsche Prothesengröße	Wahl der korrekten Prothesengröße
	Posterolaterale Rotationsinstabilität	Siehe „Instabilität"
Nonunion der Olekranonosteotomie	Inadäquate Fixation/Osteosynthese	Akkurate Reposition
	Inadäquate Biologie	Genügend kräftiges Implantat (Spezialplatte) Spongiosaplastik aller Osteotomien
Neuropathie des N. ulnaris	Traumatische Neurapraxia	Neurolyse? Transposition?
	Erhöhte neurale Spannung Ulnare Instabilität	Überprüfung der Tiefe der Implantatlage + ventrale Transposition des N. ulnaris
Schmerzhaftes Gelenk	„Overstuffing" des Gelenks	Wahl einer kleineren Prothese
	Knorpeldestruktion distal	Revision zur TEA
	Chronischer Infekt/Sepsis (Staphylococcus epidermidis/Propionibacterium acnes)	Serologie/Aspiration/zweizeitige Revision zur TEA
	Prothesenlockerung	Serologie/Aspiration/TEA
	Nonunion (Kondyle/Osteotomie)	Serologie/Osteosynthese ± „Graft"
Ellenbogensteife	Overstuffing des Gelenks	Revision zu kleinerem Implantat
	Arthrofibrose	Revision der Position der Gelenksachse?
	Heterotope Ossifikation	Chirurgischer Arthrolyse

zur TEA, einer wegen einer periprothetischen Fraktur, der andere aufgrund von ständigem Missachten der Belastungsrestriktionen.

Die Schmerzlinderung war im Allgemeinen besser bei akuten als bei chronischen Frakturen. Fehlender Gelenkknorpel in der Fossa sigmoidea und am Radiusköpfchen können zu einer inkompletten Schmerzbefreiung, einer reduzierten Funktion und zu unsicherer Verweildauer führen. Dies spiegelt sich nach unserer Erfahrung auch in den Outcome-Messungen wider, wo der ASES-Score bei akuten Fällen höher liegt als bei verzögerten Operationen bzw. „salvage procedures". Bei Patienten mit begleitender entzündlicher Arthritis, wie z. B. der rheumatoiden Arthritis, besteht eine relative Kontraindikation bezüglich der DHH. In diesen Fällen wäre die Implantation einer TEA angezeigt, obwohl der Autor auch schon gute Ergebnisse mit der DHH nach Gicht und Psoriasis gesehen habe.

12.9 Komplikationen

Viele potentielle Komplikationen wie Instabilität des Ellenbogengelenks, Gelenkssteife und Lockerungen können bei sorgfältiger Beachtung der Details, minutiöser Operationstechnik und einer anatomisch exakten Implantation der Gelenkprothese vermieden werden (Tab. 12.1 Voraussetzung ist ein klares Anato-

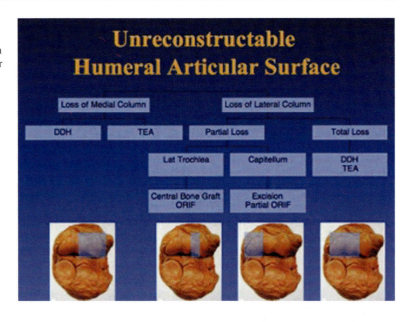

Abb. 12.5 Die distale humerale Gelenkfläche wird in eine mediale und laterale Säule aufgeteilt, wobei die Trennlinie durch die zentrale Trochlea verläuft. Aufgrund der Lage und Ausdehnung des fehlenden oder destruierten Gelenkanteils ergeben sich die möglichen therapeutischen Optionen entsprechend dem dargestellten Algorithmus

mieverständnis in Bezug auf die Kollateralbänder und deren Beziehung zum distalen Humerus (Abb. 12.5). Die meisten Reoperationen stehen in Zusammenhang mit der Entfernung der Zuggurtungsdrähte der Olekranonosteosynthese. Dies ist jedoch ein kleiner Preis, wenn man dafür die Biomechanik der Arthroplastik richtig „hinbekommt". Die begrenzte Erfahrung des Autors mit der DHH und der TEA mit heterotopen Ossifikationen zeigt, dass diese gut beherrschbar sind mit einem standardmäßigen chirurgischen Release nach 6 Monaten, ähnlich wie bei einem normalen posttraumatisch steifen Ellbogen. Einige wenige Patienten haben einen Sporn im Bereich der medialen Trochlea entwickelt, der anscheinend von der Kante der anatomischen Gelenkprothese herrührt. Ein weiteres Fortschreiten muss mit der Zeit beurteilt werden.

12.10 Schlussfolgerung

Die Behandlung von komplexen distalen Humerusfrakturen mit Verlust der Gelenkssäulen erfordert ein Spektrum von chirurgischen Optionen. Obwohl Weiterentwicklungen im Bereich von Osteosynthesen und TEA die Behandlung dieser Frakturen weitergebracht haben, gibt es weiterhin klinische Situationen, in denen diese Optionen nicht optimal sind. Die DHH bietet eine Alternative, mit der die Wiederherstellung eines stabilen funktionstüchtigen Ellenbogens möglich ist bei vergleichbar geringerem Risiko eines Implantatversagens als bei der TEA. Es ist jedoch ein technisch anspruchsvolles Vorgehen, das Erfahrungen im Traumabereich ebenso wie auch mit Ellenbogenarthroplastiken voraussetzt, da beide Bereiche in dieser Versorgungstechnik zusammenspielen. Die ersten Erkenntnisse deuten darauf hin, dass bei Akutsituationen ein besseres Ergebnis erreicht werden kann als bei einer verzögerten Rekonstruktion des Ellbogens.

Literatur

Barr JS, Eaton RG (1965) Elbow reconstruction with a new prosthesis to replace the distal end of the humerus: A case report. J Bone Joint Surg Am 47:1408

Beckett KS, McConnell P, Lagopoulos M, Newman RJ (2000) Variations in the normal anatomy of the collateral ligaments of the human elbow joint. J Anat 197:507–511

Blewitt N, Pooley J (1994) An anatomic study of the axis of the elbow movement in the coronal plane: relevance to component aligment in elbow arthroplasty. J Shoulder Elbow Surg 3:151

Cobb TK, Morrey BF (1997) Total elbow arthroplasty as primary treatment for distal humeral fractures in elderly patients. J Bone Joint Surg Am 79:826–832

Cohen MS, Bruno RJ (2001) The collateral ligaments of the elbow: anatomy and clinical correlation. Clin Orthop Rel Res 383:108

Cohen MS, Hastings HN (1997) Rotatory instability of the elbow. The anatomy and role of the lateral stabilizers. J Bone Joint Surg Am 79:225

Faber KJ, Cordy ME, Milne AD, Chess DG, King GJ, Johnson JA (1997) Advanced cement technique improves fixation in elbow arthroplasty. Clin Orthop Rel Res 334:150

Floris S, Olsen BS, Dalstra M, Sojbjerg JO, Sneppen O (1998) The medial collateral ligament of the elbow joint: anatomy and kinematics. J Shoulder Elbow Surg 7:345–351

Frankle MA, Herscovici D, DiPasquale TG, Vasey MB, Sanders RW (2003) A comparison of open reduction and internal fixation and primary total elbow arthroplasty in the treatment of intraarticular distal humerus fractures in women older than age 66. J Orthop Trauma 17:473–480

Gambirasio R, Riand N, Stern R, Hoffmeyer P (2001) Total elbow replacement for complex fractures of the distal humerus. An option for the elderly patient. J Bone Joint Surg Br 83:974–978

Garcia JA, Mykula R, Stanley D (2002) Complex fractures of the distal humerus in the elderly. The role of total elbow replacement as primary treatment. J Bone Joint Surg Br 84:812–816

Gramstad GD, King GJ, O'Driscoll SW, Yama-guchi K (2005) Elbow arthroplasty using a convertible implant. Tech Hand Up Extrem Surg 9:153

Inagaki K, O'Driscoll SW, Neale PG, Uchiyama E, Morrey BF, An KN (2002) Importance of the radial head component in Sorbie unlinked total elbow arthroplasty. Clin Orthop Rel Res 400:123

MacAusland WR (1954) Replacement of the lower end of the humerus with a prosthesis: A report of four cases. Western J Surg Gynec Obstet 62:557

Malone AA, Zarkadas PC, Hughes J, Jansen S (2006) American Shoulder and Elbow Surgeons Open Meeting on Biologics in Shoulder Surgery. November 2006

Malone A, Hughes J (2008) Hemiarthroplasty for the treatment of distal humeral pathology. Submitted for publication

Mellen RH, Phalen GS (1947) Arthroplasty of the elbow by replacement of the distal portion of the humerus with an acrylic prosthesis. J Bone Joint Surg Am 29:348

Morrey BF, An KN (2005) Stability of the elbow: osseous constraints. J Shoulder Elbow Surg 14(Suppl S):174S

O'Driscoll SW, Jaloszynski R, Morrey BF, An KN (1992) Origin of the medial ulnar collateral ligament. J Hand Surg 17:164–168

Obremskey WT, Bhandari M, Dirschl DR, Shemitsch E (2003) Internal fixation versus arthroplasty of comminuted fractures of the distal humerus. J Orthop Trauma 17:463

Ochi N, Ogura T, Hashizume H, Shigeyama Y, Senda M, Inoue H (1999) Anatomic relation between the medial collateral ligament of the elbow and the humero-ulnar joint axis. J Shoulder Elbow Surg 8:6–10

Papandrea R, Hughes J, Sorbie C et al. (2004) Prosthetic Hemiarthroplasty of the Distal Humerus. ASES Meeting, November 2004

Parsons M, O'Brien R, Jason H, Hughes JS (2005) Elbow hemiarthroplasty for acute and salvage reconstruction of intra-articular distal humerus fractures. Tech Shoulder Elbow Surg 6:87

Ray PS, Kakarlapudi K, Rajsekhar C, Bhamra MS (2000) Total elbow arthroplasty as primary treatment for distal humeral fractures in elderly patients. Injury 31:687

Shifrin PG, Johnson DP (1990) Elbow hemiarthroplasty with 20-year follow-up study. A case report and literature review. Clin Orthop Rel Res 254:128

Street DM, Stevens PS (1974) A humeral replacement prosthesis for the elbow: Results of ten elbows. J Bone Joint Surg Am 56A:1147

Swoboda B, Scott RD (1999) Humeral hemiarthroplasty of the elbow joint in young patients with rheumatoid arthritis: a report on 7 arthroplasties. J Arthroplasty 14:553

Venable CS (1952) An elbow and an elbow prosthesis. Am J Surg 51:1590

Wevers HW, Siu DW, Broekhoven LH, Sorbie C (1985) Resurfacing elbow prosthesis: shape and sizing of the humeral component. J Biomed Eng 7:241

Radiuskopfprothese

Gunnar Jensen, Christoph Katthagen, Helmut Lill und Christine Voigt

In der strittigen Diskussion, ob bei komplexen Radiuskopffrakturen Typ Mason III eine Osteosynthese oder ein endoprothetischer Ersatz indiziert ist, konnten Ruan et al. (2009) mit einer vergleichenden Arbeit eine Empfehlung abgeben: 15 Monate nach operativer Versorgung zeigten 93% der Patienten nach Radiuskopfprothese exzellente und gute Ergebnisse, nach Osteosynthese betrug die Rate an exzellenten und guten Ergebnissen hingegen nur 13%. In 50% der Fälle kam es nach Osteosynthese zur Nekrose des Radiuskopfes oder zur Ausbildung einer Pseudarthrose (Abb. 13.1). Die Autoren kamen zu dem Schluss, dass eine Radiuskopfprothese der Osteosynthese bei Mason-III-Fraktur mit mehr als drei Fragmenten überlegen ist (Ruan et al. 2009).

Für die Monoblockprothesen liegen in der Literatur bislang nur mittelfristige Ergebnisse vor: Moghaddam et al. (2008) untersuchten 28 Patienten nach monopolarer Radiuskopfprothese bei Mason-III- oder -IV-Fraktur; in 89% der Fälle lagen eine oder mehrere Begleitverletzungen am betroffenen Ellenbogen vor. Durchschnittlich 2½ Jahre nach Prothesenimplantation wurden bei 67% der Patienten sehr gute und gute Ergebnisse im Morrey-Score erhoben, bei 29% der Patienten war das Ergebnis ausreichend. Im Rahmen der Nachuntersuchung konnten keine Instabilitäten beobachtet werden, bei 7% lagen starke periartikuläre Ossifikationen vor (Moghaddam et al. 2008). Bei 79% der Patienten zeigte sich in den Röntgenkontrollaufnahmen des betroffenen Ellenbogens ein Lysesaum von durchschnittlich 2 mm Breite; zwischen dem Lysesaum und den Beschwerden der Patienten konnte kein Zusammenhang beobachtet werden (Moghaddam et al. 2008). Grewal et al. (2006) beobachteten bei 24 Patienten nach Implantation einer modularen Monoblockprothese vergleichbare Ergebnisse (67% sehr gut und gut, 25% ausreichend, 8% mangelhaft).

Für die bipolaren Prothesen zeigten aktuelle kurz-/mittelfristige Ergebnisse vom 25 Patienten mit Mason-III- und -IV-Frakturen mit begleitender Bandinstabilität durchschnittlich 21 Monate nach Prothesenimplantation in 84% der Fälle sehr gute und gute Ergebnisse im Morrey-Score (Schofer et al. 2008). Bei einem Patienten war es zur Prothesenluxation mit anschließender Revision gekommen, bei einem weiteren Patienten lag eine aseptische Schaftlockerung vor (Schofer et al. 2008).

Burkhart et al. veröffentlichten 2010 Langzeitergebnisse von 17 Patienten nach Radiuskopfersatz mit bipolarer Prothese, die Nachuntersuchung erfolgte durchschnittlich 9 Jahre nach der Operation: 6 Patienten zeigten ein exzellentes Ergebnis im Mayo Elbow Performance Score, 10 Patienten zeigten gute Ergebnisse. In zwei Fällen lag eine Dislokation der Prothese vor, bei 8 Patienten zeigten sich deutliche arthrotische Veränderungen am Capitulum humeri, in 12 Fällen lag eine begleitende humeroulnare Arthrose vor (Burkhart et al. 2010).

G. Jensen (✉) · C. Katthagen · H. Lill · C. Voigt
Diakoniekrankenhaus Friederikenstift gGmbH, Humboldtstr 5, 30169 Hannover, Deutschland
E-Mail: Gunnar.Jensen@ddh-gruppe.de

C. Katthagen
E-Mail: Christoph.Katthagen@ddh-gruppe.de

H. Lill
E-Mail: Helmut.Lill@ddh-gruppe.de

C. Voigt
E-Mail: christine.voigt@ddh-gruppe.de

Abb. 13.1 a 43 Jahre, weiblich; Pseudarthrose nach Schraubenosteosynthese bei Mason-IV-Fraktur rechts. b Röntgenbefund nach sekundärer Implantation einer Radiuskopfprothese (Monoblock) rechts

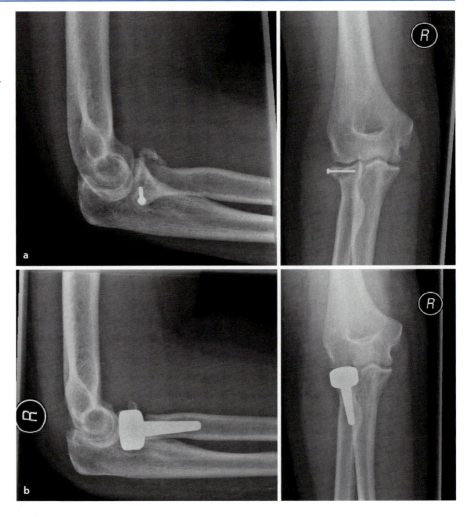

Bei einer Analyse von 47 revisionsbedürftigen Radiuskopfprothesen (monopolare und bipolare Prothesen verschiedener Hersteller) zeigte sich bei 31 Patienten eine Implantatlockerung (10% zementiert, 90% nicht zementiert), in 11 Fällen lag ein „overstuffing" vor, eine Radiuskopfsubluxation wurde in 5 Fällen beobachtet, eine Komponentendissoziation lag bei 3 Patienten vor (van Riet et al. 2010). Als Hauptursache für die aufgetretenen Komplikationen sahen die Autoren einerseits einen späten Operationszeitpunkt und andererseits technische Fehler bei der Implantation an (van Riet et al. 2010).

Sowohl mit dem bipolaren als auch mit dem monopolaren Implantatdesign lassen sich überwiegend zufriedenstellende Ergebnisse erzielen (Abb. 13.2). Langfristige Ergebnisse für die modernen monopolaren Implantate stehen noch aus. In der Komplikationsrate zeigen sich zwischen beiden Implantattypen bislang keine wesentlichen Unterschiede. Die Wahl des Implantats hängt auch von den Vorlieben des Operateurs und von der Etablierung einer Technik in der jeweiligen Klinik ab. Die Autoren sehen Vorteile für die monopolare Prothese, da sie die biomechanischen Eigenschaften des Radiuskopfes insbesondere bei traumatischer Weichteilkompromittierung besser zu imitieren scheint. Zudem bietet die komplexere Technik der Implantation der bipolaren Prothesen mehr Fehlerquellen. Weiterhin kann bei primär implantierter monopolare Prothese bei Revisionsbedürftigkeit im Verlauf auf eine zementierte Prothese gewechselt werden.

13 Radiuskopfprothese

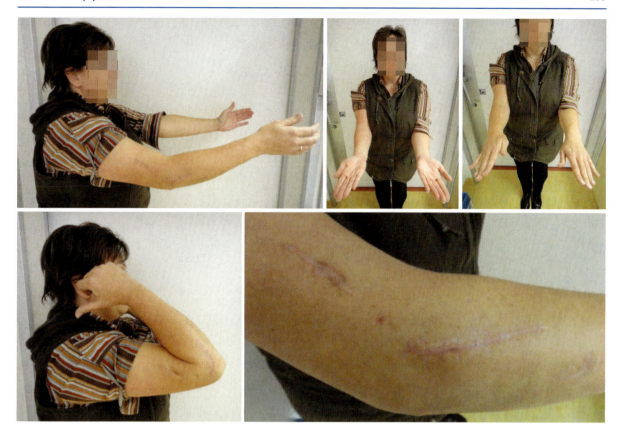

Abb. 13.2 43 Jahre, weiblich: klinischer Befund 6 Wochen nach sekundärer Implantation einer Monoblockprothese rechts

Literatur

Burkhart KJ, Mattyasovszky SG, Runkel M, Schwarz C, Küchle R, Hessmann MH, Rommens PM, Lars MP (2010) Mid- to long-term results after bipolar radial head arthroplasty. J Shoulder Elbow Surg 19:965–972

Grewal R, MacDermid JC, Faber KJ, Drosdowech DS, King GJ (2006) Comminuted radial head fractures treated with a modular metallic radial head arthroplasty. Study of outcomes. J Bone Joint Surg Am 88:2192–2200

Moghaddam A, Lennert A, Studier-Fischer S, Wentzensen A, Zimmermann G (2008) Endoprothesenversorgung nach Radiusköpfchentrümmerfrakturen. Mittelfristige Ergebnisse. Unfallchirurg 111:997–1004

Ruan HJ, Fan CY, Liu JJ, Zeng BF (2009) A comparative study of internal fixation and prosthesis replacement for radial head fractures of mason type II. Int Orthop 33:249–253

Schofer MD, Peterlein CD, Kortmann HR (2008) Radiuskopfprothese – Behandlung von Radiuskopftrümmerfrakturen mit begleitender Bandinstabilität. Z Orthop Unfall 146:760–767

Van Riet RP, Sanchez-Soleto J, Morrey BF (2010) Failure of metal radial head replacement. J Bone Joint Surg Br 92-B:661–667

14 Ausblick: Biomechanik des Ellenbogenkunstgelenks

Analyse von Entwicklungsziel und Performance bekannter Ellenbogenprothesendesigns

Dan Chen, Mark Figgie, Robert Hotchkiss, Darrick Lo und Timothy Wright

14.1 Einleitung

Die Entwicklung von Kunstgelenken für Hüfte und Knie hat einen kontinuierlichen Verbesserungsprozess durchlaufen. Der Entwicklungsstand von Ellenbogenprothesen weist im Vergleich dazu jedoch trotz der erheblichen mechanischen Belastung auf solchen Gelenken einen deutlichen Rückstand auf. Die Ergebnisse nach Ellenbogenarthroplastik (TEA) sind im Vergleich zu den Resultaten nach Hüft- und Kniearthroplastik weniger dauerhaft und schlechter voraussehbar mit Versagerquoten, die 30% nach 5 Jahren erreichen können (Skyttä et al. 2009). Alternative Methoden zur Behandlung der Ellenbogenarthrose/-arthritis und komplexen Traumafolgen sind sogar noch weniger erfolgreich. Die Interpositionsarthroplastik des Ellenbogens beispielsweise ist selten erfolgreich; nur ein Viertel der Patienten weist nach 6 Jahren ein ausgezeichnetes Resultat auf (Larson und Morrey 2008). Unglücklicherweise bedeutet eine fehlgeschlagene Ellenbogenarthroplastik meist eine Katastrophe für den betroffenen Patienten mit schwerer Beeinträchtigung der Funktion der ganzen oberen Extremität.

Die wesentlichen Fortschritte im Kunstgelenkersatz von Hüfte und Knie waren das Ergebnis eines rationalen Zyklus von Verbesserungen. Dieser Zyklus nimmt seinen Anfang beim Verständnis der ursprünglichen Design-Vorstellungen des Erfinders, gefolgt von der Analyse der Ergebnisse unter dem speziellen Gesichtspunkt der Zusammenhänge zwischen mechanischen Design-Spezifikationen und dem klinischen Verlauf. Nicht selten führen Fehlschläge zu erfolgreichen Design-Modifikationen. Solche Modifikationen führen wiederum zu Folgeentwicklungen und zu neuen Prothesenspezifikationen, häufig unterstützt durch präklinische Implantationsversuche und Computeranalyse. So entstehen neue Prothesenmodelle, die einen neuen Entwicklungszyklus zur Folge haben.

Wahrscheinlich der wichtigste Schritt in diesem Zyklus ist das Verständnis der Zusammenhänge und insbesondere der Faktoren – Biomechanik, Patient und Implantation –, die als Hauptursache für das Versagen der Prothese in Frage kommen, damit diese Ursachen durch Verbesserungen korrigiert werden können. Diese Prinzipien haben sich bei der Weiterentwicklung von Knie- und Hüftprothesen bewährt und die Basis zu rationalen Lösungen geliefert, indem die biomechanische Analyse mit der klinischen Evidenz von Versagensmechanismen aufgrund von Untersuchungen an ausgebauten Implantaten kombiniert wurde (Bartel et al. 1991, 1995; Cottrell et al. 2007). Ein analoges Vorgehen dürfte sich auch für die TEA bewähren, da die häufigsten Versagensmechanismen – aseptische Lockerung und exzessiver Polyethylenabrieb mit konsekutiven osteolytischen Prozessen und Implantatmigration – auf biomechanische Faktoren als Hauptursache hinweisen.

Eine umfassende Versagensanalyse der TEA ist jedoch erschwert, da bisher wenige verlässliche klinische Verlaufstudien zur Verfügung stehen und da nur unvollständige Daten zur Belastung des Ellenbogengelenks im Alltag vorliegen. Um in dieser Situation zu neuen Ergebnissen zu kommen, ist eine integrale Analyse erforderlich, die auf ursprünglichen Design-Vorstellungen der TEA, der Untersuchung von gelockerten ausgebauten Implantaten und biomechanischen Untersuchungen, die sowohl bisherige Modelle als auch neue Design-Vorschläge mit einschließen,

---

Übersetzung: Priv.-Doz. Dr. B. R. Simmen

D. Chen (✉) · M. Figgie · R. Hotchkiss · D. Lo · T. Wright
Department of Biomechanics, Hospital for Special Surgery,
535 East 70th Street, New York, NY 10021, USA
E-Mail: wrightt@hss.edu

beruht. Im Folgenden sollen diese einzelnen Aspekte zu einer integralen Betrachtung führen.

14.2 Alte und derzeit verwendete Ellenbogenprothesen

Das biomechanische Ziel jeder Gelenkprothese besteht in der Wiederherstellung einer normalen Kinematik und der Übertragung von großen Gelenkbelastungen auf die umgebenden Knochen. Um lange Standzeiten zu erzielen, müssen diese Ziele Dutzende von Millionen Belastungszyklen aushalten, ohne dass es zu Lockerungen, zu Ermüdungsbrüchen der Implantate oder zu übermäßigen Abriebprozessen mit Deformationen kommt.

Um für den Patienten eine adäquate Gelenkfunktion wiederherstellen zu können, muss die Kinematik der Prothese zusammen mit den Kapsel-Band-Strukturen und der gelenkübergreifenden Muskulatur eine funktionierende Einheit bilden. Für ein Gelenk wie das Ellenbogengelenk, das eine nur teilweise Stabilität durch die knöchernen Gelenkoberflächen aufweist, ist das Zusammenwirken von Prothesen-Design und Weichteilführung entscheidend.

Die ursprünglichen Ellenbogenprothesen wählten jedoch einen anderen Weg in der Form von straff geführten Scharniergelenken mit nur einem Freiheitsgrad mit dem Ziel, die primäre Funktion des Ellenbogens wiederherzustellen, nämlich die Flexion/Extension um eine fixe Achse. Diese Prothesen, einschließlich der Dee- und der GSB-I-Prothese, führten schon sehr früh zu aseptischer Lockerung und klinischen Misserfolgen. Die Performance dieser Scharnierprothesen war vergleichbar zur Performance der ersten Knietotalprothesen, die ebenfalls aus einem Scharniergelenk bestanden, das die Beugung und Streckung des Knies reproduzierte. Die straffe Führung eines solchen Scharniergelenks führte dazu, dass alle Belastungen in vollem Umfang direkt über die Gelenkkomponenten übertragen wurden und zu hohen Stressbedingungen in den Prothesenschäften und vor allem an den Grenzschichten der Implantatfixation im Knochen bzw. der Zement-Knochen-Grenze führten. Wegen der hohen Rate an Frühlockerungen und Prothesenbrüchen (Insall et al. 1999; Jones et al. 1979) wurden diese Prothesendesigns rasch zu Gunsten von halbverblockten („semi-constrained") Knieprothesen verlassen, deren Stabilität vor allem auf der Oberflächengeometrie der Gelenkkomponenten beruhte (Insall et al. 1983). Die straff geführten Scharnierprothesen wurden auch im Ellenbogenbereich aus den gleichen Gründen nicht mehr verwendet; die letzten mit einer Scharnierprothese („Stanmore prosthesis") erzielten Ergebnisse wurden 1984 publiziert (Johnson et al. 1984).

Die Erkenntnis, dass Scharnierprothesen zu stabil waren und die Möglichkeit außer Acht ließen, die Kraftübertragung teilweise über die Weichteile zu leiten, führte zur Entwicklung von unverblockten („non-constrained") und halbverblockten („semi-constrained") Ellenbogenprothesen. Unverblockte Prothesen, deren Stabilität und Kraftübertragung ausschließlich auf einer Weichteilführung beruht, führen theoretisch zu niedrigeren Lockerungsraten im Vergleich zu Scharnierprothesen und halbverblockten Implantaten, da solche Prothesen geringeren Belastungen ausgesetzt sind. Die Abhängigkeit der Gelenkstabilität von intakten Weichteilstrukturen führt jedoch zu erhöhter Gefahr von Instabilität und Luxation infolge ungenügender Weichteilführung oder inadäquater Weichteilrekonstruktion. Im Gegensatz dazu ist die Gefahr einer Dislokation bei halbverblockten („semi-constrained") Implantaten wesentlich geringer als bei unverblockten Designs. Die Verbindung von humeraler und ulnarer Gelenkkomponente durch eine Achse oder analoge mechanische Konstruktion kann eine Dislokation oder Entkoppelung der Prothesenkomponenten verhindern. Ähnlich wie bei den Scharnierprothesen übertragen aber auch die halbverblockten Prothesen Kräfte über die Implantatkomponenten. Deshalb sind möglicherweise höhere Lockerungsraten zu erwarten als bei unverblockten Prothesen. Da sowohl bei unverblockten wie bei halbverblockten Ellenbogenprothesen Kräfte über die Auflageflächen übertragen werden und da diese Prothesen Metall-auf-Polyethylen-Gleitpaarungen aufweisen, können exzessiver Polyethylenabrieb und Deformation durch Substanzverlust und Kaltfluss bei langer Liegedauer der Prothesen zum Problem werden.

Die meisten unverblockten „non-constrained" Prothesen versuchen, eine möglichst normale Gelenkanatomie zu rekonstruieren. Die Stabilität dieser Implantate beruht auf einer funktionierenden Weichteilmanschette mit korrekter Spannung des medialen und lateralen Seitenbandkomplexes und den dynamischen Kräften der gelenkübergreifenden Muskulatur. Voraussetzung für eine korrekte Funktion ist die Integrität der medialen und lateralen Kollateralligamentkomplexe bzw. die Wiederherstellung einer korrekten Weichteilbalance. Deshalb sind „non-constrained" Ellenbogenprothesen bei defekten und nicht rekonstruierbaren Weichteilverhältnissen kontraindiziert, wie dies häufig bei entzündlicher Arthritis der Fall ist.

Zu der Gruppe der Non-constrained-Prothesen werden folgende Typen gezählt: *Kudo, Souter, Wadsworth, Norway, ICLH, Pritchard, Liverpool* und *Lowe*. Diese lassen sich aufgrund der Form der artikulierenden Flächen in drei Untergruppen aufteilen: *zylindrische, sattelförmige* und *bikondyläre*. Die ICLH-Prothese verbindet z. B. eine konkave Vollpolyethylen-Ulna mit einer zylindrisch geformten humeralen Gelenkkomponente. Die korrespondierenden ulnaren und humeralen Gelenkradien erlauben neben Flexion und Extension auch ein seitliches Gleiten. Bei Varus- oder Valgusstress kommt es jedoch zu einem Abheben der Gelenkflächen und zu einer Verlagerung der Lastübertragung auf die seitlichen Ränder der Komponenten mit entsprechenden Stressspitzen sowie konsekutivem Polyethylenabrieb und Deformation.

Das ursprüngliche Design der Kudo-Prothese beinhaltete ebenfalls einen zylindrischen distalen Humerus in Verbindung mit einer HD-Polyethylen-Ulnakomponente. Später, im Typ II, wurde die Form der Humeruskomponente in eine Sattelform modifiziert. Die ulnare Gelenkoberfläche hatte einen leicht größeren Gelenkradius als die korrespondierende humerale Seite, was einige Grade Varus- und Valgusbewegungen sowie eine axiale Rotation möglich machte. Trotzdem kam es unter Lastbedingungen zu Überlastungen in den Randzonen. Dies wurde in einer kürzlich publizierten Studie bestätigt, die eine progrediente Verkippung der Ulnaprothesenkomponente im Valgussinn im Langzeitverlauf aufzeigte (Thillemann et al. 2006). Diese Tendenz zum Abgleiten in eine Valgusfehlstellung ist von besonderem Interesse, da es dadurch zu vermehrten Belastungen in den Randzonen mit vermehrtem Stress auf die Polyethylenlaufflächen, vermehrtem Abrieb und Deformation und damit zur Reduktion der Lebensdauer der Prothesen kommt. Entsprechend betrug die mittlere Überlebensdauer der Prothese weniger als 9 Jahre.

Die humerale Gelenkfläche der *Souter-Strathclyde-Prothese* ist ebenfalls sattelförmig mit einem zapfenförmigen proximalen Humerus. Die vollständig aus Polyethylen bestehende Ulnaprothesenkomponente weist eine zum Humerus konforme Gelenkfläche mit hohem Koronoid auf, um das Gelenk zu stabilisieren. Varus- und Valgus-Bewegungen sind möglich, die axiale Rotation ist eingeschränkt. Trotz der unverblockten Non-constrained-Gelenkführung blieb die Lockerung der Humeruskomponente ein Problem. In einer Studie von 125 Souter-Strathclyde-Ellenbogenarthroplastiken mit Beobachtungszeiten von 2 bis 19 Jahren wurde über 21 (17%) radiologisch lockere Humeruskomponenten berichtet, entsprechend einer Überlebensrate von 65% nach 10 Jahren (van der Lugt et al. 2005). In einer anderen Studie wurde jedoch nur über eine Lockerung unter 47 Patienten nach 10 Jahren berichtet (Khatri und Stirrat 2005). In einer kürzlich publizierten größeren Studie mit einer mittleren Beobachtungszeit von 10 Jahren wurde das Risiko für eine Lockerung für Prothesen mit kürzeren humeralen Schäften in Kombination mit Voll-Polyethylen-Ulnakomponenten als signifikant höher beschrieben, jedoch als nicht höher bei Verwendung einer Ulnakomponente mit straffer geführter Gelenkverbindung (Ikävalko et al. 2010).

Bei vielen unverblockten Prothesentypen ohne intramedulläre Fixation der Humeruskomponente mit einem Schaft war die Verankerung problematisch. Subchondraler Knochen musste bei der Implantation entfernt werden. Das verbleibende Knochenlager konnte den nach dorsal gerichteten Kräften nicht widerstehen, so dass es früh zu Lockerungen und zur Wanderung der Humerusprothesenkomponente nach dorsal kam. Die meisten solcher Prothesen, wie die Kudo- oder die ICLH-Prothese, wurden später modifiziert und zusätzliche intramedulläre Fixationen in Form von humeralen und ulnaren Schäften eingeführt.

Sowohl die Capitello-condylar- wie die Pritchard-ERS-Prothese hatten bikondylär geformte Humerusprothesenkomponenten, die näher an die natürliche Form von Trochlea und Kapitellum angepasst waren als zylindrische oder sattelförmige Gelenke. Die Gelenkform der Ulnaprothesenkomponenten war so an den Humerus angepasst, dass aufgrund der exzentrischen Führung der Ulna eine Varus- und Valgusbeweglichkeit sowie eine Rotationsmöglichkeit beziehungsweise -laxität resultierte. Trotzdem ist es bei Varus- und Valgusstress auch bei diesen bikondylären Designs zu Überlastungen in den Randzonen gekommen, da der

Lastwechsel von einem zum anderen Kondylus einen wesentlichen zentrierenden Mechanismus für das Gelenk beinhaltet, wie dies auch für den natürlichen Ellenbogen der Fall ist. Die Steifigkeit der Polyethylengelenkflächen führt jedoch zu größeren Stresskonzentrationen auf kleinen Oberflächen. Trotz des deshalb zu erwartenden hohen Polyethylenabriebs war die hohe Inzidenz von Subluxation und Luxation von 12% bei der Capitello-condylar-Prothese das Hauptproblem. Die Hauptursache des Versagens war in der ungenügenden Weichteilstabilisierung zu suchen und nicht notwendigerweise im Design-Ansatz einer unverblockten Non-constrained-Prothese (Dennis et al. 1990).

Zu den sog. halbverblockten (oder „semi-constrained") Prothesen werden die folgenden Prothesentypen gezählt: die ursprüngliche *Pritchard-Walker*, die *Mark-II-Pritchard-Walker*, die *Volz*, die *Triaxial* und die *Osteonics* sowie die gegenwärtigen Designs *GSB III*, *Coonrad-Morrey*, *Solar*, *Acclaim*, *Discovery* and *Latitude*. Die Semi-constrained-Prothesen lassen sich grundsätzlich in zwei Gruppen aufteilen: in solche mit einem Snap-fit-Gelenkmechanismus und in solche mit „linked", d. h. mit gelenkig verbundenen Komponenten. Mit Ausnahme der Triaxial-Prothese erlaubten alle frühen Semi-constrained-Modelle eine nur geringe Varus-Valgus-Deviation oder axiale Rotation. Die gegenwärtigen Designs ermöglichen sowohl mehrere Grade Achsabweichung wie Rotation.

Zwei Semi-constrained-Prothesen verwendeten ein Snap-fit-Gelenk: die Triaxial- und die Volz-Prothese. Die Triaxial-Prothese verwendete in Anlehnung an die ursprüngliche Pritchard-Walker-Prothese anfänglich eine Achse, die die humerale und ulnare Komponente verband. In der Weiterentwicklung wurde das Design mit einer Achse zugunsten eines Snap-fit-Mechanismus verlassen, der 10–12° Achsendeviation und 4–6° axiale Rotation zuliess. Die Triaxial-Prothese zeigte jedoch im 4-Jahres-Verlauf aufgrund von Polyethylenabrieb und -deformation im Bereich der Snap-fit-Artikulation eine Versagerquote von 22% (Figgie 1996; Inglis und Pellicci 1980).

Ebenfalls zu den Semi-constrained-Implantaten ist die auf der Basis der Triaxial-Prothese entstandene Osteonics-Prothese zu zählen. Diese halbverblockte Prothese erlaubte je 8° Achsendeviation und axiale Rotation. Im zentralen Belastungsbereich artikulierte ein konvexer metallischer Kondylus mit einem konkaven Polyethylenlager. Unter Varus-Valgus-Stress

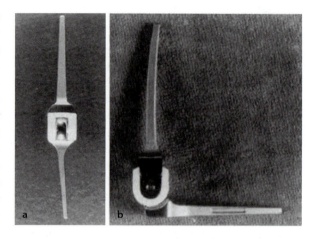

Abb. 14.1 Frontale und seitliche Ansicht der halbverblockten („linked", „semi-constrained") Osteonics-Ellenbogentotalprothese

oder bei Innen- und Außenrotationsbewegungen kam es jedoch zu Kontakten zwischen den Seitenflächen des Metallkondylus und den Polyethyleninnenflächen des Lagers (Abb. 14.1). Die Achse, die die beiden Prothesenkomponenten verband, wurde nur in Distraktion des Gelenkes belastet. Kraay und Mitarbeiter berichteten über eine 85%-Überlebensrate nach 8 Jahren mit dieser Prothese, wobei 50% der Misserfolge auf Polyethylenabrieb und aseptische Lockerungen zurückzuführen waren (Kraay et al. 1994).

Die GSB-III-Prothese ist eine weitere Semi-constrained-Ellenbogenprothese, die eine größere Verbreitung gefunden hat. Diese Prothese ist die Weiterentwicklung eines früheren Designs und wurde in Europa in größeren Zahlen verwendet (und ist in mehreren Beiträgen in diesem Buch erwähnt). Die Prothese ist ein unvollständig verblocktes Semi-constrained-Design mit Laxitäten in Bezug auf Varus/Valgus, Achsrotation und axialem Gleiten. Diese Gleitmöglichkeit beruht auf einem Metallzapfen der proximalen Ulnakomponente, der in einem zylindrischen Polyethylenlager mit der Gelenkkomponente der Humerusprothesenkomponente artikuliert. Diese zwischengeschaltete Gelenkkomponente ist ihrerseits in einem zylindrischen scharnierartigen Achslager mit der Humerusprothesenkomponente verbunden. Wegen der zusätzlichen Freiheitsgrade (axiale Laxität) in der Prothese ist diese mehr als die meisten übrigen Semi-constrained-Designs auf eine intakte Weichteilführung angewiesen. Entsprechend war die Entkoppelung der Prothesenkomponenten die wesentlichste klinische

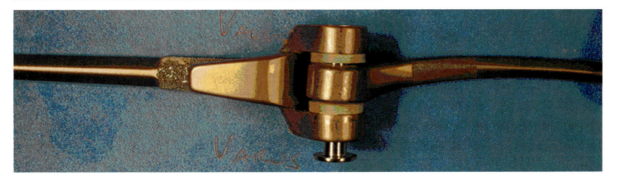

Abb. 14.2 Coonrad-Morrey-Ellenbogentotalprothese

Komplikation, die in nahezu 14 % in einer großen Serie mit Beobachtungszeiten von 10–20 Jahren auftrat (Gschwend et al. 1999). Im Gegensatz dazu war der Polyethylenabrieb auch im Langzeitverlauf ein untergeordnetes Problem. Dagegen war die aseptische Lockerung bei Zementverankerung der Prothesenschäfte, wie sie für die meisten Semi-constrained-Ellenbogenprothesen verwendet wird, eine „übliche" Komplikation mit Raten von 4,6 % nach 10 Jahren (Gschwend et al. 1999) bis zu 14 % nach 6 Jahren mittlerer Beobachtungszeit in einer aktuellen Publikation (Ishii et al. 2012).

Wahrscheinlich die am häufigsten eingesetzte Semi-constrained-Ellenbogenprothese, zumindest in Nordamerika, ist die Coonrad-Morrey-Prothese. Obschon diese Prothese auch einer Reihe von Modifikationen unterzogen wurde, ist das grundsätzliche Design-Konzept ähnlich wie dasjenige der Osteonics. Mit fast 40 Jahren klinischem Einsatz entspricht die Coonrad-Morrey-Prothese einem Behandlungsstandard. Das System verwendet durch eine Metallachse verbundene Komponenten mit Polyethylenlagern in beiden Komponenten sowie einen ventralen Flansch an der humeralen Komponente, der extramedullär mit einem Knochentransplantat stabilisiert wird, um die anteroposteriore sowie die Torsionsstabilität zu erhöhen (Abb. 14.2).

Die mit der Coonrad-Morrey-Prothese erzielten klinischen Ergebnisse waren schlecht im Vergleich zu Hüft- und Kniearthroplastik. Shi et al. (2007) beispielsweise haben kürzlich über 67 Coonrad-Morrey-TEAs berichtet. Von diesen waren 37 primäre Arthroplastiken mit einer 5-Jahres-Überlebensrate von lediglich 72 %. Die restlichen 30 Fälle waren Revisionsarthroplastiken, die mit einer 5-Jahres-Überlebensrate von lediglich 64 % noch schlechter ausfielen. Bei längerer Beobachtungszeit werden die Ergebnisse noch schlechter; Aldridge et al. (2006) berichteten über eine Überlebensrate von 51 % nach 10 Jahren, die nach 15 Jahren auf 24 % fiel. Klinische Ergebnisse sind lediglich bei weniger aktiven Patienten mit geringerem Belastungsanspruch wie bei rheumatoider Arthritis in den Bereich von Knie- und Hüftarthroplastik gekommen. Für diese Patientengruppe beträgt die Implantatüberlebenszeit um 90 % im Verlauf von 5 bis 10 Jahren (Gill und Morrey 1998; Little et al. 2005).

Ein häufiger Grund für das Versagen der Coonrad-Morrey-TEA sind Abrieb und Deformation der Polyethylenlager, die sowohl zu funktionellen Konsequenzen mit zunehmender Instabilität im Gelenk selbst sowie zu ausgedehnten Osteolysen aufgrund der hohen Mengen an Abriebpartikeln führen. Mighell et al. (2005) berichteten über eine erhebliche radiologische Evidenz von Polyethylenlagerabrieb in 3 von 6 Patienten nach weniger als 5 Jahren, die bei 2 Patienten eine Revision notwendig machte. In ähnlicher Weise berichteten auch Wright und Hastings (2005) über Polyethylenabrieb als Hauptursache für das Implantatversagen bei 10 Patienten, die alle nach durchschnittlich 5 Jahren postoperativ revidiert werden mussten. Lee et al. (2005) berichteten, dass nach durchschnittlich 8 Jahren nach TEA in 1 % ihrer Patienten eine Revision mit Wechsel des Polyethylenlagers notwendig war. Bestätigt wurden diese Befunde durch Untersuchungen von Goldberg et al. (1999), die 16 ausgebaute Ellenbogenprothesen von 14 Patienten untersuchten und bei allen Implantaten Schäden an den humeralen und ulnaren Polyethylenlagern mit asymmetrischer Ausdünnung und elliptischer plastischer Deformation fanden. Metallabrieb am Schaft der Ulnakomponente gleichzeitig mit einer Lockerung zwischen Implantat und Zementmantel wurde in den meisten Fällen beobachtet, was zusätzlich auf das Problem der aseptischen Lockerung nach TEA hinweist.

14.3 Untersuchung nach Prothesenausbau (Retrieval) und Finite-Elemente-Analyse – Verständnis des Implantatversagens

Eine umfassende Analyse des Implantatversagens ermöglicht die Entwicklung von rationalen Design-Lösungen, um die Versagensquote zu reduzieren oder ein Versagen überhaupt zu verhindern. Im Falle der Ellenbogenarthroplastik war dieser Weg bis dahin erschwert, da bisher keine größeren Fallzahlen für eine solche Analyse zur Verfügung stehen und da keine genügenden Informationen über die mechanischen Belastungen des Ellenbogens im Alltag vorliegen.

In der Literatur gibt es nur wenige große Serien. Obschon die Gründe für Misserfolge diskutiert werden, gibt es normalerweise keine systematische detaillierte Analyse zu den Mechanismen, die zum Prothesenversagen führten. Ebenso existieren kaum relevante Daten zu den Lastübertragungen im Ellenbogengelenk. Einige betreffen Aktivitäten mit hohen Belastungen wie Liegestützübungen (Donkers et al. 1993) und Baseball werfen (Loftice et al. 2004), Aktivitäten, die wenig relevant sind für Patienten, die einen Ellenbogenersatz benötigen. Andere Daten stammen von einfachen Aktivitäten wie Ellenbogenflexion in der Sagittalebene (An und Morrey 1996). Deshalb sind Stressuntersuchungen von Ellenbogenprothesen auf rudimentäre Modelle limitiert, die ausschließlich die Belastungen auf das Knochenlager betreffen (Lewis et al. 1996) oder die spezifische klinische Fragestellungen wie Revisionsarthroplastiken ansprechen (Herren et al. 2004). Angesichts der geringen Zahl von Belastungsdaten beruhen diese Analysen vor allem auf Stresstests in der Sagittalebene unter statischen Bedingungen, in der Absicht, Aktivitäten wie die Ellenbogenflexion zu simulieren. Belastungen und Drehmomente waren in diesen Analysen in der Regel klein, meist kleiner als 250 N und 0,01 Nm, und nur wenige Belastungssituationen wurden untersucht (Herren et al. 2004).

Alle diese Einschränkungen erklären unser fehlendes Verständnis für die Leistungen und Defizite der TEA. Um das Versagen nach TEA zu analysieren und damit auch besser zu verstehen, haben wir vor kurzem eine Untersuchung der Coonrad-Morrey-Ellenbogenprothese durchgeführt und dazu die Untersuchung der ausgebauten Implantate („retrieval analysis"), klinische, demografische und radiologische Daten sowie Finite-Elemente-Stresstests miteinander kombiniert und integriert. Das Ziel war die Beantwortung von zwei Fragestellungen:

1. Stimmen die Abnützungszeichen in den ausgebauten Gelenken mit dem mechanischen Versagen und den klinischen und radiologischen Daten, die zum Ausbau des Gelenks geführt haben, überein?
2. Kann die Stressanalyse der Polyethylenlager Ausmaß und Lokalisation von Abrieb und Deformation erklären, die oft am Anfang des Implantatversagens stehen?

Um die erste Frage zu beantworten, untersuchten wir die 31 Coonrad-Morrey-Prothesen, die im Hospital for Special Surgery von 1997 bis 2009 revidiert und ausgebaut worden waren. Die ausgebauten Implantate wurden in der genannten Institution im Rahmen des kontinuierlichen und zertifizierten „Implant Retrieval Program" aufbewahrt. Darin waren 18 humerale Komponenten/Prothesenschäfte, 18 ulnare Komponenten/Prothesenschäfte und 15 ulnare Polyethylenlagerbuchsen enthalten. Die Patientendaten wurden den medizinischen Krankengeschichten entnommen: Überlebensdauer der Prothese in Jahren, Patientenalter, Body Mass Index (BMI), Geschlecht und Ursache, die den Ausbau der Prothese zur Folge hatte. Die 31 Ellenbogenprothesen stammten von 18 Frauen und 13 Männern. Das Durchschnittsalter zum Zeitpunkt des Prothesenausbaus war 67 Jahre (± 12 Jahre), der BMI 29,2 (±8,2) kg/m². Die durchschnittliche Implantationsdauer betrug 3,8 (±2,4) Jahre (von 1 Monat bis 10 Jahre). Die häufigste Ursache für die Revision war eine aseptische Lockerung (64%), gefolgt von periprothetischen Frakturen (18%). Unter den Revisionen wegen aseptischer Lockerung waren 50% ulnare Lockerungen und 39% Lockerungen der humeralen Komponente. Bei den restlichen 11% war die Lokalisation der Lockerung unbekannt (Tab. 14.1).

Serielle postoperative Röntgenuntersuchungen lagen bei 12 der 31 Patienten (39%) vor. Alle Röntgenbilder wurden gemeinsam analysiert und ein Konsensus gefunden bezüglich Vorliegen und Ausmaß von Saumbildungen im Bereich der humeralen und

14 Ausblick: Biomechanik des Ellenbogenkunstgelenks

Tab. 14.1 Revisionsursachen

Revisionsdiagnose	%
Lockerung der Ulnarkomponente	32
Lockerung der Humeralkomponente	25
Unspezifische Lockerung	7
Periprothetische Fraktur	18
Infektion	7
Andere	11

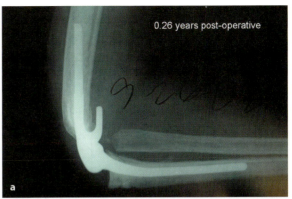

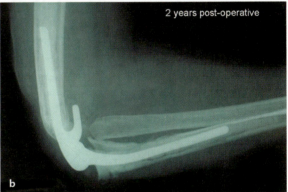

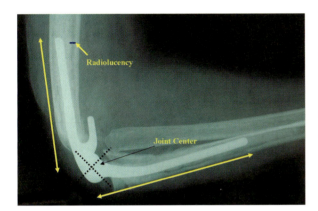

Abb. 14.3 Die Länge der strahlendurchlässigen Linien („radiolucencies") wurde prozentual zu der Schaftlänge von humeraler und ulnarer Prothesenkomponente, gemessen vom Gelenkzentrum zur Schaftspitze, angegeben

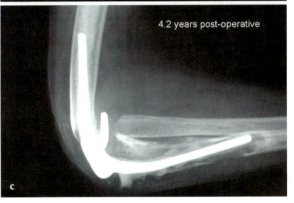

ulnaren Prothesenschäfte. Die Schaftlänge wurde vom Zentrum der Gelenkachse bis zur Prothesenspitze gemessen (Abb. 14.3). Das Ausmaß der Saumbildung entlang dem jeweiligen Prothesenschaft wurde medial und lateral auf den a.p.-Röntgenbildern und ventral und dorsal auf den seitlichen Röntgenbildern gemessen. Anschließend wurde die prozentuale Länge der Saumbildung ausgerechnet.

Die 36 verfügbaren Metallschäfte von den 31 Revisionsoperationen wurden auch visuell untersucht und klassifiziert. Schleifspuren und blank geschliffene Stellen wurden nach einer subjektiven Skala klassifiziert und eingeteilt. Die Grade 0, 1, 2 oder 3 wurden jedem Prothesenschaft entsprechend der abgeschliffenen Oberfläche von 0%, weniger als 10%, 10–50% oder mehr als 50% der Oberfläche zugeordnet.

Wir fanden, dass die Schäden an den Prothesen mit dem mechanischen Versagen übereinstimmten. Serielle postoperative Röntgenbilder zeigten progressive Saumbildungen im Bereiche beider Prothe-

Abb. 14.4 Drei postoperative serielle seitliche Röntgenbilder eines Ellenbogens nach Coonrad-Morrey-Ellenbogentotalprothesenarthroplastik, die die Progression der Saumbildungen und Osteolysen dokumentieren und zur Diagnose einer Prothesenlockerung und Indikation zur chirurgischen Revision führten

senschäfte, die mit zunehmender Implantationszeit ebenfalls zunahmen (Abb. 14.4). 58% der humeralen und 92% der ulnaren Komponenten zeigten solche „radiolucent lines". Das früheste Auftreten wurde im Bereich der ulnaren Komponente 94 Tage und im Bereich der humeralen Komponente 201 Tage nach

Abb. 14.5 „Radiolucency", gemessen in Prozent der ulnaren Schaftlänge, zeigt, dass Lockerungen der Ulnakomponente weder in Bezug auf Lokalisation noch Ausdehnung ein einheitliches Bild zeigen

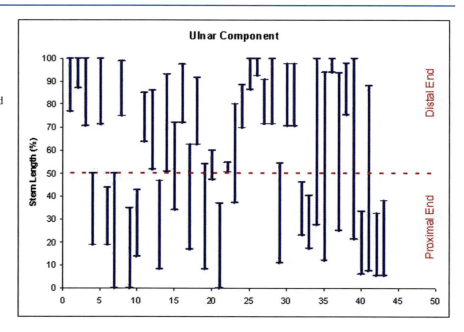

Abb. 14.6 „Radiolucency", gemessen in Prozent der humeralen Schaftlänge, zeigt, dass Lockerungen der humeralen Komponente häufiger proximal auftreten

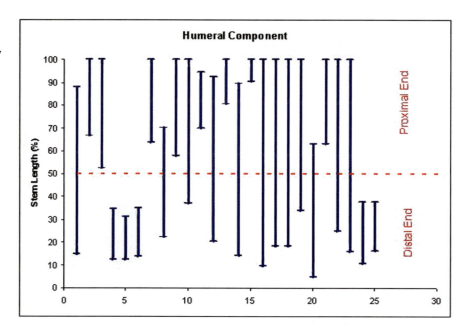

Implantation beobachtet. In der grafischen Darstellung der prozentualen Länge der Saumbildung erstreckte sich die Lysezone über 57% des ulnaren und 54% des humeralen Schafts von der Schaftmitte bis zur Schaftspitze auf den spätesten vor der Revision angefertigten Röntgenbildern (Abb. 14.5 und 14.6). Die prozentuale Ausdehnung der Saumbildungen nahm bei beiden Komponenten mit der Implantationszeit zu. Im Bereich der Ulnakomponente war die Zunahme an Lockerungszeichen in allen vier untersuchten Regionen in etwa gleich schnell (Abb. 14.7); im Bereich der Humeruskomponente war die Zunahme in mediolateraler Richtung rascher als in anteroposteriorer Richtung (Abb. 14.8). 82% der Ulnakomponenten zeigten

Abb. 14.7 Das Ausmaß der Saumbildung entlang dem Ulnaschaft korrelierte signifikant mit der Implantationszeit (LOI), unabhängig von der anatomischen Lage in Bezug auf den Prothesenschaft, als Ausdruck der progressiven Natur des mechanischen Prothesenversagens

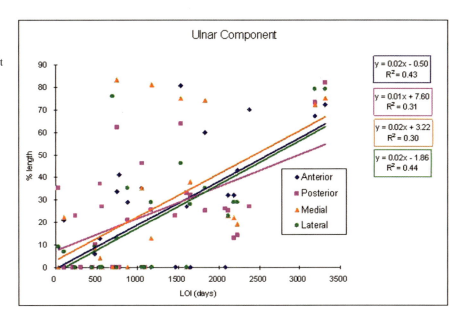

Abb. 14.8 Das Ausmaß der Saumbildung entlang dem Humerusschaft korrelierte signifikant mit der Implantationszeit, unabhängig von der anatomischen Lage in Bezug auf den Prothesenschaft. Die Korrelation war jedoch nicht so ausgeprägt wie für die Ulnakomponente (s. Abb. 14.7)

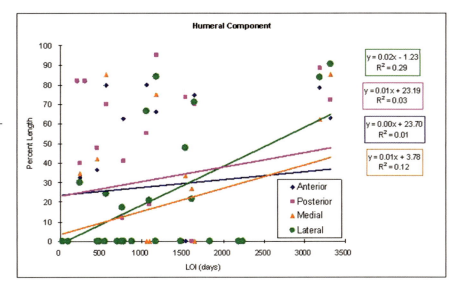

Schleifspuren am Schaft Grad 1,5 ($\pm$0,9); 61% der Humeruskomponenten Schleifspuren Grad 0,7 ($\pm$0,7).

Das Ausmaß der Schleifspuren ist übereinstimmend mit zyklischen Mikrobewegungen an der Schaft-Zement-Grenzschicht. Zudem deuten die im Vergleich zu den anteroposterioren Oberflächen ausgeprägteren Lockerungszeichen auf den mediolateralen Schaftoberflächen darauf hin, dass die primären Belastungen auf das System in der mediolateralen Ebene und nicht in der Sagittalebene erfolgen. Der zunehmende Charakter der Schleifspuren auf den Prothesenschäften zeigte einen direkten Zusammenhang mit Risikofaktoren (z. B. Implantationsdauer, BMI und männliches Geschlecht) in Übereinstimmung mit großen Belastungen über zahlreiche Zyklen. Analog dazu nahm die Deformation der Polyethylenlager mit zunehmender Implantationsdauer zu, ebenfalls auf den progressiven zyklischen Charakter des mechanischen Versagens hinweisend. Unsere Beobachtungen in Bezug auf Schleifspuren an der Prothesenoberfläche und Polyethylenabrieb stehen im Einklang mit früheren Studien von kleineren Serien von ausgebauten

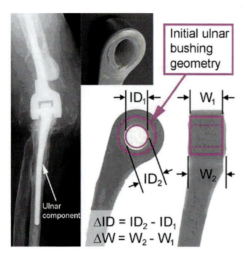

Abb. 14.9 Die Fotos zeigen die Röntgenaufnahme einer gelockerten Coonrad-Morrey-Prothese vor dem Ausbau und die proximale Ulnakomponente mit dem Polyethylenlager in situ nach dem Prothesenausbau. Die Deformationen der Ulnalagerbuchse wurden vermessen, indem der Innendurchmesser (ID) und die seitliche Auskragung (W) bei der ausgebauten Ulna gemessen und in Relation zu einer neuen Originalulna bzw. einer Original-Polyethylenlagerbuchse gebracht wurden

Tab. 14.2 Veränderungen im inneren Durchmesser (ID) und der Extrusion (W) gemessen auf der ulnaren Buchse und vorhergesagt aus der finiten Elementanalyse

FE-Analysen	Δ ID (mm) Schritt I	Δ ID (mm) Schritt II	Δ W (mm) Schritt I	Δ W (mm) Schritt II
1 (2.000 N)	0,44	0,35	0,62	0,50
2 (5 Nm)	1,61	1,36	0,77	0,79
3 (7 Nm)	2,76	2,36	1,48	1,52
Retrieval Measurements	0,85±0,6		1,28±0,87	

untersuchten Coonrad-Morrey-Prothesen (Goldberg et al. 2008; Mighell et al. 2005; Wright und Hastings 2005).

Um unsere zweite Fragestellung zu beantworten, untersuchten wir die 15 ulnaren Polyethylenlagerhülsen der 31 Implantate (48 %) mit dem Ziel, das Ausmaß der Deformation beim Prothesenausbau zu erfassen, und in der Annahme, dass die Deformation das Ergebnis von Abrieb und plastischer Deformation darstellt. Dazu wurde eine digitale Messlehre mit einer Messgenauigkeit von 0,01 mm verwendet, um die maximalen Innendurchmesser (ID2) und Breite (W2) der Lagerhülse zu vermessen. Mit Hilfe der bekannten Dimensionen einer fabrikneuen Coonrad-Morrey-Prothese (ID1 und W1) wurden die maximale Innendurchmesserzunahme (Δ ID) sowie die Verbreiterung bzw. Ausbuchtung/Auskragung der Lagerhülsen (Δ W) berechnet (Abb. 14.9). Um die innere Geometrie der Lagerhülsen exakt zu erfassen, wurden Markierungen parallel zur Ulnaschaftachse auf den Polyethylenoberflächen und der Metallfassung angebracht und damit die Orientierung bezeichnet. Anschließend wurde die Lagerhülse aus der Ulnakomponente entfernt und auf einem Mikrotomographen (Scanco Medical, Bassersdorf) mit einer Auflösung von 37 μm gescannt. Transversale und longitudinale Schnittbilder wurden untersucht; je zwei zueinander senkrecht stehende Querschnittsansichten wurden untersucht, eine parallel zu den Markierungen.

Die ulnaren Lagerhülsen zeigten klare Zeichen des mechanischen Versagens. Die Zunahme des maximalen Innendurchmessers (Δ ID) war 0,85±0,6 mm (0,07–2,13 mm) und die Zunahme der maximalen Breite (Δ W) war 1,28±0,87 mm (0,2–2,51 mm; Tab. 14.2). Alle Lager waren deformiert, und Polyethylen überragte die Metallfassungen (Abb. 14.10a). Transversale Querschnittsansichten zeigten elliptische Deformationen in den Randpartien (Abb. 14.10b). In den longitudinalen Ansichten waren die Lager hantelförmig deformiert mit der ausgeprägteren Deformation in der zur Ulna parallelen Ebene als Hinweis auf große Varus-Valgus-Kräfte (Abb. 14.10c, d). Die Natur der elliptischen Deformation (und Abrieb) der Polyethylenlager mit der langen Achse in der mediolateralen Ebene stimmt mit den Hauptbelastungen überein, die zur Schaftlockerung in der gleichen Ebene führen. Deshalb dürften Varuskräfte die Hauptursache für Schaftlockerungen ebenso wie für Deformation und Abrieb der Polyethylenlager darstellen. Unsere elliptisch und hantelförmig deformierten Polyethylenlager bestätigen Untersuchungsergebnisse anderer Autoren. Goldberg und Mitarbeiter (2008) beschrieben ähnliche Deformationsformen der Lagerbuchsen in 16 ausgebauten Coonrad-Morrey-Prothesen; es wurden jedoch keine Stressanalysen durchgeführt.

Lineare Regressionsanalysen (Tab. 14.3) zeigten Korrelationen zwischen Schleifspuren auf den Ulnaschäften und Δ ID ($R_2=0,74$), Δ W ($R_2=0,50$) und BMI ($R_2=0,23$). Wie erwartet korrelierten Δ ID und Δ W ($R_2=0,62$) und nahmen mit der Implantationszeit (LOI) zu ($R_2=0,24$), was wiederum die zyklische progrediente Natur des mechanischen Versagens der

14 Ausblick: Biomechanik des Ellenbogenkunstgelenks

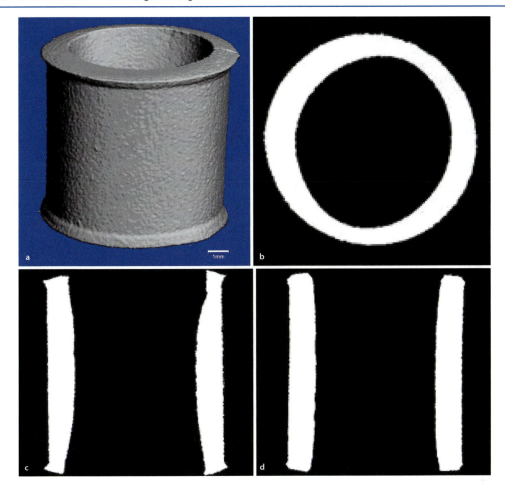

Abb. 14.10 **a** Die Rekonstruktion im Mikro-CT zeigte, dass das Polyethylen der ausgebauten Lagerbuchse die ursprüngliche zylindrische Form seitlich überragte. **b** Im transversalen Querschnitt des Mikro-CT ist die elliptische Deformation des Innendurchmessers der Lagerhülse erkennbar. **c** Im longitudinalen Querschnitt des Mikro-CT ist die hantelförmige Deformation der Innenfläche der Lagerhülse zu erkennen. **d** Ein senkrecht zur Schnittfläche in **c** verlaufender longitudinaler Querschnitt im Mikro-CT demonstriert eine wesentlich geringere hantelförmige Deformation der Lagerhülse

Implantate illustriert. Die multiple lineare Regressionsanalyse von Δ ID, Δ W, LOI, Alter, Geschlecht und BMI konnte 76 % der Schleifspuren auf den Ulnakomponenten erklären.

Als Nächstes wurden Finite-Elemente-(FE-)Modelle von Achse, Ulnakomponente und Polyethylenlager mit MSC.Patran 2005 r2 (MSC.Software, Santa Ana, CA) erstellt (Abb. 14.11). Aus Symmetriegründen musste nur ein Viertel der Komponenten als FE-Modelle dargestellt werden. Die Metallachse und die Ulnakomponenten wurden als rigide Oberflächen definiert, jede aus annähernd 1.000 Vier-Knoten-Ele-

Tab. 14.3 Bestimmungskoeffizienten und p-Werte zur Korrelation zwischen den Parametern

R_2 [%] (p_Wert)	Burnishing		Bushing Deformation	
	Ulnar	Humeral	Δ ID	Δ W
Humeral	9,72 (0,50)			
Δ ID	73,7 (<0,001)*	11,3 (0,52)		
Δ W	49,8 (0,002)*	13,9 (0,47)	61,6 (<0,001)*	
LOI [Jahre]	0,6 (0,76)	0,738 (0,75)	30,5 (0,01)*	7,52 (0,26)
Alter	0,24 (0,85)	2,14 (0,59)	6,45 (0,29)	3,67 (0,43)
Geschlecht	9,6 (0,21)	2,61 (0,55)	10,5 (0,18)	32,4 (0,01)*
BMI	23,0 (0,04)*	0 (0,98)	9,13 (0,21)	18 (0,07)

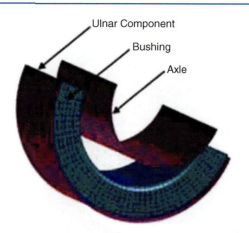

Abb. 14.11 Um die Kräfte und die dadurch verursachten Deformationen, die an der Kontaktstelle von Prothesenachse und Lagerbuchse unter axialen Belastungen und Biegebelastungen entstehen, zu analysieren, wurden Finite-Elemente-Modelle konstruiert

Tab. 14.4 Belastungsbedingungen, gemessen mit dem Finite-Elemente-Modell

FE-Analysen		Schritt I	Schritt II
1		2.000 N	Unload
2		5 Nm	Unload
3		7 Nm	Unload

menten bestehend. Das Polyethylenlager wurde aus rund 9.000 linearen „Backstein"-Elementen aufgebaut. Es wurden rigide Kontaktverhältnisse mit einem Reibungskoeffizienten zwischen Achse und Lager von 0,1 angenommen. Die Berechnungen wurden mit ABAQUS v6.7–4 (Dassault Systèmes, Providence, RI) unter Verwendung von hochfesten elastoplastischen Materialeigenschaften für die UHMWPE-Lager durchgeführt (Shi et al. 2007). Die Belastungsszenarien wurden mit diesem Modell untersucht (Tab. 14.4). Im ersten Berechnungsmodell wurde eine axiale Belastung angenommen, um die Auswirkungen von Druckkräften auf das Gelenk zu untersuchen und um herauszufinden, ob diese die in den ausgebauten Lagerbuchsen festgestellten Deformationen herbeiführen können. In den beiden andern Berechnungsmodellen wurden die Gelenke mit Biegemomenten belastet. Jeder Belastungszyklus bestand in der Belastung (Schritt I) und in der Entlastung (Schritt II). Die Ulnakomponente wurde stabil fixiert; die Lagerbuchse war innerhalb der Fixation in der Ulnakomponente beweglich. Die Achse übertrug die Belastung auf die Lagerbuchse.

Das Deformationsmuster der Polyethylenlagerbuchsen konnte mit der FE-Analyse erklärt werden. Mit einer Druckkraft von 2.000 N konnten permanente Deformationen erzeugt werden. Im Gegensatz zu den Deformationen bei den ausgebauten Implantaten (s. Abb. 14.10c) waren die Deformationen in der FE-Analyse uniform von medial nach lateral über die ganze Länge der Lagerbuchse vorhanden (Abb. 14.12), und das Ausmaß der Deformation in der FE-Analyse war kleiner als die gemessenen Veränderungen in den ausgebauten Präparaten (s. Tab. 14.2).

Bei der Belastung mit Momenten im Gegensatz zu reinen Druckkräften wurden jedoch hantelförmige definitive Deformationen erzeugt, wie sie auch bei den ausgebauten Implantaten zu beobachten waren (vgl. Abb. 14.10c mit Abb. 14.11; Tab. 14.3). Am Ende von Schritt II war die Achse um 11° bzw. 15° relativ zur Lagerbuchse abgewinkelt, entsprechend dem Belastungsmoment von 5 Nm bzw. 7 Nm. In der Annahme, dass die Fließgrenze („yield stress") von Polyethylen bei $23{,}5 \pm 0{,}3$ MPa (Pruitt 2005) liegt, kam es bei Kompressionskräften von 450 N bzw. bei Belastungsmomenten von 0,7 Nm zu einer plastischen Deformation der Lagerbuchsen.

Unser Zugang und unsere Methoden zum Verständnis des Implantatversagens haben Grenzen: Zunächst stammen alle unsere ausgebauten Prothesen von klinischen Misserfolgen und entsprechen nicht notwendigerweise auch gut funktionierenden Ellenbogenarthroplastiken. Zudem sind unsere Belastungsannahmen bei den FE-Analysen möglicherweise ungenau oder unrealistisch. Aber wir glauben, dass unsere angenommenen Belastungen Kraft erfordernden Alltagsaktivitäten wie dem Aufstehen aus einem Stuhl oder dem Tragen eines Koffers entsprechen (Anglin und Wyss 2000) und deshalb auch vergleichbar sind zu den Belastungen, die bei Patienten nach TEA im Alltag auftreten. Drittens hatten wir keine Möglichkeit, zwischen Deformationen durch Abrieb und solchen durch plastische Deformation des Polyethylens zu unterscheiden; wir nahmen an, dass die

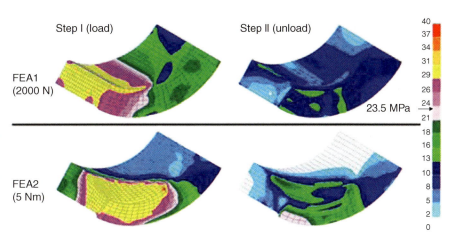

Abb. 14.12 Von-Mieses-Stressbilder werden über das nach der Belastung (Schritt I) und das nach der Entlastung (Schritt II) der Lagerbuchse deformierte FE-Netzwerk gelegt. Ein Viertel der Lagerbuchse ist nach axialer Belastung (2.000 N) und einer von zwei Biegebelastungen (5 Nm) dargestellt. Die publizierte Deformationskraft-Fließgrenze („yield stress") für Polyethylen (Inglis und Pellicci 1980) ist auf der Belastungsskala am rechten Bildrand angegeben

Deformationen hauptsächlich auf eine plastische Deformation zurückzuführen waren. Des Weiteren waren die exakten Dimensionen der Prothesenkomponenten vor der Implantation nicht bekannt. Da diese Werte nicht zur Verfügung standen, wurden die Veränderungen im Verhältnis zu einem Standardsatz von neuen Implantaten berechnet. Schließlich besaßen wir nicht von allen Patienten Röntgenbilder. Deshalb kann eine „Selection Bias" nicht ausgeschlossen werden.

14.4 Verbesserungsmöglichkeiten der Ellenbogenarthroplastik

Welche Schlussfolgerungen aufgrund der Analyse von früheren und gegenwärtigen Ellenbogenprothesen-Designs sind möglich, um die Ergebnisse nach Ellenbogenarthroplastik zu verbessern? Eine Schlussfolgerung könnte sein, dass trotz den unterschiedlichsten Vorschlägen zu Verankerung und Lastübertragung, unabhängig von Schaftfixation oder Oberflächenersatz ohne Schaftfixation, zementiert oder nichtzementiert oder „non-constrained" oder „constrained", die Unterschiede unter den kommerziell vertriebenen Ellenbogenprothesen nicht allzu groß sind. Eine kürzlich publizierte Studie aus dem Finnischen Prothesenregister ist gerade zu diesem Ergebnis gekommen (Skyttä et al. 2009). Die Studie enthielt mehr als 1450 Ellenbogenarthroplastiken, operiert in einer Periode von 24 Jahren, mit 9 verschiedenen Ellenbogenprothesen. Unter den verschiedenen Prothesenmodellen wurden keine Unterschiede bezüglich Überlebensrate gefunden mit einer gesamthaften 10-Jahres-Überlebenszeit von 83 %.

Diese Ergebnisse bedürfen jedoch einer Überprüfung. Alle Patienten in dieser Studie litten an rheumatoider Arthritis. Deshalb ist anzunehmen, dass es sich um ein Kollektiv von Patienten mit geringeren mechanischen Ansprüchen an die Belastung handelt als dies bei posttraumatischen oder osteoarthrotischen Patienten anzunehmen ist, einer Patientengruppe, die in jüngerer Zeit an Bedeutung zugenommen hat und einen immer größeren Anteil in den Populationen mit Ellenbogenprothesen darstellt. In dieser Patientengruppe mit höheren Belastungsansprüchen sind Unterschiede im klinischen Ergebnis aufgrund von verschiedenen Verankerungstechniken und unterschiedlicher Gelenkmechanik wahrscheinlich zu erwarten. Zudem erscheint eine Überlebensrate von 83 % im Vergleich zur Hüftarthroplastik von fast 95 % nach 10 Jahren im schwedischen Implantatregister (Swedish National Hip Arthroplasty Register 2006) eher niedrig. Zudem wird die Tatsache, dass es kaum befriedigende Revisionsmöglichkeiten nach fehlgeschlagener Ellenbogenarthroplastik gibt, durch die Überlebensrate von 83 % nicht reflektiert. Viele Patienten verweigern die Revisionsoperation oder zögern sie lange hinaus, da sie das Risiko einer Verschlechterung der Gesamtsituation ihres Arms befürchten.

Deshalb besteht die Herausforderung darin, die Schlussfolgerungen aus der Analyse der Misserfolge nach Ellenbogenarthroplastik zu ziehen und bei der Entwicklung von neuen Implantaten anzuwenden. Die Untersuchung der ausgebauten gelockerten Prothesen und die Korrelation mit klinischen und radiologischen Verläufen deuten mit einiger Sicherheit darauf hin, dass die wesentlichen zu einem Versagen der Ellenbogenprothese führenden Kräfte Varuskräfte sind. Deshalb muss ein primäres Design-Ziel darin bestehen, die Lastübertragung bei einem bikondylären Prothesenmodell von lateral auf den medialen Kondylus zu verlagern, um ein zentrierendes Moment zu rekonstruieren und dadurch einen natürlichen Gelenkmechanismus wiederherzustellen. Die Verlagerung der Lastübertragung nach medial führt zu mechanischen Vorteilen für die Druckbelastungen im Gelenk in Relation zu extern appliziertem Varusstress. Mit Zunahme der externen Belastung können Kontaktverlust im Gelenk und die Dehnung der lateralen Ligamente diese mechanischen Vorteile zusätzlich verstärken, indem die Dehnung der lateralen Ligamente zu einem zusätzlichen Valgusmoment führen kann. Eine solche Verlagerung der Lastübertragung führt natürlich zu einer Kraftkonzentration auf einen Kondylus und damit zu einer Zunahme der Belastung auf den tragenden Knochen. Deshalb muss ein weiteres Design-Ziel darin bestehen, niedrige Druckbelastungen auf die belasteten Gelenkoberflächen („low contact stress") sicherzustellen, um Abrieb zu minimieren und dafür zu sorgen, dass die mechanische Kraftübertragung die Verankerung im Knochenlager nicht gefährdet.

Die Anwendung von doppelt gewölbten, kreisringförmigen Gelenkflächen ermöglicht die Realisation solcher Design-Ziele. Bei der Verwendung von so gewölbten Gelenkflächen können die Gelenkradien so gewählt werden, dass die zu übertragenden Kräfte auf die Kondylen verteilt werden können, ohne dass es zu den unerwünschten Überlastungen in den Randzonen wie bei zylindrischen, sattelförmigen oder anatomischen Gelenkformen kommt. Dieser Design-Ansatz wurde bei der Entwicklung von Knieprothesen mit nachhaltigem Erfolg angewendet, sogar bei Indikationen mit erheblichen Varus- und Valgusdeformitäten (Burstein und Wright 2001). Analog wie bei Knieprothesen kann die Führung des Gelenks durch Verwendung einer mechanischen Verbindung („semiconstrained link") so verändert oder erhöht werden, dass ein zusätzliches Valgusmoment zur Stabilisierung des Gelenks entsteht. Bei der Knieprothese besteht diese zusätzliche Gelenkführung meist in einem interkondylären Polyethylenzapfen, der in einem interkondylären Kasten mit der femoralen Gelenkkomponente artikuliert.

Wir sind gegenwärtig dabei, diesen Design-Ansatz zur Entwicklung eines neuen Ellenbogenprothesensystems zu verwenden, wobei sowohl eine Semi-constrained- wie auch eine Zapfen-Kasten-Gelenkverbindung in Erwägung gezogen und geprüft werden sollen.

Literatur

Aldridge JM 3rd, Lightdale NR, Mallon WJ, Coonrad RW (2006) Total elbow arthroplasty with the Coonrad/Coonrad-Morrey prosthesis. A 10- to 31-year survival analysis. J Bone Joint Surg Br 88:509–514

An K-N, Morrey BF (1996) Biomechanics of the elbow. In: Morrey BF (Hrsg) Reconstructive surgery of the joints. Churchill Livingstone, New York, S 489–498

Anglin C, Wyss UP (2000) Arm motion and load analysis of sit-to-stand, stand-to-sit, cane walking and lifting. Clin Biomech 15:441–448

Bartel DL, Rimnac CM, Wright TM (1991) Evaluation and design of the articular surface. In: Goldberg VM (Hrsg) Controversies of total knee arthroplasty. Raven, New York, S 61–73

Bartel DL, Rawlinson JJ, Burstein AH, Ranawat CS, Flynn WF Jr (1995) Stresses in polyethylene components of contemporary total knee replacements. Clin Orthop Relat Res 317:76–82

Burstein AH, Wright TM (2001) Biomechanics. In: Insall JN, Scott WN (Hrsg) Surgery of the Knee. 3. Aufl. Churchill Livingstone, New York, S 215–231

Cottrell JM, Townsend E, Lipman J, Sculco TP, Wright TM (2007) Total knee design changes affect wear performance. Clin Orthop Rel Res 464:127–131

Dennis DA, Clayton ML, Ferlic DC (1990) Capitellocondylar total elbow arthroplasty for rheumatoid arthritis. J Arthroplasty 5: S 83–S88

Donkers MJ, An KN, Chao EY, Morrey BF (1993) Hand position affects elbow joint load during push-up exercise. J Biomech 26:625–632

Figgie MP (1996) Elbow arthroplasty. In: Peimer CA (Hrsg) Surgery of the hand and upper extremity. McGraw-Hill, New York, S 545–553

Gill DR, Morrey BF (1998) The Coonrad-Morrey total elbow arthroplasty in patients who have rheumatoid arthritis. A ten to fifteen-year follow-up study. J Bone Joint Surg Am 80:1327–1335

Goldberg SH, Urban RM, Jacobs JJ, King GJ, O'Driscoll SW, Cohen MS (2008) Modes of wear after semiconstrained total elbow arthroplasty. J Bone Joint Surg Am 90:609–619

Gschwend N, Scheier NH, Baehler AR (1999) Long-term results of the GSB III elbow arthroplasty. J Bone Joint Surg Br 81:1005–1012

Herren DB, Ploeg H, Hertig D, Klabunde R (2004) Modeling and finite element analysis of a new revision implant for the elbow. Clin Orthop Relat Res 420:292–297

Ikävalko M, Tiihonen R, Skyttä ET, Belt EA (2010) Long-term survival of the Souter-Strathclyde total elbow replacement in patients with rheumatoid arthritis J Bone Joint Surg Br 92-B:656–660

Inglis AE, Pellicci P (1980) Total elbow replacement. J Bone Joint Surg Am 62:1252–1258

Insall JN, Hood RW, Flawn LB, Sullivan DJ (1983) The total condylar knee prosthesis in gonarthrosis. A five to nine-year follow-up of the first one hundred consecutive replacements. J Bone Joint Surg Am 65:619–628

Insall JN, Ranawat CS, Aglietti P, Shine J (1999) A comparison of four models of total knee-replacement prostheses. 1976. Clin Orthop Relat Res 367:3–17

Ishii K, Mochida Y, Harigane K, Mitsugi N, Taki N, Mitsuhashi S, Akamatsu Y, Saito T (2012) Clinical and radiological results of GSB III total elbow arthroplasty in patients with rheumatoid arthritis. Mod Rheumatol 22:223–227

Johnson JR, Getty CJ, Lettin AW, Glasgow MM (1984) The Stanmore total elbow replacement for rheumatoid arthritis. J Bone Joint Surg Br 66:732–736

Jones EC, Insall JN, Inglis AE, Ranawat CS (1979) GUEPAR knee arthroplasty results and late complications. Clin Orthop Relat Res 140:145–152

Khatri M, Stirrat AN (2005) Souter-Strathclyde total elbow arthroplasty in rheumatoid arthritis: medium-term results. J Bone Joint Surg Br 87:950–954

Kraay MJ, Figgie MP, Inglis AE, Wolfe SW, Ranawat CS (1994) Primary semiconstrained total elbow arthroplasty. Survival analysis of 113 consecutive cases. J Bone Joint Surg Br 76:636–640

Larson AN, Morrey BF (2008) Interposition arthroplasty with an Achilles tendon allograft as a salvage procedure for the elbow. J Bone Joint Surg Am 90:2714–2723

Lee BP, Adams RA, Morrey BF (2005) Polyethylene wear after total elbow arthroplasty. J Bone Joint Surg Am 87:1080–1087

Lewis G, Clark MC, Harber MS, Vaughan M (1996) The elbow joint and its total arthroplasty. Part II. Finite element study. Biomed Mater Eng 6:367–377

Little CP, Graham AJ, Karatzas G, Woods DA, Carr AJ (2005) Outcomes of total elbow arthroplasty for rheumatoid arthritis: comparative study of three implants. J Bone Joint Surg Am 87:2439–2448

Loftice J, Fleisig GS, Zheng N, Andrews JR (2004) Biomechanics of the elbow in sports. Clin Sports Med 23:519–530

Mighell MA, Dunham RC, Rommel EA, Frankle MA (2005) Primary semi-constrained arthroplasty for chronic fracture-dislocations of the elbow. J Bone Joint Surg Br 87:191–195

Pruitt LA (2005) Deformation, yielding, fracture and fatigue behavior of conventional and highly cross-linked ultra high molecular weight polyethylene. Biomaterials 26:905–915

Shi LL, Zurakowski D, Jones DG, Koris MJ, Thornhill TS (2007) Semiconstrained primary and revision total elbow arthroplasty with use of the Coonrad-Morrey prosthesis. J Bone Joint Surg Am 89:1467–1475

Skyttä ET, Eskelinen A, Paavolainen P, Ikävalko M, Remes V (2009) Total elbow arthroplasty in rheumatoid arthritis: a population-based study from the Finnish Arthroplasty Register. Acta Orthop 80:472–477

Swedish National Hip Arthroplasty Register (2006) Annual Report 2006. http://www.shpr.se/en/Publications/DocumentsReports.aspx. Accessed: 12. Dec. 2011

Thillemann TM, Olsen BS, Johannsen HV, Søjbjerg JO (2006) Long-term results with the Kudo type 3 total elbow arthroplasty. J Shoulder Elbow Surg 15:495–499

van der Lugt JC, Geskus RB, Rozing PM (2005) Limited influence of prosthetic position on aseptic loosening of elbow replacements: 125 elbows followed for an average period of 5.6 years. Acta Orthop 76:654–661

Wright TW, Hastings H (2005) Total elbow arthroplasty failure due to overuse, C-ring failure, and/or bushing wear. J Shoulder Elbow Surg 14:65–72

Sachverzeichnis

A
Aktivitäten des täglichen Lebens (ADL), 66, 146, 176
Algodystrophiesyndrom, 127
Alloarthroplastik, 83, 164, 178
Allograft, 199, 207
Alloplastik, 164
Alumina Ceramic Elbow Prosthesis, 28, 30
Amputation, 143
Analogskala, visuelle (VAS), 43
Anästhesie, 41
Ankylose, 58
    knöcherne, 144
Ankylosierung, 82
Antibiotika, 41
Aponeurosis bicipitalis, 11
Arbeitsbelastung, 179
Arbeitsunfähigkeit, 222
Arizona-Prosthese, 27
Armplexusblockade, 42
Arthritis, 168
    ankylosierende, 145
    juvenile idiopathische, 143, 151
    mutilans, 61
    rheumatoide, 36, 70, 82, 103, 143, 161, 192, 208, 238
        Spätsynovektomie, 161
        Synovektomie, 161
Arthrodese, 140, 169
Arthrofibrose, 114
Arthrolyse, 170
    arthroskopische, 160
Arthropathie, neurogene, 170
Arthroplastik, 146
    resezierende, 164
    Suspensionstechnik, 168
Arthrose, 130, 168, 234
    humeroulnare, 98
    posttraumatische, 36, 82, 85, 202
Arthroskopie, 159
Artikulosynovialitis, 103

B
Bänder, 10
Bandinsuffizienz, 107
Benchmarking, 217
Berechnungsmodell, 266
Beugung, 15
Bewegungsausmaß, 222
Bewegungsbad, 185
Bewegungsdefizit, 108
Bewegungsfixateur, 96
Bewegungslehre, funktionelle (FBL), 184
Biceps-brachii-Sehne, 142
Bildgebung, 104
Biologikatherapie, 106
Biomechanik, 15, 255
Bone Morphogenetic Protein (BMP), 213
Brisement forcè, 160, 161
Bryan-Morrey-Zugang, 54, 57

C
Capitello-condylar-Ellenbogenprothese, 28, 30, 60, 146, 257
Caput humeri, 7
Carrying angle, siehe Tragewinkel
Cast-Longuette-Schiene, 62
Cast-Retention, 67
Chemosynoviorthese, 106
Circumferentia articularis, 8
Collum radii, 8
Condylus humeri ulnaris, 80
Coonrad-Morrey-Prothese, 4, 21, 24, 26, 27, 69, 70, 87, 106, 122, 146, 239, 259, 264
Cooper-Ligament, 10
Crista
    supercondylaris medialis, 7
    supinatoris, 10
Custom-made-Implantat, 148, 151, 211

D
DASH (Disabilities of the Arm, Shoulder and Hand), 136
Dee-Prothese, 256
DHH, siehe Hemiarthroplastik, distale humerale
Diagnostik, rehabilitationsrelevante, 180
Discovery-Ellenbogenprothese, 27, 69, 70
Disease modifying antirheumatic drugs (DAMRDs), 106
Distraktionsarthroplastik, 164, 166, 167
Distraktionsinterpositionsarthroplastik, 131
Distraktionstechnik, 170
Dreikomponentenprothese, 23

E

Elbow-Resurfacing-System-Prothese, 60
Elektrotherapie, 181
Ellenbogen, 7
    Anatomie, 7
    Biomechanik, 7
    chirurgische Therapie, 145
    knöcherne Strukturen, 7
Ellenbogenarthroplastik, 1, 81, 113, 116, 145, 146
    aseptische Lockerung, 204
    bei juveniler idiopathischer (rheumatoider) Arthritis, 143
    bilaterale, 150
    geriatrische Patienten, 123
    Infektionen, 191
    periprothetische Frakturen, 197
    radiologische Verlaufsbeobachtung, 223
    Revision, 204
    semi-constrained, 69
    Verbesserungsmöglichkeiten, 267
Ellenbogenarthrose, posttraumatische, 131
Ellenbogendébridement, arthroskopisches, 160
Ellenbogenendoprothetik, 3, 21
    bei Tumoren, 140
    Entwicklung, 1
    Entwicklungsschritte, 5
    in der Traumatologie, 109
    Infektionsrate, 40
Ellenbogenfraktur, 89
Ellenbogengelenk, 84, 217
    Beugung, 15
    Biomechanik, 15
    einwirkende Kräfte, 18
    Kinematik, 15
    Luxation, 60
    operativer Zugangsweg, 47
        posteriorer Zugang, 48
        posteromedialer Zugang, 54
    Revisionsarthroplastik bei Knochendefekten, 209
    Stabilität, 17
    Streckung, 15
    Totalendoprothese, 84
    tumorendoprothetischer Ersatz, 140
Ellenbogengelenkarthrose, posttraumatische, 132
Ellenbogengelenkdestruktion, 160
Ellenbogenprothese, 1, 105
    Entwicklung, 1
    gekoppelte, 24, 69, 81
        nichtkongruente, 26
    halbverblockte, 229
    teilgekoppelte (semi-constrained), 26
    teilverblockte, 2
    ungekoppelte, 2, 28
    unverblockte, 229
    non-constrained, 60
Ellenbogenprotheseninfektion, 191
    Behandlungsstrategie, 193
    Débridement, 193
    Diagnose, 192
    Mikrobiologie, 192

Prothesenwechsel
    einzeitiger, 195
    zweizeitiger, 195
Ellenbogenscore, 219
Ellenbogentotalendoprothese, 109
    Arthroplastik, 147
    geriatrische Patienten, 112
Entschädigungszahlung, 222
Entspannungstraining, 188
Epicondylus
    humeri ulnaris, 79
    lateralis, 7, 55
    medialis, 7
Epikondyle, 69
Ergotherapie, 108, 162, 187
ERS-Prothese, ungekoppelte, 24
Essex-Lopresti-Verletzung, 91
Explor-Prothese, 31
Extension, 16

F

Fadenanker, 95
Fascia lata, 147
Finite-Elemente-(FE-)Modell, 265
Finite-Elemente-Stresstest, 260
Fishtail-Deformität, 243
Fixateur externe, 115
Flexion, 16
Fossa sigmoidea, 243
Fraktur, periprothetische, 138, 197
Frühsynovektomie, arthroskopische, 162
Funktionsscore, 136

G

Gebrauchshand, 178
Gefäß-Nerven-Bündel, 14
Gefäße, 14
Gelenkarthrose, posttraumatische, 111
Gelenkausräumung, dorsale, 163
Gelenkdébridement, 160, 161, 170
Gelenkeinsteifung, 131
Gelenkinfektion, 209
Gelenkkapsel, 10
Gelenkpunktion, 209
Gelenkstransplantation, 211
Gelenkverletzung, 35
Gipsschiene, 115, 121
Gliedertaxe, 178
Glukokortikoid, 106, 239
Golden arc of motion, 123
Grad der Behinderung (GdB), 177, 188
Greifkraft, 223
GSB-III-Ellenbogenprothese, 26, 69, 70, 77, 135, 234
    Diagnose, 238
    Medikation, 239
    Revisionen, 236
    Risikofaktoren, 237
    Überlebensrate, 236

H

Hemialloarthroplastik, 2
Hemiarthroplastik, 123, 128
  distale humerale (DHH), 241
    Implantate, 243
    Komplikationen, 247
    Operationstechnik, 244
    Outcome, 246
    Rehabilitation, 246
  ungekoppelte, 28
Hemiellenbogenendoprothese, distal humerale, 127
Hemiprothese, 2, 128
Hilfshand, 178
Hilfsmittelversorgung, 187
Hofmann-Tinel-Zeichen, 41
Hohmann-Hebel, 54, 74
Humeroglenoidalgelenk, 141
Humeroradialarthrose, 91
Humeroradialgelenk, 16, 73
Humeroulnararthrose, 90
Humerus
  distaler, 7, 74
    Trümmerfrakturen, 126
    Resektionslehre, 64
Humerusallograft, 213
Humerusbohrlehre, 75, 76
Humerusdiaphyse, 206
Humerusfraktur, 48, 138
  distale intraartikuläre, 109
    geriatrische Patienten, 111
    osteosynthetische Frakturversorgung, 112
Humeruskondylen, 70, 71, 74
Humerustrümmerfraktur, 241
Hydrotherapie, 181

I

IBP-Prothese, 21, 25, 29, 64
ICF, 218
ICLH-Prothese, 257
Immunsuppressiva, 40
Impaction Grafting, 208
Impingement-Phänomen, 121
Implantat-Knochen-Lager, 61
Implantatgröße, 93
Implantattraumaversorgung, 121
Implantatversagen, 40, 260
Implantatwahl, 141
Incisura
  radialis, 9, 11
  trochlearis, 7, 9
  ulnae, 77
Indikationsstellung, 61
Infektprophylaxe, medikamentöse, 41
Inglis-Prothese, 21
Interpositionsarthroplastik, 134, 145
Interrater, 224
Intra-Class-Correlation-Koeffizient (ICC), 224
Intrarater, 224
Invaliditätsgrad, 188

J

JACE Elbow Prosthesis, 28
Jamar-Dynamometer, 223
Judet-Prothese, 31

K

Kaplan-Meier-Überlebenskurve, 222
Kapsel-Band-Apparat, 17, 60, 131, 135
Kapsel-Release, 161
Kapselinzision, 60
Kapsulolyse, 79
Kastenlehre, 75
Kettenverletzung, 115
Kinematik, 15
Kirschner-Draht, 75, 85
  Markierung, 65
Knochen-Graft, 123
Knochen-Zement-Interface, 177
Knochendefekt, 122, 170, 206, 209
  struktureller kortikaler, 211
Knochenresektion, 67
Knochenschuppen, 51
Knochenstock, 134
Knochentumor, 140
Knochenverlust
  geringer, 210
  intramedullärer, 210
Knochenzement, 151
Kocher-Zugang, erweiterter posterolateraler, 57
Kollateralband, 55
  Release, 64
  ulnares, 10
Komplikationen, 191
  intraoperative, 67, 85
Kondylenflansch, 69
Kondylenfraktur, 65, 130
Kondylenresektion, 122
Korrelationskoeffizient, 224
Kortikosteroid, 162
Kraftübertragung, 22, 177
Krankengymnastik, 183
Krankenversicherung, gesetzliche, 188
Kryotherapie, 163, 175, 181
Kubarthritis, 103
Kudo-Ellenbogengelenk, 150
Kudo-Prothese, 21, 25, 28, 29, 60, 150, 257
Kugelfräse, 65

L

Landmarke, anatomische, 48
Late-stage-Protheseninfekt, 205
Latissimus-dorsi-Flap, 142
Latitude-Endoprothese, 67
Latitude-Hemiarthroplastik, 128
Latitude-TEP, 116
Latitude-Totalendoprothese, 122
Ligamentrekonstruktion, 163

Ligamentum
    annulare, 73
    collaterale
        laterale, 11
        mediale, 10
Liverpool-Prothese, 31
London-Prothese, 28
Low contact stress, 268
Low-plane-Fraktur, 111
Luxation, 68
Lymphdrainage, 121, 166, 175
Lymphkompressionstoleranzverband, 121

M
Magnetfeldbehandlung, 182
Mason-Fraktur, 89
Massage, 182
Mayo Elbow Performance Score, 98, 148
Mayo-I-Prothese, 21
Mayo-Klassifikation, 138
Mayo-Zugang, 54, 56
Medizinische Trainingstherapie (MTT), 185
Megaendoprothetik, 142
Membrana interossea, 163
Messinstrument
    Reliabilität, 224
    Responsiveness, 224
    Validität, 223
Minderung der Erwerbsfähigkeit (MdE), 177
Monoblockprothese, 31, 92, 97, 251
Monteggia-like lesion, 95
Monteggiaverletzung, 92
Morbus Still, 146
Morrey-Score, 97
MTX-Therapie, 107
Multiple Sklerose, 40
Musculus
    anconeus, 13
    biceps brachii, 11
    brachialis, 11
    brachioradialis, 11
    extensor carpi radialis longus, 12
    flexor carpi radialis, 13
    pronator teres, 13
    supinator, 13
    triceps, 55
    triceps brachii, 13
Muskel
    Extensorengruppe, 13
    Flexorengruppe, 11
    Pronatorengruppe, 13
    Supinatorengruppe, 13
Muskelflap, radialer, 142
Muskelschwenklappenplastik, 142
Muskulatur, 11

N
Nachbehandlung, 89, 175
    postoperative, 66
Narkoseverfahren, 41

Nerven, 14
Nervenkompressionssyndrom, 82
Nervenstimulation, transkutane elektrische (TENS), 182
Nervus
    medianus, 15
    musculocutaneus, 14
    radialis, 15
    ulnaris, 15, 49, 72, 81
        Engpasssyndrom, 82
        Neuropathie, 145
Neurapraxie, 127
Neutral-Null-Methode, 35, 178, 222
Niereninsuffizienz, 35
Niighata-Senami-Kyocera-Prothese, 28, 30
Non-constrained-Prothese, 257
Norway-Prothese, 26

O
Oberflächengelenkersatz, 229
Olekranon, 9, 22, 48, 51, 63, 150, 231
Olekranonfraktur, 198
Olekranonosteosynthese, 248
Olekranonosteotomie, 40, 116, 125, 130, 246
Operation
    gelenkerhaltende, 159
    nichtendoprothetische, 159
Operationsindikation, 103
Operationsplanung, 36, 61, 70
Operationstechnik, 47, 63
    operativer Zugangsweg, 47
Operationsvorbereitung, 35, 41, 62
    Anästhesie, 41
    bildgebende Diagnostik, 36
    operative Lagerung, 43
    präoperative Diagnostik, 35
    Zugang, 43
Opiate, 42
ORIF, 125
Orthesenversorgung, 177
Ossifikation, heterotope, 131
Ossifikationsprophylaxe, 96, 180
Osteo-Anconeus-Flap, 57
Osteoarthrose, 159
Osteochondrosis dissecans, 159
Osteolyse, 210, 259
Osteonics-Prothese, 258
Osteophyten, 64
Osteoporose, 107, 115
Osteosynthese, 35, 54, 58, 79, 97, 111, 246
Osteotomie, 207, 246
Overstuffing, 95, 96

P
Patient-controlled analgesia (PCA), 43
Patient, geriatrischer, 111
Patientenaufklärung, 38
Patientenzufriedenheit, 222
Physiotherapie, 162
Pistoning, 121, 210
Plattenverankerung, 112

Plexus brachialis, 42
    infraklavikuläre Blockade, 42
Plexusanästhesie, vertikale infraklavikuläre (VIP), 42
Plexusblockade, 43
Plexuskatheter, 66
Pneumonieprophylaxe, 184
Pneumothorax, 42
Polyarthritis, 127, 137
Polyethylen, 1, 235
Polyethylenabrieb, 26, 65, 128, 255, 259
Polyethylenterephthalat (PET), 141
Polyethylenversagen, 133
Polyethylenverschleiß, 67
Polymethylmethacrylat, 1
PREE (Patient-rated Elbow Evaluation Score), 137
Press-fit-Verankerung, 138
Prichard-II-Prothese, 28
Pritchard-ERS-Prothese, 257
Pritchard-Walker-Prothese, 21, 27, 258
Probeprothese, 79, 95
Processus coronoideus, 9, 17, 95
    Fraktur, 36
    Osteophyten, 163
Pronation, 16, 66, 122
Prothesen-Knochen-Fixation, 26
Prothesendesign, 24
Prothesenimplantation, 54
Prothesenkomponente, 23, 24
Prothesenlager, ulnares, 77
Prothesenlockerung, 151
Prothesenluxation, 98
Prothesentypen
    nach Fixationsart, 26
    nach Kopplungsgrad, 24
Prothesenverankerung, 83
Prothesenversagen, 132, 209
Pseudarthrose, 97, 114, 173

Q
Qualitätssicherung, 217
Querfriktion, 176
Quergalvanisation, 181

R
Radio-capitellar arthroplasty (RCA), 242
Radiolucent lines, 150, 261
Radiosynoviorthese, 162
Radioulnargelenk, 16
Radius, proximaler, 8
Radiusköpfchen, 116
Radiuskopfersatz, 61, 89, 116
Radiuskopffraktur, 90, 96
    Nachbehandlung, 96
Radiuskopfprothese, 21, 30, 251
    Implantation, 93
Radiuskopfresektion, 57, 61, 90, 93, 146, 163
Radiuskopfsubluxation, 99
Radiuskopftrümmerfraktur, 36
Radiusschaftpräparation, 93
Regressionsanalyse, lineare, 264

Rehabilitation, 66, 96, 175, 179
    Behandlungsstrategien, 180
    bewegungstherapeutische Maßnahmen, 183
    physikalische Maßnahmen, 181
Rehabilitationsfähigkeit, 180
Rekonstruktion mit Knochenaufbau, 211
Rentenversicherung, gesetzliche, 188
Resektions-Interpositions-Arthroplastik, 1
Resektionsarthroplastik, 131, 160, 197
Resektionsinterpositionsarthroplastik, 83, 145, 164, 167
    Operationstechnik, 165
Resurfacing-Arthroplastik, 229
Retrieval, 260
Revisionsarthroplastik, 150
    bei Knochendefekten, 209
    Operationstechnik, 212
Revisionsoperation, 132
Revisionsschaft, 38
Rheuma, 105, 106
Rheumatherapie, medikamentöse, 132
Rifampicin, 193
Roper-Tuke-Prothese, 28

S
Salvage procedure, 131, 151
Saprophyten, 41
Schablone, 38
Schaftperforationen bei Wechseloperationen, 81
Scharniergelenk, einachsiges, 25
Scharniergelenkendoprothese, 105
Scharnierprothese, 146, 256
Schlottergelenk, 121
Schmerzkatheter, 43
Schmerztherapie, 43
Schraubenverankerung, 112
Schwerbehindertenrecht, 177, 179, 188
Seitenbandapparat, 80
    Desinsertion, 80
Seitenbandinsuffizienz, 84
Seitenbandstruktur, 69
Selbsthilfetraining, 187
Semi-constrained-Ellenbogenprothese, 69, 71, 258
    Lagerung, 71
    Zugangswege, 71
Seromhämatom, 141
Sharpey-Fasern, 55
Shunt, arteriovenöser, 35
Silberjodidfilm, 141
Silikon-Prothese, 31
Silikon-Spacer, 2
Sine-Sine-Arthroplastik, 121
Single-shot-Blockade, 43
Sloppiness, 22
Sloppy hinge, 3, 21, 25, 26, 61, 106, 198
Sonikationsflüssigkeit, 193
Sorbie-Questor-Prothese, 28, 243, 246
Souter-Strathclyde-Prothese, 28, 29, 60, 67, 105, 229, 257
    Design Features, 230
    Operationstechnik, 231
    postoperative Nachbehandlung, 233
    präoperatives Planen, 230

Spätsynovialektomie, 164
    rheumatoide Arthritis, 161
Spongiosa, autologe, 66
Spongiosatransplantation, 171
Sport, 188
St.-Georg-Modell, 85
Stabilität, 17
Staphylococcus
    aureus, 192
    epidermidis, 192
Staphylokokken, koagulasenegative, 193
Steinmann-Nagel, 74
Steroid, 239
Steroidtherapie, 108
Streckung, 15
Street-Hemiprothese, 3
Strut-Graft, 207
Subluxationsphänomen, 67
Sulcus nervus ulnaris, 49
Supination, 16, 66, 122
Suspensionsarthroplastik, 166
Swanson-Radiusköpfchen-Prothese, 31
Syndrom, myelodyplastisches, 40
Synovektomie, 145, 146, 161
    offene, 162
    rheumatoide Arthritis, 161
Synovialektomie, 57, 61, 108, 160, 161, 171
Synovialerkrankung, entzündliche, 103
Synovialitis, 82, 104, 106, 161
Synovialkrankheit, 167

T
TENS-Verfahren, 182
TEP-Implantation, 113
Test-Retest, 224
Thermotherapie, 181
Totalendoprothese, 2, 21
Tragewinkel, 16
Training, isokinetisches, 187
Trainingstherapie, medizinische (MTT), 185
Trauma, 109
Traumafolgen, 109
Triaxial-Prothese, 258
Trispherical-Prothese, 26
Trizeps-Split-Zugang, 116, 194
Trizepsaponeurose, 48, 50, 58, 63
Trizepsinsertion, 73
Trizepsinsuffizienz, 165, 175
    postoperative, 48
Trizepssehne, 48, 72, 231
    Inzision, 48, 51
        V-förmige, 52
    Präparation, 50
    transossäre Refixation, 55
    trizepssehnenerhaltender Zugang, 73
Trizepssehneninsuffizienz, 163
Trizepssehnenruptur, 127

Trizepssplittinginzision, 73
Tuberositas radii, 8
Tumorchirurgie, extremitätenerhaltende, 140
Tumorendoprothetik, 140
Tumorprothesensystem, modulares, 141
Two-stage procedure, 198

U
Überbrückungsosteosynthese, 201
Überlebensrate, 222
Ulna, proximale, 9
Ulnafraktur, 138
Ulnaosteosynthese, 96
Ulnaperiost, 55
Ulnaprothesenkomponente, 77
Ulnazange, 9
Ultra-high molecular weight polyethylene (UHMWPE), 231
Ultraschalltherapie, 182
Unconstrained-Prothese, 4
Understuffing, 96
Unfallversicherung
    gesetzliche, 178
    private, 178

V
Valgitätswinkel, 30
Valgus-Extensions-Überbelastungssyndrom, 159
Valgusdeformität, 104
Valgusstress, 10, 17, 80
Valgusstresskräfte, 116
Varus-Valgus-Alignment, 244
Varus-Valgus-Instabilität, 67, 168
Varus-Valgus-Stress, 167
Varusstress, 10, 17
Versorgung, orthetische, 188
Vessel loop, 116

W
Wechseloperation, 81, 206
    Schaftperforationen, 81
Weichteilrekonstruktion, 141
Weichteilstabilisierung, 29
Weichteiltrauma, operatives, 112
Wright-Prothese, 31
Wundverschluss, 50, 54, 55, 60

Y
Yield Stress, 266

Z
Zemententfernung, 206
Zementiertechnik, 38
Zugangsmorbidität, 40
Zweizellenbad, 181

Printing and Binding: Stürtz GmbH, Würzburg